医学影像技术学
理论、实践与前沿

◎主编 郑静等

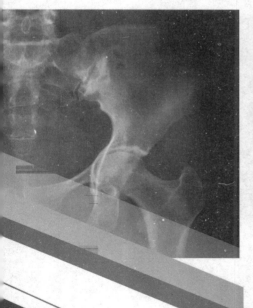

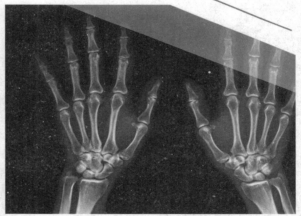

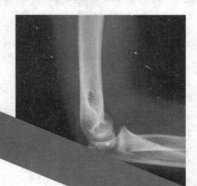

吉林科学技术出版社

图书在版编目（CIP）数据

医学影像技术学：理论、实践与前沿 / 郑静等主编. -- 长春：吉林科学技术出版社，2024.7. -- ISBN 978-7-5744-1606-2

Ⅰ. R445

中国国家版本馆CIP数据核字第2024YG3618号

医学影像技术学：理论、实践与前沿

主　　编	郑　静　等
出 版 人	宛　霞
责任编辑	李亚哲
封面设计	吴　迪
制　　版	北京传人
幅面尺寸	185mm×260mm
开　　本	16
字　　数	500 千字
印　　张	20
印　　数	1~1500 册
版　　次	2024年7月第1版
印　　次	2024年12月第1次印刷

出　　版　吉林科学技术出版社
发　　行　吉林科学技术出版社
地　　址　长春市福祉大路5788 号出版大厦A 座
邮　　编　130118
发行部电话/传真　0431-81629529 81629530 81629531
　　　　　　　　　81629532 81629533 81629534
储运部电话　0431-86059116
编辑部电话　0431-81629510
印　　刷　三河市嵩川印刷有限公司

书　　号　ISBN 978-7-5744-1606-2
定　　价　105.00元

版权所有　翻印必究　举报电话：0431-81629508

《医学影像技术学：理论、实践与前沿》编委会

主　编

郑　静	深圳市人民医院
方　杰	成都市新都区人民医院
于　萍	大同市第三人民医院
张　鑫	山西省儿童医院（山西省妇幼保健院）
甘晓晶	新疆医科大学附属肿瘤医院
盛爱珠	宁波市第二医院

副主编

王亚峰	常州市中医医院
蒋学琴	山西省儿童医院（山西省妇幼保健院）
路　媛	山西省中西医结合医院
刘　华	山西省儿童医院（山西省妇幼保健院）
叶枝盈	宁波市第二医院
高珊珊	宁波市第二医院
蒋志平	大厂回族自治县中医医院
张文徽	湘西土家族苗族自治州人民医院

编　委

姬军军	长治医学院附属和平医院

前　言

　　医学影像学源于 19 世纪末德国物理学家伦琴发现的 X 线,迄今已有 100 多年的历史。近年来,随着计算机等工程技术和自然科学理论的渗透及技术交叉,影像学的发展也日新月异,新理论、新技术、新方法层出不穷,医学影像技术在日常的诊疗活动中发挥着越来越重要的作用,已成为现代医学临床工作不可缺少的助手。临床医师了解或掌握各种影像学检查方法的诊断价值,以及相关疾病的影像学表现,有助于临床治疗或手术方案的制订,同样,影像科医师了解相关的临床症状、干预,以及治疗手段有助于提高其对疾病的影像诊断水平。鉴于此,笔者组织了一批经验丰富的临床专家和青年骨干医师编写了本书。

　　本书主要介绍了医学影像理论与实践,首先介绍了放射影像、三维超声、X 线摄影等检查技术。然后对各系统各部位的影像学检查方法、影像学征象、常见病变的诊断与鉴别诊断等均做了重点阐述。本书在编写过程中注重医学影像鉴别诊断的基本理论和操作方法,全面、细致地阐述了每一项检查的操作技能和方法;同时也介绍了相应的适应证及有关注意事项。本书内容丰富,层次清楚,重点突出,图文结合,具有实用性和适应性,可供医学影像技术专业学生及临床各科医师参考,也能帮助和指导专业人员提高检查质量和解决实际工作中的问题。

　　由于编者水平有限,书中疏漏之处在所难免,恳切希望广大读者在阅读过程中不吝赐教,对编者的工作予以批评指正,以期再版修订时进一步完善,更好地为大家服务。谢谢!

编　者

目　录

第一章　放射影像成像技术

第一节　CT 成像与 CT 图像后处理

一、CT 成像

(一)CT 灌注成像

CT 灌注成像(CT perfusion imaging,CTPI)是在静脉快速团注对比剂的同时,对选定的感兴趣层面进行连续快速扫描,得到一组动态图像,然后利用 CT 后处理工作站 CTPI 软件分析每个像素对应的密度变化,从而获得像素内时间-密度曲线的成像方法,根据时间-密度曲线计算出反映组织血流灌注状态的参数(如血容量、血流量、峰值时间、平均通过时间等),最终得到以灰度或伪彩色显示的灌注图像。

1.基本原理　CTPI 是一种能无创真实地反映活体内组织血管化程度和血流灌注状态的功能 CT 成像方法。常见的灌注参数值包括:①血容量(blood volume,BV),代表感兴趣区(region of interest,ROI)内单位体积组织的血管床容积(包括毛细血管和大血管在内),单位为 mL/100 g;②血流量(blood flow,BF),指单位时间内流经一定组织血管结构(包括动脉、毛细血管、静脉和静脉窦)的血流量,单位为 mL/(100 g·min);③峰值时间(time to peak,TTP),指对比剂首次到达扫描层面内的供血动脉至对比剂在靶器官中达到团注峰值的时间间隔,正常值一般为几秒,单位为 s;④平均通过时间(mean transit time,MTT),指对比剂流经血管结构所需要的时间,反映对比剂通过感兴趣区毛细血管的平均时间,单位为 s;⑤毛细血管表面通透性(capillary surface permeability,PS),指由于血脑屏障开放或肿瘤原因导致对比剂单向从血管内渗透到组织间隙的速度,主要用于肿瘤评价,单位为 mL/(100 g·min)。

2.临床应用　CTPI 最早应用于脑缺血的诊断和评价,目前仍然广泛用于该领域,另外,CTPI 参数能定量评估脑梗死后缺血半暗带范围及演变,评估脑缺血或梗死溶栓治疗后改变及缺血再灌注损伤。急性脑缺血时,CT 灌注最早 30 分钟就可以显示病灶,有助于提高发现病变的"时间窗",早期诊断、早期治疗从而改善患者预后。常规 CTPI 的局限性主要在于辐射剂量较高,在体部易受到呼吸运动伪影影响,随着 CT 硬件设备和软件的更新迭代,例如高端 CT 采用宽体探测器,能提供 Z 轴方向 16 cm 的扫描范围,可以实现一次 CT 灌注扫描覆盖整个器官;先进的螺旋或摇床式采集模式;匹配相应的运动校正算法,以及新的 CT 重建技术,如迭代算法等,极大地改善了 CTPI 在体部的应用。另外,低剂量 CT 灌注扫描技术降低了 CTPI 的辐射剂量。

灌注参数与血管生成的生物标志物如微血管密度(microvascular density,MVD)或血管内皮细胞生长因子(vascular endothelial cell growth factor,VEGF)密切相关,因此,CTPI 是一种无创能直接客观反映活体肿瘤微血管密度的 CT 成像方法,近年来,CTPI 在肿瘤领域的诊断、评估和治疗方面的作用不断提高,特别是在评估肿瘤血管生成、鉴别肿瘤良恶性、早期量化评估肿瘤治疗效果等方面均显示出较高的临床应用价值。随着恶性肿瘤分子靶向化疗的引入和开展，重新定义对治疗成功的新反应标准越来越有必要，CTPI 能无创评估肿瘤特性（图 1-1），早于常规 CT 肿瘤形态学改变反映肿瘤血管生成状态的改变，评估整个肿瘤早期治疗反应，并能动态监测治疗效果，已成为定量反映肿瘤治疗反应的影像生物学指标。例如鉴别胶质瘤放疗后复发和放射性损伤，早期评估非小细胞肺癌靶向治疗后反应，监测食管癌、宫颈癌放化疗疗效，鉴别肺癌栓塞治疗后复发和瘢痕形成等。此外，CTPI 在鉴别恶性肿瘤淋巴结肿大性质方面也发挥重要作用。

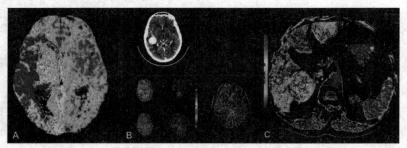

图 1-1　CT 灌注成像

A.超早期脑梗死灌注成像；B.脑肿瘤灌注；C.肝癌灌注成像

　　CTPI 不仅在肿瘤诊断和治疗领域具有重要价值，在非肿瘤疾病的诊断与分级、疗效评估中也有重要用。例如，评估自身免疫性胰腺炎激素治疗反应；在肝硬化程度分级的辅助诊断作用；评价肺动脉高压前列腺素治疗效果。近年来，心肌 CTPI 不仅能完整显示整个心脏和冠状动脉的解剖学形态，还能定量评估心肌缺血范围和程度，已成为一种成熟的心脏解剖和功能 CT 评价方法，在临床实践中显示出巨大的优势和应用前景。CTPI 还可以联合或不合其他评估方法，如冠状动脉 CT 血管成像和/或单光子发射计算机断层成像术（single-photon emission computed tomography，SPECT），极大地提高了冠心病和心肌缺血的诊断准确性。

　　（二）CT 能谱成像

　　CT 能谱成像（spectral CT imaging）是利用物质在不同 X 线能量下产生的不同吸收效果来提供影像信息，获得时空上完全匹配的双能量数据，在原始数据空间实现能谱分析，可以提供双能量减影、物质分离、物质定量分析、单能量成像和能谱曲线分析等功能。

　　1.基本原理　目前，应用于临床的能谱 CT 主要有两种不同的设备和成像原理。一种为双能量（dual energy，DE）成像技术，即一台 CT 设备具有两个 X 线球管和探测器，一种为能谱成像技术，该能谱 CT 平台具有一套 X 线球管和探测器。能量成像的实现方式从技术层面上分为实验室类型和临床类型两大类。前者的代表即光电子计算系统，后者临床类型即为双 kVp 成像，包括瞬时双 kVp 技术和双球管技术。双源 CT 双能量成像采用双球管技术，其能量数据处理不依赖于投影数据，根据图像重建获得，并非真正意义的双能量图像。其主要问题在于：①能量时间分辨率不足导致较多的运动伪影，特别是呼吸循环系统和消化系统的呼吸运动伪影和胃肠蠕动伪影，减影使这种运动伪影更加明显；②低管电压产生较多的硬化效应。

　　能谱 CT 双 kVp 技术获得能谱图像可进行最多 40~140keV 能量范围内每 1keV 为间隔、共 101 组的虚拟单能量成像，从而提供了物质在不同能量水平的特征。在低管电压（40~

70keV)的低能级图像接近于减影图像,主要反映器官的强化和血供特点,而高能级图像(100~140keV)则近似于单球管 CT 的平扫图像,主要反映器官的"去强化"特点。不同的物质对 X 线的吸收系数不同,利用该物理学特性,通过计算靶组织或器官的最佳对比噪声比,可获得与常规 CT 图像相比更好的图像质量、信噪比(signal to noise ratio,SNR)和对比噪声比(contrast to noise ratio,CNR)。

2.临床应用　能谱 CT 问世以来,目前已经广泛应用于全身各部分肿瘤的医学影像诊断。能谱 CT 极大地拓展了常规 CT 的应用范畴和诊断潜能,不仅能反映常规形态学信息,还能反映组织定量生物学信息,对疾病进行全面的定性和定量诊断,相较于常规 CT,能谱 CT 具有以下 4 大优势。

(1)提供丰富的能谱信息,在病变的检出、周围血管情况的显示、肿瘤 T 分期方面具有较高的临床价值(图 1-2)。

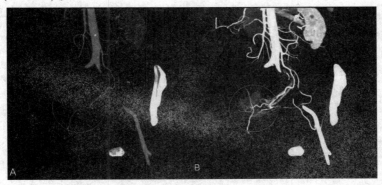

图 1-2　结肠肿块能谱 CT 成像

A.70keV 单能量图像;B.50keV 单能量图;B 图相比 A 图可以更好显示血管

(2)物质分析技术,提供被扫描物质的原子序数,可鉴别物质成分,判断物质性质和来源,为疾病的诊断和鉴别诊断提供可靠信息(图 1-3)。

(3)能谱曲线:后处理平台可获得靶器官或病灶的不同能级下 CT 值变化曲线,即能谱曲线,根据能谱曲线的走行差异,可进行疾病的定性诊断和鉴别诊断,如胃癌的诊断,恶性肿瘤中淋巴结转移的判断等。

(4)定量参数:能谱 CT 能提供物质沉积图(material depositional map,MDM),从该图中可抽取反映不同元素成分的基物质对。由于 CT 对比剂是非离子型或离子型碘对比剂,常采用碘-水基物质对反映物质的能谱 CT 成像定量参数特征。碘基值或碘浓度(iodine concentration,IC)值是最常用的能谱 CT 定量参数,其能定量、真实反映器官组织中真正的碘含量,能谱 CT 图像上测得的 IC 值与试管中真正的碘浓度之间存在高度一致性,误差小于 5%。目前 IC 值已广泛应用于肿瘤的分期、良恶性及组织学类型鉴别诊断、疗效评估和预后等(图 1-3)。

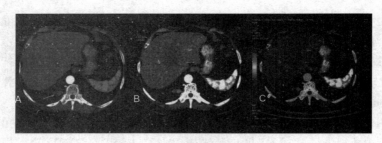

图 1-3　肺癌肝转移能谱 CT 成像

A.70keV 单能量平扫图;B.45keV 单能量图;C.碘基图

此外,能谱 CT 还具有潜在减少患者辐射剂量和静脉注射对比剂用量的优势,能谱 CT 可进行减影后处理而获得虚拟平扫图像,减少扫描期相,低能级图像较常规 CT 具有较高的 CNR 和 SNR,提高图像质量,而不增加额外的辐射剂量。能谱 CT 成像通过重建获得 40~140keV 能级图像可减少 50% 的静脉注射对比剂用量,即达到和常规 CT 增强扫描相同的病灶检出率。能谱 CT 后处理能提供彩色物质沉积图像,视觉体验更加舒适,病变的显示及与周围组织的对比更清晰。

(三)CT 血管成像

CT 血管成像(CT angiography,CTA)是指静脉内注入对比剂后,在靶血管内的对比剂浓度快速达到峰值时,进行螺旋扫描,经工作站后处理,重组出靶血管的多维图像。如何确定靶血管内的对比剂达到峰值时间至关重要,通常经静脉内注射对比剂后,影响靶血管对比剂达到峰值时间的因素包括:对比剂循环时间、扫描延迟时间、对比剂注射速率、对比剂注射剂量、扫描时间,患者体重和年龄等。

1.基本原理　CTA 技术实施的关键环节是确定最佳扫描延迟时间。目前扫描延迟时间的确定方法有以下 3 种。

(1)经验延迟法:即根据对比剂在人体各脏器的循环时间来确定扫描的延迟时间,此方法受个体差异的影响,不能完全准确地判断延迟扫描时间。

(2)对比剂智能追踪技术:该技术通常在靶血管或该血管附近设定一个感兴趣区,并设定 CT 增强阈值,注射对比剂后一定时间开始扫描,当靶血管密度增高达到阈值时,软件自动启动将扫描床移动至扫描位置开始扫描。目前各 CT 平台都开发了专用的注射对比剂增强程度智能化跟踪软件,它们的共同点是:具有实时监控功能,一旦靶血管的 CT 值增加达到设定的阈值,即自动触发开始扫描。

(3)时间-密度曲线:又称小剂量对比剂团注测试达到时间法,是指采用团注方法,将小剂量对比剂以一定速度注射后扫描靶血管,获得对比剂到达靶血管的峰值时间,通常使用同一批号、相同浓度的对比剂 15~20 mL。使用该方法能获得个体化靶血管达到峰值时间,能准确捕获正确的扫描延迟时间。实际操作中应注意测试所用对比剂注射速率应与正式扫描一致,团注时间分辨率只要能满足临床需求即可,可为 1~2 秒,从而减少患者接受不必要的辐射。另外,推荐采用低剂量扫描方法,每次扫描时间 2~3 秒。

2.临床应用　CTA 后处理技术是显示血管状况的重要一环。通过后处理软件,将多余的骨性结构、器官背景去除或淡化,将血管单独显示出来,并对血管病变部位进行多角度、多维度展示。目前 CTA 临床常用的图像后处理技术,主要包括以下几个方面。

(1)多层面重组技术(MPR):将扫描范围内所有的二维横断位图像叠加,再对某些标线标定的重组线进行冠状位、矢状位、任意角度斜位图像重组。这些图像与原始数据具有相同的 CT 密度信息,可以更好地显示血管壁增厚、软硬斑块形成、管腔内充盈缺损及附壁血栓等,如显示主动脉夹层的真假腔和破口位置。

(2)曲面重建技术(CPR):是多平面重组技术的延伸和拓展,通过自动追踪或人工描绘获得血管腔轨迹,将迂曲的血管结构和邻近组织在二维图上展示出来,特别适合展示走行迂曲的血管结构,如冠状动脉(图 1-4)、主动脉、颈动脉及椎动脉等,有助于观察血管解剖关系和轨迹。

(3)最大密度投影技术(MIP):能反映相应像素的 X 线衰减值,较小的密度变化也能得以显示,能很好地观察血管的狭窄、扩张、微小充盈缺损并区分血管壁钙化和血管腔内高密度对比剂,更加真实反映血管腔狭窄程度。缺点是不易显示血管壁非钙化斑块,对于重叠的血管和骨骼结构不能很好显示。

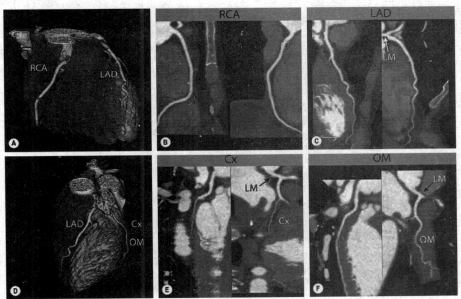

图 1-4　冠状动脉 CTA 图像

右前斜(A)和左前斜(D)的三维容积重建和曲面重组(B,C,E,F)在两个纵向垂直方向显示每支冠状动脉:右冠状动脉(B,RCA),左前降支(C,LAD),回旋支(E,Cx)和钝缘支(F,OM)。注意 OM 比 Cx 主干(E)更粗大,这种情况很常见。

(4)容积再现技术(VRT):利用虚拟照明效应,用不同的灰阶或伪彩图显示三维立体图像,极大地拓展了 CTA 的临床应用范围,特别是复杂的解剖结构,如心脏和腹腔器官(肾、脾、肝),能清晰显示脏器形态和空间关系。特点在于对不同的组织、器官赋予不同的亮度、颜色,以易于区分。

(5)仿真内窥镜成像术(CTVE):是在容积数据的基础上,将表面遮盖显示和容积再现法相结合,模拟出三维立体空间环境。在受检器官的腔内进行计算机数据后处理,显示出图像,与光纤内窥镜效果相似,常用于喉部、支气管、结肠、胆道、胃等脏器。原理是将观察点设置在血管腔内,通过一定视角范围,对腔内进行观察。优点是可以实现腔内任意角度的观察,并可设置路线以电影方式动态观察,可以多次重复观察。

二、CT 图像后处理

(一)多平面重组(multi-planar reformation,MPR)

多平面重组的方法是将一组横断面图像的数据通过后处理使体素重新排列,使其在显示屏上能够依据诊断的需要显示任意方向的二维断面图像,从而一定程度上弥补了 CT 不能按任意角度扫描的缺憾。由于采用容积扫描数据,在主机或工作站上进行重组,层与层之间做了插值,因此所得图像质量要高于非螺旋 CT 扫描的多平面重组图像,利用多层螺旋扫描所做的多平面重组,Z 轴分辨率的改善其图像质量更佳,且运算所需时间短,原始图像的信息被如实复制在重组后的结果图像上(图1-5)。

曲面重组(curved planar reformat,CPR)是 MPR 的一种特殊形式,可在一个指定参照平面上,由操作者沿感兴趣器官画一条曲线,并沿该曲线做三维曲面图像重组,从而获得曲面重组的图像(图1-6)。该方法可使弯曲器官拉直、展开,显示在一个平面上,使观察者能够看到某个器官的全貌。但曲面重组对于所划曲线的准确与否依赖性很大,有时会造成人为的假像;同时由于存在变形操作,曲面重组图像不能真实反映被显示器官的空间位置和关系。

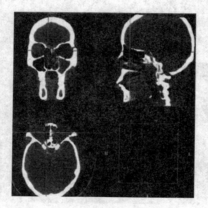

图1-5　颅面部多平面三维重组

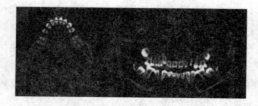

图1-6　颅面部曲面重组,显示全部牙齿冠状面图像

MPR 操作步骤如下。

第一步:用于 MPR 重组的 CT 图像及数量选择必须是一个相同的扫描方向和角度,也就是必须在同一次扫描定位片内的图像,图像数量可根据需要而定(但不能少于 4 幅)。

第二步:选取一个 MPR 重组的参照图像。这一步通常是根据诊断的需要,选取一组图像的中间层面、感兴趣部位或某个器官的中间层面作为参考图像。

第三步:以参照图像为基础,可获得冠状位、矢状位或任意方位重组图像。在操作程序中,还允许以初次重组结果中的任意图像,再次作为一个新的参照图像,进行新的 MPR 重组。

曲面重组(CPR):选择曲面重组和执行上述第一步操作后,需要操作者在感兴趣部位或器官用鼠标划一条重组平面线,然后由计算机重组成像。

(二)表面阴影显示(shaded surface display,SSD)

SSD 可逼真地显示骨骼系统及增强血管的空间解剖结构,能获得仿生学效果。

对于体积、距离和角度的测量准确,可实施三维图像操作(例如模拟手术)。由于该法是采用阈值法成像,图像显示准确性受图像处理分割参数(阈值)的影响较明显,如选择过低的阈值可增加图像的噪声,使靶器官的显示受到影响,如阈值选得太高,又会造成细小管腔的假性狭窄征象。即使阈值合适,在有狭窄的部位,部分容积效应还会进一步降低狭窄段的 CT 值,使得在三维图像上狭窄率容易被夸大。为了减少部分容积效应,在采集图像时要尽可能使用薄层。在后处理阶段,为了减少部分容积效应带来的负面影响,要仔细调节参数如阈值、阻光度、窗宽窗位等。SSD 的主要缺点是结果图像不能显示物体内部结构,也不提供物体的密度信息,因此不能区分血管壁上的钙化和对比剂。

(SSD)操作步骤如下。

第一步:图像及数量的选择原则同 MPR 法图像的数量最多可选数百幅(至少 4 幅),具体数量则需根据不同的情况和要求而定,如全面地观察整个头部的情况,应选取尽可能多的横断面图像,如欲观察颅骨某一局部病灶或骨折等情况,则可不必选取太多的图像,以免在各种方位观察时受到干扰。通常在肺部病灶三维显示中也不采用整个肺的全部横断面图像,这是因为 SSD 法对肺内病灶的显示和观察,基本是在顶视位和底视位,或略做角度的旋转,选取太多的横断面图像,会因正常肺血管、气管的干扰而影响病灶的显示。

第二步:选择兴趣区。一般对于局限性病灶的三维成像都采用兴趣区成像,以利病变的更好显示和观察。由于临床观察的需要或病变的范围较大,则不采用兴趣区法,按原横断面大小成像。

第三步:选择三维成像的分辨率。分辨率一般有 256 矩阵和 512 矩阵两种,如果设备容量允许或选取的横断面图像数量较少,应尽可能选用 512 矩阵,可获得较好的三维成像图像质量。

第四步:是选择三维成像的阈值,这是三维成像成败的关键,太高或太低的阈值设置都将影响三维显示的效果。根据经验,骨性结构的三维显示其阈值一般在 $100 \sim 200$ 之间;软组织的阈值一般在 $-200 \sim -300$ 之间;而肺内结构显示的阈值是在 $-600 \sim -700$ 之间,当然根据实际显示的需要,上述的数值可有适当的变化。目前设备大多具有重组影像动态预览功能,利用鼠标动态改变阈值,实时显示相应 SSD 影像变化,选择最佳阈值。

最后,由 SSD 三维重组软件完成表面阴影显示的三维成像。成像后的显示观察,最常采用正面、背面、左、右侧面、顶面和底面观,也可以沿 X、Y、Z 轴旋转,选择任意角度进行观察。此外,还可运用平面切割、改变光线的投影角度等观察工具,使三维图像显示效果更佳,如果三维图像显示满意，即可保存。

（三）最大密度投影（maximum intensity projection，MIP）

MIP 是一种常用的三维成像显示方法，它对于观察血管、骨骼等高密度结构特别有效。其成像原理是按操作者观察物体的方向做一投影线，以该投影线经过的最大密度（强度）体素值作为结果图像的像素值，投影图像的重组结果，低密度的组织结构都被去除。MIP 投影的方向可以是任意的，通常的显示方位是前后位、上下位、侧位和与上下位垂直的任意角度位。MIP 投影的分辨率很高，临床上广泛应用于具有相对高密度组织和结构。MIP 的图像主要提供密度信息，能显示血管壁钙化和对比剂充盈的血管腔，但当钙化围绕血管壁一周时，常常会因为钙化的遮盖而影响血管腔的显示。由于前后物体影像重叠的 MIP 图像，可通过多角度投影或旋转.将重叠处分开显示，投影前还可通过分割，以去除邻近不需显示高密度组织或结构。

MIP 操作步骤如下：

第一步：图像及数量的选择原则同 MPR 法。CT 血管造影 MIP 成像时，则需要有相同 CT 血管扫描序列。一般选 100 幅以上横轴位影像（至少 4 幅），具体数量选择则需根据不同的情况和要求而定。

第二步：图像预处理。通过手工方法或自动、半自动方法将不需要的高密度结构（例如骨骼）去除，或称之为图像编辑。选择何种方法进行图像预处理，需根据操作者使用的 CT 机或工作站的软件而定，该步骤是 MIP 成像关键，直接影响结果图像显示效果。

第三步：根据 MIP 成像软件由计算机重组处理后，可使用显示观察工具沿 x、y、z 轴旋转，选择任意角度进行观察，若显示满意，即可保存。

（四）容积再现三维成像（volume Rendering Technique，VRT）

容积再现三维成像（VRT）是将选取的层面容积数据的所有体素加以利用，并通过计算机的重组直接投影以二维图像的形式显示，它不需要重建物体的表面几何信息。因此，VRT 的重建计算量非常大，需要计算机有足够大容量。VRT 整个处理过程分预处理（一般包括计算体素的阻光度、颜色、梯度等）、投影显示（有多种投影方法，最直接的如光线投影法，也可采用平行或透视投影）两部分。VRT 采用模糊分割，允许模糊分类，在原图像物体边界欠清时具有很大优势，VRT 图像能同时显示空间结构和密度信息，对于组织与血管空间关系显示良好，也避免了手工分割操作的繁琐。

VRT 操作步骤如下：

第一、二步：与 SSD 法相同，即选择患者、VRT 处理的图像和选择是否采用兴趣区重建等。VRT 采用的是容积数据，依靠一组 CT 横断面图像。

第三步：数据预处理。操作者常需调节一个反映体素值和阻光度之间映射关系的梯形斜边，从而调节体素的阻光度，体素的颜色也可通过类似方法指定。

第四步：根据操作者安排的方向通过 VRT 重组处理软件进行投影显示。最后处理完毕的图像保存。

（五）CT 仿真内镜（CT virtual endoscopy，CTVE）

CTVE 是在 CT 采集容积数据后，采用表面阴影显示法或容积再现法进行的腔内壁的三维成像,影像大小与假想光线的投影采用透视投影,这里的"透视"是近大远小的美术概念,而形成与内镜所见相似的影像。在受检器官的腔内选择好视点的行进路线,计算机保存一系列显示结果图像,按电影序列反复回放,其效果与光纤内镜相仿,被称为仿真内镜。在表面阴影显示法和容积再现法中,假想光线既可以是平行投影的,也可以是透视投影的。平行投影模拟从远处看物体,运算简单,显示速度快;透视投影模拟从近处的一个视点看物体,有近大远小的效果,移动视点就可以模拟飞进物体腔内的效果。

比起传统的光纤内镜的侵入性检查,仿真内镜检查属无创性,患者痛苦小,视点不受限制,能从狭窄或梗阻病变的远端观察。但仿真内镜不能观察病灶的颜色,对扁平病灶不敏感,技术参数的选择不当、人体运动等多种因素可导致伪影,也不能摘取组织做病理诊断。

1.患者的准备和扫描重建参数 在人体空腔脏器中,结肠最适宜做CTVE,其方法也日趋成熟。通常患者在检查前需做彻底的清肠,完全排便后2小时做CT扫描检查。检查前从肛门注入空气1000 mL,患者取仰卧位开始扫描,层厚以不大于3~5 mm为宜,螺距1~2,重建间隔1~2 mm。

2.CTVE成像的技术要点 CTVE从扫描到VE显示有四个步骤,分别是数据采集、图像预处理、三维再现和VE显示、分析,做VE显示的扫描参数应斟酌选用,如扫描层厚、螺距、扫描条件和是否采用重叠、重建等,都需权衡考虑,既要保证成像的质量,又不让患者增加额外的辐射线。根据使用的经验,支气管内镜成像采用2 mm扫描层厚、螺距等于1和75%的重叠重建。CTVE的显示效果较好。

图像预处理主要是为CTVE显示服务,预处理的内容有噪声滤过算法、图像分割处理、确定管腔行进路线及其他一些图像处理的手段如"种植"和"切割"等。图像分割处理在VE显示中是一个重要的步骤,可半自动或全自动操作。在半自动操作模式中,操作者须借助窗的设置来选择图像中需要留下哪些内容和去除哪些内容,留下来的部分被用作了三维容积再现成像处理,如支气管VE成像,只留下肺和气管,其他结构如纵隔、骨等都被去除。

在CTVE成像中,目前使用的有表面阴影显示和容积再现两种三维再现方法。根据使用经验,表面影像显示法的成像效果不及容积再现法,主要问题是表面阴影显示法有部分容积效应,会影响三维图像的显示效果。容积再现的显示效果较好,部分容积效应较少,能够比较真实地再现体内的组织结构和病灶的情况。另外,还有一种结合上述两种方法优点的三维再现方法,称为Hybrid再现法。

由于图像的显示特性,以及临床分析方面的需要,CTVE的显示和分析一般都需要专用的图像处理工作站,虽然有的CT机也提供三维处理的软件及其部分显示分析工具,但真正的CTVE工作还需图像处理工作站完成。

第二节 螺旋CT扫描技术

一、单层螺旋CT

与非螺旋CT相比,单层螺旋CT设备结构的主要是利用了滑环技术,并改变了以往非螺旋CT的馈电和数据传导方式,使CT扫描摆脱了逐层扫描的模式,从而提高了CT扫描和检查的速度。

在螺旋式扫描方式中,有两个基本概念是必须提及的,即螺距和重建增量。

螺距(pitch)是螺旋 CT 扫描方式特有的、与图像质量相关的参数。它的含义是:扫描旋转架旋转一周期间检查床运行的距离与准直宽度或层厚的比值。它是一个无量纲的量,是检查床运动距离和准直宽度或层面曝光的百分比。根据 IEC(international electrotechnical commission,IEC)说明,螺距的定义由下式表示:

$$螺距(P) = \frac{TF}{W}$$

式中 TF(table feed)是扫描旋转架旋转一周期间床运动的距离,单位为 mm;W 是射线束准直宽度或层厚,单位也是 mm。

重建增量的定义是:被重建图像长轴方向的间距。重建增量有时也被称作"重建间隔"或"重建间距"。

螺旋 CT 与非螺旋 CT 的一个重大区别是区段采集和逐层采集,由于螺旋 CT 采集的数据是连续的,所以可以在扫描区间任意位置重建图像。通过采用不同的重建增量,可确定相邻被重建图像的间隔或层面重叠的程度。重建增量与被重建图像的质量有关,即不同程度的重叠重建,可使三维等后处理图像的质量改善。

二、多层螺旋 CT

多层螺旋 CT 应包括两排及以上的所有目前在用的螺旋 CT,而其中以 4 层、16 层和 64 层及以上较为多见。

1.4 层螺旋 CT   是多层螺旋发展中的一个重要里程碑,其不仅将探测器材料更换为稀土陶瓷,同时还提高了 CT 成像每旋转一周的转速,使 CT 的成像性能大为改观。由于探测器阵列的排数增加,各大生产厂商在探测器阵列的排列上采用了不同的方式。

主要有以下三种方式。①Toshiba 公司 4 层螺旋 CT 有 34 排探测器,其中 0.5 mm 4 排,1.0 mm 30 排,机架旋转一周最大覆盖范围 32 mm;②GE 公司采用 16 排 1.25 mm 的等宽探测器,机架旋转一周最大覆盖范围 20 mm;③Philips(Picker)和 Siemens 公司采用 8 排 1~5 mm 的探测器,包括四对 1 mm、1.5 mm、2.5 mm、5 mm 的探测器,机架旋转一周最大覆盖范围 20 mm。

根据各家厂商探测器的排列方式,大致可分为两种类型:等宽型和不等宽型探测器阵列。

在 2002 年的北美放射年会上推出的 16 层螺旋 CT,是在 4 层 CT 机上的一次改进,其最大的改变是探测器阵列的排数和总宽度增加,其次机架旋转一周的扫描速度也相应缩短为 0.42s,最短 0.37s。在 4 层与 16 层之间,某些厂商还曾推出 8 层螺旋 CT,因从技术层面的特点不明显,故此处从略。

多层螺旋 CT 相比较单层螺旋 CT,其螺距(P)的计算方法不如单层螺旋简单、明了,在单层螺旋 CT 中,可以直接使用射线束宽度(层厚)与扫描一周检查床移动距离的比值即可确定,而多层螺旋 CT 由于探测器阵列的排列方式等原因,出现了两种螺距计算方法和名称:准直螺距和层厚螺距。

准直螺距(又称螺距因子、射线束螺距)的定义是:不管是单层还是多层螺旋 CT(与每次旋转产生的层数无关),螺距的计算方法是扫描机架旋转一周检查床移动的距离除以所使用探测器阵列的总宽度。如 16 层螺旋 CT 每排探测器的宽度为 0.75 mm,当旋转一周检查床移动的距离为 12 mm 时,16 排探测器全部使用,则此时的准直螺距为 1(16×0.75 mm = 12 mm,12 mm/12 mm=1)。又如 4 层螺旋 CT 时,如旋转一周检查床移动的距离为 10 mm,准直射线束宽度 10 mm,使用两排 5 mm 的探测器,此时螺距同样为 1。上述螺距计算的特点是不考虑所使用探测器的排数和宽度,与单层螺旋 CT 螺距的计算概念相同,同样由于螺距变化对图像质量的影响因素也相同。

层厚螺距(又称容积螺距、探测器螺距)的定义是:扫描机架旋转一周检查床移动的距离除以扫描时所使用探测器的宽度,并且乘以所使用探测器阵列的排数。如 4 层螺旋 CT 使用 2 排 5 mm 的探测器,检查床移动距离 10 mm,准直射线束宽度 10 mm,则层厚螺距为 2(10 mm/10 mm=1,1×2=2)。又如 4 层 CT 扫描时机架旋转一周检查床移动 30 mm,准直射线束宽度 20 mm,采用 4 排 5 mm 的探测器阵列,则层厚螺距为 6(30 mm/20 mm=1.5,1.5×4=6)。后一个例子如按照准直螺距的计算方法应该是 1.5,即 30 mm/20 mm=1.5,层厚螺距的特点是着重体现了扫描时所使用探测器的排数。

16 层和 16 层以上螺旋 CT 的图像重建由于探测器排数增加和 z 轴方向的宽度增加与单层及 4 层螺旋 CT 差别较大,4 层螺旋 CT 的图像重建可基本不考虑锥形束效应,而 16 层以上都采用将锥形束边缘部分射线一起用于成像的计算,以下简单列出几种图像重建方法,以供参考。

(1)自适应多平面重建(adaptive multiple plan reconstruction,AMPR):将螺旋扫描数据中两倍的斜面图像数据分割成几个部分。重建时,各自适配螺旋的轨迹并采用 240°螺旋扫描数据。经过上述的预处理后,最终图像重建的完成还需要在倾斜的、不完整的图像数据之间采用适当的内插计算。采用 AMPR 重建方法后其内插函数的形状、宽度均可自由选择,像 4 层 CT 中的自适应 z 轴内插方法一样,AMPR 方法也实现了扫描螺距自由可选,并且层厚的变化与螺距无关。

(2)加权超平面重建(weighted hyperplane reconstruction):有点类似 AMPR 方法,但起始步骤有些不同。先将三维的扫描数据分成一个二维的系列,然后采用凸起的超平面作区域重建。如先收集全部投影数据中的 1~9,然后再 2~10、3~11,最后再将所有扫描数据加权平均处理。经过参数优化后,可获得良好的噪声、伪影和层厚敏感曲线形状的图像。

(3)Feldkamp 重建:是一种近似序列扫描三维卷积反投影的重建方法。该方法是沿着扫描测量的射线,将所有的测量射线反投影到一个三维容积,以此计算锥形束扫描的射线。三维反投影方法对计算机的要求较高,需配置专用的硬件设备来满足重建速度的要求。

(4)迭代重建技术:2009 年的北美放射年会后,一些高端 CT 制造商相继推出了新的图像重建方法——迭代重建。迭代重建算法其实在 CT 发明初期已经用过,由于该重建算法计算复杂,反复迭代需采用数学模型,并需要运算速度快的计算机支持,最终未投入市场使用。由于近年来计算机技术的迅速发展,以及多层螺旋 CT 应用辐射剂量较高的原因,CT 生产厂商纷纷推出了经过改良的迭代重建算法,并应用于各自新开发的 CT 上。迭代重建的最大优点是,通过反复多次的迭代可降低辐射剂量并可相应减少伪影,根据不同的应用一般可降低辐射剂量 30%~70%。根据推出时序各公司不同的迭代算法,其名称分别如下。自适应统计迭代重建(adaptive statistical iterative reconstruction,ASIR)及基于模型的迭代重建(MBIR,Veo);图像空间迭代重建(iterative reconstruction in image space,IRIS)、原始数据域迭代重建

(SAFIRE)和增强原始数据迭代(ADMIRE);自适应低剂量迭代(adaptive dose reduction iterative,ADIR)及自适应低剂量迭代3D(ADIR 3D);基于双模式迭代(iDose,iDose 4)和模型迭代算法(iMR)。

2.64层螺旋CT产品　与16层螺旋CT比较,64层螺旋CT技术层面尤其是硬件技术的改进不是很多,其间还包括了32层和40层多层螺旋CT。64层螺旋CT的主要变化是滑环旋转一周的速度进一步提高(最短0.33s),一次扫描层数增加和覆盖范围加大,另外图像质量和各向同性的分辨力又有提高,X、Y和Z轴分别达到0.3、0.3和0.4。

64层螺旋CT的探测器阵列大部分排列为64排,但也有例外,64层螺旋CT,其探测器阵列为40排,中间部分的32排每排探测器的宽度为0.6 mm,两侧各4排每排探测器的宽度为1.2 mm。扫描时采用Z轴飞焦点双倍采样技术使用探测器阵列中间的32排探测器,曝光的同时在两个焦点之间瞬间变换,结果一次采样同时获得两组扫描原始数据,最终使一周旋转得到64层图像。

三、双源CT

双源CT是2005年Siemens推出的新型CT扫描仪,它的基本结构秉承了64层CT的设计,仅在X线管和探测器系统做了大胆的创新,由沿袭使用的一个X线管、一组探测器系统,改变成了双X线管和双探测器系统,使CT的检查无论从扫描的速度和扫描仪的功能定位(可利用两种不同的辐射能做一些功能性的检查.以往CT基本只能做形态学的检查)都大大前进了一步。

双源CT的X线管仍采用电子束X线管,单个X线管的功率为80kW。常用部位的扫描速度为0.33s,一次连续曝光螺旋扫描的最大扫描范围(采集范围)为200 cm。扫描机架孔径为78 cm(通常为70 cm),各向同性的空间分辨力≤0.4 mm,使用高分辨力技术时极限空间分辨力可达到0.24 mm。

双源CT的X线管和探测器系统与64层CT相同,但两套采集系统同置于扫描机架内,X线管之间相隔的距离为90°。一套扫描系统的扫描野为50 cm,另一套扫描系统主要用于中心视野,扫描野为26 cm,两套X线发生器系统由一个一体化的高压发生器控制,并可分别调节两套系统。

双源CT的两个X线管既可同时工作,也可分别使用。当心脏成像、双能减影和全身大范围扫描时,可采用两个X线管同时工作,而一般的扫描只用一组X线管探测器系统工作。

双源CT任用于心脏成像时可比64层CT减少一半的扫描时间。目前Siemens CT的心脏成像基本采用180°的扫描数据重建算法(单扇区重建),即如果机架旋转一周时间为0.33s,则心脏成像的时间分辨力可达165 ms(0.165s)二在双源CT中,由于两个X线管可同时工作,其实际扫描时间又可减少一半达83 ms(双源CT旋转一周为0.33s)。另外,在心脏图像重建的方法中,除降低机械扫描时间外还可采用多扇区重建方法提高时间分辨力。

双源CT的另一个性能特点是可利用两个X线管发射不同的能量(即设置不同的千伏值,如140kV和80kV)。两种不同的能对不同的物体其衰减不相同,如骨骼和对比剂在80kV时,骨骼的CT值为670 Hu,对比剂为296 Hu;当能量提高为140kV时,骨骼的CT值降低为450 Hu,而对比剂降低为144 Hu。利用两种不同的能量,根据临床实验的结果,它的临床意义主要表现在几个方面:①识别某些物质,如钙、碘、尿酸等;②在血管CT成像中自动去骨,去除血管壁上的钙化,显示血管的真实管径;③在使用对比剂的情况下,调整 keV 使某些组织的显示效果提高;④去除金属伪影。

在新一代双源 CT(somatom definition flash)中,另一个 X 线管的扫描野改为了 35tin,并且不像以前的双源 CT,在所有的扫描部位和各种检查方式中,两个 X 线管都能同时使用。在冠脉和心脏的检查中。最短扫描旋转时间也缩短为 0.28s,在新型号的双源 CT 中,最短扫描时间进一步缩短为 0.25s,第二 X 线管的扫描野进一步扩大,两个 X 线管之间的角度增加到 95°。通过使用 Z 轴飞焦点扫描机架旋转一周,可获得 128 层图像。在双能成像时,对高能 X 线束使用锡滤过,使两个能谱分离度提高,可以提高物质的检出效率。

四、多层螺旋 CT 的进展

2007 年的北美放射学年会,多家厂商宣布推出 128 层、256 层,以及 320/640 层多层螺旋 CT 扫描仪等,使多层螺旋 CT 发展进程的步伐又迈出了崭新的一步。

128 层螺旋 CT 的商品名是 Definition AS,它沿袭了 Siemens 64 层螺旋 CT 的设计理念,X线管仍采用电子束 X 线管,发生器功率 100kW,机架开口的孔径 78 cm,探测器阵列纵向的排列方式为等宽 64 排,单个探测器宽度为 0.6 mm,纵向探测器阵列的总宽度为 38.4 mm。128 层的采集方法仍采用 Z-sharp 飞焦点技术,即利用 64 排物理探测器阵列通过曝光时焦点位置的瞬间变换+,获得双倍的层面采样,机架扫描一周最短时间缩短到 0.30s。在扫描功能上除了 64 层已有的功能外,在 Definition AS 上开发了螺旋动态扫描方式,螺旋动态扫描最大覆盖范围 27 cm。

256 层螺旋 CT 商品名为 Brilliance iCT。Brilliance iCT 探测器的物理排数为等宽 128排,单个探测器的宽度 0.625 mm,探测器阵列纵向的宽度为 80 mm。扫描机架旋转部分采用了气垫轴承技术,使旋转一周扫描时间缩短至 0.27s,心脏成像时的时间分辨率可达 34 ms。值得一提的是,Philips 的 256 层螺旋 CT 成像也采用了飞焦点技术,使 128 排的物理探测器阵列通过 Z 轴双倍采样,获得了旋转一周 256 层图像的结果。在心脏冠状动脉成像方式中,256 层 CT 可采用螺旋或非螺旋扫描方式,两种方式的机架旋转时间都是 0.27s,螺旋扫描的可使用全部 80 mm 的探测器,但相对而言,非螺旋扫描的图像质量较高和辐射剂量较低。动态扫描最大覆盖范围 40 cm,动态连续扫描时间 20s。

新近推出的 CT 机型商品名为 BrillianceIQonSpectral CT。该机在 iCT 基础上主要是增加了能谱成像功能.单能量 CT 的能谱范围为 40~200keV,能谱功能包括能谱计划、能谱心脏分析、能谱血管分析和能谱肿瘤成像等。另外,在降低患者辐射剂量的迭代重建方法上也做了相应的改进,新的迭代重建方法称为 iMR(iterative model reconstruction)。

320 层 CT 扫描仪在 2007 年北美放射年会上推出,2010 年 320 层 CT 又升级为 640 层CT,该机的商品名称为 Aquilion One。Aquilion One CT 探测器阵列物理排数也为等宽并且达到 320 排,每排探测器的宽度为 0.5 mm,因此该款机型探测器阵列纵向的物理总宽度达到160 mm,扫描机架旋转一周的最短时间是 0.35s。在冠状动脉扫描成像方式中,Aquilion One一般采用非螺旋扫描模式,由于 160 mm 足够覆盖整个心脏,故在心率控制良好的情况下,一次旋转就能完成整个心脏图像的采集。心脏成像的图像重建方式根据心率的变化有单扇区(180°)、双扇区(90°)、3 扇区(60°),以及 5 扇区(36°)。在螺旋扫描方式中,由于大探测器阵列的辐射剂量、对比剂注射流率和高速床移动的原因,320 层 CT 只采用了其中的 64 排探测器阵列,即 32 mm 的物理覆盖宽度。2010 年升级为 640 层后,探测器阵列的总宽度和探测器的排数不变,通过扫描时 Z 轴上通道的动态偏置达到双倍采样的目的,最终使扫描机架一次旋转获得双倍 640 层的图像二同时,在螺旋扫描方式中改变为采用中间的 160 排探测器(160×0.5 mm),使该机螺旋扫描一次旋转的覆盖范围增加到了 8 cm。

Aquilion One 升级为 Aquilion One vision 后,硬件性能最大的改变是机架的旋转速度提高到了 0.275 秒/圈,另外还增加了双能量成像模式,宽探测器的螺旋扫描模式还是维持了 8 cm 的覆盖范围;在迭代重建方法上,推出了新一代的 A1DR3D 模式,重建速度达到了 64 幅/秒。

在 2008 年推出 Discovery CT 750HDi 该机的基本配置为 64 排的探测器阵列,扫描机架旋转一周的最短时间为 0.35s,但其在 X 射线管、探测器材料和高压发生器工作了重大的改进,配以该机的专用成像软件,可实现能谱成像。在 X 射线管方面将传统的双灯丝改为了单灯丝设计,并可在扫描的同时实行动态变焦;在探测器材料的选择上,采用了宝石分子结构的材料,与其他稀土陶瓷材料相比,其通透性增加约 100 倍,清空速度增加约 4 倍,因而提高了图像的分辨力;得以实现能谱成像的另一个重要技术是高压发生器的改变,该 CT 的高压发生器可在瞬时变换两种高压(140kVp)、低(80kVp)不同的能量,变换周期为 0.5 ms,另外,该机的图像重建还采用了改进的统计迭代重建方法(advanced statistical iterative reconstruction,ASIR),使 CT 成像的剂量得以进一步降低。在以后推出的新款 CT 中,利用动态变焦技术,该机在机架一次旋转后可获得 128 层图像。在临床应用方面,能谱成像(gemstone spectral imaging,GSI)可在 40~140keV 的范围内,生成 101 种单能潜辐射,并形成两种基物质图像(水基图像和碘基图像),在基物质图像的基础上,可对人体多种组织进行分析。基于 GSI 技术,该机还可用于体内金属植入物伪影的有效去除,如髋部的金属内固定物和金属材质的义齿等产生的伪影,该机用于去除金属伪影的软件被称为"MARS"(multi artifacts removal system)。

新近,原 750HD CT 做了较大的改变,机器的商品名改为了 revolution CT。探测器阵列的宽度被增宽至 160 mm,由于探测器阵列加宽,患者后的准直器采用了 3D 准直器,探测器阵列上的光双极管采用了 ASIC 技术,减少了散射线和电子噪声的产生。探测器表面的辐射能光能转换材料采用了氧化钇,使发光速度达到了 0.03 μs,检测效率 120kV 时达到了 98%。机架的旋转速度提高到了 0.28s,机架的孔径增大达到了 80 cm,探测器的排数为 256 排,一次旋转的扫描层数达到了 512 层,螺旋扫描可采用最大为 80ram 的探测器阵列宽度,减少辐射剂量的迭代重建采用了 ASiR Veo 技术。

第三节　动脉自旋标记技术

动脉自旋标记(arterial spin labeling,ASL)是一种以动脉血中的水分子作为内源性示踪剂获得组织灌注信息的非侵入式检查技术,其不依赖于对比剂,安全无创可重复性高,能够对组织的血流灌注信息进行定性及定量分析,准确反映组织的血流动力学改变。近年来随着磁场强度的增加及相关技术的成熟,ASL 技术已经成为研究组织生理病理灌注信息的重要手段。

一、基本原理

ASL 采用射频脉冲(radio frequency,RF)标记的动脉自旋质子作为内源性示踪剂进行灌注成像。首先在标记层面对流入血液中的氢质子施加射频脉冲进行标记,经过一定的标记延迟时间(post labeling delay,PLD)——又称反转时间(time of inversion,TI),被标记的氢质子随着血流流经成像平面后,引起局部组织纵向弛豫时间发生变化,该区域信号强度也随之改变,此时成像层面采集的图像为标记图。随后,在各项参数相同的条件下,在同一平面采集相同但是没有标记的血流图像作为参考图。在图像采集的过程中,为了提高信噪比(signal to noise ratio,SNR),通常交错重复采集标记图与参考图。将标记图与参考图进行减影,得到只含有血流灌注信息的图像,即灌注加权图像。ASL 灌注加权图像是一种磁共振成像技术,采用一定的算法得到脑血流量(cerebral blood flow,CBF)。

ASL 技术采用动脉血中水分子作为内源性示踪剂,将其磁化翻转进行标记,则半衰期需考虑该标记动脉血中水分子的 T_1 弛豫时间。随时间延长,磁化标记强度会随着质子的 T_1 弛豫而衰减,故 ASL 对于血液从标记位置到达成像组织的传输时间即动脉通过时间(arterial transit time,ATT)非常敏感。ATT 是影响灌注测量准确性的重要参数,其在健康组织和病变组织间的差异较大,且在不同脑区也存在着差异。使用较长的 PLD 保证了标记血液充分进入所灌注组织,但是 PLD 太长又会造成标记衰减及 SNR 降低。近些年,多期相 ASL 技术的使用可以获得动脉通过时间的动态信息,更准确地反映实际的灌注水平并且可以获得更多的灌注信息,这是 ASL 方法上的一大进步。随着场强增高,血液的 T_1 弛豫时间延长,在动脉通过时间内磁化标记的衰减幅度会降低,被标记的血液信号增加,因此高场磁共振在 ASL 的应用方面有很大优势。还有一些改进的技术如采用对某一速度的血流选择性地设定标记,从而降低动脉通过时间对结果的影响。目前有许多理论和实验研究致力于提高 CBF 定量的准确性,涉及许多参数,如动脉通过时间、磁化转移现象、T_1 弛豫、标记效力、毛细血管通透性等。随着理论逐步成熟,技术逐步进展和高场强磁共振的广泛应用,ASL 的定量准确性、敏感性和可靠性将得到进一步提升。

二、分类

根据不同的标记及采集方式,ASL 技术可以分为以下几类。

1.连续式动脉自旋标记(continuous ASL,CASL)　应用长的 RF 序列,使动脉血在通过标记层面时被连续标记,对硬件要求较高。

2.脉冲式动脉自旋标记(pulsed ASL,PASL)　采用单个短脉冲或一定数量的短脉冲对一个较厚层块内的质子进行标记,SNR 较低。

3.伪连续动脉自旋标记(pseudo-continuous ASL,PCASL)　结合 CASL 和 PASL,使用多个脉冲模拟连续的标记方法,对硬件要求不高且敏感性较高。

4.空间选择式 ASL(spatially-selective ASL)　有选择性地采集部分血管的灌注血流信息。

5.速度选择式 ASL(velocity-selective ASL,VSASL)　使用流速选择脉冲,对血流速度小于特定阈值的血流进行标记,对延迟时间不敏感,显示慢速血流效果较好。

6.时间分辨 ASL(time-resolved ASL)　通过不同时间的标记图和参考图快速扫描获得颅内动态血流图,进而获得模拟数字减影血管造影的 4D-MRA(磁共振动脉造影)图像。

7.多期相 ASL(multi-TI ASL)　在一次成像过程中同时采集多期标记后延迟时间的灌注图像，并将数据拟合产生 ATT 值和更准确的 CBF 值。

任何成像序列均可采用 ASL 技术检测组织磁化率改变。由于 ASL 效应持续时间短，需要应用快速成像序列。以前常采用平面回波成像(echo planar imaging, EPI)，成像速度快，降低了标记和参照扫描之间可能出现的运动伪影。然而, EPI 序列易受磁敏感干扰，单次激发模式信噪比低，无法支持三维模式，并不是最佳成像序列。在过去的数年间，基于快速自旋回波或梯度回波成像(gradient and spin echo, GRASE)的 3D 序列开始应用于 ASL 图像采集，3D 序列提高了 ASL 的层面分辨率，更有利于应用背景抑制脉冲，抑制静止脑组织的信号，增加灌注敏感性。

三、应用

随着 ASL 技术的发展，已有许多研究将其应用于肺和肾灌注分析，也应用于心脏、骨骼肌、卵巢和乳腺等。但目前应用于中枢神经系统疾病最为成熟，包括脑血管病、中枢神经系统肿瘤、癫痫、神经退行性病变，以及精神疾病等。

(一)ASL 在脑血管疾病的应用

ASL 可评价脑血管疾病中脑组织血流灌注状态、缺血半暗带、侧支循环及血流再灌注状态，同时还可以反映患者的预后信息，评估治疗效果。ASL 对早期缺血较为敏感，可为 TIA 的诊断和治疗提供重要依据。脑血管病特别是慢性脑血管病往往采用两个不同的 PLD，短的 PLD 更容易发现大血管狭窄所导致的灌注异常即灌注血管的粗细，血流路径的长短，同时反映快速侧支循环的代偿水平，而长的 PLD 则能更准确地评价实际灌注水平的改变，并且通过对比两个不同 PLD 的 CBF 图像可以评估灌注代偿能力，这对于卒中预防和预后评估有重要的临床意义。时间分辨 ASL 可以获得模拟 DSA 的 4D-MRA 图像，可应用于动脉瘤等疾病的诊断。

(二)ASL 在肿瘤中的应用

肿瘤新生血管是评价和衡量肿瘤恶性程度和进行组织学分级的重要指标之一。ASL 技术不受血脑屏障影响，能更准确评价肿瘤的微循环灌注信息，反映肿瘤病变的新生血管增生程度，目前多用于胶质瘤、星形细胞瘤等的诊断与分级，还可用于鉴别肿瘤复发或放射坏死、评价疗效等(图 1-7)。基于 ASL 的特点，其同样有助于肿瘤与类肿瘤样病变的鉴别，如亚急性脑梗死、脓肿、其他感染性疾病或脱髓鞘假瘤等。

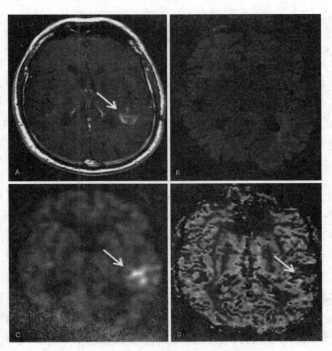

图1-7　间变性星形细胞瘤供血区灌注异常

患者,男性,76岁,右侧肢体活动不便3月余。

　　A.注射对比剂后T1加权;B.FLAIR图像;C.ASL图像表明肿瘤区域的CBF(白色箭头)增加;D.在大剂量DSC图像上也可见增加的脑血容量(白色箭头),尽管由于围绕肿瘤的大量动脉和静脉血管更难以观察。高脑血流量的发现是高级别(Ⅲ和Ⅳ级)神经胶质瘤的特征。

(三)ASL在其他神经系统疾病中的应用

　　阿尔茨海默病(Alzheimer's disease,AD)病理表现常合并血管异常。基于ASL的研究发现在AD临床前无症状阶段,相关高危人群的内侧颞叶、海马及额顶叶CBF下降,且随着病情的进展,CBF下降范围扩大,其下降程度与认知功能水平有关。癫痫引起的脑灌注异常不仅存在于脑内结构异常改变的患者中,也可出现在脑内无明显异常病灶的患者。脑血流的改变往往早于脑结构的改变,故ASL早期检测有助于早期诊断并可用于局灶性难治性癫痫的术前定位。即使临床发作已得到有效控制的患者,也可能出现脑局部灌注降低或升高,ASL可为监测病情进展、疗效评估提供帮助。此外,在多发性硬化、精神性疾病如抑郁症、精神分裂症中,ASL显示的灌注异常可能为揭示发病机制、监测病情进展、疗效评估等提供帮助。由于无创、无需外源性对比剂,ASL在儿科方面得到很多应用。有研究将ASL用于评价缺氧缺血性脑病、镰状细胞病脑损伤、脑炎患者的脑组织灌注中。

　　在过去的20年中,ASL技术逐渐成熟,已经从可行性研究进入到临床应用研究。ASL评价生理和病理状态下的血流变化,可以提供绝对定量值,成为非常有意义的纵向和横向研究参数。随着ASL理论和技术的发展,定量准确性、敏感性和可靠性的提高,ASL必将得到更广泛的临床和科研方面的应用。

第四节　磁敏感加权成像

磁敏感加权成像（susceptibility weighted imaging，SWI）是根据不同组织间的磁敏感差异来提供图像对比度的磁共振成像技术，具有高分辨率、高信噪比的特点。早期主要应用于脑内小静脉的显示，近年来随着磁场强度的增加及相关技术的成熟，其应用范围不断扩大，包括脑血管病、血管畸形、脑外伤、脑肿瘤、脑组织铁沉积等。

一、原理

磁敏感性反映了物质在外加磁场作用下的磁化程度，可以用磁化率来度量。物质的依磁性可分为：顺磁性物质、反磁性物质及铁磁性物质。顺磁性物质具有不成对的轨道电子，在外加磁场存在时自身产生的磁场与外加磁场方向相同，具有正的磁化率。反磁性物质又称抗磁性物质则没有不成对的轨道电子，自身产生磁场与外加磁场方向相反，具有负的磁化率。铁磁性物质可被磁场明显吸引，去除外磁场后仍可以被永久磁化，具有很大的磁化率。人体组织中绝大多数磁敏感改变与血液中铁的不同形式或出血相关。血红蛋白的 4 个蛋白亚基（珠蛋白）分别包含一个由卟啉环包绕的铁离子（Fe^{2+}），当血红蛋白中的 Fe^{2+} 与氧结合时，无不成对电子，形成的氧合血红蛋白呈反磁性。当氧与 Fe^{2+} 分离形成脱氧血红蛋白时，血红蛋白的构象改变，阻碍周围的水分子接近铁离子，形成的脱氧血红蛋白有 4 个不成对电子，呈顺磁性。当脱氧血红蛋白中的 Fe^{2+} 被进一步氧化成 Fe^{3+} 时，形成高铁血红蛋白。正常情况下，红细胞内的这一过程被还原型辅酶所抑制，当这种机制失效（如出血）时，脱氧血红蛋白转变为高铁血红蛋白。高铁血红蛋白仅有很弱的磁敏感效应，稳定性差，易于解体，最终被巨噬细胞吞噬引起组织内含铁血黄素沉积，含铁血黄素为高顺磁性物质。组织内另一种磁敏感的物质是非血红素铁，它常以铁蛋白的形式存在，表现为反磁性。组织内的钙化通常也呈反磁性，虽然磁敏感效应比铁弱，但也能导致可测量到的敏感性的变化。无论是顺磁性还是反磁性物质，均可使局部磁场发生改变而引起质子失相位，使质子自旋频率产生差别，如果施加一个足够长的回波时间（echo time，TE），自旋频率不同的质子间将形成明显的相位差别。这样，磁敏感度不同的组织在 SWI 上可以被区别出来。

SWI 以 T_2* 梯度回波序列作为序列基础，采用高分辨率、三维完全流动补偿的梯度回波序列进行扫描，同时获得幅值图像（magnitude image）（图 1-8A）和相位图像（phase image）（图 1-8B）两组原始图像，经过一系列图像后处理将相位图与幅值图融合，得到 SWI 图像。

静脉成像依赖其内脱氧血红蛋白引起磁场的不均匀性导致的 T_2* 时间缩短和血管与周围组织的相位差加大两种效应。第一个效应是由于静脉血内脱氧血红蛋白的增加使其 T_2* 时间缩短，从而使静脉血信号强度降低。第二种效应为静脉内容积磁化率引起血管内质子的频移，使静脉血与周围组织之间产生相位差，选择适当的 TE，可以使体素内静脉与周围组织相位差值正好为 π，即完全失相，失相将进一步削弱静脉的信号，增强图像的对比，从而减少部分容积效应的影响，可以清晰显示甚至小于一个体素的细小静脉。

为了去除背景磁场不均匀造成的低频相位干扰，进一步增强组织间的磁敏感对比度并更加清晰地显示解剖结构，需要对 SWI 的原始图像进行一系列复杂的后处理。首先对原始相位图像施加一个低通滤波器，然后在复数域中用原始图像除以低通滤波后的 k 空间数据，去除由于背景磁场不均匀造成的低频扰动,最终实际得到的将是高通滤过图像。第二步需要将校正相位图中不同组织的相位值进行标准化处理,建立相位蒙片,并将相位蒙片与幅值图像多次相乘进行加权。

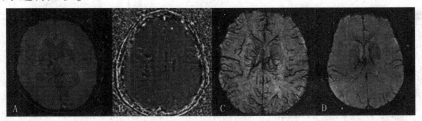

图 1-8 SWI 图像

A.幅值图;B.相位图;C.最低密度投影图;D.磁敏感图

经过相位蒙片与幅值图加权,静脉等顺磁性物质的负性相位信号得以最大限度地强调,在磁敏感加权图像上呈明显的低信号,所生成的图像在失相位区域与正常组织间便具有很好的对比。最后,运用最小信号强度投影(MinIP)(图 1-8C)使分散在各个层面的静脉信号连续化,显示连续的静脉血管结构,有助于区分不与主静脉相连的出血,得到磁敏感图(图1-8D)。在 SWI 图像中,与动脉血及正常组织相比,静脉血管表现为显著的黑色。SWI 独特的数据采集和图像处理过程提高了幅值图像的对比,对静脉血、出血和铁沉积高度敏感,能够提供出血、动静脉畸形、铁沉积的确切信息,实现快速、准确的诊断,即使非常小的病变也可以明确显示。

SWI 的主要特点:①高分辨率的三维梯度回波成像;②在三个方向上的完全流动补偿;③薄层厚避免信号丢失;④相位图通过滤波减少不必要的场效应;⑤产生相位蒙片;⑥利用相位蒙片对幅值图进行增强处理;⑦相对邻近层面进行最小强度投影。

二、临床应用

1.缺血性脑梗死 基于 SWI 对血氧饱和度变化非常敏感的特点,可以早期发现急性动脉栓塞后的血栓位置,对溶栓进行精准定位,并能显示异常灌注脑组织,检测缺血半暗带,同时有助于显示梗死灶内的微出血,有利于指导临床及时进行治疗方案的调整。

2.静脉窦血栓 静脉窦血栓形成后静脉回流受阻引起静脉压力增大,静脉内脱氧血红蛋白水平增加,小静脉由塌陷变为充盈状态,SWI 表现为引流区皮层静脉扩张,溶栓治疗后静脉系统形态恢复正常,SWI 有利于对静脉窦血栓明确诊断并进行疗效评估。

3.脑静脉血管畸形 SWI 显示病变血管呈蜘蛛样,髓静脉呈丛状,细如发丝,呈明显的低信号,比 MRI 平扫及 MRA 能发现更多的髓静脉向粗大的引流静脉集中。

4.脑海绵状血管瘤 海绵状血管瘤具有特征性的含铁血黄素沉着环,SWI 表现为均匀"黑点"状低信号或"爆米花"样高信号,以及周围含铁血黄素低信号环,SWI 并且能发现更多的血管瘤及微小出血灶。

5.脑动静脉畸形 SWI 较 MRA 可更好地显示动静脉畸形的供血动脉、畸形血管团及引流静脉,同时对伴发的出血非常敏感。供血动脉呈索条状高信号,畸形血管团和引流静脉及出血呈低信号。

6.Sturge-Weber 综合征 SWI 能显示大脑皮质的钙化及脑表面和深部异常血管。校正相位图上钙化呈高信号，MinIP 图可见斑片状及烟雾状低信号，为异常血管网所致。

7.毛细血管扩张症　病理表现为正常的神经组织结构中有异常扩张的毛细血管网，由于病变不易出血，并且周围脑组织无神经胶质增生及钙化，数字减影血管造影（digital subtraction angiography，DSA）、MRA 均无异常，MRI 平扫多表现无异常，少部分呈长 T_1 长 T_2 信号。SWI 显示病变呈局灶性明显低信号，并能较常规序列发现更多病灶。

8.高血压脑部微血管病变　高血压常引起脑部微血管病变，在基底核区及皮层下出现多发微小出血灶，常规 CT、MRI 很难显示，SWI 可发现基底核区及皮层下多发低信号的微小出血灶，并能清楚地显示出血灶分布部位、形态、大小和数目。

9.新生儿缺血缺氧性脑病（hypoxic-ischemic encephalopathy，HIE）　患儿脑部供血不足，血氧水平较低，血液循环内去氧血红蛋白水平升高，同时微循环阻力增加，血液瘀滞，在 SWI 上表现为相应区域髓静脉明显增粗，信号明显降低。此外 SWI 较 MRI 平扫可以更好地显示大脑皮质下、侧脑室周围等局灶性出血灶，以及脑室内、蛛网膜下隙或硬膜下出血等。

10.脑外伤　与 CT 和常规 MRI 相比，SWI 由于其组织间磁敏感差异明显的信号对比，显著提高了微小出血灶的检出率。对于弥漫性轴索损伤，SWI 可清晰显示灰白质交界处的多发微小出血灶。

11.脑肿瘤　胶质母细胞瘤、转移瘤、黑色素瘤等易出血坏死，脑胶质瘤级别越高，出血坏死就越重；而脑膜瘤、少突胶质瘤等易钙化，血管网状细胞瘤常有肿瘤血管出血、囊变等。SWI 能清晰显示肿瘤的内部静脉血管和出血、钙化等。

12.脑组织铁沉积　脑组织铁的沉积以含铁血黄素和铁蛋白为主，均为超顺磁性物质，引起负向相位位移，在校正相位图呈显著低信号。脑组织铁沉积的异常增多是神经退行性疾病神经元死亡的重要原因，主要见于阿尔茨海默病、帕金森病等。

13.钙化灶　钙化无不成对电子，为反磁性物质，引起正向相位位移，在校正相位图呈显著高信号，借此可与出血、铁沉积等顺磁性物质区别。SWI 可为肿瘤、结节性硬化、特发性家族性脑血管亚铁钙沉着症（Fahr disease）、Sturge-Weber 综合征、感染性肉芽肿等多种可能含钙化病变提供重要诊断信息。

第二章　三维超声检查技术

第一节　经阴道三维超声在妇科的应用

随着微电子技术、计算机技术、图像处理技术和探头技术等工程技术的进步，超声医学已从模拟技术发展到数字技术、从线性技术扩展到非线性技术、从二维成像扩展到三维成像、从普通视野扩展到超宽视野及从单一功能到多功能等，不仅图像质量明显提高，而且诊断模式和方法也更加丰富。目前超声发展的前沿技术如谐波成像技术、三维成像技术、超声造影技术等已逐步应用于心脏、腹部和妇产超声领域。超声检查无创安全、操作简便、诊断快速准确，在妇产科尤其是产科诊断中发挥着不可替代的作用。特别是三维超声技术的迅速发展，进一步拓宽了超声在妇产科领域的临床应用，也成为妇产临床超声工作中不可或缺的检查方法之一。

早在1961年，随着二维超声应用，Baun和Greewood提出了三维超声理论，80年代首次开展了器官三维超声成像研究。直到计算机技术高速发展和超声探头制作技术提高的90年代初期，才真正开始了三维超声的临床应用。目前的三维超声成像取得了明显进展，在临床各个领域得以广泛应用，且随着研究的不断深入，三维超声成像在产前筛查及妇科疾病诊断中发挥的作用，越来越得到临床的关注。经阴道三维超声是近年来发展起来的一种新的检查方法，在胎儿早期筛查、盆底功能障碍性疾病诊断和不孕不育等领域的应用，又成为妇产超声医学新的研究热点，为妇产科三维超声检查开辟了新的检查途径。

三维超声能准确显示胎儿解剖结构异常的空间位置关系及其与邻近器官的空间关系，在胎儿产前筛查应用中日趋广泛。三维超声提供了比二维超声更丰富的诊断信息，弥补了二维超声的不足，降低了操作依赖性，缩短了检查时间，在胎儿先天性畸形诊断中有着重要的临床应用价值。应用范围包括胎儿面部发育异常（唇腭裂、眼间距增宽等）、颅骨发育不全、颈部发育异常（颈部淋巴水囊瘤、脑脊膜膨出等）、胸腹部发育异常（胸腹壁缺损、内脏外翻、脐膨出、多囊肾、肿瘤、膀胱发育异常、先天性巨结肠等）、会阴部和外生殖器发育异常（畸胎瘤、尿道下裂等）、脊柱四肢发育异常（脊柱裂、肢体缺失等）、胎儿附属物异常（胎盘形态异常、胎盘植入、单脐动脉、羊膜束带等）。三维超声有经腹和经阴道三维超声两种检查方式，无论采用经腹或经阴道三维超声方式，二维与三维超声的联合应用，可大大提高胎儿畸形诊断的精确性，相关内容请参考"产前超声诊断"，本节主要介绍三维超声在妇科中的应用。

一、三维超声成像技术

超声影像视野的扩展有利于了解器官整体的信息。从二维平面视野扩展到三维立体视野，三维超声提供的空间定位和容积测量比二维超声更准确，图像更直观、信息更丰富。三维超声成像技术主要包括数据采集和图像重建两部分，将所探测的三维物体以一系列二维超声数据及其在空间上的彼此位置关系采集并输入仪器系统，再经软件运算的方法重新构建一个三维体。三维超声成像技术,以成像速度为标准分为静态三维成像和动态三维成像或实时三维成像。目前临床超声检查中大多彩色多普勒超声诊断仪具备三维成像功能。

1.三维数据采集 三维数据的采集方式和类型有自由臂式与非自由臂式。自由臂扫查可自由地移动探头来选择扫查的部位和方向,优点是探查范围较大,且探头在移动中能自动适应体表形状的变化。自由臂式分为无定位系统的自由臂扫查法和有定位系统的自由臂扫查法两类;非自由臂式扫查是通过容积探头获取三维图像数据,容积探头有机械驱动扫查式和电子式。机械驱动扫查式容积探头是采用一个二维成像探头和机械驱动装置组成的探头,利用机械方式驱动做扇形扫查或旋转扫查以获取三维数据,主要用于妇产科和腹部的三维成像。电子式是采用电子面阵探头,以相控阵的原理控制声束进行二维扫查,实现三维空间数据采集,构成一个金字塔形的三维图像,主要用于心脏超声检查。

2.静态、动态和实时三维成像 三维成像分为静态三维、动态三维和实时三维成像。静态三维即单一容积数据集,每扫查一次重建一个静止的容积图像,静态三维扫描期间观察目标或容积探头放置在探测部位不可移动。动态三维和实时三维是多个容积数据集,能连续容积采集和同步重建,获取容积图像,实现三维数据的动态显示。这种能连续显示脏器的三维图像的方式称为动态三维成像,当三维成像速度达到每秒 24 幅时称为实时动态三维成像。动态和实时三维是连续采集,扫描期间观察目标或容积探头放置探测部位可移动。三维超声数据采集时,需将要采集的组织器官应放在容积采集框内,才能获取所需组织器官的容积重建图像。因此,选择容积采集框的大小和位置应包含需采集对象的全部信息。

3.三维图像重建与显示

(1)容积图像重建方法:三维图像重建方法有基于特征的三维图像重构方法和基于体素的三维图像重构方法。前者是对感兴趣脏器边界的识别,特征的提取和分析,重建三维结构;后者是将二维平面图像中的每一个像素都转换到三维坐标系中的三维重建方法,这种重建方法保存了全部原始数据,可对保存三维图像进一步处理。

(2)容积图像主要显示模式

1)表面成像模式表面成像模式是最常用的三维成像模式,通过获取的容积数据.主要显示器官或胎儿表面(体表)而不是体内器官或组织图像。此模式用于观察有体液环绕的胎儿表面结构,如羊水中胎儿的颜面部、颈部、腹壁、脊柱、四肢和外生殖器等,早孕期可显示胎儿全身影像。重建图像直观逼真,清晰显示了胎儿体表解剖结构的立体形态和空间位置。

2)透明成像模式:有最大投照模式和最小投照模式。最大投照模式突出显示容积数据中的最高回声区域,去除组织和血管显影,得到类似骨骼 X 线片的图像,主要用于观察胎儿脊柱和肢体骨骼发育异常。最小投照模式是显示低回声结构的另一容积成像模式,去除组织、骨骼等高回声信息,突出显示无回声的结构,其周围高回声组织显示为黑色区域,所获得的图像与 X 线片相似。常用于胃泡、膀胱、脑室和心脏大血管等器官显示

3)反转成像模式:又称为负性表面显示,来源于最小容积模式,将信息色彩反转,使低或无回声结构显示为高回声结构,将周围大部分组织显示为黑色,其所得图像与组织标本铸型相似。反转模式可应用于心脏、血管、肾积水、脑室,以及其他低回声、囊性结构的显像。

4)毛玻璃成像模式:重点显示血管在组织中的空间走行、分布,显示图像包含了灰阶和彩色多普勒或能量多普勒的信息。常用于血管的空间位置及胎盘血管检查。

5)线断层超声成像(tomographic ultrasound imaging,TUI):TUI 是容积数据以层面形式显

示的模式,各层面之间相互平行,容积部分显示在平行的平面中,平行平面间距可调节,平面数可设定,可获得感兴趣区域一系列连续切面信息。TUI多平面分析技术和CT、MRI相似。

6)时间-空间相关成像技术:是应用容积探头采集的胎儿心脏大血管的大量连续二维切面组成三维数据库,与时间信息结合,将多个心动周期中的数据容积显示在一个心动周期内,形成胎儿心脏检测的实时三维容积数据。

7)容积对比成像:是一种显示C平面的实时三维成像技术,根据需要选取一定厚度显示感兴趣区的大小、边缘和内部结构,可用于胎儿脊柱和颅脑检查。

8)仿真内镜成像模式(HD Live):仿真内镜成像模式使用虚拟光源可以渲染重建三维对象的周围,从侧面加亮显示各种结构可提高三维效果,增加了立体效果,常应用于胎儿颜面、四肢等观察。HD Live煊影和煊流技术使胎儿结构和血流轮廓显示更清晰。

9)自动体积测量技术(automatic volume calculation,SonoAVC):SonoAVC能在三维数据集内识别和量化低回声区,主要用于容积测量。常用于卵巢内卵泡观察,可获得卵巢容积数据,自动识别卵泡立体像素,在计算的基础上能够精确自动测量多个卵泡体积并计数三维超声检查中不同成像模式的单独或联合应用,从不同角度和层面清晰显示了病变的空间关系,为观察胎儿生长发育和畸形及其他病变提供了新的视野,提高了产前诊断水平和部分病变的诊断符合率。

二、三维超声在妇科中的应用

二维超声在妇科疾病诊断中起着举足轻重的作用,是明确妇科疾病的常规辅助诊断手段、特别是在辅助生殖领域的应用有着其他影像技术不可替代的作用。妇科疾病诊断超声检查方式有经腹部、经阴道、经直肠超声检查,有二维、三维灰阶和多普勒超声检查,以及灰阶超声造影检查等。三维超声克服了二维超声空间显像的不足,可多模式重建成像、多视角完整、立体显示感兴趣区的形态、内部结构和空间位置关系,更便于了解病变与周围组织的相互关系,在妇科领域的应用越来越受到研究者和临床医师的广泛关注。在子宫畸形、宫腔病变、卵巢功能评估等方面较二维超声更具优势,在子宫内膜容受性、盆底功能、输卵管通畅度评估等方面也有了新的、跨越式的发展。

1.妇科疾病诊断中三维超声应用

(1)子宫肌瘤三维超声:三维超声对比成像可了解肌瘤的形态、空间关系和肌瘤内部回声。当内膜显示较为清晰时,三维超声显示肌瘤位置更为明确。便于判断肌瘤与子宫内膜的关系、为子宫肌瘤剔除术时避免损伤内膜提供了有价值的信息。彩色超声三维成像可以获得子宫肌瘤的血管分布,立体显示位于子宫肌瘤假包膜内的血管网包绕在肌瘤表面,有利于与子宫肌腺症鉴别。子宫黏膜下肌瘤时,由于肌瘤回声较分泌期内膜低,三维超声可显示内膜形态不规则并见突入宫腔内的肌瘤,呈现类似于造影的充盈缺失结构(图2-1)。

(2)宫腔内病变三维超声:正常子宫内膜三维超声显示形态近似倒置的三角形、内膜边缘光整,宫颈内口和两侧宫角处的内膜清晰可见。宫腔内存在病变时,三维成像可显示内膜边缘或形态异常。子宫内膜息肉时三维超声较为直观地显示宫腔内局部稍高回声团块从子宫内膜表面隆起,基底部较窄,三维成像有利于与整体增厚的子宫内膜增生过长鉴别。子宫内膜癌局部内膜病变时,病灶区域三维成像内膜形态不规则,病变处局部内膜与子宫肌层分界模糊不清,并可浸润毗邻肌层。宫腔粘连时,经阴道二维超声显示局部子宫内膜薄、回声不均、边缘毛糙或回声中断；三维超声成像则显示在高回声内膜中，粘连处呈局限性不规则低回声区，根据宫腔内低回声区域出现的位置、范围，参照宫腔粘连宫腔镜诊断标准可对其分型，评估宫腔粘连严重程度。经阴道三维超声对节育环位置判定优于经阴道二维超声，可清晰显示宫腔内节育器的形态、位置，准确判断节育器宫腔内位置是否下移、嵌顿、横置或倒置、异位等异常情况，有利于手术取器的安全。

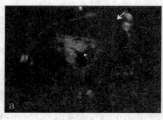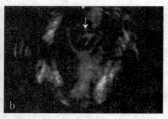

图 2-1　子宫肌瘤和宫腔关系的三维超声表现

a.三维超声显示肌壁间子宫肌瘤紧邻内膜（大箭头示）、宫腔内息肉（小箭头示）；b.三维超声显小黏膜下肌瘤突入宫腔（箭头示）。

（3）异位妊娠三维超声：早孕期经阴道三维超声宫腔成像可清晰显示妊娠囊着床的位置，特别是在区别宫角妊娠和间质部异位妊娠或剖宫产瘢痕妊娠上有重要意义。宫角妊娠时，三维超声显示妊娠囊与内膜相连；而间质部妊娠时，妊娠囊与内膜不相连。瘢痕妊娠时，三维超声可显示瘢痕憩室的大小、范围及与妊娠囊的关系，为评估瘢痕妊娠转归，指导临床治疗提供了有价值的信息。

（4）宫颈三维超声：经阴道三维超声可清晰显示宫颈长度，测量宫颈体积，观察妊娠期宫颈漏斗形成的漏斗形态、大小和深度。对有宫颈手术史、早产史和子宫畸形等早产高危因素的孕妇，应用三维超声测量宫颈，对评价宫颈功能具有临床意义。

（5）卵巢肿瘤三维超声：在卵巢肿瘤方面，囊性肿块的三维超声主要观察囊腔内壁是否光滑、分隔的厚度是否均匀、分隔是否完全及分隔上有无连接孔。有乳头突起时，可以立体显示乳头的形态、表面光滑度，尤其对发现小乳头结构优于二维超声（图 2-2）。三维能量多普勒超声可对卵巢肿瘤内部血流进行定量分析，有利于良恶性病变的鉴别。

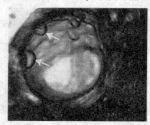

图 2-2　右卵巢单房性囊肿

三维超声显示囊壁多发乳头（箭头示）

（6）盆底功能障碍性疾病：三维超声女性盆底是复杂的三维立体结构，在垂直方向上分为前、中、后盆腔，在水平方向上分为 3 个水平。经会阴二维超声矢状面可清晰显示盆底结构，对肛提肌及肛提肌裂孔的变化观察有限，而三维超声成像技术可以观察到"菱形"的肛提肌裂孔及穿过肛提肌裂孔的尿道、阴道、直肠、肛门括约肌和肛提肌，使盆底结构显示更加直观全面。如肛提肌损伤时,三维重建显示肛提肌不对称、变薄及断裂等;测量肛提肌裂孔面积、长、宽改变,能早期反映和发现盆腔脏器脱垂,在盆底功能障碍性疾病诊断中发挥了主要作用。

2.不孕症诊治中三维超声应用

(1)先天性子宫畸形三维超声:子宫轮廓和宫腔形态是诊断子宫畸形的关键影像学改变,经阴道三维超声可重建宫体、宫颈的冠状切面,清晰显示宫颈到宫底部和宫角的内膜形态,全面了解子宫形态与宫腔内结构关系。子宫内膜冠状面三维成像有利于各种类型子宫畸形诊断如中隔子宫宫底无凹陷或轻微凹陷<10 mm 或不低于双侧宫角连线,宫腔内见低回声肌性分隔与宫底部肌层相延续,中隔长度>10 mm,其两侧有各自的子宫内膜,内膜形态呈梭形,与双角子宫相似,两宫角间距一般<40 mm。单角子宫宫腔内膜呈"管状"或"香蕉形",略偏向一侧。双角子宫表现为"Y"形,宫底部浆膜面见明显凹陷,切迹>10 mm,子宫内膜在近宫底部两宫角呈分叶状,两宫角间距较宽,一般>40 mm。

(2)子宫内膜容受性三维超声:三维超声 VOCAL 技术可测量子宫内膜容积,有学者认为,子宫内膜容积可客观评价子宫内膜容受性,也有研究提出三维能量多普勒超声可对内膜血流特点进行定量评价如 VI、FI、VFI 等,对子宫内膜容受性评估有意义。三维超声以直观、可重复性强的优势为评估子宫内膜容受性提供了一种新手段。

(3)卵巢功能评估三维超声:在妇科内分泌和生殖医学中三维超声主要用于卵泡发育监测和窦卵泡计数。卵泡容积测量时,由于大量卵泡相互挤压,造成卵泡形态不规则,二维超声测量误差增加,而三维超声 SonoAVC、VOCAL 技术可准确测量卵泡容积和进行卵泡计数。Raine-Fenning 等于取卵日采用 SonoAVC、VOCAL 和二维超声测量卵泡容积与卵泡抽吸液比较,研究显示 SonoAVC 测量卵泡液最准确,其次为 VOCAL 技术,二维超声准确性最差。多囊卵巢综合征中经阴道三维超声技术能够准确检测卵泡数目、卵巢体积等超声指标。Tulandi 等应用三维超声技术检测多囊卵巢综合征患者,在手术治疗前后卵巢体积的变化,发现在手术治疗后的一段时间内,卵巢的体积发生短暂性的增大,随着体内内分泌的变化恢复,卵巢的体积明显缩小。

(4)胚胎移植三维超声:胚胎移植是人类辅助生殖技术中关键步骤之一,超声监测下胚胎移植有助于提高受孕率。二维超声不能整体显示宫腔形态,引导放置移植管位置不够精确,导致胚胎移植不够准确或位置过前、侧偏等,三维超声成像则能准确地定位移植管和胚胎植入的位置。有研究应用实时三维超声引导最大种植潜能位点(两侧子宫输卵管连接处的两条遐想线与宫腔中线的交叉点)胚胎移植,结果显示整体受孕率上升 10.04%,实时三维超声监测有助于提高胚胎着床率和 ART 的安全性,进一步提高移植成功率。

(5)输卵管通畅度评估三维超声:输卵管源性不孕发病率逐年增加,多种因素引起输卵管功能障碍或阻塞约占 35%。输卵管通畅度检验是不孕症检查的重要环节,常用于评估输卵管通畅度的方法有子宫输卵管通液、X 线子宫输卵管碘油造影、子宫输卵管超声造影和腹腔镜直视下输卵管通染液。子宫输卵管超声造影具有无创、安全、费用低、重复性好等优点,也广泛应用于筛查输卵管通畅度。特别是近年来随着特异性超声造影技术和微泡造影剂发展,经阴道三维子宫输卵管超声造影越来越多地应用于临床。

有研究显示经阴道二维子宫输卵管造影可清晰地显示宫腔和输卵管走行,但二维超声存在不易在同一扫查平面显示输卵管全段的缺陷,追踪扫查需要一定的操作技巧和经验。

特别是当输卵管明显扭曲、盘曲和成角反折时,这对观察输卵管走行方向和扭曲形态,判断梗阻部位,评估其通畅度带来一定难度。经阴道三维子宫输卵管造影可获得清晰的输卵管全程立体走行图像,图像直观、逼真,并可多角度任意旋转、观察,提高输卵管显示率,尤其是明显扭曲、盘曲或成角反折的输卵管;降低了操作者的依赖性,减少了检测时间。特别是经阴道实时三维造影可动态显示造影剂进入宫腔、在双侧输卵管内流动并从伞端溢出,继而包绕卵巢和弥散至盆腔的顺序,并可逐帧回放,逐步显示子宫输卵管和盆腔弥散的影像。有研究显示经阴道实时三维子宫输卵管超声造影提高了输卵管的显示率和评估输卵管通畅度的准确性,与金标准的腹腔镜检测具有良好的一致性。总之,经阴道容积超声造影评估输卵管通畅性可多视野地观察输卵管在盆腔内的空间走行和形态,动态显示造影剂在子宫输卵管流动,以及卵巢、盆腔内弥散过程,更有利于输卵管通畅性评估,以及对输卵管拾卵功能的研究,是筛查不孕症患者输卵管通畅性的有效手段(图 2-3)。

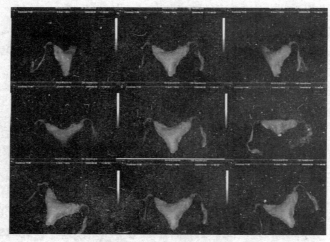

图 2-3　经阴道三维子宫输卵管超声造影多角度旋转观察

3.妇科三维超声检查的局限性　妇科三维超声检查中三维成像的效果不仅依赖于二维图像质量,还依赖于三维成像感兴趣区与其周围组织结构的回声差异度。

(1)三维超声图像受月经周期的影响,如分泌期子宫内膜较厚回声相对强时,内膜与周围肌层回声差异度大,内膜成像清晰,但对回声略高的子宫内膜息肉清晰显示有影响。

(2)病变与周围组织对比差异度小时,影响三维成像效果如子宫内膜癌浸润毗邻肌层,当癌组织与正常子宫肌层回声相近似时,三维超声成像二者的边界难以区分;又如剖宫产术后瘢痕憩室形成,憩室内充满陈旧性经血,三维超声成像则不能清晰显示憩室的范围和深度。

(3)目前用于腹部、妇产科实时三维超声的探头多为机械式,帧频仍较低,在实时三维超声成像时感兴趣区的器官移动速度不能过快,否则可使实时三维成像紊乱或形成伪像,造成图像观察分析困难。

(4)用于卵巢容积测量的 SonoAVC 技术,较大程度上依赖于二维图像质量,即卵巢周围肠道气体常影响三维超声成像效果,且图像后处理也需花费一定的时间。

三、三维超声的临床应用前景

三维超声成像技术飞速发展,使其在临床诊断领域得到了广泛应用。三维超声成像主要有数据采集和重建后处理两部分,而数据采集是三维成像的基础与关键。三维数据采集部分已经由自由臂、辅助装置发展到目前临床常用的三维机械容积探头、电子面阵探头进行的三维数据采集,三维超声成像也有了静态三维到动态三维、实时三维的发展。实时三维超声技术领域的新突破是矩阵型多方位声束快速扫描探头的三维数据采集,增加三维图像采集的帧频,成像速度快而失真小,减少或消除了呼吸和位移的干扰,是真正的实时三维图像显示,其在心脏、妇产等超声检查中显示了重要的临床应用价值。高速数据采集是实时三维成像处理中的关键技术,容积探头是解决高速数据采集的重要途径,而电子面阵探头是目前最先进的采集技术,但该探头价格高昂难以普及且尚无国产化。另外,实时三维成像处理中超大数据量的高速运算能力也是必不可少的关键技术,二者紧密而完美地结合才能使三维超声采集精度更高、速度更快。

三维采集是将带有时间、空间位置信息的一系列二维图像按空间、时间顺序重组形成三维影像。妇产超声检查中三维数据采集应用较多的是机械容积探头,其三维图像采集时的帧频低于矩阵阵列容积探头,因而图像采集的实时性也受一定的影响,呼吸、胎动、心律不齐或所采集的组织器官移动较快等因素,常导致伪像,影响三维图像质量。因此,三维成像要达到真正的实时三维图像显示,需改进探头技术。

三维超声技术的不断发展,其与彩色多普勒、超声造影和弹性成像等技术结合的融合三维超声成像,在临床逐渐得到了广泛的研究和应用。相信随着超声技术的研发,不久的将来三维超声在妇产科领域的应用,必将成为新的不可缺少的超声诊断技术之一,在妇产科疾病的诊治决策及预后评估中发挥重要的作用。

第二节　三维超声在产科中的应用

三维超声能准确显示胎儿解剖结构异常的空间位置关系及其与邻近器官的空间关系,在胎儿产前筛查应用中日趋广泛。三维超声提供了比二维超声更丰富的诊断信息,弥补了二维超声的不足,降低了操作依赖性,缩短了检查时间,在胎儿先天性畸形诊断中有着重要的临床应用价值。应用范围包括胎儿面部发育异常(唇腭裂、眼间距增宽等)、颅骨发育不全、颈部发育异常(颈部淋巴水囊瘤、脑脊膜膨出等)、胸腹部发育异常(胸腹壁缺损、内脏外翻、脐膨出、多囊肾、肿瘤、膀胱发育异常、先天性巨结肠等)、会阴部和外生殖器发育异常(畸胎瘤、尿道下裂等)、脊柱四肢发育异常(脊柱裂、肢体缺失等)、胎儿附属物异常(胎盘形态异常、胎盘植入、单脐动脉、羊膜束带等)。三维超声有经腹和经阴道三维超声两种检查方式,无论采用经腹或经阴道三维超声方式,二维与三维超声的联合应用,可大大提高胎儿畸形诊断的精确性。

胎儿畸形是指由各种原因引起的胎儿发育过程中胎儿形态结构异常的出生缺陷。出生缺陷是指胚胎发育紊乱引起的形态、功能、代谢、精神、行为等方面的异常,包括先天畸形、智力障碍和代谢疾病等。我国出生缺陷总发生率11%,每年有20万~30万肉眼可见的先天性畸形儿出生,加上出生后显现出的缺陷,先天残疾儿童占每年出生人口总数的4%~6%。胎儿畸形是围生儿死亡的主要原因之一。因此,产前诊断胎儿畸形非常重要,可对不良结果的妊娠及时干预,降低围生期死亡及发病率。

二维超声作为一种无创伤性的检查,是及早发现和诊断胎儿畸形首选的诊断方法,但二维超声提供的是平面图像,对于复杂的畸形,需经验丰富的医师多切面、多角度观察方可准确诊断。三维超声对二维超声难以显示的结构,采用多种重建模式提供了更多的诊断信息。早孕期三维超声可显示完整的孕囊和初具人形的胚胎;中晚期三维超声可显示胎儿大部分组织器官及整个胎儿,也是诊断胎儿发育异常的最佳时期。三维超声在胎儿颜面部结构异常、骨骼系统结构异常、心血管系统异常及神经系统异常等方面发挥了重要作用。

一、胎儿颜面部畸形三维超声

胎儿颜面部是产前超声检查的主要内容之一,产前超声对胎儿颜面部畸形的诊断技术成熟,而颜面部畸形又是胎儿体表结构异常中较常见的畸形。由于颜面部畸形是体表畸形,胎儿出生后畸形表现直观,因而极易引起关注及医疗纠纷。虽然整形美容手术技术的发展,部分畸形可经手术改善和修复,但仍对患儿及家属身心健康造成不良影响。颜面部畸形可合并其他部位的严重畸形,或是一些综合征的局部表现,或与染色体畸形密切相关,有报道唇裂伴硬腭裂的胎儿染色体异常发生率高达20%~30%。因此,产前超声检查尽早发现并明确诊断胎儿颜面部畸形具有重要临床意义。颜面部畸形中唇腭裂最常见且发生率最高,其他有小眼或无眼畸形、先天性白内障、眼距过窄或过宽、单鼻孔或无鼻、口腔寄生胎、小下颌畸形、外耳畸形、颜面部肿瘤等(图2-4)。

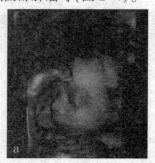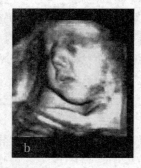

图2-4 胎儿面部异常三维超声表现

a.表面模式显示胎儿小下颌畸形;b.表面模式显示胎儿单鼻孔,左下角为大体照片

三维超声诊断技术迅速发展,使其在胎儿体表畸形诊断中发挥了越来越重要的作用。为尽早及最大限度地检出胎儿异常,国际妇产科超声学会和英国胎儿医学基金会将胎儿结构异常的孕早期超声筛查孕周定在$11\sim13^{+6}$周,此时胎儿大部分器官已分化形成,部分胎儿结构畸形已能够辨别。有研究发现早孕期超声能检出59%~87.3%的胎儿结构畸形,孕早期三维超声即可显示胎儿颜面部,但此时胎儿较小或因操作者人为因素影响,部分颜面部畸形仍有漏诊及误诊的可能,且一些畸形在孕早期未出现,妊娠后期才表现出来,如颜面部肿瘤等。在不同的孕期可以发现不同类型胎儿畸形,颜面部畸形显示的最佳时期在中孕期,但孕早期和中期采用经腹或经阴道二维和三维检查方式结合,可达到早期发现和准确诊断的目的。

Pretorious 报道二维超声胎儿口唇的显示率为76%,三维超声显示率为92%;孕24周前胎儿口唇二维超声显示率为 68%,三维超声显示率为 93%;孕 24 周后二者显示率无差别。研究表明在孕龄小于 24 周的胎儿,三维超声比二维超声更能清晰地显示胎儿口唇,有助于产前胎儿唇腭裂的诊断。唇腭裂畸形时二维超显示上唇线连续性中断,上牙槽突中断、排列不齐或上腭回声中断等;三维超声表面成像模式则清晰显示胎儿唇的连续性,观察到唇裂裂隙的深浅如唇裂为唇红部或直达鼻根部等,有利于唇裂畸形的超声分型;骨骼成像模式可显示牙槽骨、硬腭连续性中断;三维超声可根据腭裂发生的部位如软腭裂、硬腭裂或软腭、硬腭均裂开且达牙槽突等判断腭裂严重程度。有文献报道,三维斜切面成像及侧角度扫查的正中矢状切面采集的容积数据可避开硬腭前方上颌骨的声影,最大限度显示胎儿硬腭与软腭的关系,提高腭裂的检出率。三维超声表面模式还可观察胎儿颜面部其他畸形,如鼻畸形、小下颌畸形等。产前检出胎儿颜面部畸形的意义在于这些畸形可能是部分染色体畸形或某些综合征的局部表现,如 18-三体、13-三体综合征时表现有小下颌畸形,21-三体综合征时表现有鼻骨发育不良或缺失。

二、胎儿骨骼系统畸形三维超声

胎儿骨骼发育异常是临床最常见的出生缺陷之一,对新生儿的健康构成了重大威胁。目前我国建议每个孕妇在 18~24 周都进行一次系统胎儿超声检查,其中包括胎儿四肢系统检查。随着超声诊断技术的发展,早孕期胎儿结构畸形筛查逐渐受到重视,Mangione 发现 14 周前可检出胎儿肢体畸形如肢体姿势异常和截肢畸形等。有研究报道经阴道超声在早孕期可检出胎儿骨骼肢体畸形包括变形、长度异常、肢体缺失和骨代谢障碍,规范的早、中孕超声联合筛查能检出 81%~89% 的胎儿肢体畸形。

二维超声观察胎儿颅缝和囟门时,由于颅骨为曲线形态,颅骨异常轮廓线常难以在同一平面上清楚显示,有报道三维超声显示胎儿颅缝和囟门成功率几乎为 100%。三维超声观察椎体、肋骨、肩胛骨、锁骨和其他胸部骨骼,可清楚显示胎儿脊柱、肋骨的结构连续性。对于诊断胎儿骨发育不良、小胸廓畸形和脊柱畸形脊柱侧凸、脊柱裂、半椎体、蝴蝶椎和肋骨畸形等具有重要价值。特别是胎儿脊柱裂,是常见的导致新生儿死亡和终身残疾先天性畸形,对新生儿成长和家长都将带来沉重的心理及经济负担,三维超声可清晰、直观地显示胎儿病变椎体形态及局部软组织的完整性,有效提高了胎儿脊柱裂检出率,为产科早期处理提供了可靠依据,已广泛应用于胎儿脊柱裂的筛查(图 2-5)。

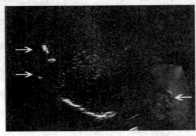

图 2-5　二维、三维超声显示胎儿脊柱裂(箭头示)

胎儿脊柱四肢解剖结构多呈不同的曲性形态,虽然有文献报道采用连续顺序追踪超声法检测胎儿肢体畸形的检出率已达 87.2%,但仍有部分异常解剖结构二维超声反复多次检查均难以获得清晰完整的图像。三维超声解决了因胎儿解剖结构特性导致的图像显示困难，以及检查耗时的难题，缩短了检查时间，在胎儿骨骼系统发育异常的产前超声诊断中发挥着重要作用。胎儿肢体畸形也常与染色体畸形有关，在13-三体和18-三体综合征中常有多指畸形、重叠指、指异常弯曲、短肢及足内翻等畸形。21-三体综合征中常有小指中节指骨发育不良或缺失，故胎儿指（趾）的清晰显示对鉴定胎儿染色体畸形具有一定帮助。胎儿近段肢体畸形超声筛查显示率无论二维和三维均可达100%，中远段肢体（前臂、小腿、手、足）畸形漏诊时有发生，这是由于中远段肢体活动范围大，表面曲率变化大，解剖细节多，二维超声很难或不能在同一平面显示，追踪扫查难度较大。有研究报道相对于二维超声，三维超声可提高14~40周胎儿中、远段肢体尤其手足的显示率，三维超声所有指（趾）完整的显示率明显高于二维超声，分别为74.3%和52.9%。三维超声应用于胎儿肢体畸形的产前诊断，获得的图像立体、直观，弥补了二维超声的不足，是二维超声的重要补充。

三、胎儿心血管系统畸形三维超声

先天性心脏病是胎儿最常见的先天性畸形之一，发病率高达4%~10%，胎儿超声心动图是检查和诊断胎儿心脏病的重要工具，已成为产前系统畸形筛查的重要组成部分。四腔心切面是筛查胎儿先天性心脏畸形的常用切面，但此切面难以发现部分心室流出道和大血管畸形的复杂先天性心脏病如法洛四联症、大动脉转位、主动脉或肺动脉畸形等，这些畸形的诊断常需四腔心切面、左右室流出道切面、三血管-气管切面等多切面观察。STIC技术采集的三维超声容积数据，通过动态正交三平面模式或线断层超声显像模式可得常规二维超声心动图所需的各标准检查切面，对胎儿心脏的解剖结构进行多平面观察和多种模式的三维重建。三维彩色多普勒血流获得的心腔和大血管内的血流信息，能清晰地显示心外血管如主动脉、肺动脉、动脉导管及肺静脉；也能估测胎儿心腔容量，评价胎儿心脏的泵血功能。有研究认为三维超声可多个方向显示胎儿心脏解剖结构，减少了检查者经验依赖，缩短了检查时间，比常规二维胎儿超声心动图检查更快地提供更多的诊断信息，并有利于仔细观察心脏缺陷，可为胎儿先天性心脏病产前诊断提供有价值的诊断信息（图2-6）。

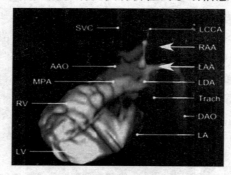

图2-6 三维超声显示胎儿双主动脉弓（箭头示）

四、胎儿神经系统畸形三维超声

胎儿神经系统异常发病率较高，有研究报道，有1或2次神经系统畸形生产史的妇女，再患率分别增至3%~5%和10%~20%。三维超声多平面成像技术可同时显示胎儿脑横切面、矢状切面和冠状切面，多方位、多角度的立体显像获得二维超声难以显示的平面如颅脑正中矢状切面等，为临床胎儿神经系统畸形的诊断提供了更丰富的参考信息。有报道，妊娠

16~24 周胎儿 3 个平面同时显示的显示率为 92%,胼胝体显示率 84%,小脑半球显示率 98%,小脑蚓部显示率 92%,丘脑及小脑池显示率 100%。经阴道三维超声可早期发现颅内结构畸形、颅内血管和颅骨发育异常,有助于提高胎儿神经系统畸形早期诊断率。有学者提出三维超声应该作为胎儿神经系统检查的常规手段。

胎儿颅脑结构复杂且腔隙繁多,畸形的发生也复杂多变,有些畸形二维超声可清晰显示如无脑畸形、全前脑及脑膜脑膨出等,其诊断准确率高。而有些颅脑畸形涉及多个颅内结构和腔隙,又常发生在大脑中线部位,造成畸形定位、定性诊断困难,如 Dandy-Walker 畸形、胼胝体发育不良、小脑蚓部发育不良、颅后窝蛛网膜囊肿等。应用三维超声的正中矢状切面可清晰显示透明隔腔完全消失或缩小变形,显示胼胝体完全缺失或部分缺失,以及胼周动脉缺如或走行紊乱。又如,二维超声颅脑横切面显示颅后窝池增宽或伴有第四脑室增宽时,一些病变横切面难以明确病变来源,三维超声正中矢状切面则可清晰显示,在鉴别小脑幕上、幕下囊肿,以及在 Galen 静脉瘤、Blake-Pouch 囊肿、颅内出血、扩大的韦氏腔、中间帆腔等囊性病变的定位诊断中有重要意义。因此,在胎儿神经系统畸形的筛查中,经腹和经阴道二维、三维结合能有效提高颅脑畸形检出率。此外,三维超声还可以用来评价胎儿内脏器官的容积如肝脏、肾脏、肺及心脏等,更加精确地了解各系统的成熟度,为进一步了解胎儿的生长发育提供参考。

五、胎儿三维超声检查的局限性

三维容积数据库的建立和成像质量是建立在二维超声基础上的,二维图像质量直接影响三维成像的效果。

1.受二维超声图像质量的影响,如母体肥胖、孕周大小、胎儿位置不佳等,难以得到好的二维超声图像,往往也不能建立清晰的三维超声图像。影响二维超声图像质量的因素(探头频率、组织声特性等)对三维超声成像效果均有影响。

2.胎儿静态三维超声成像时要求胎儿相对静止,如果发生胎动,可造成计算机在判断位置时的错误,从而使三维成像紊乱或形成伪像,造成图像观察分析困难。因此,成像时应充分认识三维超声伪像,避免得出错误结论或漏诊。

3.感兴趣区域三维超声成像部分与其周围组织回声强度相差越大越好,如胎儿表面成像需有一定的羊水作为对比。羊水过少时,感兴趣区域三维成像与周围胎儿肢体、胎盘、脐带等紧邻、遮盖预重建部位、常导致三维成像困难或不能获得理想的图像。

4.三维超声成像后图像分析需要一定的时间,如胎儿心脏检查的 STIC 技术,对于显示胎儿心血管畸形的诊断后处理花费时间较多。且操作和图像后处理的专业技术要求较高、需进行专门的技术操作培训。

第三章　X 线摄影检查操作技术

第一节　颅脑及头颈部 X 线检查方法

一、颅骨摄影

(一)颅骨后前位

1.体位设计　被检者俯卧摄影床上,两臂内旋置于身体两旁,使头颅正中矢状面垂直床面并与探测器中线重合。下颌内收,听眦线与床面垂直,两侧外耳孔与床面等距,探测器上缘超出头顶 3 cm。焦-片距取 90~100 cm,平静呼吸下屏气。

2.中心线　对准枕外隆凸,经眉间垂直射入。

3.标准图像　显示颅骨正位影像,照片包括全部颅骨及下颌骨升支。矢状缝及鼻中隔影像居中,双侧眼眶、上颌窦、筛窦等左右对称显示;颞骨岩部投影于眶内,或内听道显示于眶正中;顶骨及两侧颞骨的影像对称,距照片两侧边缘等距离。

(二)颅骨侧位

1.体位设计　被检者俯卧摄影床上,头部侧转,被检查侧靠近床面,头颅矢状面与床面平行,瞳间线与床面垂直,下颌稍内收。探测器上缘超出头顶 3 cm,下缘包括部分下颌骨焦-片距取 90~100 cm,平静呼吸下屏气。

2.中心线　对准外耳孔前、上各 2.5 cm 处,垂直射入。

3.标准图像显示　显示颅骨侧位影像,照片包括全部颅骨及下颌骨升支;照片上缘为顶骨,后方为枕骨,后下方突出部为枕外隆凸,前方为额骨,双侧颞骨重叠;前颅窝底线呈多条不规则水平方向的微凸致密线,是由额骨眶板及筛板形成;中颅窝显示蝶鞍侧位,蝶鞍各缘呈单线的半月状阴影,无双边影;后颅窝显示颞骨岩部后缘和枕骨包绕的侧位骨板;颅骨内、外板和板障及颅缝影显示清晰。

(三)颅底轴位

1.体位设计　被检者仰卧摄影床上,腰背部用棉枕或沙袋垫高,髋及膝屈曲,足踏摄影床上以支撑身体。头后仰,使顶部贴近床面,头部正中矢状面垂直于床面,并与探测器中线重合。听眦线尽可能平行于床面,两外耳孔与床面等距。探测器上缘超出额部 5 cm,下缘包括枕外隆凸。焦-片距取 90~100 cm,平静呼吸下屏气。

2.中心线　对准两侧下颌角连线中点,向头侧倾斜 5°~10°角,保持与听眶线垂直。

3.标准图像显示　为颅底轴位影像,照片包括全部脑颅骨及面颅骨,鼻中隔与齿突连线位于照片正中,头颅诸骨以此左右对称显示;下颌轴位为弓形,颏部与额部重叠,体部、齿列和上颌窦重叠,下颌支部投影短小,与下颌角重合;颞骨岩部呈"八"字形,投影于枕骨大孔的前外方,为轴位影像;颅底诸孔、颈动脉管及蝶鞍边缘均能清楚显示。

(四)颅骨汤氏位(头颅前后方向半轴位)

1.体位设计　被检者仰卧摄影床上,正中矢状面垂直于床面,并与探测器中线重合;下颌稍内收,听眦线垂直于床面;探测器上缘与头顶平齐。焦-片距取 90~100 cm,平静呼吸下屏气。

2.中心线　向足侧倾斜 30°~40°角,经两外耳孔连线的中点射入。

3.标准图像显示　为头颅前后半轴位影像,照片包括完整的枕骨鳞部、顶骨后部、人字缝、枕大孔后半部的影像;蝶鞍-鞍背和后床突投影于枕大孔中;颞骨岩部位于枕大孔影两侧,其内可见内听道影。

(五)蝶鞍侧位

1.体位设计　被检者俯卧摄影床上,头部侧转;头颅矢状面与床面平行,瞳间线与床面垂直;焦-片距取 90~100 cm,平静呼吸下屏气。

2.中心线　对准外耳孔前、上各 2.5 cm 处,垂直射入。

3.标准图像显示　为蝶鞍侧位影像,照片包括蝶鞍的前、后床突,前、后床突与鞍底一般不应显示双边。

(六)颧骨弓轴位

1.体位设计　被检者俯卧摄影床上,颏部前伸并紧贴床面,面部尽量仰起;头向对侧偏转 10°~15°角,使头部正中矢状面与床面成 75°~80°角;焦-片距取 90~100 cm,平静呼吸下屏气。

2.中心线向足端倾斜,倾斜角度适应头仰起角度,以与听眶线垂直为度。

3.标准图像显示　为颧骨弓切线位影像,颧弓较大限度地突出在同侧颞骨外部,骨质可显示清晰。

二、头颈部摄影

(一)柯氏位(Caldwell 位)

1.体位设计　被检者俯卧于摄影床上,前额及鼻尖紧贴床面,使头部正中矢状面和听眦线均垂直床面,正中矢状面与探测器中线重合,鼻根部对探测器中心。摄影距离一般采用 90~100 cm,嘱被检者平静呼吸下屏气时曝光。

2.中心线　向足侧倾斜 23°角,经鼻根部射入。

3.标准影像显示　柯氏位显示额窦、前组筛窦、眼眶及眶上裂等结构影像,是鼻窦常用摄影位置。要求两侧眼眶显示于照片的中部,两侧对称,其内可见眶上裂影,眶缘骨质清晰。额窦投影于眼眶的内上方,前组筛窦显示于两眼眶影之间,影像清晰。

(二)瓦氏位(Water 位)

1.体位设计　被检者坐于立式摄影架前或俯卧于摄影床上,下颌部紧贴床面,头颅正中矢状面与床面垂直,并位于探测器中线。头部后仰,听眦线与床面成 37°角。鼻尖置于探测器中心。摄影距离一般采用 90~100 cm,嘱被检者平静呼吸下屏气时曝光。

2.中心线　经鼻尖垂直射入。

3.标准影像显示　瓦氏位显示上颌窦、额窦、后组筛窦等结构影像,是鼻窦常用摄影位置。要求两侧上颌窦对称显示于眼眶之下,呈倒置的三角形,颞骨岩部投影于上颌窦影的下方,额窦及后组筛窦显示良好。

(三)视神经孔位(Rhees 位)

1.体位设计　被检者俯卧摄影床上,被检侧眼眶位于探测器中心,头部向检测偏转,颧骨、鼻尖及下颌颏部紧贴床面,调整头颅使矢状面与床面成53°角,听鼻线垂直床面。摄影距离一般采用 75~100 cm,嘱被检者平静呼吸下屏气时曝光。

2.中心线　经被检侧眼眶中心,垂直射入。

3.标准影像显示　视神经孔位显示眼眶斜位像,视神经孔投影在眼眶影像的外下 1/4 处,为圆形密度减低影,边缘致密清晰。眼眶内侧有蜂房状筛窦影。

(四)鼻骨侧位

1.体位设计　被检者俯卧于摄影床上,头颅侧转,呈标准的头颅侧位,鼻骨置于探测器中心。摄影距离一般采用 75~100 cm,嘱被检者平静呼吸下屏气时曝光。

2.中心线经鼻骨中心垂直射入。

3.标准影像显示　显示鼻骨侧位影像,鼻骨显示在眼眶前方,呈条形,密度较淡,上缘可见鼻额缝。

(五)许氏位(Schuller 位)

1.体位设计　被检者俯卧摄影床上,头颅侧转,呈标准的头颅侧位,被检侧耳廓向前折,乳突紧贴摄影床,外耳孔置于探测器中心。摄影距离一般采用 75~100 cm,嘱被检者平静呼吸下屏气时曝光。

2.中心线　向足侧倾斜 25°角,经被检侧乳突射入。

3.标准影像显示　许氏位显示乳突侧位像,内外耳道基本重叠,为椭圆形密度减低区,位于颞颌关节后方。乳突气房显示较广泛而清晰,乳突尖投影于下方,边缘清晰。耳道后可见内耳结构,稍上方为鼓室上隐窝及鼓窦。岩部上缘、乙状窦壁及窦硬膜角清晰可见。

(六)梅氏位(Mayer 位)

1.体位设计　被检者仰卧摄影床上,被检侧耳廓向前折叠,头转向被检侧,正中矢状面与床面成 45°角或使对侧的眼眶外缘与对侧的耳廓后沟的连线垂直于床面。听眶线与床面垂直,乳突位于探测器中心,头部保持稳定。摄影距离一般采用 75~100 cm,嘱被检者平静呼吸下屏气时曝光。

2.中心线　向足侧倾斜 45°角,经被检侧乳突射入。

3.标准影像显示　梅氏位显示颞骨岩部轴位像,乳突岩部显示较直而长,不变形,不扭转放大,颞下颌关节切线与外耳道底部的高度平行。乳突气房和颞下颌关节影像清楚。颞下颌关节影像的后方为外耳道与鼓室上部的复合影,向后为鼓窦的投影影像。

(七)咽喉部侧位

1.体位设计　被检者侧立于立位摄影架前或俯卧于摄影床上,头颅呈侧位。头颈部正中矢状面与床面平行,两肩尽量下垂,头部稍向后仰,甲状软骨后 3 cm 置于探测器中心。摄影距离一般采用 75~100 cm,嘱被检者平静呼吸下屏气时曝光。

2.中心线　经甲状软骨后 3 cm 射入。

3.标准影像显示　显示咽喉部侧位影像。甲状软骨、环状软骨、舌骨、咽喉部、气管等显示良好。

(八)下颌骨侧位

1.体位设计　被检者仰卧或俯卧于摄影床上,探测器垫高 15°角(头顶低下颌高)或平放,头颅侧转,下颌前伸,颈伸直。下颌骨体部紧贴探测器,并以探测器横轴平行。摄影距离一般采用 75~100 cm,嘱被检者平静呼吸下屏气时曝光。

2.中心线　向头侧倾斜 15°角(探测器垫高)或 30°角(探测器平放),经检侧下颌骨体部中心射入。

3.标准影像显示　显示下颌骨侧位影像,下颌骨体部及支部影像清晰。

(九)下颌骨正位

1.体位设计　被检者俯卧于摄影床上,头颅正中矢状面垂直床面,前额和鼻尖紧贴面。摄影距离一般采用 75~100 cm,嘱被检者平静呼吸下屏气时曝光。

2.中心线　通过口唇中点垂直射入。

3.标准影像显示　显示下颌骨正位影像,下颌颏部虽然与颈椎重叠,但轮廓清晰。下颌呈后前位影像,下颌体呈后前斜位影像。

第二节　胸腹部的 X 线检查方法

一、胸部摄影

(一)站立胸部后前位

1.体位设计　被检者站立于摄影架前,双足稍分开,前胸紧贴探测器,身体正中矢状面与探测器中线垂直并重合。头稍后仰,双肩放松下垂,上臂及肘部尽量内旋(将肩胛骨外移,避免与肺野重叠),肘部弯曲,双手背放于髂部。探测器上缘超出双肩约 3 cm,下缘包括两侧肋膈角,两侧包括胸壁皮肤。摄影距离一般采用 150~180 cm,嘱被检者深吸气下屏气时曝光。

2.中心线　通过第 5~6 胸椎水平射入探测器。

3.标准影像显示　胸部后前位片显示双侧肺野、纵隔、横膈及肋骨的正位影像,是胸部 X 线摄影常规位置。要求显示两胸锁关节对称,上部四个胸椎清晰可见,肩胛骨投影于肺野之外,肺门阴影结构可辨,肺纹理清晰可见,乳腺和左心影内可见肺纹理,膈肌包括完全且边缘清晰,肋膈角锐利,心脏纵隔边缘清晰锐利。

(二)仰卧胸部前后位

被检者站立困难时,可采取仰卧前后位摄影。

1.体位设计　被检者仰卧于摄影台上,探测器置于被检者背部,正中矢状面与探测器长轴正中线垂直并重合。被检者头稍后仰,后背部紧贴探测器,上臂及肘部尽量内旋(将肩胛骨外移,避免与肺野重叠),肘部弯曲,两手背放于髂部。探测器上缘包括肩部皮肤,下缘包括两侧肋膈角，两侧包括胸壁皮肤。摄影焦-片距一般采用 90~100 cm，嘱被检者深吸气下屏气时曝光。

2.中心线　经第 5~6 胸椎水平射入探测器。

3.标准影像显示　仰卧胸部前后位片显示影像除膈肌位置较高、心影较大外，大致同站立后前位影像。

（三）半卧胸部前后位

被检者不能站立，半卧位情况下选择的摄影位置。

1.体位设计　被检者半卧于床上，探测器置于背后，身体正中矢状面与探测器中线垂直并重合。两手臂肘部尽量弯曲内旋（减少肩胛骨与肺的重叠），探测器应包括肺尖、两侧胸壁、双侧膈肌及肋膈角。摄影焦-片距一般采用 100~150 cm，嘱被检者深吸气下屏气时曝光。

2.中心线　经第 5~6 胸椎水平射入探测器。

3.标准影像显示　半卧胸部前后位显示的影像大致同胸部仰卧前后位。

（四）侧卧胸部后前位

为胸部的特殊位置，主要显示少量气胸、胸腔积液或液气胸。

1.体位设计　被检者侧卧于摄影床或病床上，身体垫高，尽量使脊柱棘突连线与地面平行，探测器立于胸前，紧贴被检者前胸，保持不动。探测器长轴正中线尽量与身体正中矢状面垂直并重合。双上肢上举抱头，下肢弯曲保持身体平衡，探测器上缘包括肩部皮肤，两侧包括胸壁，下缘包括肋膈角。摄影焦-片距一般采用 75~100 cm，嘱被检者深吸气下屏气时曝光。

2.中心线　经第 5~6 胸椎水平射入探测器。

3.标准影像显示　大致同站立胸部后前位影像。

（五）站立胸部侧位

1.体位设计　被检者侧立于摄影架前，被检侧紧贴探测器，两臂上举，交叉抱头，身体正中矢状面与摄影架面板平行。探测器上缘平第 7 颈椎，下缘包括肋膈角，前后缘包括前胸壁及后背皮肤。摄影焦-片距一般采用 150 cm，嘱被检者深吸气下屏气时曝光。

2.中心线　经第 5~6 胸椎水平侧胸壁中点射入探测器。

3.标准影像显示　显示胸部侧位影像，是胸部 X 线摄影常规位置。照片包括肺尖、膈肌及前后胸壁，胸骨及胸椎呈侧位像。膈肌前高后低，从颈部到气管分叉部，能连续追踪到气管影像，心脏大血管居中偏前，心前、后间隙肺野清晰，食管吞钡显影时位于心影后方。

（六）站立胸部前凸（前弓）位

为胸部正、侧位的补充位置，主要用于显示肺尖、锁骨下区及右肺中叶的病变。

1.体位设计

（1）前凸位：被检者面向球管，站立于摄影架前 30 cm 处，两足分开，肩部紧贴探测器。探测器横放，上缘超出锁骨 6~7 cm。身体后仰，头稍前倾，胸部前凸，胸部冠状面与探测器成 45°角，肘部弯曲内旋，两手背放于髂部。

（2）后仰位：探测器横放，被检者面向摄影架站立，双手紧握摄影架两侧，腹部紧贴探测器下部，胸部后仰与探测器成 45°角。摄影焦-片距一般采用 150 cm，嘱被检者深吸气下屏气时曝光。

2.中心线

(1)前凸位摄影:经胸骨柄下缘水平射入探测器。

(2)后仰位摄影:经第4胸椎水平射入探测器。

3.标准影像显示　显示胸部半轴位影像。肺尖肺野(锁骨上下区)、右肺中叶显示清楚,锁骨投影在胸廓上方,肋骨呈水平位显示,肋间隙变宽。

(七)胸骨后前斜位

1.体位设计　被检者站立于摄影床外侧,俯身使胸骨紧贴摄影床,身体正中矢状面与床面长轴垂直,胸骨中点置于床面中线上。颌部前伸紧贴床面,支撑头部,两臂内旋180°置于身旁,保持身体稳定。摄影焦-片距一般采用50 cm,嘱被检者均匀缓慢连续浅呼吸时曝光。

2.中心线　向左侧倾斜15°~25°,经胸骨中点射入探测器,目的是避开心脏重叠。

3.标准影像显示　显示胸骨倾斜的正位影像,胸骨位于照片中央,不与胸椎重叠,胸骨边缘锐利,骨质和关节间隙清晰,肋骨影像模糊。

(八)胸骨侧位

1.体位设计　被检者侧立于摄影架前,身体正中矢状面与探测器平行,胸部前挺,两肩尽量向后,探测器上缘超过胸骨颈静脉切迹,下缘超过剑突。摄影焦-片距一般采用150 cm,嘱被检者平静呼吸下屏气时曝光。

2.中心线　经胸骨颈静脉切迹与剑突连线中点水平射入探测器。

3.标准影像显示　显示胸骨侧位影像,全部胸骨不与肺组织及肋骨重叠,胸骨前后缘骨皮质显示清晰,胸锁关节重叠,胸前壁软组织清晰可见。

(九)膈上肋骨正位

1.体位设计　取常规仰卧或站立胸部前后位。摄影焦-片距一般采用150 cm,嘱被检者深吸气下屏气时曝光。

2.中心线　向足端倾斜10°~15°角,经环状软骨与剑突连线中点射入。

3.标准影像显示　显示胸部膈上肋骨正位影像,肋骨清晰可见,腋中线部肋骨弯曲重叠。

(十)膈下肋骨正位

1.体位设计　被检者仰卧于摄影床上,身体正中矢状面与床面中线垂直并重合。探测器上缘超过肩胛下角,下缘超过脐。摄影焦-片距一般采用90~100 cm,嘱被检者深呼气下屏气时曝光。

2.中心线　向头端倾斜10°~15°角,经剑突与脐连线中点射入探测器。

3.标准影像显示　显示胸部膈下肋骨正位影像,肋骨清晰可见。

二、心脏摄影

心脏大血管的普通X线检查在整体上显示心脏、大血管的位置、形态、大小、边缘、搏动、密度及肺部改变。在密切结合临床资料的情况下,可对多数心脏大血管疾病做出初步诊断。正常心脏大血管的影像形态和大小受到许多因素的影响,影响较大者多为体型、年龄、体位及呼吸。

(一)心脏后前位

1.**体位设计** 被检者背向 X 线管立于摄影架前,前胸紧贴摄影架,双足分开约 30 cm 使身体稳定,双手掌向内翻转 180°,手背置于髂骨上。双肩自然下垂使锁骨呈水平位,上臂及肘内旋紧贴摄影架,使肩胛骨拉向肺野外侧。头稍上仰,下颌置于摄影架上缘,正中矢状面垂直且重合摄影架中线。摄影架上缘超出锁骨 5~6 cm,下缘包括第 12 胸椎。摄影焦-片距一般采用 200 cm,嘱受检者平静呼吸中屏气曝光,心脏测量时不屏气。

2.**中心线** 经第 6、第 7 胸椎间隙水平垂直射入。

3.**标准影像显示** 显示心脏正位影像,心影居中,两侧肺野及胸壁完整显示,其余显示同胸部后前位。用于观察右心房、左心房、左心室、主动脉、肺动脉和肺门血管的形态及其相互关系。可以进行心脏测量,是心脏大血管 X 线摄影的常规体位。

(二)心脏左侧位

1.**体位设计** 被检者侧位立于摄影架前,左侧胸壁紧贴摄影架,双足分开约 30 cm 使身体稳定。双臂屈肘高举,双前臂交叉抱头,将肩胛骨拉向后上方,避免与肺野重叠。前胸壁及背部均包括在探测器两侧缘内,冠状面垂直摄影架且重合摄影架中线,下颌略上抬。摄影架上缘包括第 7 颈椎,下缘包括第 12 胸椎。摄影焦-片距为 200 cm,嘱受检者平静呼吸中屏气曝光,心脏测量时不屏气。

2.**中心线** 经第 6 胸椎高度腋中线向前 5 cm 处水平垂直射入。

3.**标准影像显示** 显示心脏左侧位像,心影居中,肺野、肋膈角及胸壁完整显示,其余同胸部左侧位。用于观察左心室、右心室、主动脉、肺动脉的形态及其相互关系。可以进行心脏测量,是心脏大血管 X 线摄影的常规体位。

(三)心脏右前斜位

1.**体位设计** 被检者立于摄影架前,右侧胸壁紧贴摄影架,躯体冠状面与摄影架成 45°~55°角。左臂上举,屈肘环抱头部,右臂内旋伸向后下。摄影架上缘包括第 7 颈椎,下缘包括第 12 胸椎,探测器左右两侧缘包括左前及右后胸壁。曝光前预先吞服钡剂,再口含钡剂曝光过程中吞服,用于观察左心房扩大时对食管产生的压迹。摄影焦-片距为 200 cm,嘱受检者平静呼吸中屏气曝光。

2.**中心线** 经第 6 胸椎高度水平与左侧腋后线交界处垂直射入。

3.**标准影像显示** 显示为心脏右前斜位像,心影居中,两侧肺野及胸壁完整显示,用于观察心脏左心房、肺动脉干和右心室漏斗部的增大、扩张及右心房增大,是心脏大血管 X 线摄影的常规体位。

(四)心脏左前斜位

1.**体位设计** 被检者斜面向摄影架前站立,左侧胸壁紧贴摄影架,躯体冠状面与摄影架成 60°~65°角。右臂上举,屈肘环抱头部,左臂内旋伸向后下,手背置髋后。摄影架上缘包括第 7 颈椎,下缘包括第 12 胸椎,探测器左右两侧缘包括右前及左后胸壁。摄影焦-片距为 200 cm,嘱受检者平静呼吸中屏气曝光。

2.**中心线** 经第 6 胸椎高度水平垂直射入。

3.标准影像显示　显示为心脏左前斜位像,心影居中,两侧肺野及胸壁完整显示,用于观察心脏左心室、右心室、右心房、降主动脉、左心房、左肺动脉、左支气管间的关系,以及左锁骨下动脉的情况。

三、腹部摄影

(一)仰卧腹部前后位

1.体位设计　被检者仰卧于摄影床上,身体正中矢状面与床面或探测器正中线重合并垂直。两上肢放于身体两侧或上举放于头的两侧,两下肢伸直,保持身体平稳。探测器放入活动滤线器托盘中,上缘(头端)平胸骨剑突,下缘(足端)包括耻骨联合,两侧包括侧腹壁皮肤。摄影焦-片距一般采用 120 cm,嘱被检者先吸气,再深呼气后屏气曝光。

2.中心线　经剑突至耻骨联合连线中点处垂直射入。

3.标准影像显示　显示腹部正位影像,是腹部 X 线摄影常规位置。要求显示双侧膈肌、腹壁软组织及骨盆呈对称性地投影于照片内,椎体棘突位于片正中;膈肌边缘锐利,肾、腰大肌轮廓、腹壁脂肪线及骨盆阴影显示清晰。

(二)站立腹部前后(后前)位

为特殊摄影位置,怀疑胃肠道穿孔、肠梗阻、肾下垂等常采用此位。

1.体位设计　被检者背向(面向)摄影架站立,双足分开,保持身体平衡;正中矢状面与摄影架面板或探测器正中线重合并垂直。探测器上缘平剑突(以包括全部膈肌),下缘超过耻骨联合。摄影焦-片距一般采用 100 cm,嘱被检者先吸气,再深呼气后屏气曝光。

2.中心线　经剑突与耻骨联合连线中点水平射入。

3.标准影像显示　腹部站立正位影像。要求显示双侧膈肌、腹壁软组织及骨盆呈对称性地投影于照片内,椎体棘突位于 X 线片正中;膈肌边缘锐利,胃内液平面及可能出现的肠内液平面、膈下游离气体均应辨认明确;肾、腰大肌轮廓、腹壁脂肪线及骨盆阴影显示清晰。

(三)侧卧或侧立腹部侧位

1.体位设计　被检者侧卧位或侧立位,患病侧紧贴摄影床面或摄影架面板,两上臂屈肘上举抱头。身体正中矢状面与床面或摄影架面板平行。探测器上缘超过剑突,下缘超过耻骨联合,前后缘应将腹壁及背侧包括在内。身体保持平稳。摄影焦-片距一般采用 100 cm,嘱被检者先吸气,再深呼气后屏气曝光。

2.中心线　经腹部前后径的中线平胸骨剑突与耻骨联合连线中点高度垂直射入探测器中心。

3.标准影像显示　显示腹部侧位影像。要求显示下部肋骨、下部胸椎、全部腰骶椎呈侧位,两侧髂骨重叠;软组织可见肠曲影像、上腹肝区较致密影,或见异物、结石、钙化斑、挤压肠曲的肿物影等。

(四)倒立腹部正、侧位

主要用于先天性直肠肛管闭锁的检查,了解肠管闭锁的部位并测量距肛门的距离。

1.体位设计　倒立位摄影时,由护理人员或婴儿家属用一手提住婴儿两腿,另一手托住婴儿头部,使患儿呈倒立姿势,身体保持平稳。

（1）正位:摄影时探测器应包括两侧腹壁,患儿背部紧贴摄影架面板,正中矢状面垂直于探测器中线。

（2）侧位:摄影时探测器应包括前腹壁、臀部和背部。患儿侧腹壁紧贴摄影架面板,正中矢状面与探测器平行。探测器上缘应超过相当于肛门上方 3~4 cm,在相当于肛门处贴一高密度金属物作标记。摄影焦-片距一般采用 100 cm。

2.中心线　水平投射,经耻骨联合上缘垂直射入探测器中心。

3.标准影像显示　倒立腹部正、侧位影像。要求能显示臀部皮肤,可见扩张的肠曲;金属标记影显示清晰,可以测定直肠盲端内气体距肛门皮肤表面金属标记间的距离。

4.摄影时间选择　空气自口腔到达肛门一般需要 12~24 小时,故第一张照片应在婴儿出生后 12~18 小时摄取,以后每隔 3 小时摄取一张,直至见到气柱不下降,肠管下端开始膨胀为止。

（五）双肾区前后位

1.体位设计　被检者仰卧于摄影床上,身体正中矢状面与床面或探测器正中线重合并垂直。两上肢放于身体两侧或上举放于头的两侧,下肢伸直,保持身体平稳。探测器置于滤线器托盘中,其上缘超出胸骨剑突约 3 cm,下缘包括脐。摄影焦-片距一般采用 100 cm。嘱被检者先吸气,再深呼气后屏气曝光。

2.中心线　经剑突与脐连线中点垂直射入。

3.标准影像显示　显示双肾及上端输尿管的前后位影像。要求肾轮廓上缘到上端输尿管区均投影于照片内,棘突显示于照片正中;肾轮廓、腹脂线显示清晰;全腹腔无明显的肠内容物、气体。

（六）侧卧水平正位

适用于不能站立的被检者,以观察腹腔或肠腔气体情况。

1.体位设计　被检者采用左侧卧位(右侧在上,避免腹腔游离气体与胃底部气体相混),两上臂屈肘上举抱头,被检者背面紧贴于侧立的探测器。身体正中矢状面与床面平行,与探测器平面垂直。探测器上缘超过剑突,腹壁表皮在探测器缘内 5 cm。身体保持平稳。摄影焦-片距一般采用 100 cm。嘱被检者先吸气,再深呼气,然后屏气曝光。

2.中心线　经剑突与耻骨联合连线中点水平射入探测器中心。

3.标准影像显示　显示腹部正位影像。要求显示充气的肠腔影像、上腹肝区致密影,或见腹腔游离气体等。

四、盆腔摄影

（一）仰卧盆腔前后位

1.体位设计　被检者仰卧于摄影床上,两手臂放于身旁,两下肢伸直。身体正中矢状面与床面或探测器正中线重合并垂直。探测器上缘平髂骨嵴,下缘超过耻骨联合下缘,应包括坐骨支。摄影焦-片距一般采用 100 cm。嘱被检者先吸气,再深呼气后屏气曝光。

2.中心线　经耻骨联合上缘约 5 cm 处垂直射入。

3.标准影像显示　盆腔膀胱区正位影像。要求:①盆腔平片包括全部小骨盆腔,其内无明显气体、粪渣,能清晰显示钙化及结石等影像;②结合膀胱造影检查,显示膀胱的前后位像,影像上缘包括膀胱顶,两侧缘包括膀胱侧壁,下缘包括后尿道;③结合子宫输卵管造影检查,显示子宫和输卵管的正位像。

(二)膀胱左后斜位

1.体位设计　被检者仰卧于摄影床上,身体正中矢状面与床面或探测器正中线重合,然后身体右侧抬起,使身体冠状面与床面成45°角。左侧下肢伸直,右下肢弯曲支撑身体保持稳定。探测器上缘平髂骨嵴,下缘包括耻骨联合下缘及坐骨结节。摄影焦-片距一般采用100 cm。嘱被检者先吸气,再深呼气后屏气曝光。

2.中心线　经耻骨联合上4 cm向右5 cm处(探测器中心)垂直射入。

3.标准影像显示　盆腔膀胱区左后斜位影像。要求:结合膀胱造影,显示膀胱的左后斜位像,膀胱左前缘及右后缘显示清晰。

(三)膀胱右后斜位

1.体位设计　被检者仰卧于摄影床上,身体正中矢状面与床面或探测器正中线重合,然后身体左侧抬起,使身体冠状面与床面成45°角。右侧下肢伸直,左下肢弯曲支撑身体保持稳定。探测器上缘平髂骨嵴,下缘包括耻骨联合下缘及坐骨结节。摄影焦-片距一般采用100 cm。嘱被检者先吸气,再深呼气后屏气曝光。

2.中心线　经耻骨联合上4 cm向左5 cm处(探测器中心)垂直射入。

3.标准影像显示　盆腔膀胱区右后斜位影像。要求:结合膀胱造影检查,显示膀胱的右后斜位像,膀胱右前缘及左后缘显示清晰。

(四)膀胱侧位

1.体位设计　被检者侧卧于摄影床上,身体矢状面与床面平行。两上臂上举,两手抱头,下肢弯曲保持身体稳定。探测器上缘平髂骨嵴,下缘超过耻骨联合及坐骨结节,前后缘包括前腹壁及后骶部。摄影焦-片距一般采用100 cm。嘱被检者先吸气,再深呼气后屏气曝光。

2.中心线　对准探测器中心垂直射入。

3.标准影像显示　膀胱区与骨盆侧位的重叠影像。要求:结合膀胱造影,显示膀胱的侧位像,膀胱前缘及后缘显示清晰。

第三节　骨与关节系统的X线检查方法

一、普通X线摄影

骨骼含有大量钙盐,密度高,同其周围的软组织有鲜明的对比。而在骨骼本身的结构中,周围的骨皮质密度高,内部的松质骨和骨髓比皮质骨密度低,也有鲜明的对比。由于骨与软组织具备良好的自然对比,因此,一般摄影即可使骨关节清楚显影。而骨关节疾病也易于在X线片上显示出来,经观察、分析可做出诊断。X线片摄影要注意以下几点:①任何部位,包括四肢长骨、关节和脊柱都要用正侧两个摄影位置,某些部位还要加用斜位、切线位和轴位等;②应当包括周围的软组织,四肢长骨摄片都要包括邻近的一个关节,在行脊柱摄影时,要包括相邻部位,例如,摄照腰椎应包括下部胸椎,以便计数;③两侧对称的骨关节,病变在一侧而症状与体征较轻，或 X 线片上一侧有改变，但不够明显时，应在同一技术条件下摄照对侧，以便对照。

二、数字 X 线摄影

相比较普通 X 线摄影，数字 X 线摄影可以通过灰阶处理、窗位处理及 X 线吸收率减影处理等，提高了图像密度分辨力与显示能力，增加了信息的显示功能，降低了 X 线曝光量，曝光宽容度加大。平板探测器 X 线机由于具有透视功能，故可以进行骨关节运动成像并存储，动态判断骨关节疾病，对疾病的诊断更加准确、真实，此外，平板探测器 X 线机还可进行骨与关节系统矿物盐含量的定量分析。

三、四肢 X 线摄影注意事项

1.长骨摄影时，应包含上下两个关节，病变局限在一端时，应至少包括邻近病变一侧的关节，以明确解剖位置，便于诊断和复诊中参考。

2.四肢常规位置为正、侧位，在同一张照片中显示两个位置时，肢体同一端应置于照片同一端，且包括相同的关节，关节面在同一水平线上。

3.对于外伤患者，尽量减少其肢体的移动，可通过改变 X 线方向或移动摄影床等方式使患者处于最佳舒适体位。

4.对于儿童骨关节摄影，常规摄取双侧影像，以便鉴别诊断，如髋关节。

5.四肢 X 线摄影一般不需要滤线器，厚薄差异大的部位，可利用 X 线管阳极效应。

6.对于增生性骨病或有外固定位置时，应在基础条件上适当增加管电压；溶骨性骨病和长期失用的骨骼应减少管电压。

7.应用数字摄影时，当采用后处理调节时应注意组织间的协调，根据诊断需要调节图像，注意在丰富层次的基础上追求良好的对比度。

8.四肢摄影时须对受检者性腺进行必要的屏蔽。

四、检查方法

(一)一般和特殊检查

骨骼是人体中密度最高的组织，常规 X 线检查就能对一般骨关节疾病做出定位、定性诊断，仅在必要时辅以特殊检查。

1.透视　一般用于观察肋骨的外伤及四肢骨折复位和异物定位等。

2.摄片应注意以下几点　①通常均摄取正侧位片，必要时辅以斜位、切线位或其他位置。根据病变位置应包括一个关节；②对一侧病变有疑问时，可摄取对侧片，以资比较；③对某些增生性病变如慢性骨髓炎死骨形成，常需加深曝光摄片，以更好显示病变。

3.特殊检查　包括体层摄影、立体摄影、放大摄影、软组织摄影、血管造影（主要鉴别病变的良恶性）、瘘管造影、关节造影（利用气体或碘油）、椎间盘造影等，不一一赘述。

(二)颈椎过伸过屈位的应用价值

颈椎过伸过屈位是通过动态 X 线片观察颈脊柱的退行性不稳，颈椎不稳表现为在正常生理负荷下，脊柱运动节段超过正常范围并出现异常反应，好发于下颈段。临床症状有颈部不适，僵硬、疼痛、活动不便，屈伸时尤为明显。在颈椎过伸过屈位上颈椎不稳的 X 线片表现包括:①上位椎体向前移位>3.5 cm;②一个运动单位的上位椎体后缘移位角度>11°;③上下关节突接触面丢失>50%。

(三)髌骨轴位的应用价值

髌骨轴位主要用于观察股骨滑车角和髌骨角,用来诊断髌骨半脱位。在屈曲45°轴位片上,可显示股骨滑车角和髌骨嵴及髌骨与股骨内外髁的间隙,正常两侧间隙对称,滑车角正常为141°~143°,>143°提示存在髌骨脱位倾向;或测量髌骨角,正常向外张开,半脱位时则无角或向内张开。已脱位者,髌骨位于股骨外髁的前外侧或外上侧,股骨外髁及髌骨嵴低平变小,晚期继发退行性变。

五、上肢摄影

(一)手正位

1.体位设计　被检者侧坐于摄影床旁或床末端,被检侧上肢外展,肘部弯曲,掌心向下平放于探测器上,五指伸直略分开,第三掌骨头置于成像野中心。如摄取双手对比像时,患者可将双手同时置于探测器上,双手五指均匀分开。摄影焦-片距一般采用90~100 cm。

2.中心线　经第三掌骨头垂直射入探测器;若同时摄取双手影像,中心线经两手间中点垂直射入探测器。

3.标准影像显示　全部掌指骨及腕关节包括在照片内,第三掌指关节位于照片正中;五个指骨以适当的间隔呈分离状显示;第二至第五掌指骨呈正位,拇指呈斜位投影;掌骨至指骨远端,骨纹理清晰可见,并能呈现出软组织层次。

(二)手后前斜位

1.体位设计　被检者侧坐于摄影床旁或床末端,被检侧上肢外展,肘部弯曲,将小指和第五掌骨靠近探测器外缘,手掌向内倾斜,使手掌面与探测器成45°角,各指均匀分开。摄影焦-片距一般采用90~100 cm。

2.中心线　经第三掌骨头垂直射入探测器。

3.标准影像显示　第二至第五掌、指骨呈斜位像,掌骨基底部有不同程度的重叠,第1掌、指骨呈侧位像;掌、指骨前、内缘及后、外缘骨皮质呈切线位像;大多角骨与第1掌骨关节间隙清楚。

(三)手前后斜位

1.体位设计　被检者侧坐于摄影床旁或床末端,被检侧上肢外展,肘部弯曲,将小指与第五掌骨靠近探测器内缘,将手外旋,使手背与探测器成45°角;各手指自然分开,第四、第五指背接触探测器。摄影焦-片距90~100 cm。

2.中心线　经第三掌骨头垂直射入探测器。

3.标准影像显示　第二至第五掌、指骨呈前后斜位像,其掌侧内部、背侧外部骨皮质呈切线位投影;第四、第五掌骨影像显示清楚,第一至第三掌骨基底部有较多重叠,拇指呈侧位像。

(四)手侧位

1.体位设计　被检者侧坐于摄影床旁或床末端,被检侧上肢外展,肘部弯曲,腕部及手指伸直,拇指位于其余四指前方,掌心内旋;将第五掌骨紧贴探测器,手掌与探测器垂直,第五掌骨位于成像野中心。摄影焦-片距90~100 cm。

2.中心线　经第二掌骨头垂直射入探测器。

3.标准影像显示　拇指和第一掌骨为正位投影,其余各指骨和掌骨呈侧位并相互重叠,周围软组织层次分明。

(五)拇指正位

1.体位设计　被检者面向摄影床坐于床旁或床末端,前臂向前伸直;将手内旋,使拇指掌心侧向上,并紧贴探测器;用对侧手将患侧其余四指向背侧掰开,第一掌指关节位于成像野中心。摄影焦-片距90~100 cm。

2.中心线　经第一掌指关节垂直射入探测器。

3.标准影像显示　第一指远节、近节骨正像,第一掌指关节显示清晰;指间关节和掌指关节无重叠双边影;软组织影对称,对比良好,骨纹理清晰。

(六)拇指侧位

1.体位设计　被检者面向摄影床坐于床旁或床末端,肘关节弯曲,掌心面向下;拇指外展,其余四指弯曲略拱呈弓形;并将手轻度内旋直至拇指呈侧位并紧贴探测器,将第一掌指关节位于成像野中心。摄影焦-片距90~100 cm。

2.中心线　经第一掌指关节垂直射入探测器。

3.标准影像显示　第一指远节、近节骨侧像,第一掌指关节显示清晰;指间关节和掌指关节无重叠双边影;软组织影对称,对比良好,骨纹理清晰。

(七)腕关节后前位

1.体位设计　被检者面向摄影床坐于床旁或床末端,被检侧上肢外展,肘部弯曲,腕关节置于成像野中心,手里半握拳状,拳面向下,使腕部掌面与探测器紧贴。如摄取双侧对比像时,可将双腕关节同时置于探测器上,双腕关节连线中点对探测器中点。摄影焦-片距90~100 cm。

2.中心线经桡、尺骨远端茎突连线中点垂直射入探测器。双侧对比则垂直对准探测器中点。

3.标准影像显示　腕关节各骨位于照片正中,呈正位显示,掌腕关节及桡腕关节间隙显示清晰;软组织影对称,对比良好,骨纹理清晰。

(八)腕关节侧位

1.体位设计　被检者面向摄影床坐于床旁或床末端,将前臂侧伸,使肘部弯曲成90°,腕关节置于成像野中心,掌心面内旋,使腕部及手部转呈侧位,腕关节内侧与探测器紧贴,力求肩、肘和腕关节处于同一水平面。摄影焦-片距90~100 cm。

2.中心线　经桡骨茎突垂直射入探测器。

3.标准影像显示　腕骨、掌骨近端、尺桡骨远端的侧位影像,腕关节呈侧位显示,位于照片正中,月骨及桡腕关节清晰显示,其余互相重叠,软组织影对称,对比良好,骨纹理清晰。

(九)腕关节尺偏位

1.体位设计　被检者面向摄影床坐于床旁或床末端,将前臂伸直,掌面向下并尽量外展偏向尺侧,腕关节置于探测器中心,也可将腕关节远端用棉垫垫高 20°。摄影焦-片距 90～100 cm。

2.中心线　经桡、尺骨远端茎突连线中点垂直射入探测器。

3.标准影像显示　腕骨、掌骨近端、尺桡骨远端影像,舟骨呈长轴像,与相邻腕骨重叠少,并与其他骨的邻接面显示清晰。

(十)前臂前后位

1.体位设计　被检者坐于摄影床一侧,被检侧前臂外展,掌心向上,前臂伸直,背侧紧贴暗盒,肱骨内、外上髁与探测器等距;将肩部放低,确保整个被检侧上肢处于同一水平面,成像野内包括腕关节和肘关节,前臂中点置于探测器中心。摄影焦-片距 90～100 cm。

2.中心线　经前臂中点垂直射入探测器。

3.标准影像显示　为前臂尺、桡骨的正位影像并呈弯曲显示,桡骨头、桡骨颈及桡骨粗隆与尺骨有少量重叠,并可显示部分腕、肘关节间隙,骨皮质和骨小梁显示清楚,周围软组织对比良好。

(十一)前臂侧位

1.体位设计　被检者坐于摄影床一侧,被检侧前臂外展,肘部弯曲成直角,手掌内旋,尺侧向下紧靠探测器,肱骨内、外上髁上下垂直;将肩部放低,确保整个被检侧上肢处于同一水平面,成像野内包括腕关节和肘关节,前臂中点置于探测器中心。摄影焦-片距 90～100 cm。

2.中心线　经前臂中点垂直射入探测器。

3.标准影像显示　尺骨、桡骨呈侧位像,肘关节屈曲成 90°～100°角,尺骨、桡骨平行,近端与远端有部分重叠,骨皮质和骨小梁显示清楚,周围软组织对比良好。

(十二)肘关节前后位

1.体位设计　被检者侧坐于摄影床旁,被检侧前臂外展,肘关节伸直,掌心向上;尺骨鹰嘴置于胶片中心;肱骨内、外上髁连线中点置于探测器中心;身体放低,力求肘、肩关节位于同一水平面。摄影焦-片距 90～100 cm。

2.中心线　经肱骨内、外上髁连线中点垂直射入探测器。

3.标准影像显示　照片包括肱骨远端及尺桡骨近端,其关节间隙位于照片正中显示;肘关节面呈切线位显示,明确锐利;鹰嘴窝位于肱骨内、外髁正中稍偏尺侧;骨皮质和骨小梁显示清楚,周围软组织对比良好。

(十三)肘关节侧位

1.体位设计　被检者侧坐于摄影床旁,被检侧前臂外展,肘关节屈曲约成 90°角,手掌内旋,尺侧在下;肱骨内上髁置于照射野中心;身体放低,力求肘、肩关节位于同一水平面。摄影焦-片距 90～100 cm。

2.中心线　经肱骨外上髁垂直射入探测器。

3.标准影像显示　肱骨远端与尺桡骨近端成 90°角;尺骨与肱骨的关节间隙显示明确,锐利;肱骨外髁重叠,呈圆形投影;骨皮质和骨小梁显示清楚,周围软组织对比良好。

(十四)肱骨前后位

1.体位设计　被检者仰卧摄影床上,被检侧上肢伸直稍外展 20°～30°,手掌向上;对侧臂部可适当垫高,使被检侧上臂紧靠探测器,肱骨长轴与探测器长轴平行。成像野包括肩关节、肘关节及全部肱骨,并将肱骨中点置于探测器中心。摄影焦-片距90~100 cm。

2.中心线　经肱骨中点垂直射入探测器。

3.标准影像显示　照片包括整个肱骨、肩关节和肘关节,均呈正位像显示;长轴与成像野长轴平行;肱骨大结节投影于外侧,肱骨头与关节盂少量重叠;骨皮质和骨小梁显示清楚,周围软组织对比良好。

(十五)肱骨侧位

1.体位设计　被检者仰卧于摄影床,被检侧上臂稍外展,肘关节屈曲成90°角,手掌放在腹前;健侧肩部可适度垫高,使被检侧上臂内侧靠探测器;成像野包括肩关节及肘关节,胶片长轴与肱骨长轴平行。肱骨中点置于照射野中心。摄影焦-片距90~100 cm。

2.中心线　对准肱骨中点垂直射入探测器。

3.标准影像显示　肘关节成90°~120°角;尺骨与肱骨的关节间隙显示明确、锐利;肱骨外髁重叠,呈圆形投影;骨皮质和骨小梁显示清楚,周围软组织对比良好。

(十六)肱骨近端经胸侧位

1.体位设计　被检者侧身站立于摄影架前,被检测上臂外缘紧靠暗盒,肩部下垂;对侧手臂上举抱头,肩部抬高;肱骨外科颈对准胶片中心,并置于照射野中心。摄影焦-片距100~150cm。嘱患者深吸气下屏气时曝光。适用于肱骨外科颈骨折不能转动上臂的患者。

2.中心线　经对侧腋下,对准被检测肱骨上1/3处垂直射入探测器。

3.标准影像显示　肱骨中上段显示于胸部侧位像内,呈侧位,并有一定的对比,骨纹理因与肺纹理有一定的重叠,显示不清,但骨皮质显示较好,肱骨外科颈位于胶片的正中位置上。

(十七)肩关节前后位

1.体位设计　被检者站立于摄影架前或仰卧于摄影床上;被检侧上肢稍外旋且与躯干分开,健侧肩部向患侧倾斜或垫高20°~30°,使被检侧肩部背面紧贴暗盒,暗盒上缘超出肩部软组织3 cm;将肩胛骨喙突置于探测器中心。摄影焦-片距90~100 cm。嘱患者平静呼吸下屏气。

2.中心线　经肩胛骨喙突垂直射入探测器。

3.标准影像显示　包括肩关节诸骨,其关节位于照片正中或稍偏外显示;肩关节盂前后重合,呈切线位显示,不与肱骨头重叠,关节间隙显示清晰明了;肱骨小结节位于肱骨头外1/3处显示;肱骨头、肩峰及锁骨纹理显示清晰,周围软组织层次可辨。

(十八)肩胛骨正位

1.体位设计　被检者站立于摄影架前或仰卧于摄影床上;患侧上臂外展,与躯干成直角,肘部弯曲上举与躯干垂直,使被检侧背部紧贴探测器,成像野上缘超出肩部软组织3 cm;将肩胛骨喙突下方5 cm置于探测器中心。摄影焦-片距最少100 cm。嘱患者平静呼吸下屏气。

2.中心线　经肩胛骨喙突下方5 cm垂直射入探测器。

3.标准影像显示　成像范围包括肩胛骨和肩关节诸骨,肩胛骨外缘与躯体部分无重叠,外侧轮廓和骨纹理显示良好;内缘则与肺野和肋骨重叠,对比较低,但边缘仍可显示。

(十九)肩胛骨侧位

1.体位设计　被检者侧身站立于摄影架前;被检测上肢上举屈肘抱头,使肩胛骨外缘紧贴探测器,对侧上肢屈肘向下,将手背置于髋部上方,并向前旋转30°~45°;使肩胛骨内、外缘与X线中心线相切。摄影焦-片距最少100 cm。嘱患者平静呼吸下屏气。

2.中心线　经肩胛骨内缘中点垂直射入探测器。

3.标准影像显示　为肩胛骨侧位像,内、外两缘重叠良好;腋缘和脊柱缘要尽量减少与肋骨重叠;并与周围组织呈现出一定的对比。

(二十)锁骨后前位

1.体位设计　被检者俯卧于摄影床上或立于摄影架前背向X线管,被检侧锁骨中点对探测器中点,头部转向对侧,使锁骨与台面紧贴,肩部下垂,使肩部与胸锁关节相平。摄影焦-片距90~100 cm。嘱患者平静呼吸下屏气。

2.中心线　经锁骨中点垂直射入探测器。

3.标准影像显示　一侧完整的锁骨正位像,锁骨呈横"S"状,中段位于胶片正中位置,内侧为胸骨端,外侧为肩峰端,胸锁关节和肩锁关节显示清楚。

六、下肢摄影

(一)足正位

1.体位设计被检者坐于摄影床上;被检侧膝关节屈曲,足底部紧贴探测器;上缘包括足趾,下缘包括足跟,第三跖骨基底部置于成像中心。摄影焦-片距90~100 cm。

2.中心线经第三跖骨基底部垂直射入探测器(也可向足跟侧倾斜10°~15°)。

3.标准影像显示照片包括距骨、趾骨及跗骨,第3跖骨基底部位于照片正中;跗骨到趾骨远端密度适当,骨纹理清晰可见;舟距关节与骰跟间隙清晰可见。

(二)足内斜位

1.体位设计　被检者坐于摄影台上,患肢膝部弯曲,小腿内收,足底内缘贴近探测器,外缘抬高,足底与探测器成30°~45°,足背与探测器平行。摄影焦-片距90~100 cm。

2.中心线　经第三跖骨基底部垂直射入探测器。

3.标准影像显示　为足内斜位像,骰骨呈正位像,其余诸骨呈斜位像,骰骨与周围邻近关节显示清晰。

(三)足侧位

1.体位设计　被检者坐于摄影台上,患肢腓侧向下,以侧位姿势平行摄影台,足外侧近探测器,内、外踝垂直探测器。摄影焦-片距90~100 cm。

2.中心线　经第一跖骨基底部垂直射入探测器。

3.标准影像显示　为足侧位像,趾骨、跖骨、跗骨大部分重叠,跟、距骨呈侧位像,骨纹理显示清晰,并与足底软组织具有一定对比。

(四)跟骨侧位

1.体位设计　被检者坐于摄影床上;被检侧足部外踝紧贴探测器并置于成像野中心;中

心线对准内踝下 2 cm；如双侧对照，可使双侧足底同时相对置探测器上。摄影焦-片距 90~100 cm。

2.中心线　经内踝下 2 cm 垂直射入探测器。

3.标准影像显示　照片包括距骨、踝关节及跗骨，跟骨位于照片正中，呈侧位显示；距骨下关节面呈切线位显示，其关节间隙清晰可见；跟骨纹理显示清晰。

（五）跟骨轴位

1.体位设计　被检者坐于或仰卧于摄影床上，被检侧下肢伸直，足尖向上稍内旋；对侧膝部弯曲，踝关节极度向足背侧屈曲，也可用布带等牵拉足前部，足跟紧贴探测器并置于中点。

2.中心线　向头侧倾斜 35°~45°，从足底经内、外髁连线的中点射入探测器。

3.标准影像显示　从跟骨粗隆至距跟关节前方在内的跟骨全部显示，跟骨长轴位于照片正中，无偏曲和旋转，内缘的载距突显示清楚，骨皮质和骨小梁对比良好，并与足底软组织形成一定的对比。

（六）踝关节前后位

1.体位设计　被检者坐于摄影床上；被检侧下肢伸直且小腿及足部稍内旋 10°~15°，足尖向上；内、外踝连线中点上 1 cm 置于照射野中心。摄影焦-片距 90~100 cm。

2.中心线　经内、外踝连线中点上 1 cm 垂直射入探测器。

3.标准影像显示　踝关节位于照片下 1/3 中央，关节面呈切线位，其间隙清晰可见；胫腓联合间隙不超过 0.5 cm；踝关节诸骨纹理清晰锐利，周围软组织层次可见。

（七）踝关节侧位

1.体位设计　被检者侧卧摄影台，下肢腓侧在下呈侧位，外踝紧贴暗盒，对侧小腿屈曲置于被检侧大腿后方。摄影焦-片距 90~100 cm。

2.中心线　对准内踝上 1 cm 垂直射入探测器。

3.标准影像显示　距骨滑车面内外缘重合良好；腓骨小头重叠于胫骨正中偏后；踝关节位于照片下 1/3 正中显示；踝关节诸骨纹理及周围软组织清晰可见。

（八）腓胫骨前后位

1.体位设计　被检者姿势同踝关节正位，小腿后部靠近片盒曝光区，足尖向上，并使足内旋 10°~15°，成像野上包括膝关节，下包括踝关节；若病变部位只局限于一端，可包括邻近一端的关节。摄影焦-片距 90~100 cm。

2.中心线　经腓胫骨中点垂直射入探测器。

3.标准影像显示　为胫、腓骨正位像，胫骨在内，腓骨在外，二者平行排列，胫骨、腓骨近端、远端部分稍有重叠。

（九）腓胫骨侧位

1.体位设计　被检者侧卧于摄影台上，被检侧小腿微屈，腓侧近片盒，对侧小腿屈曲置于被检侧大腿后方；成像野上包括膝关节，下包括踝关节。摄影焦-片距 90~100 cm。

2.中心线　经腓胫骨中点垂直射入探测器。

3.标准影像显示　为小腿侧位像,胫骨在前、腓骨在后,二者平行排列,胫骨、腓骨近端、远端部分稍有重叠。

(十)膝关节前后位

1.体位设计　被检者仰卧或坐于摄影床上;被检侧下肢伸直且稍内旋3°~5°,足尖向上,腘窝靠近探测器;髌骨下缘置于照射野中心;小腿长轴与探测器长轴平行。摄影焦-片距90~100 cm。

2.中心线　经髌骨下缘垂直射入探测器。

3.标准影像显示　照片包括股骨两髁、胫骨两髁及腓骨小头,其关节面位于照片正中;腓骨小头与胫骨仅有少许重叠;膝关节诸骨纹理清晰可见,周围软组织层次可见。

(十一)膝关节侧位

1.体位设计　被检者侧卧于摄影床上;被检侧下肢屈膝约成135°角,外侧靠近探测器;髌骨下缘与腘窝皮肤皱褶连线的中点置于照射野中心;对侧下肢可置于患肢前方。摄影焦-片距90~100 cm。

2.中心线　①经髌骨下缘与腘窝连线中点垂直射入探测器;②如影像显示不佳时,中心线可向头侧倾斜5°~7°经髌骨下缘与腘窝连线中前1/3交界处射入探测器。

3.标准影像显示　膝关节间隙位于照片正中,股骨内外髁重叠良好;髌骨呈侧位显示,其与股骨间隙分离明确,关节面边界锐利,无双边;股骨与胫骨平台重叠极小;膝关节诸骨纹理清晰可见,周围软组织可以辨认。

(十二)髌骨轴位

1.体位设计　被检者俯卧于摄影台上,患肢膝关节极度弯曲,可用布带牵拉踝部协助固定,片盒置于股骨下端前方,髌骨对成像中心下1/3处;对侧下肢向下伸直。摄影焦-片距90~100 cm。

2.中心线　经髌骨下缘向髌骨上缘射入探测器,球管倾斜度视膝关节屈曲程度而定。

3.标准影像显示　髌骨呈三角形,髁间窝显示照片正中;髌骨内侧缘呈切线位,无双边影,与股骨间隙呈倒"人"字形显示;髌骨纹理清晰可见,并与周围软组织形成一定的对比。

(十三)股骨前后位

1.体位设计　被检者仰卧于摄影台上,下肢伸直,足尖稍内旋,股部背面紧贴探测器,成像野力求上缘包括股骨头,下缘包括膝关节。摄影焦-片距90~100 cm。

2.中心线　经股骨中点垂直射入探测器。

3.标准影像显示　股骨及相邻关节的正位影像;股骨和胫骨内、外侧髁形态对称;股骨远端内侧缘可见髌骨模糊轮廓。

(十四)股骨侧位

1.体位设计　被检者仰卧摄影台上,将对侧臀部垫高;被检侧外转成侧位,股骨外侧紧靠探测器,膝关节弯曲成135°;成像野力求上缘包括髋关节,下缘包括膝关节。摄影焦-片距90~100 cm。

2.中心线　经股骨中点垂直射入探测器。

3.标准影像显示　为股骨及膝关节的侧位影像，膝关节弯曲适度，股骨内、外侧髁重叠良好，长轴与成像野长轴平行。

(十五)髋关节前后位(单侧)

1.体位设计　被检者仰卧于摄影床上；双下肢伸直，足跟分开，足尖向上，并稍内旋20°，使两足趾接触并拢；被检侧髂前上棘与耻骨联合上缘连线中点向外下作垂线5 cm处为髋关节正位摄影的定位点。双侧髋关节前后位摄影同骨盆前后位。摄影焦-片距90~100 cm。

2.中心线　经髋关节定位点垂直射入探测器。

3.标准影像显示　照片包括髋关节、骶骨近端1/3、同侧耻坐骨及部分髂骨翼；股骨头大体位于照片正中，或位于照片上1/3正中，大粗隆内缘与股骨颈重叠1/2，股骨颈显示充分；股骨颈及闭孔无投影变形，申通氏线光滑锐利，曲度正常；髋关节诸骨纹理清晰锐利，坐骨棘明显显示，周围软组织也可辨认。

(十六)髋关节仰卧水平侧位

1.体位设计　被检者仰卧于摄影床上；臀部稍垫高，患肢伸直稍外展且内旋20°，对侧股部与膝部皆弯曲，用手抱膝上部将小腿固定，探测器横向侧立于患侧髂嵴外上方，与股骨颈平行。摄影焦-片距90~100 cm。

2.中心线　经患侧腹股沟方向平经大粗隆高度垂直射入探测器。

3.标准影像显示　为股骨头、颈及髋关节侧位像；髋臼轮廓清晰，股骨颈远端与大转子重叠，小转子大部分重叠，仅少量显示；周围软组织与髋关节具有一定对比。

七、脊柱摄影

(一)第1~2颈椎开口位

1.体位设计　被检者仰卧于摄影床上，头颈部正中矢状面垂直并重合探测器中线，头稍后仰，使上颌切牙咬合面与乳突尖连线垂直摄影床。上、下颌切牙连线中点对探测器中点。曝光时嘱患者口尽量张大并发"啊…"声，也可用软木塞咬于上、下颌咬面间。摄影距离一般选用70 cm(如果使用滤线栅按栅的焦距)，嘱患者平静呼吸下屏气曝光。

2.中心线　经上、下颌切牙连线中点垂直射入。

3.标准影像显示　显示第1、第2颈椎正位影像。第1、第2颈椎及寰枢关节清晰地显示在上、下牙列之间。第2颈椎位于照片正中，齿突显影清晰。寰椎对称显示。

(二)颈椎前后位

1.体位设计　被检者站立于摄影架前，双足稍分开，颈背部紧贴摄影架，正中矢状面垂直并重合摄影架中线，头稍后仰，使听鼻线垂直摄影架。探测器上缘超外耳孔上3 cm。摄影距离一般选用100 cm，嘱患者平静呼吸下屏气曝光。

2.中心线　向头倾斜10°角，通过甲状软骨射入。

3.标准影像显示　显示第3~7颈椎正位影像。第3~7颈椎与第1胸椎显示于照片正中。颈椎棘突位于椎体正中，横突左、右对称显示。颈椎骨质、椎间隙与钩椎关节显示清晰。

(三)颈椎侧位

1.体位设计　被检者侧立于摄影架前，双足稍分开，人体正中矢状面平行摄影架，头稍后仰,使听鼻线垂直摄影架,双肩自然下垂。探测器上缘超外耳孔上 3 cm。摄影距离一般选用 150 cm,嘱患者平静呼吸下屏气曝光。

2.中心线　经甲状软骨平面,颈部前后缘连线的中点垂直射入。

3.标准影像显示　全部颈椎侧位像。椎体呈前弓形居中排列,各椎骨左、右缘重叠,关节间隙显示清晰。

(四)颈椎斜位

1.体位设计　被检者站立于摄影架前,双足稍分开,左前(或右前)靠近摄影架,使身体冠状面与摄影架成 45°角,头稍后仰,使听鼻线垂直摄影架。探测器或上缘超外耳孔上3 cm。摄影距离一般选用 100 cm,嘱患者平静呼吸下屏气曝光。

2.中心线　向足倾斜 10°角,通过甲状软骨平面斜位的颈部中点射入。

3.标准影像显示　显示颈椎斜位影像。第 1~7 颈椎显示于照片正中。近胶片侧椎间孔、椎弓根显示清楚。诸椎体骨质清晰,椎间隙清晰。

颈椎斜位也可采用前后斜位摄影,此时中心线应向头端倾斜,远胶片侧椎间孔、椎弓根显示清楚。

(五)胸椎前后位

1.体位设计　被检者仰卧于摄影床上,身体正中矢状面垂直并重合探测器中线。两臂置于身旁,下肢伸直或屈髋屈膝两足平踏床面,胸椎中、下部胸椎与较厚的组织重叠,近阴极端。探测器上缘平第 7 颈椎,下缘包括第 1 腰椎。摄影距离一般选用 100 cm,嘱患者平静呼吸下屏气曝光。

2.中心线　经第 6 胸椎,垂直射入。

3.标准影像显示　胸椎正位影像。椎体、两侧横突、椎弓根对称显示。各椎间隙清楚,椎骨结构清晰。

需要时,可摄取以病变部位为中点的胸椎前后位。

(六)胸椎侧位

1.体位设计　被检者侧卧于摄影床上(胸椎侧弯畸形者凸侧靠近床面)。两臂上举抱头,头枕于近床侧的手臂上,下肢屈髋屈膝,使身体冠状面与床面垂直。脊柱长轴与床面长轴平行(腰部过细者在腰下垫棉垫或中心线向头端倾斜 5°~10°角,使中心线与胸椎长轴垂直)。棘突后缘垂线置于探测器中线后约 4 cm 处。探测器(或暗盒)上缘达第 7 颈椎,下缘达第 1 腰椎。摄影距离一般选用 100 cm,嘱患者平静呼吸下屏气曝光。

2.中心线　经第 7 胸椎,垂直射入。

3.标准影像显示　显示胸椎侧位影像。第 3~12 胸椎呈侧位显示于照片正中,椎间隙显示清楚,各椎体及附件结构清晰显示。膈顶平面上下的胸椎分别与胸、腹部组织重叠,组织密度差异较大。

(七)腰椎前后位

1.体位设计　被检者仰卧于摄影床上,身体正中矢状面垂直并重合探测器中线。两臂置于身旁或放胸前,下肢屈髋屈膝,两足平踏床面。探测器上缘达第 12 胸椎,下缘达上部骶骨。上部分腰椎体较厚,近 X 线管阴极端。摄影距离一般选用 100 cm,嘱患者深呼气下屏气曝光。

2.中心线　经第 3 腰椎,垂直射入。

3.标准影像显示　显示腰椎正位影像。第 1~5 腰椎、腰骶关节及两侧腰大肌应对称显示在照片中。椎体棘突居于照片正中。两侧横突、椎弓根对称显示。

需要时可摄取以病变部位为中点的腰椎前后位。

(八)腰椎侧位

1.体位设计　被检者侧卧于摄影床上,两手抱头,下肢屈髋屈膝。身体冠状面与床面垂直。腰细臀宽者在腰下垫棉垫,使脊柱与床面平行。棘突后缘垂线置于探测器中线后约 5 cm 处。探测器上缘达第 12 胸椎,下缘达部分骶骨。如果脊柱长轴不与床面平行,中心线向距床面高的一侧倾斜相应的角度。侧位腰椎下段组织较厚,近 X 线管阴极端。摄影距离一般选用 100 cm,嘱患者深呼气下屏气曝光。

2.中心线　经第 3 腰椎,垂直射入。

3.标准影像显示　显示腰椎侧位影像。下部胸椎、各腰椎及腰骶关节侧位影像显示于照片中,椎体两侧缘重合无双边影。椎体骨质、椎间孔、椎间隙清晰显示。

(九)腰椎斜位

1.体位设计　被检者仰卧于摄影床上。双手抱头,臀背部抬高,使身体冠状面与床面成 45°角,头、背及臀部用棉垫支撑。近床面侧下肢屈曲,远床面侧下肢伸直。棘突后缘的垂线距探测器中线外约 4 cm 处。探测器上缘平第 12 胸椎,下缘包括部分骶骨。摄影距离一般选用 100 cm,嘱患者深呼气下屏气曝光。

2.中心线　经第 3 腰椎,垂直射入。

3.标准影像显示　腰椎斜位影像。第 1~5 腰椎及腰骶关节影像位于照片中,近片侧各椎弓根投影于椎体中,椎间小关节间隙呈切线状,投影于椎体后部,椎间隙及骨结构显示良好。

(十)腰骶关节前后位

1.体位设计　被检者仰卧于摄影床上,身体正中矢状面垂直并重合探测器中线。两臂置于身旁或放胸前,下肢伸直。探测器上缘达下部腰椎,下缘达上部骶骨。摄影距离一般选用 100 cm,嘱患者深呼气下屏气曝光。

2.中心线　经两髂前上棘连线中点,向头倾斜 15°~20°射入。

3.标准影像显示　显示腰骶关节正位影像。腰骶关节间隙显示清晰,下部腰椎及骶骨上部骨纹理结构清楚,棘突居中,横突对称显示。

(十一)腰骶关节侧位

1.体位设计　被检者侧卧于摄影床上,两手抱头,双下肢屈曲。身体冠状面与床面垂直。腰细臀宽者在腰下垫棉垫,使脊柱与床面平行。棘突后缘垂线置于探测器中线后约 5 cm 处。探测器上缘达下部腰椎,下缘达上部骶骨。摄影距离一般选用 100 cm,嘱患者深呼气下屏气曝光。

2.中心线　经第 5 腰椎棘突前 5 cm 垂直射入。

3.标准影像显示　显示腰骶关节侧位影像。关节间隙清晰,骨纹理结构清楚。

(十二)骶骨前后位

1.体位设计　被检者仰卧于摄影床上,身体正中矢状面垂直并重合探测器中线。两臂置于身旁或放胸前,下肢伸直。探测器上缘达下部腰椎,下缘达耻骨联合。摄影距离一般选用 100 cm,嘱患者深呼气下屏气曝光。

2.中心线　经两髂前上棘连线中点与耻骨联合上缘连线中点,向头倾斜 15°~20°射入。

3.标准影像显示　显示骶骨正位影像。骶中嵴位于照片正中,诸椎骨骨质结构清晰。

(十三)骶骨侧位

1.体位设计　被检者侧卧于摄影床上,两手抱头,双下肢屈曲。身体冠状面与床面垂直。腰细者在腰下垫棉垫,使脊柱长轴与床面平行。骶后嵴垂线置于探测器中线后约 3 cm 处。探测器上缘达下部腰椎,下缘达尾骨。摄影距离一般选用 100 cm,嘱患者深呼气下屏气曝光。

2.中心线　经骶骨中部垂直射入。

3.标准影像显示　显示骶骨侧位影像。腰骶关节、骶骨和尾骨显示清晰。

(十四)尾骨前后位

1.体位设计　被检者仰卧于摄影床上,身体正中矢状面垂直并重合探测器中线。两臂置于身旁或放胸前,下肢伸直。探测器上缘达骶骨下部,下缘达耻骨联合。摄影距离一般选用 100 cm,嘱患者深呼气下屏气曝光。

2.中心线　经耻骨联合上缘上 3 cm,向足倾斜 15°射入。

3.标准影像显示　显示尾骨正位影像。尾骨显示于照片正中,骨质结构清晰,不与耻骨重叠。

(十五)尾骨侧位

1.体位设计　被检者侧卧于摄影床上,两手抱头,双下肢屈曲。身体冠状面与床面垂直,矢状面与床面平行。骶后嵴垂线置于探测器中线后约 3 cm 处。探测器上缘达骶骨下部,下缘达尾骨下缘。摄影距离一般选用 100 cm,嘱患者深呼气下屏气曝光。

2.中心线　通过尾骨垂直射入。

3.标准影像显示　显示尾骨侧位影像。尾骨显示清晰。

八、骨盆摄影

(一)骨盆前后位

1.体位设计　被检者仰卧于摄影床上,身体正中矢状面与床面垂直并重合探测器中线,双下肢伸直,两足拇指相对成八字形。探测器超出髂嵴最高点上 2 cm,下缘达耻骨联合下缘下 5 cm。摄影距离一般选用 100 cm,嘱患者深呼气下(或平静呼吸下)屏气曝光。

2.中心线　通过双侧髂前上棘连线中点与耻骨联合上缘连线中点垂直射入。

3.标准影像显示　显示骨盆正位影像。骨盆诸骨对称显示,两侧髂骨翼、耻骨结构显示清晰。

(二)骶髂关节前后位

1.体位设计　被检者仰卧于摄影床上,身体正中矢状面垂直并重合探测器中线。两臂置于身旁或放胸前,下肢伸直。探测器上缘达下部腰椎,下缘达耻骨联合。摄影距离一般选用 100 cm,嘱患者深呼气下屏气曝光。

2.中心线　通过耻骨联合上缘向头倾斜 15°~20°射入。

3.标准影像显示　显示骶髂关节正位影像。两侧骶髂关节对称显示,骶骨位于照片正中,骶髂关节耳状面的边缘显示清晰,诸骨结构显示清晰。

（三）骶髂关节斜位

1.体位设计　被检者仰卧于摄影床上,被检侧垫高使身体冠状面与床面成 25°~30°,用沙袋垫腰背部,被检侧髂前上棘内 2.5 cm 处置于探测器中线。探测器上缘达下部腰椎,下缘达耻骨联合。摄影距离一般选用 100 cm,嘱患者深呼气下屏气曝光。

2.中心线　通过被检侧髂前上棘内 2.5 cm 垂直射入。

3.标准影像显示　显示骶髂关节切线位影像。骶骨和髂骨呈斜位,骶髂关节面与骨结构显示清晰。

第四章　CT检查操作技术

第一节　概述

一、CT扫描的基本原则

1.CT检查原首先是获得最有价值的诊断信息,同时在保证诊断质量的前提下,尽量减少辐射剂量。正当化是应用原则的第一步。在没有明显临床指征时,进行任何CT诊断扫描都是不正当的,每一次检查必须使患者真正受益。

2.对必须进行CT检查的怀孕妇女、儿童及敏感器官进行扫描需要特别慎重。在以上人群(包括敏感器官)中所许可的CT检查,要求的标准要比其他应用领域更加严格。

3.要重视CT图像质量的研究,只有高质量的图像,才能提供最有诊断意义的信息。在此基础上,尽量降低受检者的辐射剂量。两者的完美结合,是人们追求的目标。

4.对比剂的应用应当符合对比剂说明书上的适应证,注意不同类型对比剂的不同应用方式。在应用血管内含碘对比剂前,应与患者或其监护人签署"碘对比剂使用患者知情同意书"。要了解对比剂不良反应的临床表现及应对措施,了解对比剂肾病的概念,以及针对高危险因素患者应采取的预防措施,尽量避免对比剂肾病的发生。增强检查结束后,患者应留观30 min。

5.为了保证操作人员具备应有的基础知识,操作人员必须经过正规培训,并通过全国医用设备使用人员业务能力考评。

6.扫描时应采用防护用品遮挡非扫描野的敏感器官,以降低辐射危害。

7.关键影像如无法用胶片全部体现,建议用光盘等介质保存。

二、CT检查前常规准备

1.去除扫描范围内的金属物及可能阻挡X线的物品。

2.扫描过程中患者需要保持不动,对不配合的患者或婴幼儿推荐采用口服或从肛门给予10%水合氯醛0.4~0.5 mL/kg的方式镇静后再行检查。

3.根据检查部位做好相关检查准备,胸、腹部检查前应进行屏气训练,胃肠道检查前需要充盈胃肠道。

4.需要强化者禁食4h以上。

三、CT检查辐射剂量

2018年9月21日,国家卫生健康委员会发布了X射线计算机断层摄影成年人诊断参考水平,该标准适用于成年人的常规CT扫描,不适用于成年人健康体检和儿童的CT扫描。在临床实践中,如果患者的剂量经常显著超过相应的诊断参考水平,则应对该医疗过程和设备进行检查,以判断放射防护是否实现最优化,否则,应在确保获取必需的诊断信息的同时,尽可能降低患者的受照剂量。如果患者的辐射剂量普遍低于调查数据的25%位数,需要核查 CT 扫描是否能够提供有用的诊断信息和给患者带来预期的医疗受益。如果采用了先进的成像新设备或重建算法,既能显著降低患者剂量(低于调查数据的 25% 位数),影像质量又能满足诊断需求,则可以继续医疗任务,否则应根据需要采取纠正行动。

第二节　头颅

一、颅脑

1.检查前准备　见"CT 检查前常规准备"。

2.扫描要求

(1)扫描体位:取仰卧位,头部正中矢状面与正中定位线重合,使头部位于扫描野的中心,听眦线或听眶上线垂直于检查床。

(2)扫描角度及范围:①横断扫描的扫描角度与听眶上线平行,范围从枕骨大孔到颅顶。②鉴别幕上下病变时推荐增加冠状扫描或螺旋扫描 MPR 冠状位重组。

(3)扫描参数:层厚 5~8 mm,采用步进扫描或者螺旋扫描,重建层厚 5~8 mm,螺距≤1。

(4)增强扫描:①常规增强扫描,静脉注射对比剂(推荐剂量为依照 420 mgL/kg 标准计算不同浓度对比剂剂量),注射速率 3~5 mL/s。根据病变性质设置头部增强的延迟扫描时间,血管性病变延迟 25 s,感染、囊肿延迟 3~5 min,转移瘤、脑膜瘤延迟 5~8 min;②颅脑 CTA,对比剂(推荐剂量为依照 300 mgL/kg 标准计算不同浓度对比剂剂量)注射速率 3~5 mL/s,生理盐水(速率为与对比剂速率保持一致),注射 5~10 s,采用阈值激发技术。CTV 出现血管瘤、搏动性耳鸣、颈动脉体瘤时,加扫静脉期。

3.重建算法

(1)常规扫描及 CTA:软组织算法。

(2)需要观察颅骨的患者:增加骨算法图像。

4.窗宽和窗位

(1)脑组织窗:用于观察脑组织,窗宽为 80~100 Hu(外伤时再适当加大窗宽,以免遗漏小面积的硬膜下和硬膜外血肿等)。窗位为 30~40 Hu。

(2)骨窗:用于观察颅骨,窗宽为 2000~3000 Hu,窗位为 200~800 Hu。

5.图像处理

(1)常规:用薄层横断面数据进行 MPR,可获得脑组织的冠状面、矢状面、斜面图像。运用 VR 显示颅骨的骨折线、病变与周围解剖结构的关系等。

(2)CTA:头部血管图像后处理常包括 MPR(CPR)、MIP、VR。

6.打印和存档　打印脑组织窗及骨窗轴位图像,必要时打印冠状位及矢状位图像。CTA 另需打印 MPR、CPR 及 VR 重组图像。将处理后的 MPR、CPR、VR 及骨算法薄层完整上传至 PACS。

二、鞍区

1.检查前准备　见"CT 检查前常规准备"。

2.扫描要求

(1)扫描体位:受检者体位同颅脑轴位扫描,扫描基线可用听眶线或听眦线,常规横断面螺旋扫描。

（2）扫描角度及范围:扫描范围从颅底至鞍顶。

（3）扫描参数:螺旋扫描,重建层厚2~3 mm,螺距≤1。

（4）增强扫描:常规增强,静脉注射含碘对比剂(推荐剂量为依照420 mgL/kg 标准计算不同浓度对比剂剂量),注射速率3~5 mL/s,增强扫描两期。

3.重建算法

（1）常规扫描:软组织算法。

（2）需要观察颅骨的患者:增加骨算法图像。

4.窗宽和窗位

（1）脑组织窗:用于观察脑组织,窗宽为80~100 Hu(外伤时再适当加大窗宽,以免遗漏小面积的硬膜下和硬膜外血肿),窗位为30~40 Hu。

（2）骨窗:用于观察颅骨,窗宽为2000~3000 Hu,窗位为200~800 Hu。

5.图像处理　需重建鞍区冠状面、矢状面图像,重建层厚及层间距≤3 mm。

6.打印和存档　打印平扫和增强的脑组织窗及骨窗轴位、冠矢状位图像。将处理后的鞍区扫描的软组织算法及骨算法薄层完整上传至 PACS。

三、眼及眼眶

1.检查前准备

（1）见"CT 检查前常规准备"。

（2）查前告知患者尽量保持眼球不动,最好闭上双眼。

2.扫描要求

（1）扫描体位:仰卧位,下颌稍上抬,听眶线与床面垂直,两外耳孔与床面等距,正中矢状面与床面中线重合。

（2）扫描角度及范围:横断扫描,扫描基线为听眦线,范围从眶上缘到眶下缘。

（3）扫描参数:螺旋扫描,横断图像重建层厚2~3 mm,螺距≤1。扫描后行斜矢状位及冠状位 MPR 以显示视神经管。重组角度与听眦线垂直,范围从眶前缘到视神经管后缘,层厚2~3 mm。

（4）增强扫描:必要时增强扫描。常规增强,静脉注射含碘对比剂(推荐剂量为依照420 mgL/kg标准计算不同浓度对比剂剂量),注射速率3~5 mL/s,一般延迟扫描时间35~45s。拟诊血管性病变者采用动静脉双期增强扫描。

3.重建算法

（1）常规扫描:软组织算法。

（2）需要观察眶骨的患者:增加骨算法图像。

4.窗宽和窗位

（1）软组织窗:用于眶内软组织的观察,窗宽为300~400 Hu,窗位为30~40 Hu。

（2）骨窗:用于观察眶骨,窗宽为2000~3000 Hu,窗位为200~400 Hu。

5.影像质量标准

（1）软组织窗:能够显示眼球结构(晶状体、眼环等)、眼肌、视神经。

（2）骨窗:能够显示眶骨的内部结构,清晰分辨皮质与松质骨。

6.打印和存档　打印软组织窗，外伤患者及其他需要观察骨结构的病例加骨窗。将眼部扫描软组织算法、骨算法薄层图像及重组完成后图像上传 PACS。

四、鼻窦

1.检查前准备　见"CT 检查前常规准备"。

2.扫描要求

（1）扫描体位：仰卧位，听眦线或听眶线与床面垂直，正中矢状面与床面中线重合。

（2）扫描角度及范围：扫描基线为听眶下线，范围从额窦上缘到上颌窦下缘。冠状面重组：扫描角度与听眶下线垂直，范围从眶前缘到上颌窦后缘。

（3）扫描参数：螺旋扫描，螺距≤1，重建层厚 2~3 mm，扫描后做冠状 MPR。

（4）增强扫描：静脉注射含碘对比剂（推荐剂量为依照 420 mgL/kg 标准计算不同浓度对比剂剂量）、注射速率 3~5 mL/s 后扫描。增强检查需扫描两期。

3.重建算法

（1）常规扫描：软组织算法。

（2）骨骼观察增加骨算法图像。

4.窗宽和窗位

（1）软组织窗：用于眶内软组织的观察，窗宽为 300~400 Hu，窗位为 30~40 Hu。

（2）骨窗：用于观察骨结构，窗宽为 2000~3000 Hu，窗位为 200~800 Hu。

5.影像质量标准

（1）软组织窗：能够显示增厚的黏膜和软组织病变。

（2）骨窗：能够显示骨的内部结构。

6.打印和存档要求　软组织窗与骨窗的冠状及横断图像，鼻骨外伤时需要骨算法图像的多角度 VR。将鼻窦软组织算法、骨算法薄层图像及重组后图像完整上传 PACS。

五、耳/颞骨

1.检查前准备　见"CT 检查前准备基本原则"。

2.扫描要求

（1）扫描体位：仰卧位，取标准的头颅前后位。

（2）扫描角度及范围：①横断扫描，扫描角度与听眶上线平行，范围从颞骨上缘到颈静脉孔下缘；②多层螺旋 CT 增加冠状重组，重组角度与听眦线垂直，范围从岩骨前缘到后缘。

（3）扫描参数：应用高空间分辨力算法（HRCT）。螺旋扫描的层厚≤1 mm（推荐亚毫米），螺距 0.5~0.75，螺旋横断扫描后加冠状位 MPR。

（4）增强扫描：必要时增强扫描，静脉注射含碘对比剂（推荐剂量为依照 420 mgL/kg 标准计算不同浓度对比剂剂量），注射速率 3~5 mL/s。增强扫描需两期。

3.重建算法　常规扫描：骨算法图像（推荐应用颞骨扫描模式）。必要时增加软组织算法（例如怀疑桥小脑角肿瘤）。

4.窗宽和窗位　骨窗：用于观察骨结构，窗宽为 3000~4000 Hu，窗位为 600~800 Hu。

5.影像质量标准　骨窗：能够显示颞骨的内部结构，如听骨链、面神经管、耳蜗、半规管等。

6.打印和存档要求　打印骨窗，必要时加软组织窗。将颞骨薄层及重组图像完整上传至 PACS。

六、鼻/口咽

1.检查前准备　见"CT 检查前准备基本原则"。

2.扫描要求

（1）扫描体位：仰卧位,取标准的头颅前后位。

（2）扫描角度及范围：①横断扫描,扫描角度与听眦线平行,范围从颅底海绵窦平面到第 3 颈椎下缘水平；②冠状重组,重组角度垂直于颅底,范围从翼突前缘到第 1 颈椎前缘。

（3）扫描参数：螺旋扫描,层厚 2~3 mm,螺距≤1,必要时加冠状 MPR。

（4）屏气扫描,避免吞咽动作。

（5）增强扫描：静脉注射含碘对比剂（推荐剂量为依照 420 mgL/kg 标准计算不同浓度对比剂剂量）,注射速率 3~5 mL/s,增强扫描两期图像。必要时延迟扫描（例如怀疑血管瘤时）。

3.重建算法　软组织算法。

4.窗宽和窗位

（1）软组织窗：窗宽为 300~400 Hu,窗位为 30~40 Hu。

（2）骨窗：用于观察骨结构,窗宽为 2000~3000 Hu,窗位为 200~500 Hu。

5.影像质量标准

（1）软组织窗：能够分辨鼻口咽的各层次结构。

（2）必要时骨窗：肿瘤侵犯骨时能够判断肿瘤侵犯范围。

6.打印及存档要求　打印软组织窗,必要时打印骨窗,将薄层及重组图像完整上传 PACS。

第三节　颈部

1.检查前准备　见"CT 检查前准备基本原则"。告知患者检查中不能做吞咽动作。

2.扫描要求

（1）扫描体位：仰卧位,头稍后仰,使颈部与床面平行,同时两肩放松,两上臂置于身体两侧,两外耳孔与床面等距横断扫描。

（2）扫描范围：①甲状腺扫描范围从第 5 颈椎下缘至第 1 胸椎；②喉部扫描范围从第 4 颈椎向下扫描至第 6 颈椎椎体,也可直接对准喉结扫描,扫描时嘱受检者连续发字母"E"音,使声带内收,梨状窝扩张,以便较好地显示声带、梨状窝、咽后壁及杓会厌囊的形态及病变；③鼻咽部扫描范围从海绵窦至口咽部,扫描角度与横轴线平行,范围从下颌角到甲状腺下缘；④全颈部扫描,在颈部侧位定位像上,设定从主动脉弓上缘至颅底的扫描区域。

（3）扫描参数：螺旋扫描,螺距≤1,重建层厚 3~5 mm。

（4）增强扫描：①常规增强扫描,静脉注射含碘对比剂（推荐剂量为依照 420 mgL/kg 标准计算不同浓度对比剂剂量）,注射速率 3~5 mL/s,延迟扫描时间一般为 35~40s。②颈部 CTA,参考 BMI,以速率 4.0~6.0 mL/s 注射对比剂（推荐剂量为依照 420 mgL/kg 标准计算不同浓度对比剂剂量）,对比剂注射完毕后再以相同速率注射生理盐水,生理盐水注射时间为

5~10 s,采用阈值激发技术(锁骨下动脉盗血时动脉期后立刻头尾回扫)。

3.重建算法　软组织算法。

4.窗宽和窗位

(1)软组织窗:窗宽为 300~400 Hu,窗位为 30~40 Hu。

(2)骨窗:用于观察骨结构,窗宽为 2000~3000 Hu,窗位为 200~800 Hu。

5.影像质量标准

(1)软组织窗:能够分辨甲状腺、颌下腺、颈部肌肉间隙和肌群、主要血管等结构。

(2)喉部检查软组织窗:能够分辨会厌、声门、杓状会厌襞、梨状窝等结构。

6.打印及存档要求　打印软组织窗轴位及冠状位图像,必要时增加矢状位。将薄层图像及重组后图像完整上传 PACS。

第四节　胸部

一、肺及纵隔

1.检查前准备　见"CT 检查前准备基本原则"。

2.扫描要求

(1)扫描体位:仰卧位,两臂上举抱头,身体置于床面正中。驼背或不宜仰卧者、对少量胸腔积液和胸膜肥厚进行鉴别诊断者可采用俯卧位或侧卧位。

(2)扫描范围:从肺尖到肺底。

(3)扫描参数:①常规扫描采用螺旋扫描方式,采集层厚≤1 mm,重建层厚 5~7 mm,层间距 5~7 mm。对于呼吸困难不能屏气者或婴幼儿,扫描中应适当加大螺距,缩短扫描时间,以减少运动伪影;②高分辨率扫描:肺弥漫性、间质性病变及怀疑支气管扩张时,可采用高分辨率扫描模式,层厚和层间距均为 0.6~1.0 mm,采用高分辨率算法重建。

(4)增强扫描:常规增强,静脉注射对比剂(推荐剂量为依照 420 mgL/kg 标准计算不同浓度对比剂剂量),注射速率 3~5 mL/s。根据不同要求选择扫描时间,必要时行再延迟扫描。

3.重建算法

(1)软组织窗图像,用软组织算法。

(2)肺窗图像,用骨算法。

4.窗宽和窗位

(1)软组织窗:窗宽为 300~400 Hu,窗位为 30~50 Hu。

(2)肺窗:用于观察肺内结构,窗宽为 1700~2000 Hu。窗位为−700~−900 Hu。

(3)骨窗:用于观察肋骨、软骨、胸椎、胸骨结构,窗宽为 200~300 Hu,窗位为 200~800 Hu。

5.影像质量标准

(1)软组织窗:能够分辨纵隔结构,例如血管、淋巴结等。

(2)肺窗:至少能够显示段支气管。

(3)骨窗:能够显示骨的内部结构。

6.打印及存档要求　打印包括纵隔窗与肺窗两组影像,必要时增加冠状位、矢状位。将肺窗、软组织窗及骨窗薄层图像完整上传PACS。

二、冠状动脉CTA

1.检查前准备

(1)见"CT检查前准备基本原则"。

(2)心理干预:检查前向受检者介绍检查过程及可能出现的正常反应,以消除受检者的紧张情绪,有利于控制心率。

(3)控制心率:根据不同机型的要求适当控制心率。

(4)呼吸训练:训练受检者做深吸气、屏气及呼气动作。

(5)安装心电图电极:电极片需要在上臂上举后粘贴,注意避开骨骼,观察患者的ECG信号和心率,确认屏气状态下R波信号能够被准确识别。

2.扫描要求

(1)扫描体位:仰卧位,头先进或足先进扫描模式,两臂上举置于头侧,身体置于床面正中。驼背或不宜仰卧者、对少量胸腔积液和胸膜肥厚进行鉴别诊断者可采用俯卧位。常规扫描胸部前后定位像和侧位定位像,双定位有利于将心脏图像定位到显示野中心。

(2)扫描角度及范围:①常规冠状动脉CTA扫描从气管隆嵴到心底,包括整个心脏;②支架置入术后复查患者,应采用高分辨率算法以观察支架内通畅情况;③冠状动脉旁路移植术复查动脉桥,扫描范围从锁骨到心底。

(3)扫描参数:①平扫,层厚≤2.5 mm,层间距2.5 mm,视野25 cm×25 cm。根据CT机型不同,可选择智能管电压模式,前瞻心电门控,显示野固定不动;②冠状动脉CTA,层厚0.5~1.0 mm,层间距0.5~1.0 mm,采用心电门控扫描方式,根据CT机型及受检者心率选择回顾性或前瞻性心电门控扫描,对于偶发性期前收缩患者,建议选择前瞻性心电门控扫描。

(4)对比剂注射方案:压力注射器静脉内团注。静脉注射对比剂(推荐剂量为依照420 mgL/kg标准计算不同浓度对比剂剂量),参考BMI,调整注射速率及注射时间,生理盐水注射速率同对比剂注射速率,注射5~10 s。通常采用阈值激发技术,ROI设于升主动脉,阈值100 Hu,手动或自动触发。

3.重建算法 软组织算法,对于支架患者应行支架高分辨率算法。应用VR、CPR、MPR、MIP重建各支冠状动脉(冠脉)图像。

4.窗宽和窗位 软组织窗:选取显示血管及病变的最佳窗宽、窗位,以显示病变清晰为目的。一般窗宽300~400 Hu,窗位30~50 Hu。

5.打印及存档要求 打印各冠脉分支MPR、CPR、MIP及VR重组图像。选择冠脉质量好的期相薄层图像及冠脉重组图像上传PACS。

三、主动脉CTA(含胸主动脉及腹主动脉)

1.检查前准备

(1)见"CT检查前准备基本原则"。

(2)心理干预:检查前向受检者介绍检查过程及可能出现的正常反应,以消除受检者的紧张情绪,有利于控制心率。

(3)呼吸训练:训练受检者做深吸气、屏气及呼气动作。

（4）胸主动脉 CTA 时建议心电门控，安装心电图电极：电极片需要在上臂上举后粘贴，注意避开骨骼，观察患者的 ECG 信号和心率，确认屏气状态下 R 波信号能够被准确识别。

2.扫描要求

（1）扫描体位：仰卧位，头先进，两臂上举（大动脉炎伴上肢无脉的患者可将患侧前臂紧贴躯干，了解动脉侧支供血情况），身体置于床面正中。

（2）扫描范围：根据检查目的，确定扫描范围。①通常从胸廓入口至器内、器外动脉分叉以远水平；②大动脉炎和川崎病患者应包括头臂动脉（起自颈动脉分叉水平）；③怀疑腹主动脉瘤拟行血管内支架介入治疗的患者应下延至股动脉上段水平；④胸主动脉 CTA 包括腹腔干开口，支气管动脉 CTA 患者应自锁骨下动脉至腹腔干。

（3）扫描参数：①平扫参数同胸部平扫及腹部平扫；②增强扫描管电压 100kV，层厚≤1.0 mm，层间距 0.5~1.0 mm，建议心电门控扫描方式。

（4）增强扫描：压力注射器静脉内团注。静脉注射对比剂（推荐剂量为依照 420 mgL/kg 标准计算不同浓度对比剂剂量），参考 BMI，调整注射速率及注射时间。生理盐水注射速率同对比剂注射速率，注射 5~10 S。采用阈值激发技术，ROI 设于胸主动脉中段层面的升主动脉腔内（腹主动脉 CTA 时 ROI 设于第 11~第 12 胸椎水平层面降主动脉腔内），阈值 100 Hu，自动或手动触发。对于迟发型动脉瘤破裂及主动脉瘤腔内隔绝术后患者，加扫静脉期。对于动脉瘤瘤体巨大的病例，需适当增加对比剂用量，扫描时间需适当延长。在动脉夹层破口较小的情况下，可立即行延迟扫描，以鉴别血管壁内血肿和动脉瘤假腔。

3.重建算法　软组织算法。根据病情应用 VR、CPR、MPR、MIP 重建主动脉及其主要分支图像。

4.窗宽和窗位　软组织窗：窗宽 600~800 Hu，窗位 300~400 Hu。

5.影像质量标准

（1）清晰显示主动脉所属分支及走行。

（2）清晰显示主动脉夹层、破口位置及动脉瘤情况。

（3）能清晰显示主动脉与邻近器官的位置关系。

6.打印及存档要求　打印主动脉轴位图像及 MPR、CPR、MIP 及 VR 重组图像。将主动脉扫描薄层图像及重组后图像完整上传 PACS。

四、肺动脉 CTA

1.检查前准备

（1）见"CT 检查前准备基本原则"。

（2）心理干预：检查前向受检者介绍检查过程及可能出现的正常反应，以消除受检者的紧张情绪。

（3）呼吸训练：训练受检者做深吸气、屏气及呼气动作。

2.扫描要求

（1）扫描体位：仰卧位，头先进或足先进，两臂上举，身体置于床面正中。

（2）扫描范围：自膈肌平面扫描至胸廓入口平面。

（3）扫描参数：管电压 100kV，自动管电流。

（4）增强扫描：压力注射器静脉内团注，静脉注射对比剂（推荐剂量为依照 420 mgL/kg

标准计算不同浓度对比剂剂量),参考 BMI,调整注射速率及注射时间,生理盐水注射速率同对比剂注射速率,注射 5~10s。采用阈值激发技术,ROI 设于右主肺动脉末端内,阈值自动触发。如有明显肺动脉血流缓慢、血管畸形,行延迟扫描主动脉期。

3.重建算法　软组织算法,重建层厚 W1.0 mm。根据病情应用 MPR、MIP 重建肺动脉及其分支图像。

4.窗宽和窗位　软组织窗:选取显示血管及病变的最佳窗宽窗位,以显示病变清晰为目的。一般窗宽 300~400 Hu,窗位 300~400 Hu。

5.影像质量标准

(1)清晰显示肺动脉起始及走行。

(2)清晰显示肺动脉内血栓及肺动脉充盈缺损情况。

(3)清晰显示肿瘤与肺动脉的位置关系。

6.打印及存档要求　打印肺动脉轴位图像及 MPR 及 MIP 重组图像。将肺动脉扫描薄层图像及重组后图像完整上传 PACS。

第五章　心脏疾病的超声诊断

第一节　房间隔缺损

房间隔缺损（atrial septal defect，ASD）是最常见的先天性心脏病之一，发病率约占先天性心脏病的25%，男女比例约为1∶2~3。单纯房间隔缺损仅占7%~15%，绝大多数房间隔缺损合并有心脏其他结构的畸形。

一、病理概述

1.病理分型　房间隔缺损的分型方法较多，根据房间隔的胚胎起源及缺损的部位，通常分为如下四种类型。

（1）原发孔型缺损：占房间隔缺损的15%~25%，缺损位于房间隔下后侧与室间隔相连的部位。

（2）继发孔型缺损：为房间隔缺损中最常见的类型，占70%~80%。缺损位于卵圆窝或其附近，常呈卵圆状，直径多为1~4 cm。一般为单发，有时为多发的筛状小孔。

（3）静脉窦型缺损：占房间隔缺损的5%~10%。缺损的常见部位在上腔静脉的入口处，缺损的前下缘为房间隔，后缘为右房壁，上缘为骑跨于房间隔之上的上腔静脉开口。缺损位于下腔静脉开口处较少见，下腔静脉向左移位，与左、右房相通。

（4）冠状窦型缺损：此型极少见，缺损位于房间隔后下部相当于正常冠状静脉窦开口的位置，冠状窦与左房之间无间壁，左房血可由冠状窦开口与右房相通，故称为"无顶"（Un-roofed）冠状静脉窦。

2.血流动力学改变　正常情况下左心房压力高于右心房。房间隔缺损时产生左向右分流，分流量的大小取决于缺损口的大小和两心房间的压力差。当压力差不变时，分流量与缺损大小成正比。在婴幼儿期，因左、右室壁厚度相似且肺血管阻力高，所以分流量较少。年长后分流量虽增，但因肺血管已发育成容量大、阻力小的完善结构，故肺动脉高压发生相对较晚。长期的左向右分流可使右心容量负荷增加，导致右房、右室逐渐扩大。当分流量过大造成肺动脉高压后，右心房和右心室压力升高，导致心房水平分流转为右向左，患者出现发绀，即进展为艾森门格（Eisenmanger）综合征。

房间隔缺损常伴有其他先天性或后天性心血管疾患。如原发孔型房间隔缺损伴有房室瓣的异常和室间隔缺损，则归入房室间隔缺损的范畴；继发孔型房间隔缺损伴肺动脉瓣狭窄时，称为法乐氏三联症；当伴有法乐氏四联症时称为法乐氏五联症；伴有二尖瓣狭窄时称为鲁登巴赫氏综合征；10%~20%的继发孔型缺损伴有二尖瓣脱垂。静脉窦型缺损常伴有右肺静脉异位引流。冠状窦型缺损常合并左位上腔静脉。

二、临床表现及相关检查

症状出现的迟早和轻重主要取决于房间隔缺损的大小。婴儿期较少出现症状。缺损小者可终身无症状，缺损较大或原发孔缺损者症状出现较早。可有活动后心悸、气喘、乏力，易患呼吸道感染。偶有患者以阵发性室上性心动过速为最早表现。患儿体型瘦小,无发绀,胸骨左缘第 2 肋间可闻喷射样收缩期杂音,常不超过 3/6 级,肺动脉瓣第 2 音亢进或分裂。

X 线检查可见右房、右室扩大,肺动脉增粗,肺门血管影增粗。心电图表现为不完全性或完全性右束支传导阻滞,P 波增高,心电轴右偏。心导管检查时可见右房、右室及肺动脉内的血氧含量大于腔静脉的氧含量,提示心房水平由左向右分流。

三、超声心动图表现

1.二维与 M 型超声心动图

(1)房间隔回声带中断:正常房间隔呈条状回声带,缺损处回声带连续中断,断端处回声增宽,呈"火柴头"形状,并随心脏搏动而左右摆动。其上下两残端间的距离大致代表缺损的直径。

根据房间隔回声带连续中断的部位可判断缺损的类型:继发孔缺损显示房间隔中部回声中断(图 5-1);原发孔缺损回声中断位于房间隔下部近心内膜垫处(图 5-2)。静脉窦型缺损回声中断位于房间隔的顶部,近上、下腔静脉的开口处,在剑下上、下腔静脉长轴切面最利于观察。冠状静脉窦型缺损因缺乏特征性二维图像而诊断困难,可表现为冠状静脉窦管状回声部分或完全缺失,冠状静脉窦与左房部分或完全连通。

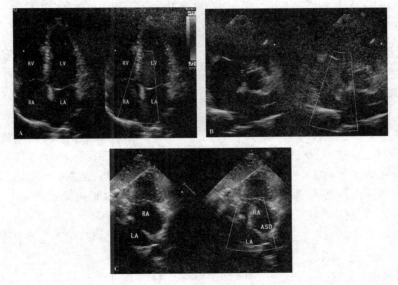

图 5-1　继发孔型房间隔缺损

A.心尖四腔心切面显示房间隔中部回声中断及左向右分流信号;B.非标准心底短轴切面显示房间隔残端与主动脉根部的距离;C.剑下双房切面显示房间隔缺损(ASD)及左向右分流信号

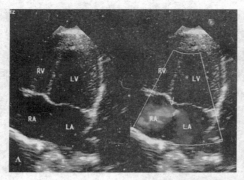
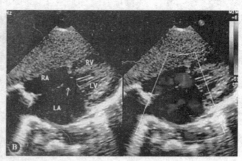
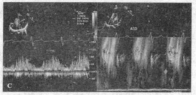

图 5-2　原发孔型房间隔缺损

A.胸骨旁四腔心切面显示房间隔近十字交叉处回声连续中断,箭头所示处为左向右分流信号;B.剑下四腔心切面,箭头所示为原发孔缺损;C.左:房间隔缺损(ASD)左向右分流的脉冲多普勒频谱;C.右:ASD 左向右分流的 M 型血流图

(2)心脏形态活动的改变:右房、右室扩大,室间隔走向平直或略向左室侧膨出,M 型显示室间隔与左室后壁呈同向运动。肺动脉增宽。

2.彩色多普勒　在四腔心切面上可见红色为主的血流束自左房穿过房间隔回声中断处进入右房,并向三尖瓣口延伸。测量分流束的宽度有助于判断缺损的直径和分流量的大小。根据分流束穿隔的部位有助于区分房间隔缺损的类型:继发孔缺损分流束穿过房间隔的中部;原发孔缺损分流束穿过房间隔的下部;静脉窦型缺损分流束穿过房间隔的上部;而在筛孔状缺损和房间隔缺如时,彩色多普勒的分流束常不清楚,可借助二维超声或声学造影加以鉴别。合并肺动脉高压或右室流入(流出)道梗阻时,房间隔水平可见右向左分流,彩色多普勒显示为暗淡的蓝色分流束。

大量左向右分流时,通过三尖瓣和肺动脉瓣的血流量增大,显示为这两个瓣口的血流信号彩色亮度增加,色彩增多。

3.频谱多普勒　在左向右分流时,脉冲多普勒取样容积置于房间隔缺损口的右房侧,可记录到分流频谱,呈正向双峰或三峰图形:第一峰在收缩晚期,流速最高,第二峰在舒张中期,第三峰在舒张晚期。频谱增宽,流速一般在 1~1.5 m/s。右向左分流时,可在房间隔缺损的左房侧探及分流频谱。三尖瓣和肺动脉瓣流速均增快,严重者流速可分别超过二尖瓣和主动脉瓣。

4.经食管超声心动图　由于食管探头恰好位于左房后方,距离房间隔很近,且方向接近垂直,故显示房间隔较经胸壁检查更为清晰。对房间隔缺损的诊断和定位、分流大小的定量研究,以及合并心脏畸形均可提供十分可靠的诊断依据(图 5-3)。

插入食管探头至距离上切牙 34 cm 左右,横向扫描获取四腔心切面,可清晰显示房间隔的中下部及与室间隔的连接处,适于显示原发孔和继发孔型缺损。尔后逆钟向旋转探头显示两心房切面,可清晰显示卵圆窝结构,是筛孔状房缺和卵圆孔开放的最佳显示切面。探头后退至28~32 cm处,在主动脉短轴和左心耳水平逆钟向旋转探头,在左房右侧靠近房间隔可见右上肺静脉进入左房的入口,适于观察上腔型房缺合并右上肺静脉异位引流。前进探头1~2 cm可观察到下腔静脉型房缺合并右下肺静脉异位引流。声束纵向扫描时,将探头逆钟向旋转指向右前方,能看到上腔静脉长轴切面,以及与房间隔的连接关系,稍前进探头可显示下腔静脉入口,此切面对诊断下腔静脉窦型缺损十分有价值。探头插入至食管与胃连接部位,逐步旋转声束(0°~110°),可先后显示冠状窦在右房内的入口、房间隔下部,下腔静脉入口和欧氏瓣,在此切面能准确显示缺损部位,便于进行房间隔缺损的分型。

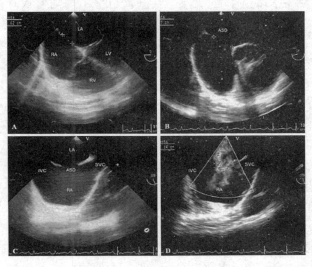

图5-3　经食管超声心动图显示继发孔型房间隔缺损

A.食管中段四腔心切面房间隔位于近场;B.食管中段主动脉瓣短轴切面显示房间隔缺损的直径;C、D.食管中段上腔及下腔静脉切面,是观察房间隔缺损类型的最佳切面

5.三维超声心动图　应用经胸或经食管超声心动图取得房间隔缺损处的容积数据,可实时或静态显示房间隔缺损的立体形态,分别从左房侧或右房侧观察缺损的部位、大小、与毗邻结构的立体关系,以及在心动周期中的动态变化。应用彩色多普勒可获得分流束的立体形态,以及空间位置关系。对于提高诊断正确率、协助制订治疗方案及评价疗效均有较大意义。

6.声学造影　正常人经周围静脉注射造影剂后,右房、右室先后出现云雾影,清楚地显示出房间隔的边缘轮廓。房间隔缺损伴有右向左分流时,可见造影剂回声由右房经缺损处流入左房,使诊断确定无疑。如仅存在左向右分流,不含造影剂的左房血经缺损处进入右房,冲走了房间隔右缘附近的含有造影剂的血液,使该部位出现一半球形无回声区,称为"负性造影区"。此时,可嘱患者咳嗽或做Valsalva动作,增加胸内压力后,常见少量造影剂进入左房,可提高检出率。

尽管绝大多数房间隔缺损可经多普勒超声心动图正确诊断,但是对于筛孔样缺损、卵圆孔未闭和少量右向左分流的观察,声学造影较彩色多普勒更为敏感,具有辅助诊断意义。

四、超声诊断与鉴别诊断

1.定性诊断　二维超声心动图发现房间隔回声连续中断,多普勒超声检出穿过房间隔的分流束即可诊断房间隔缺损。

2.定位诊断　根据房间隔回声中断的部位或分流束穿隔的位置可确定房间隔缺损的类型,如前所述分为四种类型。

3.定量诊断

(1)缺损大小的判断:以二维超声测量房间隔回声连续中断的距离,或彩色多普勒穿隔分流束的宽度均可大致估测缺损口的大小。在缺损口呈不规则形状时,三维超声测量更加准确。

(2)肺循环血流量与体循环血流量的比值(QP/QS):在房间隔缺损左向右分流时,经过三尖瓣和肺动脉瓣的血流量代表了肺循环血流量;经过二尖瓣和主动脉瓣的血流量代表了体循环的血流量,二者之差即为分流量。利用脉冲多普勒的体积血流测定技术,可以选择性地测量经过四个瓣口的血流量,从而可计算出分流量和 QP/QS。但由于在房间隔缺损时经常伴有房室瓣的反流,所以测量肺动脉和主动脉血流量的比值计算 QP/QS 较为可取。

4.鉴别诊断

(1)卵圆孔未闭(或重开)二维超声在四腔心切面或剑下两心房切面观察,可见卵圆窝处房间隔回声纤细,呈两片薄膜样交错贴附,其间有裂隙使两心房交通,游离缘随心动周期飘动。常伴有少量分流,未闭的卵圆孔常为左向右分流,重开的卵圆孔多为右向左分流,经食管超声观察此征象更为清晰。

(2)左室-右房通道二维超声在四腔心切面显示于二尖瓣前叶附着点与三尖瓣隔瓣附着点之间的室间隔连续中断,彩色多普勒显示一股五彩镶嵌的高速湍流由此处射入右房,需注意与房间隔缺损的左向右分流鉴别,后者的流速明显低于前者,而且分流束的起源截然不同。

(3)主动脉窦瘤破入右房主动脉窦瘤破入右房时,在右房内可见湍流信号,流速常达 4 m/s 以上,与房间隔缺损的低速分流信号明显不同。二维超声可显示凸入右房的半球状主动脉窦瘤及其破裂口。

五、超声检查的临床价值

1.协助选择治疗方案　如缺损小于 1.5 cm 且分流量较小者,可暂缓手术,定期超声观察。分流量较大,但无明显肺动脉高压者可择期手术或介入性封堵治疗。超声检查所提供的缺损部位和大小、房室大小与肺动脉压、合并心脏畸形等信息,是临床决策的重要依据。

2.监测房间隔缺损封堵术　术前提供房间隔缺损的详细情况,如缺损直径、边缘情况及其他选择封堵器型号时必需的测量参数;术中实时观察、指引金属伞的放置,并立即观察封闭效果;术后随访封堵器位置、有无残余分流,以及房室的恢复情况(图 5-4)。

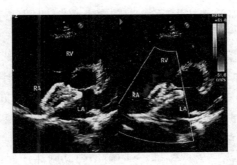

图 5-4 继发孔型房间隔缺损介入封堵术后

3.房间隔缺损修补术中和术后观察 术中观察修补效果,如有较大量残余分流可即时采取补救措施。术后短期内超声随访,彩色多普勒有时可见细小的分流束,大多可自行愈合,可定期追踪观察。

第二节 房室间隔缺损

房室间隔缺损是一组复杂的心血管畸形,又称心内膜垫缺损或房室通道。占先天性心脏病的 4%~5%。多数婴儿期即出现症状,预后较差。超声心动图是诊断本病的首选检查法。

一、病理概述

胚胎发育第 4 周末,原始心管内前后两侧各出现一突起,即前后心内膜垫。以后二者渐靠拢形成中间隔,它向上参与构成原发隔,封闭原发孔;向下参与室间隔膜部的构成,封闭室间孔;向左形成二尖瓣,向右形成三尖瓣。因此,如果心内膜垫发育不良,则造成房间隔、室间隔的缺损,伴有共同房室瓣或房室瓣裂等复合畸形。

1.病理分型 按上述发育畸形的范围和程度不同,房室间隔缺损可分为三型。

(1)完全型房室间隔缺损:病理特点是原发孔型房间隔缺损、共同房室瓣和流入道型室间隔缺损同时存在,两心房和两心室之间因间隔缺损而互相沟通。共同房室瓣由前(上)桥瓣、后(下)桥瓣、左侧壁瓣和右侧壁瓣组成,其中前、后桥瓣可有不同程度的分裂,因此共同房室瓣可由 4~7 个瓣叶组成,最常见为 5 叶(约占57%)。Rastelli(1966 年)根据前桥瓣的形态及其与室间隔痘的连接关系,将完全型房室间隔缺损进一步分为三种亚型。

A 型:此型最为常见,约占75%。前桥瓣可分裂为左、右叶,类似于二尖瓣和三尖瓣的成分,并借腱索附着在流入道室间隔缺损的峰上。

B 型:此型罕见。前桥瓣可分裂为左、右叶,但其腱索不与室间隔嵴相连,而附着在右室的异位乳头肌上。

C 型:此型约占25%。前桥瓣不分裂,为一整体瓣膜跨越于左右心室之上。因无腱索与室间隔嵴相连,瓣膜悬浮于室间隔缺损之上。

(2)不完全型(部分型)房室间隔缺损:通常分为三种类型。

1)单纯原发孔型房间隔缺损(详见"房间隔缺损")。

2)原发孔房间隔缺损伴不同程度的二尖瓣和/或三尖瓣裂。

3)左室-右房通道缺损部位恰好位于三尖瓣隔瓣之上和二尖瓣前叶之下的室间隔膜部,

故有人将其归入室间隔缺损的特殊类型。部分病例可伴有三尖瓣裂。

（3）过渡型（中间型）房室间隔缺损：此型少见。病理特点介于上述二型之间，即存在原发孔型房间隔缺损和流入道型室间隔缺损，但前、后桥瓣完全分裂为二尖瓣和三尖瓣。

2.血流动力学改变　血流动力学变化与房、室间隔缺损的大小、房室瓣反流程度及肺循环与体循环的阻力有关。一般患儿周围动脉的阻力高，故心房之间、心室之间主要存在左向右分流。房室瓣常有较大量的反流，左、右室容量负荷过重的表现比较突出。当肺循环阻力增高或两心房、两心室压力趋于平衡时，则左向右分流减少或出现少量右向左分流。在完全性房室间隔缺损时，肺动脉高压出现较早，至梗阻型肺动脉高压时，右向左分流量渐增，患者出现发绀和心力衰竭。

房室间隔缺损常合并其他心脏畸形，40%～50%的完全型房室间隔缺损合并先天愚型（Down 综合征），其次为动脉导管未闭、主动脉缩窄、法乐氏四联症和肺动脉瓣狭窄等。

二、临床表现与相关检查

临床症状与房间隔缺损相似，但出现较早、较重。尤其是完全性房室间隔缺损者，往往于婴儿期即反复出现呼吸道感染，肺动脉高压与心力衰竭极为常见。体检心脏扩大较为显著，收缩期杂音及震颤位于胸骨左缘第2～3肋间。心底部第二心音增强、分裂。心尖部可闻由二尖瓣反流引起响亮的收缩期杂音。

心电图常表现为Ⅰ度房室传导阻滞、部分或完全性右束支传导阻滞。X线可见右心扩大或全心扩大，肺动脉段突出，肺血增多。选择性左室心腔造影可显示房室间隔缺损、左室流出道延长及主动脉移位形成特征性的"鹅颈征"。

三、超声心动图表现

1.二维超声心动图

（1）完全型房室间隔缺损（图5-5）：四腔心切面上显示右房室扩大，中央部"十字交叉"消失。室间隔上部与房间隔下部回声可见连续中断。在心尖和剑下四腔心切面可显示前、后桥瓣的分裂及腱索附着情况，用以辅助分亚型。例如，C型仅见一个房室口和宽大的共同房室瓣横跨房室间隔缺损，瓣叶活动幅度极大，无腱索与室间隔相连；A、B两型可区分出两侧房室瓣口，但二尖瓣、三尖瓣附着点位于同一水平，瓣膜形态与正常迥异；可识别左前桥瓣和右前桥瓣的腱索附着于室间隔上端（A型），或均附着于室间隔的右室侧（B型）。

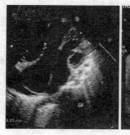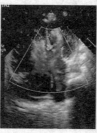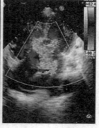

图5-5　完全型房室间隔缺损

图左:胸骨旁四腔心显示舒张期共同房室瓣开放，房室间隔缺损；图中:心尖四腔心可见舒张期来自于两侧心房的红色血流束在共同房室瓣口处会聚，尔后分别流入两侧心室腔；图右:收缩期共同房室瓣关闭，可见花色反流信号射入心房

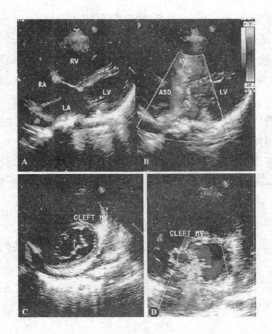

图 5-6　不完全型房室间隔缺损

AB 图:胸骨旁四腔心可见原发孔型房间隔缺损及心房水平左向右分流;CD 图:二尖瓣短轴,箭头所示为二尖瓣前叶裂(CLEFT MV),并可见收缩期花色反流信号

(2)不完全型房室间隔缺损(图 5-6):在超声心动图检查中,四腔心切面可见右房右室扩大,在伴有二尖瓣裂时见左房室扩大。房间隔下部见回声连续中断(原发孔缺损)。可见独立的左右房室瓣口,但瓣膜形态可见异常。二尖瓣裂短轴显示舒张期前叶回声中断,但应注意与切面位置过低(如腱索水平)所致的中断假象相鉴别。偶见三尖瓣部分缺如或隔叶发育不良。有左室-右房通道者在四腔心切面可直接显示缺损口。

(3)过渡型房室间隔缺损:在四腔心切面可见房间隔下部回声连续中断(原发孔缺损),流入道型室间隔缺损通常较小而不易辨识,可见左右房室瓣口,但二尖瓣与三尖瓣可出现形态异常。

2.彩色多普勒

(1)完全型房室间隔缺损:在心尖四腔心切面可很好显示房室间隔缺损的血流变化。舒张期可见来自两侧心房的红色血流束在共同房室瓣口处会聚,尔后又分开分别流入两侧心室腔;收缩期共同房室瓣关闭,可见蓝色为主的反流信号射入心房;室间隔水平可见五彩镶嵌的收缩期分流束穿过室间隔射入右室(流入部室间隔缺损)或斜行射向右房(左室-右房通道);房间隔下部缺损处可见一明亮的分流束自左房穿过房间隔后直接经三尖瓣口或共同房室瓣口进入右心室。当出现严重肺动脉高压时,房、室水平均可见蓝色为主的右向左分流信号。

(2)不完全型房室间隔缺损:除心房水平见左向右分流征象外,可见收缩期不同程度的二尖瓣、三尖瓣反流,此种反流束往往起源于瓣体或瓣根部的裂口处,射流方向常偏心。

(3)过渡型房室间隔缺损:血流动力学变化介于上述二型之间,因此型室间隔缺损通常较小,彩色多普勒在寻找有无心室水平分流时有明显优势。

3.频谱多普勒　在完全型房室间隔缺损时,将多普勒采样容积置于室间隔缺损处,可探及左向右分流的收缩期湍流频谱;在房间隔缺损的右房侧可见持续整个心动周期的左向右分流频谱。共同房室瓣或二尖瓣、三尖瓣反流均发生在收缩期,呈负向高速湍流频谱。存在左室-右房通道时,在右房内可探及双期湍流信号。

4.经食管超声心动图　绝大多数病例通过经胸超声心动图检查已可明确诊断,仅在少数疑难病例,特别是分型困难时适于做经食管超声检查。例如,对于不完全型房室间隔缺损的房缺和二尖瓣、三尖瓣裂及反流的观察均优于经胸超声检查。对于完全型房室间隔缺损的分型,关键是区分房室瓣的类型、腱索的有无及附着的位置,经食管检查较经胸显示更为清晰。明确此种分型对于外科手术方案的选择有重要意义。

5.三维超声心动图　实时三维超声心动图可显示房室间隔缺损的病理特征,如二尖瓣裂的位置和边缘增厚征象;从共同房室瓣的立体形态区分是否为共同房室口或两侧房室口,有助于增加诊断信心和分型依据。

6.声学造影　经周围静脉注射声学造影剂后,右心系统出现浓密的造影剂回声,房间隔缺损的右房侧和室间隔缺损的右室侧可出现负性造影区。但由于房、室水平的右向左分流,四个心腔迅速被造影剂充填,常难以区分其来源,需结合二维图像进行判断。

四、超声诊断与鉴别诊断

1.诊断要点

(1)完全型房室间隔缺损:根据二维超声心动图显示同时存在原发孔型房间隔缺损、流入道室间隔缺损及共同房室瓣的典型征象诊断并不困难,多普勒超声有助于确定房室水平分流和房室瓣反流的血流动力学变化。

(2)不完全型房室间隔缺损:根据二维超声心动图显示两个独立的房室瓣口和原发孔型房间隔缺损,以及多普勒检出房缺处的分流束和房室瓣裂造成的反流束。少见类型检出左室-右房间的异常分流信号。

(3)过渡型房室间隔缺损:兼有完全型和不完全型的某些图像特征。

2.鉴别诊断

(1)继发孔型房间隔缺损:可见心房水平分流和右心扩大,且常合并二尖瓣脱垂与反流,易与不完全型房室间隔缺损相混淆。鉴别要点是继发孔型房间隔缺损回声中断和分流束的部位在房间隔中部,与原发孔型房间隔缺损明显不同。

(2)冠状静脉窦扩张:冠状静脉窦的显示方法为:在心尖四腔切面基础上,探头向后下倾斜直至左房腔消失,当声束指向左房室环处,可见一细长无回声区,由左上至右下渐宽,并开口于右心房,此即冠状静脉窦。在肺静脉异位引流或左位上腔静脉时,心内型可见冠状静脉窦扩张,前后径可达1 cm以上,此时容易将扩张的冠状静脉窦误为左房,将其开口误为原发孔型房间隔缺损。鉴别时应注意离开左房室环切面,从胸骨旁和剑突下仔细观察房间隔结构有无连续中断,同时在左心长轴切面左房后方,可见扩张的冠状静脉窦呈圆环状回声凸入左房内。

(3)单心室:心尖部常有粗大的乳头肌回声,似为残存的室间隔,与完全型房室间隔缺损时的巨大室缺相混淆。鉴别要点是在心尖短轴切面上能否显示室间隔残端结构,当存在室间隔残端时,左室心尖呈完整的类圆形,前方有右室呈半月形包绕。而单心室时左室心尖呈不完整的圆形,并可见腱索与其顶端相连。

五、超声检查的临床价值

本病的自然预后很差,仅约 54% 的完全型患儿可存活至 6 个月,约 4% 可存活至 5 岁。因此,早期诊断具有十分重要的临床价值。

超声心动图检查不仅可以判断是否存在房室间隔缺损和准确分型,而且可以为选择手术方式提供十分有用的信息,如缺损的大小、是否存在瓣裂及反流程度、肺动脉压力等。近年来术前评估心室的大小及均衡性已成为超声检查的重要内容。非均衡型房室间隔缺损是指异常的房室瓣口将来自于心房的血流主要引流入一侧的心室,造成两侧心室大小比例明显失常,手术的难度和风险很大。超声心动图观察心室的均衡性除了测量两心室腔的大小外,还可通过测定房室瓣口在左右心室部分的面积之比来进行判定。术后超声主要可观察是否存在残余分流或房室瓣反流,评估心脏功能的恢复情况。

第三节　室间隔缺损

室间隔缺损(ventricular septal defect,VSD)是最常见的先天性心脏病之一,发病率约占先天性心脏病的 25%。室间隔缺损大多单独存在,但也常见作为复杂心血管畸形的组成部分。

一、病理概述

1.病理分型　室间隔缺损的分型方法较多,目前较为通用的方法是根据缺损在室间隔的解剖部位,分为四大类型:膜周部室间隔缺损、肌部室间隔缺损、双动脉下干型室间隔缺损、混合型室间隔缺损。

2.血流动力学改变　一般情况下,左心室压力明显高于右心室,故左室血液经室间隔缺损处向右室分流,分流量的大小取决于缺损的大小和两心室的压力阶差。

通常将缺损直径与本人主动脉瓣环径的比值作为衡量缺损大小的依据。当比值小于 25% 时属小型缺损,左向右分流量小,很少造成明显的血流动力学障碍,左侧房室可无扩大。比值在 25%～50% 之间属中型缺损,分流量增大,可有轻度左心室扩大。缺损的直径超过本人主动脉瓣环径的 50% 为大型缺损,收缩时左、右室和主、肺动脉的压力相仿,此时分流量和分流方向取决于肺血管床的阻力。肺血管阻力较低时,产生大量左向右分流,左房室因容量负荷过重而扩大。随着肺循环血容量的增多,肺血管内膜增厚,弹力纤维增生,管腔狭窄,阻力逐渐增高,两心室间的压差下降,左向右分流量减少,甚至出现双向分流,左右心均扩大。当出现严重的肺动脉高压时,右心室压力高于左心室压力,故血流自右向左分流,患者出现发绀和心力衰竭,此即所谓艾森门格(Eisenmenger)综合征。

据文献报道,在婴儿期约有 40% 的室缺自动关闭,至 5 岁时 60% 已自闭。小型室缺自行关闭的可能性较大。

约 50% 的室间隔缺损伴有其他心血管畸形,如合并动脉导管未闭、主动脉缩窄和大动脉转位等。其中双动脉干下型室间隔缺损常合并主动脉瓣反流;膜周部室间隔缺损可伴有心内膜垫的发育畸形。

二、临床表现及相关检查

小型室间隔缺损患者可无症状，多在体检时意外发现心脏杂音方引起重视。胸骨左缘3、4肋间可闻及响亮的收缩期杂音，常伴有震颤。缺损较大者可有发育不良，劳累后心悸气喘、多汗和易患肺部感染。随着肺动脉压力的升高，在肺动脉瓣区可听到第二心音亢进和分裂。一般在婴幼儿期和儿童早期不出现发绀，但活动耐力低下，严重病例青春期前出现发绀。

小型室缺时分流量小，心脏形态变化不大，X线和心电图可无异常改变。当分流量加大，出现左房、左室扩大或肺动脉高压时，X线和心电图方可见相应异常改变。

三、超声心动图表现

1.二维与M型超声心动图

（1）室间隔回声带中断：正常室间隔呈宽带状回声，缺损时局部回声连续中断，断端处回声增强并略增宽。其上下两断端间的距离接近缺损孔的直径。根据室间隔回声连续中断的部位可判定缺损的类型，其中心底短轴切面适合于观察膜周部和双动脉干下型室间隔缺损；左心长轴切面可显示膜周部、流出道型和肌部缺损；四腔心切面主要显示流入道型和肌部缺损。小型缺损有时不易看到室间隔回声连续中断。

（2）心脏形态活动的改变：左室、左房可见不同程度的扩大，室壁活动幅度增大。右室流出道及肺动脉增宽。伴肺动脉高压时，除肺动脉显著增宽外，肺动脉瓣M型曲线显示a波消失，ef段平坦，伴收缩中期关闭呈W型。

2.彩色多普勒　在左心长轴和四腔心切面上，收缩期可见以红色为主的血流束自左室穿过室间隔缺损处进入右室，在右室内形成五彩镶嵌的涡流，状似喷泉。在伴有肺动脉高压时，收缩期见室间隔水平红色左向右分流信号，舒张期见蓝色右向左分流信号。根据分流束穿隔的宽度可估测缺损口的大小，穿隔的部位可提示缺损的类型。如膜周部缺损在左室长轴和心底短轴9~11点处显示最佳；双动脉干下型缺损可显示于左室长轴和心底短轴1点钟处（图5-7）；肌小梁部缺损则需在左室长轴、短轴和四腔心等多切面全面观察细小的分流束图。

3.频谱多普勒　将脉冲多普勒取样容积置于室间隔回声带中断处的右室侧，可发现全收缩期高速湍流信号，呈正向或双向充填型频谱，并伴有高调嘈杂的多普勒血流声。以连续多普勒显示分流频谱呈正向高速血流，测定流速可达3~8 m/s（图5-7），当肺动脉压力升高时，左向右分流速度可降低。当出现右向左分流时，可在室间隔缺损的左室侧探及低速反向血流信号。

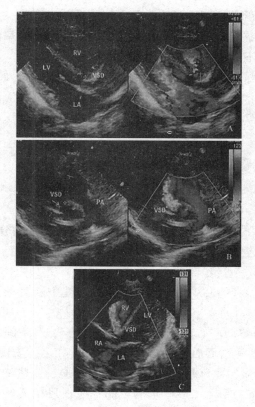

图 5-7　膜周型室间隔缺损

A.左心长轴切面显示室间隔缺损(VSD)和左向右分流信号 B.心底短轴切面 10 点钟位置可见室间隔连续中断(箭头)及左向右分流信号 C.五腔心切面显示膜周部室间隔缺损的左向右分流信号

4.经食管超声心动图　大多数室间隔缺损病例可经胸壁检查确诊,经食管超声检查仅适用于疑难病例或用于手术中观察。经食管探头可从四腔心、五腔心、主动脉和左室短轴,以及各深度 0°~180°范围内多个非标准切面,全面观察室间隔及分流情况(图 5-8),并显示合并畸形。用于术中有助于外科医师选择手术切口及补片大小,并即时观察手术效果。

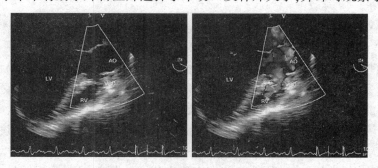

图 5-8　经食管超声心动图显示室间隔缺损(VSD)及左向右分流信号(箭头)

5.三维超声心动图　应用经胸或经食管探头可显示室间隔缺损的三维动态或静态图像,不仅可获得缺损本身和分流束的立体图像,而且可观察缺损与周临结构的空间位置关系,十分类似于外科手术的整体观。对于一些空间关系较为特殊、二维超声心动图不能完整显示的病变,三维超声可提供新的视野和诊断依据。但受到分辨率的限制,三维超声心动图尚不能显示较小的缺损,有待不断改进完善。

6.声学造影　经周围静脉注射造影剂后,右房室出现云雾影,如存在心室水平右向左分流,舒张期可见造影剂气泡回声经缺损处流入左室。在左向右分流时,右室内很难看到清晰的、有诊断价值的负性造影区,此时可令患者咳嗽,以增加右室的压力,有时能使少量造影剂经缺损处进入左室,提高检出率。

四、超声诊断与鉴别诊断

1.定性诊断　主要依据二维超声心动图发现室间隔回声连续中断,或多普勒超声检出穿过室间隔的分流束。

2.定位诊断　主要根据室间隔连续中断的部位,以及多普勒分流信号出现的部位做出诊断,如上所述分为四种类型。

3.定量诊断

(1)缺损大小的判定:利用二维超声测量室间隔连续中断直径,或测量彩色多普勒分流束起始处的宽度估测缺损口的大小。

(2)肺循环血流量与体循环血流量比值(QP/QS)的测量:室间隔缺损时,通过肺动脉瓣和二尖瓣的血流量代表了肺循环血流量;通过主动脉瓣和三尖瓣的血流量代表了体循环血流量,利用脉冲多普勒的体积血流测定技术可以测量出通过这些瓣口的血流量,从而可以计算出分流量和QP/QS。此方法与心导管法测量的相应项目相关显著,但应注意在流出道型缺损时,由于肺动脉口常有湍流存在,选测QP时不宜用肺动脉口流量,而宜用二尖瓣口流量,否则误差较大。多普勒测量QP/QS一般可将大于2∶1(有手术指征)和小于2∶1(无手术指征)区分开来,对选择治疗方法有指导意义。

(3)肺动脉收缩压的测量:利用连续多普勒技术测量分流的最大流速,按照简化的伯努利方程换算成跨隔压差,此压差为左室收缩压减去右室收缩压。因此,以肱动脉收缩压代替左室收缩压,并减去这一压差即为右室收缩压。在无右室流出道狭窄的情况下,右心室的收缩压即等于肺动脉收缩压。

4.鉴别诊断

(1)主动脉窦瘤破入右室:在左室长轴和心底短轴,显示右冠窦呈半球状凸入右室流出道,球壁可见连续中断。当窦瘤膨大不明显时,可能误将窦壁的缺口当作室间隔缺损。此外,双动脉干下型室缺在左心长轴显示时,连续中断似在主动脉瓣环之上,易误为窦瘤破裂。鉴别时除应从多个切面仔细区分缺口与主动脉瓣环的关系外,多普勒超声显示二者左向右分流信号的起源与时相均不相同:室缺时分流信号最强在室间隔的右室面,时相在收缩期;而窦瘤破裂分流信号最强位于窦瘤破口处,时相占据整个心动周期,最大速度在舒张期。据报道亚洲人主动脉窦瘤的60%左右合并嵴上型室间隔缺损。

(2)右室流出道狭窄:多普勒检查在右室流出道可发现收缩期湍流信号,应注意与室间隔分流所致的收缩期湍流相鉴别。鉴别的关键点是湍流能否穿过室间隔,结合二维超声显示右室流出道狭窄的部位和程度,鉴别并不困难。

五、超声检查的临床价值

研究表明,小型室缺大多数在两岁以内自然关闭,尤其是超声观察到有室间隔膨出瘤的病例关闭的可能性最大。缺损的部位也与自然闭合有关,Sutherland 等 1986 年报告超声随访 219 例室缺,发现膜周流入部和肌小梁部缺损自闭或缩小的比例最大。

彩色多普勒的广泛应用使室缺修补术后残余漏的发现率有所增加,但是追踪观察发现,依残余漏的大小和部位不同,转归不尽相同。术后当天经常在室间隔补片周围探及湍流,此系缝线间的细微分流,不属于残余漏,多数在术后三天内消失。有作者认为彩色多普勒发现残余分流束的宽度≤0.3 cm 时无意义,不需重新手术修补;>0.3 cm 时常需再次手术修补。

经导管室间隔封堵术目前已在临床广泛应用。超声心动图在术前适应证和禁忌证的选择、封堵器类型及型号的选择、术中监测和术后随访等方面均有显著优势。

第四节　动脉导管未闭

动脉导管未闭为小儿最常见的先天性心脏病之一。约占先天性心脏病的 20%,在足月活产婴中约占 1/2000。女多于男约 2 倍。动脉导管是胎儿期沟通肺动脉与主动脉的生理通道,胎儿出生后肺开始呼吸,肺内阻力下降,动脉导管自动闭合形成动脉韧带。据统计在出生后 3 小时闭合者约占 2/3,3 个月闭合约占 80%,7 个月闭合者占 95%。如因某种病理因素影响,出生一年后动脉导管仍然开放,则称为动脉导管未闭。

一、病理概述

1.病理分型　动脉导管的主动脉端常在主动脉峡部小弯侧与左锁骨下动脉相对处,导管的肺动脉端多在肺动脉分叉处或左肺动脉根部的后侧壁。动脉导管未闭主要分为五种类型:

(1)管型:此型最多见,约占 80% 以上,导管较长呈圆柱状,两端口径基本一致,直径 5~10 mm 不等,长径 10 mm 左右。

(2)漏斗型:导管两端口径不等,主动脉端较粗,肺动脉端较细,如漏斗状。长约 10 mm 左右,内径大小不一。

(3)窗型:此型较少见。几乎没有导管,主、肺动脉紧贴,间有一孔如窗户般使二者直接交通,孔径往往较大。

(4)动脉瘤型:此型较少见。导管中部呈瘤样膨大,内可有血栓形成。

(5)哑铃型:此型较少见。导管中部细,两端粗,呈哑铃状。

2.血流动力学改变　动脉导管的存在使主动脉和肺动脉间发生血液分流,分流的方向和分流量的大小取决于导管的内径和导管两端的压力阶差。新生儿因肺部阻力大,分流不明显,但随着肺阻力的下降和体循环压力的升高,渐出现左向右分流。由于主动脉的压力在心动周期中始终高于肺动脉压力,故而产生连续性双期左向右分流。此分流使肺循环血量大增,回到左心的血流量随之增加,造成左室容量负荷过重,左房室可扩大,升主动脉增宽。长期肺血流量的增加导致肺血管阻力增高,逐渐出现肺动脉高压,产生右向左分流(即艾森门格综合征),右心室后负荷增加使右心室肥厚扩张。

动脉导管未闭常单独存在,但也经常合并房间隔缺损、室间隔缺损和大动脉的其他畸形。

二、临床表现及相关检查

单纯动脉导管未闭患者临床表现因分流量的大小而有所不同。轻者可无症状，体型多瘦长。自幼分流量大者可有鸡胸和赫氏沟，易患呼吸道感染，自诉乏力和胸痛。于胸骨左缘第二肋间连续性机器样双期杂音，伴震颤。周围血管征（+）。出现肺动脉高压时表现为劳力性气急、声嘶并可见差异性发绀。

心电图无异常或可见左室高电压、左室肥厚。X线胸片可见主动脉结突出，有漏斗征，肺动脉段突出，透视可见肺门舞蹈征。右心导管检查：肺动脉内血氧含量超过右室水平容积0.5%，肺动脉压力和阻力有不同程度升高。心导管可由肺动脉经未闭的动脉导管到达降主动脉。逆行升主动脉造影可同时显示降主动脉和肺动脉，并可见未闭的动脉导管。

三、超声心动图表现

1.二维与M型超声心动图

（1）未闭动脉导管的异常回声：在心底短轴上显示肺动脉分叉处（或左肺动脉起始处），在其后方与降主动脉之间出现一异常通道回声（图5-9），可大致分辨其五种形状：管状、漏斗状、窗孔形、瘤样膨大或哑铃状。在小儿患者适用胸骨上窝主动脉长轴切面，于左锁骨下动脉对侧可显示动脉导管贯通主动脉与肺动脉。

（2）心脏形态的改变：左房、左室扩大，左室壁活动幅度增大。主动脉和肺动脉可见不同程度的增宽，搏动明显增强。M型显示二尖瓣CE幅度增大，DE、EF、AC速度均增加，提示流量增大。伴有肺动脉高压时，肺动脉瓣M型曲线显示ef段平坦，a波消失，收缩期呈W型曲线。

2.彩色多普勒 在心底短轴和胸骨上窝主动脉长轴可见一异常血流束自动脉导管向主肺动脉内喷射，为双期红色为主血流束，分流束起始处的宽度取决于动脉导管的口径。在分流量较小时，分流束呈细窄彩带状，多沿主肺动脉的左侧壁上行，而其右侧有反向的蓝色漩流信号下行。在漏斗型导管，血流通过狭小的肺动脉侧开口，可在肺动脉干内形成五彩镶嵌的湍流，占据肺动脉面积的大部。双向分流时收缩期分流束呈蓝色，舒张期仍为红色。M型彩色血流图有助于显示分流出现的时相和持续时间。

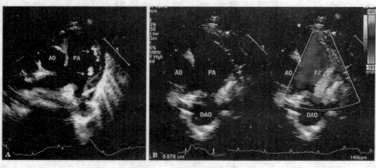

图5-9 动脉导管未闭

图A：心底短轴切面显示动脉导管未闭患者肺动脉外侧壁赘生物附着（箭头）；图B：同一患者肺动脉（PA）与降主动脉（DAO）之间可见未闭的动脉导管异常通道及左向右分流信号

3.频谱多普勒　将脉冲多普勒取样容积置于导管近端处肺动脉内,可获得正向双期连续性湍流频谱,常伴有频谱倒错现象。连续多普勒测定流速较高,常超过 4 m/s。随着肺动脉压的升高,左向右分流时间缩短,湍流频谱可只占据部分舒张期;当出现双向分流时,收缩期可见负向频移,流速较低常小于 1 m/s。

由于动脉导管的左向右分流造成左心容量负荷过重,通过二尖瓣的血流量增多,流速增快。主动脉收缩期血流速度也增快,舒张期可出现与收缩期方向相反的血流信号。

4.经食管超声心动图　动脉导管的位置与上段食管很接近,正好位于食管探头的敏感区域,而且多平面食管探头可从多个角度观察动脉导管的形态,在定性诊断、分型及定量诊断方面有独到之处。但由于经胸壁超声检查已能基本满足临床需要,仅在少数疑难病例或合并复杂畸形的病例需做经食管超声检查。

首先使经食管探头插入距切齿约 30 cm 处,使声束对向降主动脉,在 0°方位显示降主动脉短轴切面,尔后缓慢回撤探头,绕过左支气管造成的检查盲区直至前方出现左肺动脉,在此深度转动角度至 30°~60°可显示降主动脉斜切短轴与左肺动脉长轴间相通的动脉导管,继续旋转角度至 110°~130°可显示降主动脉长轴至左肺动脉斜切短轴间相通的动脉导管。

5.三维超声心动图　实时三维超声心动图可显示动脉导管的立体结构,从多个角度观察导管的形态、长度和粗细,有利于分型和鉴别诊断。分流束的立体显示可为评价分流量的大小提供依据。有报道应用三维超声心动图显示动脉导管未闭封堵器的形态特征,开辟了观察监测手术的新途径。

6.声学造影　当动脉导管未闭达到艾森门格综合征阶段时,经周围静脉注射造影剂后,可见降主动脉内出现造影剂回声,提示大动脉水平右向左分流。

四、超声诊断与鉴别诊断

1.定性诊断　主要依据二维超声心动图直接显示未闭的动脉导管及左心容量负荷过重的征象,多普勒超声检出动脉导管的分流信号。

2.定量诊断

(1)肺循环血流量与体循环血流量比值(QP/QS)的测量:由于动脉导管未闭分流的影响,肺动脉内有湍流存在,故 QS 不宜选用肺动脉流量,可以右室流出道血流量代替。在无房、室间隔缺损的情况下,二尖瓣或主动脉瓣流量代表了肺循环流量(QP)。本项测量虽与心导管测量结果相近,但在临床治疗方面意义不大。

(2)肺动脉收缩压的测量:利用连续多普勒测定动脉导管分流的收缩期流速,按照简化的伯努利方程转换成导管两端的压差(OP),再以主动脉收缩压(以肱动脉收缩压代替)减去 AP 即为肺动脉收缩压。

3.鉴别诊断

(1)主动脉-肺动脉间隔缺损:为一种少见的先天性心脏病。在心底短轴切面上,可见主动脉圆环状回声左侧有一缺口与肺动脉右侧壁相通,彩色多普勒显示起源于缺口处的分流束以与声束近于垂直的角度射入肺动脉内,形成五彩镶嵌的湍流。频谱多普勒显示此湍流为连续性双期双向频谱。与动脉导管未闭的鉴别主要是异常通道的部位不同,以及分流束的起源、走行方向均不同。

(2)冠状动脉-肺动脉瘘:在肺动脉内瘘口处可探及连续性湍流,多位于肺动脉中部,与动脉导管的湍流起源位置不同。部分病例二维超声心动图可发现扩张的冠状动脉和在肺动脉壁上的瘘管开口。

（3）重度肺动脉瓣关闭不全：多普勒超声检查时在肺动脉干内可发现舒张期正向血流，其在肺动脉口处信号最强，越向远端信号越弱，且流速较低，与动脉导管的分流信号有所不同，只要多加分辨不难鉴别。

五、超声检查的临床价值

目前，动脉导管未闭的诊断首选超声心动图检查，可准确判断动脉导管的形态和分流量，为临床治疗方案的选择提供重要依据。但在某些疑难病例，如窗型或直径较粗的管型动脉导管未闭时，由于分流量较大，可较早继发肺动脉高压，当肺动脉压与主动脉压达到平衡时，经胸多普勒超声心动图很易漏诊动脉导管未闭，应用经食管超声检查可达到明确诊断的目的。

超声心动图在动脉导管未闭介入封堵术中具有重要作用。首先是术前适应证的选择，需要超声心动图观察导管的形态与位置，分别测量导管的总长度、主动脉端与肺动脉端的宽度、导管最窄处的内径，观察分流的方向和时相，并评估肺动脉压力。封堵手术中可监测封堵器的位置，以及有无残余分流。术后可追踪观察导管闭合情况，以及心脏大小及功能恢复情况。有文献报道应用经食管超声心动图观察经心导管动脉导管封堵术后残余分流，收到良好效果。

第五节　法洛四联症

法洛四联症(tetralogy of Fallot,TOF)是存活婴儿中最常见的发绀型先天性心脏病，其发病率占各类先天性心脏病的10%~15%。1888年由Fallot对本病的病理解剖及病理生理进行了详细的描述，归纳了肺动脉狭窄、主动脉前壁右移并骑跨、室间隔缺损、右心室肥厚为本病的主要病理解剖改变，故也称为Fallot四联症。以上4种畸形中以肺动脉狭窄最为重要，对患儿的病理生理和临床表现有重要影响。

一、病理生理表现

1.肺动脉狭窄　法洛四联症最基础的改变是圆锥动脉干的狭窄，按狭窄部位的不同大体上可分为右室体部狭窄、漏斗部狭窄、肺动脉瓣膜和瓣环狭窄、肺动脉主干和分支狭窄，以及混合性狭窄等类型。其中，漏斗部狭窄最为常见，多伴有肺动脉其他部位的狭窄，单纯的肺动脉瓣和肺动脉瓣环狭窄较为少见。

2.室间隔缺损　法洛四联症的室间隔缺损是由于圆锥室间隔向前移位与正常的窦部室间隔未对合而形成，以瓣下型室间隔缺损为多，占86%~88%。室间隔缺损位置较单纯型室间隔缺损靠前，多位于主动脉瓣下。部分为肺动脉干下型室缺，占12%~14%。缺损直径多较大，与主动脉口内径相近。

3.主动脉骑跨　圆锥部室间隔向左前移位，以致主动脉右移，部分起源于右室，骑跨于室间隔之上。主动脉的骑跨程度和右室流出道的发育程度与漏斗部室间隔的偏移程度有关，骑跨率在30%~75%，如超过75%，则归为右心室双出口。

4.右室肥厚　法洛四联症的右室壁肥厚为向心性，是肺动脉狭窄的后果，为继发性改变，与肺动脉狭窄程度及年龄呈正相关，狭窄越重，年龄越大，右心室肥厚越显著。

5.合并畸形 法洛四联症常见的合并畸形包括房间隔缺损、右位主动脉弓、左位上腔静脉、动脉导管未闭、心内膜垫缺损等心脏畸形。

二、临床表现

法洛四联症患者自幼即可出现进行性发绀和呼吸困难，其程度和出现早晚与肺动脉狭窄程度有关。因血氧含量下降，活动耐力差，患儿多有蹲踞症状，这也是法洛四联症患者的特征性表现。蹲踞时下肢屈曲，使静脉回心血量减少，减轻了心脏负荷，同时下肢动脉受压，体循环阻力增加，使右向左分流量减少，从而缺氧症状暂时得以缓解。婴儿有时在吃奶或哭闹后出现阵发性呼吸困难，严重者可引起突然昏厥、抽搐，这是由于在肺动脉漏斗部狭窄的基础上，突然发生该处肌部痉挛，引起一时性肺动脉梗阻，使脑缺氧加重所致。长期右心压力增高及缺氧可发生心功能不全。患者除明显发绀外，由于长期缺氧，致使指、趾端毛细血管扩张增生，局部软组织和骨组织也增生肥大，随后指（趾）端膨大如鼓槌状，称为杵状指。脑血管意外、感染性心内膜炎、肺部感染为本病常见并发症。

三、体征

患儿体格发育多落后于同龄儿童，胸骨左缘第2~4肋间常听到2~3/6级喷射性收缩期杂音，其响度取决于肺动脉狭窄程度。狭窄越重，流经肺动脉的血流少，杂音则轻而短；漏斗部痉挛时，杂音暂时消失。肺动脉第二音均减弱或消失。

四、辅助检查

1.血常规 周围血红细胞、血红蛋白均显著增高。

2.心电图 电轴右偏、右心室肥大。

3.X线检查 心脏大小正常或稍增大，右心室肥大使心尖圆钝上翘，肺动脉段凹陷，构成"靴状"心影，肺门血管影缩小，两侧肺纹理减少，透亮度增加。侧支循环丰富者肺野可呈现网状肺。

4.心导管检查 对拟行手术治疗的患者应行心导管检查，导管进入肺动脉通常比较困难，较易从右心室进入主动脉，有时能从右心室进入左心室。心导管从肺动脉向右心室退出时，可记录到肺动脉和右心室之间的压力差，根据压力曲线还可判断肺动脉狭窄的类型。

5.磁共振和CT三维重建 可清晰显示心内结构和大血管的空间位置变化，对诊断有重要帮助。

五、超声心动图表现

超声心动图可清晰地显示法洛四联症心脏的形态、各房室大小，显示出各结构的空间关系等，具有无创、准确性高、重复性好、方便价廉等特点，是诊断法洛四联症的首选方法。

1.二维超声心动图

（1）胸骨旁长轴切面：该切面的特征性改变是主动脉前壁与室间隔连续中断，形成较大的缺损。右心室扩大，右心室壁增厚。左心室大小正常或偏小。主动脉明显增宽，室间隔残端在主动脉前后壁之间，二尖瓣后叶与主动脉后壁仍然连续，此即主动脉骑跨征，可计算骑跨程度。

骑跨率＝主动脉前壁与室间隔的距离/主动脉前壁与后壁间的距离×100%。

该切面也可用于测量左心室舒张末内径,根据内径求得容积,并计算得出左心室舒张末期容积指数,该指数可预测患者手术预后。

左心室舒张末期容积指数=左心室舒张末期容积/体表面积

(2)主动脉根部短轴切面:主动脉根部位于图像正中。其左前侧可见右室流出道、肺动脉干或肺动脉瓣的狭窄,各个狭窄可单独或者合并存在。

1)单纯右室流出道狭窄:右室流出道室壁或肺动脉干下圆锥局限性肥厚,或者右室流出道内肥厚肌束增多致流出道变窄,此型临床最为常见(图5-10)。

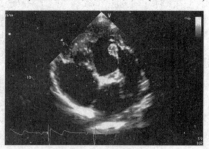

图5-10 主动脉短轴切面:右室流出道狭窄,动脉圆锥肥厚,右室壁肥厚

2)漏斗部弥漫性狭窄:多伴有肺动脉瓣、肺动脉主干及其分支狭窄,此型狭窄程度较重,肺动脉主干及其内径也明显变窄。

3)单纯肺动脉瓣及肺动脉瓣环狭窄:较少见,病变仅局限于肺动脉瓣和肺动脉瓣环,程度多较轻,此时肺动脉干可增宽,是由狭窄后扩张所致。

4)漏斗部及肺动脉瓣狭窄:除右室流出道变窄外,还合并肺动脉瓣狭窄。肺动脉瓣狭窄的超声表现依病理改变的不同而不同。有的肺动脉瓣较纤细,瓣体活动度较大,但瓣口较细小,呈穹隆状改变;有的瓣叶增厚,回声增强,瓣体活动僵硬,开口明显减小。在肺动脉瓣短轴切面可显示瓣叶的数目和回声改变。

5)漏斗部、肺动脉瓣及肺动脉瓣环狭窄:在漏斗部和肺动脉瓣狭窄的基础上,肺动脉瓣环内径也明显变窄。

主动脉根部短轴切面上也能见到室间隔缺损,缺损多为峭下型,多于9~1点钟处见连续中断。紧邻肺动脉瓣环的干下型室间隔缺损较为少见。

(3)双心室短轴切面:在二尖瓣及乳头肌水平切面上左、右心室可清晰显示。右心室位置正常,心腔可不同程度扩大,前壁及室间隔增厚,且有增厚的乳头肌和肌柱等。左心室大致呈圆形,内径正常或偏小。

(4)胸骨旁四腔、五腔切面:左心室、左心房正常或偏小。右心室壁肥厚,右心室腔稍大。室间隔近十字交叉处可见连续中断(图5-11)。胸骨旁五腔切面可用于观察主动脉骑跨程度(图5-12)。

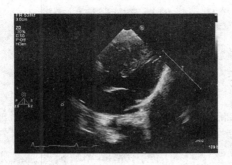

图 5-11 胸骨旁四腔切面:大室间隔缺损

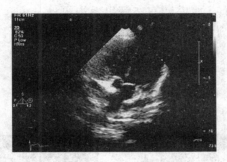

图 5-12 胸骨旁五腔切面:主动脉骑跨于室间隔上

（5）主动脉弓长轴及短轴切面:胸骨上窝探查时,在主动脉弓长轴及短轴切面上见主动脉根部及升主动脉明显增宽,但主动脉弓宽度则大致正常。此切面可探查肺动脉干和肺动脉分支有无狭窄,并测量左、右肺动脉起始处内径,用于计算 McGoon 指数和 Nakata 指数,临床常用于评价肺血管发育程度。

McGoon 指数=左右肺动脉近第一分叉处直径之和/横膈水平降主动脉内径

Nakata 指数=左右肺动脉近第一分叉处截面积之和/体表面积

主动脉弓切面也是判断主、肺动脉间侧支循环情况的最佳切面。

（6）剑突下切面:在声窗条件较好的患者,应用剑突下右室流出道长轴切面可清楚显示肺动脉狭窄的部位和程度。剑突下双心房切面因房间隔与声束垂直,可以准确判断法洛四联症患者有无合并卵圆孔未闭或房间隔缺损。

2.彩色多普勒

（1）M 型彩色多普勒

1）于胸骨旁左心长轴切面将取样线放置于室间隔缺损处,可在一个心动周期里观察到红、蓝色血流信号多次相间的现象。其分流方向与左右心室的压力密切相关。典型法洛四联症患者心室水平的分流方向和时相如下:

收缩早期:左心室压略高于右心室,有少量的左向右分流。

收缩中晚期:右心室压力高,出现右向左分流。

舒张早期:左心室压力低,仍为右向左分流。舒张中晚期:因左心室顺应性高于肥厚僵硬的右室,接收较多的左房血液,压力高于右室,出现左向右分流。

在部分患者中,由于左、右室的压力差较小,两者稍有改变就导致血流方向的变化,因而其时相关系不明确。压力差较小也使得双向分流的速度较低，因而红、蓝两种色彩较为暗淡。

2）将取样线置于右室流出道，则在收缩期见右室流出道内有五彩镶嵌的血流信号，其宽窄随右室流出道的宽窄而定，由于流速较快，色彩明亮。

（2）二维彩色多普勒

1）胸骨旁左心长轴切面：收缩期见左、右室血流均进入骑跨的主动脉。左、右室的血液混合在一起，血容量增大，速度加快，故升主动脉内血流信号较为明亮。因右室压力增高，左、右室压力差明显减小，在整个心动周期中室间隔缺损处血液分流方向随左、右室压力差的改变而变化，或左向右为主，或呈双向分流，有时则以右向左分流为主（图5-13）。

2）主动脉根部短轴切面：于收缩期右室流出道内可见一束起自狭窄处的五彩镶嵌异常湍流信号。如右室流出道过于狭窄，则狭窄后的区域及肺动脉干内因血流量少，血流信号不易探及。

如漏斗部狭窄合并有肺动脉瓣、肺动脉瓣环和肺动脉干狭窄，则可见起自漏斗部并延续至肺动脉干的五彩镶嵌状高速血流信号（图5-14）。同样，若狭窄极重，因血流量太少，则血流信号不明显，有时与肺动脉闭锁难以鉴别。

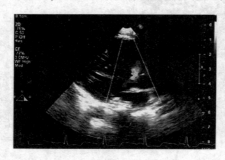 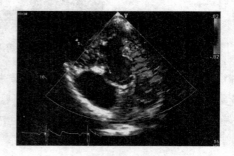

图5-13　心室水平左向右分流　　　　图5-14　弥漫性肺动脉狭窄，血流加速

3）主动脉弓切面：在此切面可观察到主、肺动脉间的侧支血流信号是否丰富，部分患者可测量侧支血管大小及数目。

3.频谱多普勒

（1）脉冲型频谱：用于测量室间隔缺损处的低速分流速度。

（2）连续型频谱：用于测量右室流出道和肺动脉狭窄的高速射流信号。

右室流出道狭窄的连续多普勒频谱在形态上呈特征性的倒匕首状。法洛四联症右室流出道和肺动脉射流峰值多较高，多数患者可在 400 cm/s 以上。

六、诊断及鉴别诊断

法洛四联症依靠超声心动图检查即可明确诊断，但由于该病常合并房间隔缺损、动脉导管未闭、心内膜垫缺损等心内畸形，检查中应注意。

合并动脉导管未闭的患者由于肺动脉系统发育不良，主肺动脉及左、右肺动脉内径狭窄，肺动脉瓣叶增厚，开放明显受限，右心的阻力负荷增加，进入肺动脉内的血流速度明显增快。此时经未闭动脉导管从降主动脉分流入主肺动脉的血流速度受到抑制，不易检出。此时，应注意观察狭窄的主肺动脉腔内，是否出现与进入肺动脉口血流束相反方向的异常血流,应用频谱多普勒,可检出未闭动脉导管的分流信号,避免漏诊。

部分法洛四联症患者可合并完全型心内膜垫缺损,如果右心容量负荷较大,出现Ⅰ孔型房间隔缺损,应注意于心尖四腔心切面观察二、三尖瓣叶的形态改变,如二尖瓣叶与三尖瓣叶形成共同的房室瓣口,应诊断为合并完全型心内膜垫缺损。

法洛四联症还需与其他有发绀的先天性心脏血管病相鉴别,例如艾森门格综合征、右室双出口(Taussig-Bing 综合征)、伴有肺动脉狭窄的室间隔缺损、大动脉转位等。必要时可行心腔造影或心导管检查帮助诊断。

七、治疗方案

根据肺动脉系统发育情况,以及是否存在左心室发育不全,本病的手术治疗有姑息性和根治性两种。

1.姑息性分流手术 在体循环与肺循环之间造成分流,以增加肺循环的血流量,使氧合血液得以增加。有锁骨下动脉与肺动脉的吻合、主动脉与肺动脉的吻合、腔静脉与右肺动脉的吻合等方法。本手术并不改变心脏本身的畸形,但可为将来做矫治性手术创造条件。对于 McGoon 指数 1.2,Nakata 指数 $\leq 120 \ mm^2/m^2$,左心室舒张末期容积指数 $\leq 20 \ mL/m^2$ 的情况,必须行姑息手术,否则术后可能出现低心排综合征,甚至死亡。

2.直视下根治手术 在体外循环条件下切开心脏修补心室间隔缺损,切除右心室漏斗部的肥厚肌束,切开狭窄的肺动脉瓣或肺动脉进行跨瓣补片,是彻底纠正本病畸形的方法,疗效好,宜在 5~8 岁后施行,症状严重者 3 岁后也可施行。

八、预后及随访

法洛四联症病例的预后决定于右心室流出道及/或肺动脉狭窄的轻重程度,以及肺部侧支循环的发育情况。未经手术治疗的极少数病例虽然可能生存到 40 岁以上,但绝大多数患者在童年期死亡。接受手术的患者术后症状明显改善,发绀消失,活动耐力增大。术后 10 年的生存率约在 90% 以上。影响外科疗效的因素有手术时年龄、体重、发绀程度、血红蛋白含量、血细胞比容、右心室流出道狭窄病变类型、肺动脉及肺动脉瓣环和左心室发育情况等。

患者术后应接受长期超声随访,随访内容包括观察有无残余分流、残余梗阻,有无感染性心内膜炎、肺动脉瓣反流,以及对心脏射血功能的评价。

第六章 颅脑疾病的超声诊断

第一节 颅内动脉狭窄和闭塞

TCD 对各种原因导致的偏身感觉和/或运动障碍;感觉性或运动性语言障碍;头痛、眩晕发作、平衡障碍、晕厥;复视、视物不清、偏盲;吞咽困难、构音障碍等症状体征患者的检测评估,筛查出颅内动脉狭窄或闭塞病变。

一、脑动脉狭窄的检测

对于脑动脉狭窄 TCD 检测结果要通过血流速度、多普勒频谱、血流声频、血流信号的动态变化等综合分析。

(一)血流速度的变化

脑动脉狭窄的典型血流动力学改变是节段性血流速度异常。狭窄段流速升高,狭窄近端流速正常或相对减低,狭窄远端流速减低(通常是动脉管径狭窄≥50%)。对于不同程度脑动脉狭窄的 TCD 诊断标准目前国内外专业领域尚未统一(与国家、人种、机器类型等相关)。

(二)狭窄程度的判断

目前并未对不同狭窄程度的界定标准进行分类评估,因此,近年来随着颅内动脉狭窄病变的发生率增加及治疗技术段的发展,TCD 对于颅内动脉的检测应根据血流速度,并结合血流频谱、血流音频及狭窄后血流速度变化及临床症状体征等客观信息,对于颅动脉狭窄进行程度的判断分类有利于临床治疗手段的选择及改善患者的预后。但是颅内动脉主干有多支(MCA、ACA、PCA、VA、BA、CS、PICA 等),国际国内尚无统一的标准,以下是近期国内发表的大脑中动脉狭窄程度分类标准,供检测参考。

1.轻度狭窄 当血管造影显示血管内径减小于 50% 时,TCD 检测结果显示病变动脉血流速度相对升高,Vs>140 cm/s,Vm>90 cm/s 或双侧同名动脉流速不对称大于 30%。对于较长段血管(MCA、BA、VA 及 EICA)随深度增加仔细探查可发现节段性血流速度变化。

2.中、重度血管狭窄 在轻度狭窄的基础上,以 DSA 为标准,血管内径减小 50%~69%,为中度狭窄,当管径减小大于 70% 时,为重度狭窄。

当动脉狭窄达到中、重度时,病变动脉的血流速度明显升高。中度狭窄时 VS≥180 cm/s,Vm≥120 cm/s。重度狭窄时 Vs 大于 220 cm/s,Vm 大于 140 cm/s,出现明显的节段性血流速度改变,即狭窄段流速明显升高,狭窄近、远端流速减低,特别是狭窄远段血流速度减低伴相对低搏动性血流频谱改变特征(PI 值明显减低)时,对于重度狭窄的诊断具有较高准确性、特异性。如图 6-1A、B、C 为 MCA 重度狭窄的血流速度变化及频谱检测特征,DSA 证实为 MCA 起始段重度狭窄。

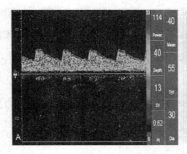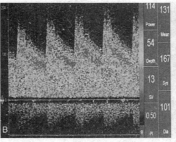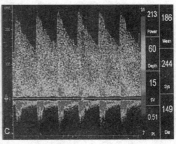

图6-1　MCA狭窄的节段血流速度异常的频谱特征

A.MCA远段流速明显减低(深度40 mm,Vs 55 cm/s,Vm 40 cm/s,Vd 13 cm/s,PI 10.62)。B.MCA主干血流速度(深度54 mm,Vs 167 cm/s,Vm 131 cm/s,Vd 13 cm/s,PI=0.50)。C.MCA起始段血流速度(深度60 mm,Vs 244 cm/s,Vm 186em/s,Vd 149em/s,PI=0.51),收缩期频窗消失,伴随涡流品频谱。狭窄段(54 mm与60 mm深度)Vs1/Vs2比值分别为3.0与4.4

(三)频谱和音频变化

动脉狭窄导致血流速度异常升高,出现病理性涡流和湍流。涡流信号通常为低频(低振幅)高强度血流信号。湍流信号较涡流振幅升高的紊乱血流信号。无论涡流或湍流均位于频谱的收缩期,沿频谱基线上下方呈对称性分布。由于血管狭窄,血流加速度时间明显延长,收缩峰融合,舒张期D峰消失。血流音频高尖而粗糙,其内混杂有低钝的紊乱声频或高调的"血管杂音"。血管杂音特征是位于频谱基线上下方对称分布的索条状高强度信号,与涡流或湍流相混叠。

(四)相邻动脉血流动力学改变

1.脑膜支代偿血流动力学特征　颅内动脉任何一支主干动脉狭窄(狭窄≥70%)时,不仅病变血管自身出现异常血流动力学改变,同时相邻动脉脑供血出现不均衡状态,引起病变周边脑膜支动脉代偿性扩张(脑膜支侧支循环建立征)。TCD可以通过相邻动脉血流速度的升高,判断脑膜支侧支循环建立的血流动力学变化。如MCA重度狭窄时患侧ACA、PCA流速升高,PI相对减低(与健侧比较)。此时应注意分析ACA或PCA流速升高的特点,不要误诊为ACA、PCA狭窄。

2.狭窄远段动脉血流动力学分析　对于VA、BA狭窄时要注意动脉间血供的相互影响,此处以BA、VA重度狭窄(≥70%)或闭塞为例分析对PCA影响的典型血流动力学变化特征。

(1)BA重度狭窄时,BA狭窄段流速明显升高,其远端PCA的血流速度、PI减低,出现低流速、低搏动性血流频谱形态改变。此处应注意的问题是,当判断BA重度狭窄导致PCA血流动力学异常时,应注意双侧PCA血流方向的一致性。当存在一侧PCA不发育时,可以检测到双侧PCA流速的不对称性,一侧流速、频谱形态正常,但血流方向逆转(负向,PCA起源于ICA系统);另一侧PCA流速、PI值均减低伴血流频谱形态异常(低流速、低搏动性改变),说明PCA血流灌注来源于BA,BA重度狭窄导致PCA供血异常。

(2)若患者同时存在一侧ICA颅外段病变时,BA的重度狭窄产生的PCA血流动力学变化将更加复杂,要通过CCA压迫试验鉴别BA病变程度。

3.双侧 VA 重度狭窄,或一侧 VA 闭塞,另一侧 VA 重度狭窄时,BA、PCA 均可能出现流速减低、PI 值下降,同样会出现上述 BA 重度狭窄的血流动力学改变,可结合颈动脉超声、相关影像学检查结果、选择 TCD 与 TCCD 联合检测的方法,以获得检测结果的准确性。

二、颅内动脉闭塞检测

TCD 对于颅内动脉闭塞具有一定的诊断特异性。特别是对 MCA 闭塞可靠性较高。不同颅内动脉闭塞的具有不同的血流动力学改变特征。

(一)大脑中动脉(MCA)闭塞

MCA 是颅内动脉粥样硬化性狭窄、闭塞、血栓形成、栓子栓塞的好发部位。根据患者临床发病过程,可分为急性 MCA 闭塞和慢性 MCA 闭塞,其血流动力学特征改变不同。

1.MCA 急性闭塞 患者急性起病,临床症状严重。TCD 检测沿 MCA 主干深度 40~65 mm 均未探测到血流信号或仅探及不连续的低速高阻力型或单峰型血流信号。同时通过对侧颞窗交叉探测(深度达 90~100 mm)也未获得血流信号,或检测到低速高阻不连续性血流频谱,病变同侧 ACA、PCA 血流信号可探及,流速与健侧比较基本对称,无明显升高,结合临床发病特征可以基本判断 MCA 急性闭塞。

2.MCA 慢性闭塞 MCA 慢性闭塞通常是在 MCA 中度以上狭窄性病变发展的基础上,病变进展导致血管闭塞。询问患者既往有反复发作的短暂性脑缺血(Transient ischemic attack,TIA)症状与体征。MCA 慢性闭塞性病变与急性闭塞的血流动力学变化有明显不同。

(1)沿 MCA 主干深度 40~65 mm 探及低流速低阻力型(PI 值明显减低)、不连续性血流信号,见图 6-2A。

(2)与患侧 MCA 相邻的 ACA、PCA 流速明显升高,并且高于健侧 ACA、PCA 流速(20%~30%),伴 PI 减低(血管扩张软脑膜动脉代偿特征),见图 6-2B、C。

(3)通过颈动脉压迫试验和相邻动脉的血流速度变化可以判断 MCA 区域血流信号的供血来源。当压迫同侧 CCA 时,低搏动性 MCA 血流信号减低,说明 MCA 由 ACA 软脑膜支供血为主。压迫同侧 CCA 时,MCA 血流信号相对升高或不变,说明以 PCA 软脑膜支供血为主。

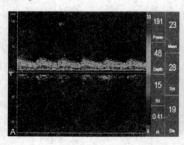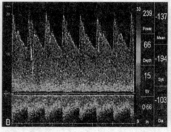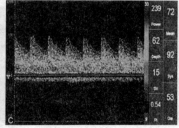

图 6-2　大脑中动脉慢性闭塞

A.右侧 MCA 主干(48 mm 深度)血流速度明显减低,Vs 28 cm/s,Vd 19 cm/s,Vm 23 cm/s,PI 0.41; B.右侧 ACA 血流速度明显升高,Vs 194 cm/s,Vd 103 cm/s,Vm 137 cm/s,PI 0.66;C.右侧 PCA 流速也相对升高(代偿),Vs 92 cm/s,Vd 53 cm/s,Vm 72 cm/s,PI 0.54。

3.MCA$_2$ 分支水平闭塞 当 MCA 闭塞部位位于 MCA$_2$ 分支水平时(即 MCA 由 ICA$_1$ 分出

主干的远端闭塞),MCA 主干近端(深度 55~60 mm)可以测得低速血流信号,血流频谱为高阻力型,在正常 ICA_1 分叉水平无典型的 ACA/MCA 双向对称性血流频谱,但可检测到具有正向血流信号、流速明显减低、伴 PI 相对升高的血流频谱(ICA_1)。这是由于 MCA 远端血管闭塞,近端阻力升高。另外,仔细检测 MCA 主干水平,可能检测到低搏动性低流速血流信号(软脑膜支代偿血管),相邻 ACA、PCA 血流速度相对升高。

(二)大脑前动脉闭塞

TCD 对于 ACA 闭塞的判断相对 MCA 难度较大。因为 ACA 存在一些生理性发育不全的情况应仔细鉴别。

1.ACA 生理性不发育 当一侧 ACA 生理性不发育时,TCD 不能检测到 ACA 血流信号,但对侧 ACA 流速相对升高,(一侧 ACA 向双侧 ACA 的 A_2 段供血)。相邻 MCA 的血流速度无明显变化。

2.ACA 急性闭塞 对于 ACA 闭塞的诊断有一定的局限性,需要注意患者的临床症状与体征。当 ACA 急性闭塞时患者通常表现对侧下肢功能异常伴精神症状(与 ACA 脑组织供血异常导致功能改变有关)。TCD 通过患侧及健侧颞窗或眼窗分别检测均不能探测到典型的 MCA/ACA 分叉的血流频谱特征,无 ACA 血流信号。健侧 ACA 血流速度高于 MCA≥30%以上(向患侧 ACA 远端代偿供血)。

(三)颈内动脉终末段闭塞

临床上 ICA_1 闭塞通常以急性发病多见,慢性闭塞者以 Moyamoya 病(烟雾病)多见。急性 ICA_1 闭塞通常由 ICA 颅外段闭塞后血栓形成并向上蔓延所致,或某些心脏病患者如心房纤颤血栓的脱落可造成 ICA_1、MCA、ACA 的 T 型闭塞。ICA_1 闭塞直接影响同侧的 ACA、MCA 供血。TCD 检测可以发现患侧 ICA_1 及 ACA 和 MCA 血流信号均消失(除外颞窗穿透不良),通过健侧颞窗交叉检测,患侧 MCA、ACA 血流信号均未探及。患侧 PCA 流速明显高于健侧(软脑膜支代偿)。

(四)椎动脉闭塞

患侧椎动脉血流信号消失,另一侧椎动脉血流速度相对升高(代偿)。TCD 对于椎动脉闭塞的判断需要检测人员熟练的操作技术和掌握一定的脑血管病变判断的临床理论基础,特别是一些患者的 VA 走行弯曲可能造成误诊或漏诊,应结合椎动脉颅外段彩色多普勒血流影像超声检测结果综合判断鉴别。

(五)基底动脉闭塞

根据患者发病状态可以分为急性或慢性 BA 闭塞。

1.急性 BA 闭塞 急性 BA 闭塞患者临床症状严重,发病患者往往处于极危重病症状态下,很难实行 TCD 系统检测。若临床考虑患者需要紧急动脉溶栓治疗,通常需要床边 TCD 检查,要求操作人员技术熟练迅速检测评估。典型血流动力学特征变化有:双侧椎动脉流速明显减低伴高阻力型血流频谱改变(PI 升高,与 ICA 系统比较)。沿双椎动脉由浅至深分别连续检测,到达 BA 水平时,血流信号微弱或消失。双侧 PCA 血流方向或流速异常,但 PCA 的血供来源于 ICA 时流速可以正常。TCD 可作为 BA 急性闭塞后溶栓治疗的血流动力学动态监测手段，具有较高的临床价值。

2.慢性 BA 闭塞　在 BA 重度狭窄的基础上逐渐闭塞，血流动力学特征包括：双侧或单侧 PCA（与 PCA 起源相关）出现流速减低伴低阻力或低搏动性血流频谱特征。若 BA 阶段性闭塞，由于侧支循环的建立，可以发现近段 BA 及双侧 VA 血流速度减低伴 PI 升高改变（若患者闭塞远端有良好的侧支循环通路），远端 BA 的流速减低可能不显著，但是低搏动性（PI 减低）血流频谱特征改变是典型的。若病变位于 BA 中—远端，阶段性 BA 闭塞时，远端 BA 血流方向逆转，一侧或双侧 PCA 血流方向改变（PCoA 开放）向 BA 供血。此种情况下，认真检测 BA 远端及 PCA 血流信号的同时应分别进行 CCA 的压迫试验，观察 BA、PCA 的血流动力学变化，以判断 BA 的血供来源。

第二节　颈内动脉狭窄和闭塞

颅外段颈动脉重度狭窄（≥70%）或闭塞时颅内动脉侧支循环建立产生的血流动力学改变进行评价分析。在临床实践中，可以观察到当颈动脉狭窄≥70%时才会出现双侧半球颅内动脉血流灌注的不对称性改变所产生的血流速度、频谱形态、血管搏动指数的异常等特征改变，见图 6-3。

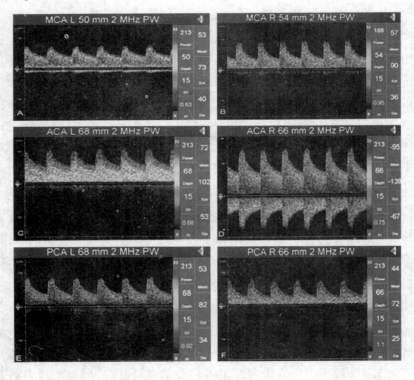

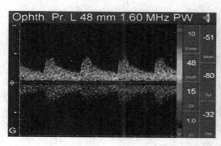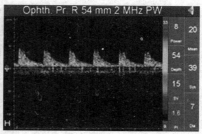

图 6-3　患者,65 岁,男性。左侧颈内动脉重度狭窄,DSA 证实的 TCD 检测结果

一、一侧颈内动脉狭窄

一侧 ICA 狭窄(≥70%)时,患侧颅外段颈内动脉流速阶段性升高伴涡流或湍流频谱,血流音频粗糙。双侧半球动脉血流速度不对称,患侧半球动脉流速明显减低。双侧半球动脉血流频谱形态不一致,患侧血流频谱形态改变,峰钝,峰时延长(血流速度达到最高值的时间)。双侧半球同名动脉血管搏动指数(PI)不对称,患侧明显减低,即低搏动性血流频谱改变,具有典型或不典型颅内动脉侧支循环(Willis 环)建立的血流动力学变化特征(详见侧支循环评价)。

二、一侧颈内动脉闭塞

一侧颈内动脉闭塞,患侧颅外段颈内动脉血流信号消失;患侧颈外动脉、健侧颈内动脉流速相对升高(ACoA 发育正常具有侧支代偿功能时),双侧半球血流速度、频谱形态与 PI 值的变化、颅内、外侧支循环开放特征与颈内动脉重度狭窄的血流动力学变化基本一致,同样存在鉴别评价典型或不典型颅内动脉侧支循环(Willis 环)建立的血流动力学变化特征的问题,在检测中应该注意。

对于颅外段颈内动脉狭窄或闭塞性病变,建议采用 TCD 对颅内动脉侧支循环的系统评估,不建议采用 TCD 技术检测评估颅外段颈内动脉狭窄程度,特别是对闭塞性病变的判断,容易造成漏诊或误诊。应提倡 TCD 与颈动脉彩色多普勒血流成像的联合检测技术模式,综合判断颅外段颈内动脉或颈总动脉存在的狭窄或闭塞性病变。

三、典型侧支循环开放血流动力学特征

(一)前交通动脉(ACoA)开放

1.患侧 MCA、ACA、ICA₁血流速度明显减低,健侧 MCA、ACA、ICA₁流速相对升高,以 ACA 升高为著。

2.双侧 ACA₁血流频谱方向不一致,患侧 ACA 方向逆转,比较 TCD 血流频谱中显示患侧 ACA 血流方向朝向探头,健侧 ACA 为负向。

3.压迫健侧 CCA 时,患侧 MCA、ACA 流速进一步下降,说明患侧 MCA、ACA 的血流由健侧供应。

(二)后交通动脉(PCoA)开放

1.双侧 PCA 血流速度不对称,健侧(非颈内动脉狭窄侧)PCA 流速正常,患侧 PCA 流速

升高。

2.患侧 PCA 血流频谱形态与健侧不同,PI 值相对减低。

3.压迫健侧 CCA 时,患侧 PCA 进一步升高。

(三)颈内、外动脉(ICA-ECA)侧支循环开放

1.患侧 MCA 血流变化压迫患侧 CCA 时可能有两种血流动力学变化。一种是 MCA 血流速度无变化,说明 ICA-ECA 侧支循环通路未开放或 MCA 是 ACoA 侧支开放供血。一种是 MCA 血流相对减低,说明 ICA-ECA 侧支循环通路开放。

2.眼动脉血流变化双侧 OA 流速不对称,患侧相对升高(升高程度与代偿功能状态相关)。双侧 OA 血流频谱形态不一致,健侧高阻力型,患侧低阻力型性。双侧 OA 血流方向不一致,患侧 OA 逆转。压迫患侧 CCA 时,OA 血流速度下降。

(四)非典型侧支循环通路开放

TCD 可以检测到颅内动脉典型侧支循环开放的血流动力学变化,同样对于非典型侧支循环途径建立的血.流动力学改变,均可以通过上述方法进行鉴别,如单纯 ACoA、单纯 PCoA、单纯 ECA-ICA 开放;ACoA 与 PCoA 开放;ACoA 与 ECA-ICA 开放;PCoA 与 ECA-ICA 开放等,操作者应根据检测结果仔细分析进行鉴别。病变判断的准确性在于技术操作与血流动力学检测结果的综合分析;熟悉掌握典型侧支循环开放的血流动力学变化特征;具有娴熟的准确无误的 CCA 压迫试验实施技巧;良好的 TCD 颅内动脉检测技术;扎实的脑血管解剖、血流动力学理论知识;主动结合脑血管疾病的临床诊断与基本定位等系统诊断理念。

第三节　脑血管痉挛

临床上常见的脑血管痉挛是蛛网膜下隙出现的严重并发症之一。脑动脉瘤破裂、脑血管畸形、动脉粥样硬化性血管破裂均可能造成蛛网膜下隙出血(subarachnoid hemorrhage, SAH)。无论何种原因导致 SAH 均有可能引发脑血管痉挛(vas-ospasm,VSP)。严重的 VSP 可能造成严重的脑缺血而危及患者的生命。

TCD 技术对于 SAH 患者的颅内外动脉血流动力学监测,对 VSP 的发生、发展及严重程度、治疗效果的评价等具有重要的临床意义,本文所述的 VSP 是继发于 SAH 后颅内外血流动力学改变,是通过 TCD 动态监测的血流速度变化做出客观的 VSP 诊断,必须注意 VSP 在 TCD 常规检测中"滥用"的现象。

一、检测对象

1.脑动脉瘤、脑动静脉畸形、脑动脉粥样硬化病变导致血管破裂后的原发性蛛网膜下隙出血患者。

2.各种原因导致的脑外伤及脑肿瘤等外科手术后导致继发性蛛网膜下隙出血的患者。

二、脑血管痉挛与临床

无论何种原因导致 SAH 后引发的 VSP,是一种迟发的脑动脉平滑肌的收缩,严重者可引起患者迟发性神经功能损害(delayed ischemic neurologic deficit,DIND)。当临床明确患者

SAH 诊断后,出现新的无法用其他原因(脑积水、新的出血、脑水肿、败血症、电解质紊乱等)解释的神经功能异常时,就应该考虑与 VSP 相关的 DIND 的发生。因此,早期发现、早期诊断、早期治疗 VSP 是预防 DIND 发生的关键。

三、VSP 血流动力学变化与 TCD 监测

(一)监测血管的选择与检测

TCD 对于颅内动脉 VSP 的监测,通常采用双侧 MCA、双侧颈内动脉颅外段 EICA 作为主要观察动脉。因为,国内外大量文献报道 TCD 评估 VSP 的血流动力学变化特别是对 MCA、椎-基底动脉流速的监测结果与 DSA 显示血管痉挛的程度有很好的一致性。对于 VSP 常规 TCD 检测参数包括:双侧 MCA、EICA、VA 及 BA 的 Vs、Vd、Vm、PI 及 MCA/EICA 的比值。

(二)血流动力学分析

1.血流速度的变化 通过 TCD 监测可以发现,SAH 后 4~8 天颅内动脉血流速度明显升高,高峰持续时间 1~2 周(病情与治疗效果决定 VSP 持续时间的长短),3~4 周血流速度逐渐恢复正常。通常血流速度升高以 MCA 明显,但是 ACoA 动脉瘤破裂早期可以表现为 ACA 流速升高为著,而基底动脉瘤破裂以 BA 流速异常明显,因此,SAH 诊断明确的患者应尽快进行 TCD 检查,获取患者基础血流参数,动态观察血流速度变化。

根据 TCD 检查 MCA 峰值血流速度(Vs)可以将 VSP 分类为轻度 VSP(Vs 120~140 cm/s)、中度(Vs 140~200 cm/s)和重度(VS>200 cm/s)。重度 VSP 时将导致严重的脑缺血病变,图 6-4 为典型 VSP 患者 MCA 血流速度随病程延长的动态变化。

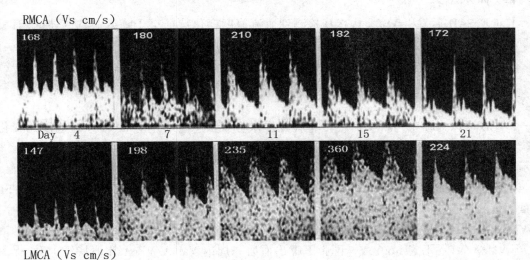

图 6-4 男性,54 岁。SAH 后 4~15 天,双侧 MCA 峰值血流速度逐渐升高,21 天血流速度参数出现下降的趋势

2.血流频谱变化 多普勒血流频谱呈现收缩峰(S 峰)高尖,S 与 S 峰融合。显示 SAH 患者 4 天后双侧 MCA 血流频谱变化特征。随着 VSP 的缓解,S 与 S 峰逐渐清晰,出现 S 峰大于 S 峰,波峰圆钝的动脉粥样硬化病变的典型血流频谱改变。另外,随着 VSP 程度的变化

可能出现 Vd 升高 PI 相对减低,即充血性 VSP 血流特征变化,显示出 SAH 后 11～15 天时血流频谱特征。

通常 SAH 后 MCA 的流速变化对于判断 VSP 具有重要的临床意义,但是 ACA 与 PCA 血流速度的异常同样存在。因此,常规 TCD 对 VSP 的评价不能仅限于 MCA 的血流速度监测,应对双侧半球动脉血流动力学变化进行完整评估。

3.颅外段 ICA 流速变化   MCA 存在严重 VSP 时,由于颅内动脉血管阻力增大,颅外动脉向颅内供血阻力增加,EICA 流速相对下降,采用 VMCA/VEICA 比值可以判断 VSP 的程度。正常 VMCA/VEICA 比值为 1.2～2.5∶1,当 VMCA/VEICA≥3 即可以考虑 VSP 的形成,当 VMCA/VEICA≥6 为重度 VSP。VMCA/VICA 比值越高 VSP 越严重。

(三)TCD 对 VSP 误诊的原因

当 SAH 后发生 VSP 时,TCD 可以检测到典型的血流动力学改变,但是,对于某些患者 TCD 却未能检测到典型的 VSP 的血流速度改变,其原因可能为:

1.血管痉挛发生在动脉远端分支,因操作者技术原因未能探查到病变血管。

2.SAH 早期颅内压增高,使颅内灌注压下降,导致脑血流速度相对减低,不能反映出 VSP 的血流动力学变化。

3.血容量的减低,例如,外伤性脑出血导致脑血流量减少,或平均动脉压减低,使脑动脉血流灌注压明显下降时,即使发生血管痉挛,但血流速度无明显改变。

对于上情况的处理方法是,增加 TCD 检测次数,密切关注患者临床生命体征变化及相关检测指标的改变。

四、临床意义

1.对于 SAH 后发生 VSP 时,TCD 检测到血流速度变化特征早于临床症状或体征,有助于早期诊断 VSP。

2.VSP 的病情演变有比较明显的规律性,蛛网膜下隙出血后 VSP 发生率为 30%～50%,通常于发病后 3～4 天即可出现,高峰期在 4～8 天,持续时间 1～2 周。采用 TCD 可随诊观察 VSP 发生、发展过程。

3.TCD 可以为临床判断 VSP 的严重程度提供客观信息。通过对 MCA 血流速度的变化进行评估,如果 Vs 较前 1 天检测数值升高超过 25%,提示 VSP 的进展,VMcA/VEcA 大于 6 提示 VSP 进展为重度。

4.根据 TCD 血流速度变化协助临床手术时机的选择。因为 VcA/VEcA 比值是判断 VSP 严重程度的重要客观指标。当 VvcA/VEcA<3.0 时,提示无严重的 VSP,可以选择手术治疗,当 VMcA/VEIcA 比值达 3～6 时,应结合临床症状与血流速度升高水平决定是否可行手术治疗,当 VMcA/VEca 比值>6.0 或蛛网膜下隙出血后一周内 VMcA/VEcA 比值持续上升,提示 VSP 为重症,不宜手术。

5.通过 TCD 随诊观察,根据血流速度及 VMcA/VEIca 比值下降的情况,可以判断 VSP 治疗的有效性。

第四节　脑动静脉畸形

临床脑血管畸形以脑动静脉畸形（AVM）最常见，其他还有毛细血管扩张，海绵状血管扩张，静脉血管畸形（脑静脉曲张、Sturge-Weber 综合征，大脑大静脉畸形）等。各种脑血管畸形中以 AVM 发病率最高占 80%，TCD 主要用于 AVM 的血流动力学检测评估。AVM 是由颅内动、静形成的异常血管团，血管团内的血管直径大小不一，有的极度扩张、扭曲，其管壁薄，血管团小至粟粒，大至 10 cm，70% 以上的血管直径大于 2 cm。AVM 以顶、颞叶最多见。血管团内动、静脉相互交通。TCD 对直径 ≥2 cm 的 AVM 诊断敏感性很高（可达 95%），对 <2 cm 的 AVM 诊断相对困难。

1.血流速度异常　AVM 的病理基础为动-静脉血液的直接相通，血管阻力减低。因此，单位时间内通过畸形血管团的血流量明显增加，供血动脉血流速度异常升高，通常高于正常的 2 倍、3 倍或更多。TCD 检测可以发现收缩期与舒张期流速非对称性升高，以舒张期血流速度相对增加为著，收缩期峰值流速与舒张期流速比值下降，Vs/Vd<2∶1（正常为 Vs/Vd 为 2.0∶1~2.4∶1）。

2.血管搏动指数异常　由于 AVM 供血动脉血管阻力非常低，血流速度出现非对称升高，舒张期流速的增加，使平均流速也增加，血管搏动指数（PI）相对减低（PI=Vp-Vd/Vm）。正常脑动脉的 PI 值为 0.65~1.10，AVM 供血动脉的 PI 值通常小于 0.65（图 6-5A）。

3.血流频谱形态异常　AVM 供血动脉的血流频谱失去正常脑动脉类直角三角形血流频谱特征。频带增宽（因舒张期流速升高），舒张期血流频谱呈"毛刺样"改变，频谱内部呈横向、高低强度不均分布，频窗消失，并可探测到涡流或湍流血流频谱，甚至出现索条状高频"乐性"血管杂音信号，分布于基线上下方，从收缩期延续至舒张期（图 6-5B）。

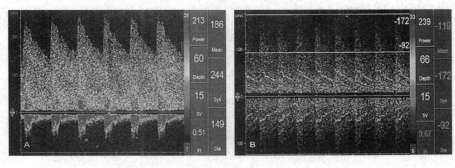

图 6-5　右侧 MCA 供血区域的 AVM 典型频谱特征

A.MCA 起始段流速异常升高（Vs244 cm/s），频带增宽，频窗充填，舒张期血流频谱呈毛刺样"正常为线性光滑下降"。舒张末期流速与峰值流速升高不对称性（Vd 149 cm/s），Vs/Vd 1.6，PI 0.51；B.频谱基线上下呈线状分布的血流信号为"乐性血管杂音"。

4.血流声频异常　由于 AVM 为动-静脉血流混合性病变，供血动脉流速异常升高，伴涡流、湍流等异常血流动力学改变，因而，血流声频紊乱粗糙，伴随高调的血管杂音，如同"机器房样"。

5.颅内盗血征　随 AVM 体积不断增大，供血量不断增加，不仅同侧半球的动脉参与

AVM 供血,对侧半球脑动脉经开放的 ACoA 也参与 AVM 供血。如右侧顶枕叶巨大的 AVM,不仅同侧的 ACA 出现上述血流动力学特征改变,对侧的 ACA 也参与供血,血流方向逆转-即出现颅内盗血征。因此,此类患者因正常额叶脑组织的缺血,出现癫痫症状与体征。另外,AVM 阻力的下降,血流量不断增加,早期病变周围脑组织为了维持有效的脑血流灌注,通过自动调节功能,也会出现因血管扩张灌注压下降等临床特征,随病程的延长病灶体积增大将使脑缺血症状进一步加重。

6.自动调节功能评估　正常人类血压变化一定范围内脑血流是相对稳定的。稳定的脑血流量与正常脑动脉自动调节功能有关。但是,当颅内某一区域脑组织存在 AVM 时,病变局部血管扩张、血管壁变薄,失去正常的血管弹性。在这种情况下,局部的脑血管自动调节功能减退或消失,脑血流速度将随血压的变化而出现明显的波动变化,特别是供血动脉的流速将随血压的升高而增加,血压减低而下降,这是 AVM 供血动脉典型自动调节功能损害的表现。

TCD 可以通过对 AVM 相关的供血动脉检测,判断 AVM 脑血管自动调节功能状态。检测方法可通过患侧 CCA 压迫试验来完成。通过 CCA 压迫试验前后脑血流速度变化率评估。正常脑血流速度变化在 20%～30%或更高,而 AVM 供血动脉在 CCA 压迫试验前后血流速度变化很小或无明显改变,由此可以说明,AVM 供血动脉的自动调节功能的减退或消失。

7.AVM 供血动脉的舒缩功能评估　血液中 CO_2 浓度的变化可以影响正常人脑血管的舒缩反应功能。血液中 CO_2 浓度在一定范围内升高,可使脑血管扩张,脑血流量增加,血流速度升高。由于 AVM 血管团内动、静脉血液的混流,局部血管内 CO_2 浓度为相对高水平状态,AVM 的血管舒缩反应能力明显减退或消失,即使进一步增加血液中 CO_2 浓度,其供血动脉的血流速度也无明显改变。TCD 可通过对患者实施屏气(增加 CO_2 浓度)、过度换气(减低 CO_2 浓度)的试验方法,通过对 AVM 供血动脉于屏气或过度换气试验前后血流速度变化,从而客观评估供血动脉舒、缩反应功能。

第七章　腹部疾病的超声诊断

第一节　肝脏疾病

一、解剖概要

肝脏是人体最大的实质性脏器,由肝包膜、肝实质和管道结构组成,其中管道结构包括门静脉、肝静脉、肝动脉分支和肝内胆管。肝脏表面借镰状韧带分为左右两叶,右叶较大,主要位于右季肋部;左叶略小,位于上腹部及左季肋部。肝脏膈面呈圆隆状,顶部与膈肌相接触;脏面凹陷不平,呈 H 形,由左右两条纵沟和中间的横沟组成。横沟为肝门(也称第一肝门),有门静脉、肝管、肝动脉等出入。肝左叶还可借第一肝门分出前方的方叶和后方的尾状叶。右纵沟前部为胆囊窝,容纳胆囊,后部为腔静脉窝(称第二肝门),三支肝静脉在此注入下腔静脉。左纵沟前部为肝圆韧带,其内有脐静脉闭锁后形成的纤维索,后部有静脉韧带,为静脉导管闭锁而成。右纵沟也可作为左叶和右叶的分界线,左纵沟可将左叶分为左外叶和左内叶。肝静脉有肝左静脉、肝中静脉和肝右静脉三支。肝左静脉近端位于左叶间裂中,肝中静脉走行于肝正中裂,肝右静脉最大,其近端走行于右叶间裂中,借助于这三条静脉也可将肝实质分为左外叶、左内叶、右前叶及右后叶。门静脉主要由肠系膜上静脉和脾静脉在胰颈背侧汇合而成,至第一肝门处分成左右两支进入肝脏。门静脉左支沿横沟向左侧横向行走.该段名为左支横部,抵达肝左内、左外叶交界处后,折向前下行走,与横部垂直,名为左支矢状部。矢状部再横向分出位于后上的左外上段支和位于前下的左内支及左外下段支。右支较短,仅走行约 1.5 cm 左右后即分成前叶支和后叶支。借助肝内门静脉,可将肝实质分为八个段。在第一肝门附近肝动脉分成左右两支。肝右动脉一般穿行于肝总管与门静脉之间;在少数情况下,肝右动脉走行于肝总管之前(约占 15%)。肝动脉、门静脉、肝内胆管的分支在肝内伴行,三者共同包入 Glisson 纤维鞘中。

二、正常超声表现

1.二维超声　正常肝脏左叶小而边缘锐利,右叶大而饱满。肝表面光滑,包膜线清晰,膈顶部呈圆弧形,下缘和外缘呈锐角。正常肝实质的回声为均匀、细小、中等点状回声。正常肝右叶前后径为 8~10 cm,最大斜径为 10~14 cm,左叶厚度和长度分别不超过 6~9 cm。肝内管道结构清晰,呈树枝状分布,肝内门静脉管壁回声较强且较厚,可观察至三级分支。肝静脉管壁薄且回声弱。肝内胆管与门静脉伴行,管径较细,约为伴行门静脉的1/3。正常状态下肝内动脉一般难以显示。正常门静脉内径约 10~12 mm,正常肝静脉内径约 5~9 mm。

2.彩色多普勒　正常肝内门静脉彩色多普勒显示为入肝血流,脉冲多普勒呈持续性平稳血流频谱,可随心动周期和呼吸运动略有起伏。正常门静脉主干流速波动于 15~25 cm/s 之间,受呼吸影响,吸气时增大,呼气时减小。肝静脉在彩色多普勒上显示为离肝血流,以蓝色为主,血流频谱呈三相波型,与下腔静脉血流相似。肝动脉的彩色血流通常在肝内较难显示,有时仅在门静脉主干旁显示,脉冲多普勒呈搏动状血流频谱。

3.超声造影　注射超声造影剂后,肝动脉首先从第一肝门部开始逐渐向肝内及周边呈树枝状增强(常出现在 10~20 秒),随后门静脉也增强(常在 20~30 秒),随着造影剂的进入,整个肝实质回声都增强,表现为弥漫性点状高回声,分布均匀。此后造影剂逐渐消退,肝实质回声降低,最后全部消失。整个过程约 3~10 分钟。临床上常将肝脏超声造影表现分成三个时期:动脉期(10~30 秒),门脉期(30~120 秒),延迟期(120~180 秒)。

三、肝脏局灶性病变

肝脏局灶性病变主要包括肝囊肿、肝脓肿、肝血管瘤、肝局灶性结节性增生、原发性肝癌、转移性肝癌、肝包虫病等。

(一)肝囊肿

1.病理与临床　肝囊肿(hepatic cyst)是一种比较常见的肝脏囊性病变,大体分为先天性和后天性两大类。肝囊肿的病因尚不清楚。一般认为起源于肝内迷走的胆管,或因肝内胆管和淋巴管在胚胎期的发育障碍所致。肝囊肿可单发或多发,大小不一,小者仅数毫米,大者可达 20 cm 以上。先天性肝囊肿生长缓慢,小的囊肿可无任何症状,当囊肿增大到一定程度时,可因压迫邻近脏器而出现症状,如右上腹不适和隐痛等。极少数患者可因囊肿破裂或囊内出血而出现急性腹痛。

2.超声表现

(1)二维超声:肝内出现一个或多个圆形的无回声区,有包膜,包膜光整菲薄呈高回声(图 7-1),可有侧壁回声失落征象,囊肿后方有回声增强现象。囊肿较大者囊壁可增厚,回声增高,囊内可出现较细薄的条带状分隔。囊肿合并出血或感染时,囊内可出现细小的点状回声,这些点状回声可随体位改变而移动位置。肝囊肿较小时,肝脏可无形态改变;囊肿较大时可致局部肝叶膨大,使肝脏下界下移或膈抬高等形态改变。

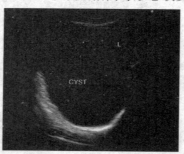

图 7-1　二维超声,显示肝右叶无回声的囊肿(CYST)

(2)彩色多普勒:肝囊肿内无彩色血流信号,在大的肝囊肿囊壁上显示少量点状、细条状彩色血流信号,脉冲多普勒超声检测多为静脉血流或低阻动脉血流信号。

(3)超声造影:注射造影剂后,肝囊肿内回声无增强,表现为无回声,而囊肿壁可显示与肝实质同步增强。

3.鉴别诊断

(1)肝脓肿:多呈低回声团块,液化脓液可随体位改变而移动,囊壁较厚,并有稍高回声的炎性反应圈,有别于一般的肝囊肿。

（2）肝包虫病：有疫区接触史。虽然声像图上可表现为囊性病灶，但可呈囊中囊或葡萄串征等表现，囊壁较厚可呈双层改变，如囊壁钙化可出现强回声伴声影征象。

4.临床价值　由于肝囊肿在超声表现上常较典型，并且对<1 cm 的肝囊肿也有较高的敏感性和特异性，因此，超声对肝囊肿的诊断准确率可达 98% 以上，是肝囊肿诊断及随访的首选检查方法。

（二）肝脓肿

1.病理与临床　肝脓肿（hepatic abscess）是临床上较常见的一种肝内炎症性病变，可分为细菌性肝脓肿和阿米巴肝脓肿。细菌性肝脓肿临床起病常较急，表现为突起寒战、高热、上腹痛，肝脏肿大、并有触痛，白细胞数增高等。阿米巴肝脓肿起病多缓慢，症状相对较轻，表现为长期右上腹痛或胸痛，有全身消耗症状和体征。病理显示细菌性肝脓肿常为多发，可形成许多小脓肿并融合成 1 个或数个较大的脓肿，而阿米巴肝脓肿常为单个脓肿。

2.超声表现

（1）二维超声：细菌性肝脓肿在其形成的不同病理阶段有不同的超声表现。早期肝内局部出现低回声区，回声不均匀，或呈等回声区，边界欠清晰。随着疾病进展，组织液化坏死，脓肿内部回声不均匀或出现无回声或极低回声区，其内壁边缘不光整，内部见较多絮状回声，分布不均匀，伴病灶后方回声增强。脓液相对较稀薄时，脓肿腔内容物可随体位改变而呈漂浮或旋动状，有时脓液可有分层现象；如脓液稠厚，则脓肿内容物不随体位改变而改变，呈现类似实质的不均质回声（图 7-2）。在肝脓肿成熟或液化期，脓肿可出现典型的无回声区，边界清晰，呈圆形或类圆形，伴后方回声增强；脓肿壁呈典型增厚的高回声，厚约 3 ~ 5 mm，可厚薄不一，壁的内面不平整，呈虫蚀状改变；壁的外周仍有稍高回声的炎性反应圈。至脓肿吸收期时，肝脓肿明显缩小或消失，脓肿残留物和脓肿壁呈混合回声，脓肿边界不清，有时仅见一边缘模糊低回声区或钙化斑。此外，超声还可发现胸腔积液或腹腔脓肿，肝内管道受压移位、扩张等表现。阿米巴性肝脓肿多表现为肝内单发厚壁无回声区，内部见细小点状回声，脓肿边界清晰。

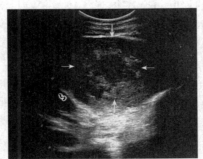

图 7-2　肝脓肿二维超声

显示肝右叶见团状稍高回声（箭头所示），内有不均匀稍低回声

（2）彩色多普勒：细菌性肝脓肿早期常可显示病灶内部及边缘有点状或条状彩色血流信号，脉冲多普勒可测及搏动性的动脉血流信号（图 7-3），而阻力指数多呈低阻型（RI<0.6）。在肝脓肿成熟期，彩色多普勒在液化区未显示彩色血流信号，但在脓肿壁上可测及少量动脉彩色血流信号，多呈低阻型。阿米巴肝脓肿内部及周边一般较少测及血流信号。

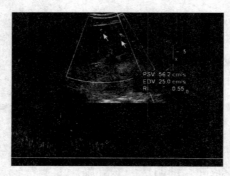

图 7-3　彩色多普勒超声

显示脓肿内有彩色血流(箭头所示)，脉冲多普勒测及低阻型动脉血流(RI<0.6)

(3)超声造影：肝脓肿病灶在动脉期表现为实质部分快速增强，而坏死部分不出现增强，病灶呈现典型的蜂窝样改变；而门脉期和延迟期原增强部分减退呈等回声改变。如脓肿完全液化，则超声造影显示病灶无明显增强呈无回声改变。

3.鉴别诊断

(1)肝囊肿：有完整、纤薄的囊壁，壁的厚度均匀一致，囊内呈无回声区，透声好，内无杂乱回声出现。

(2)肝血肿：肝实质内血肿常呈不规则形，内部回声不均匀，常有外伤史。

(3)肝恶性肿瘤：部分肝脏恶性肿瘤可因肿瘤内出血或坏死而出现无回声区，容易与肝脓肿相混淆。但这些病灶常有实质性回声并可测及高阻动脉血流信号，同时临床常无感染性症状，如发热、外周血白细胞增高等。

4.临床价值　典型肝脓肿超声诊断较容易，结合病史，其诊断符合率可达 100%。由于肝脓肿在整个病程中有不同表现，使超声所反映肝脓肿的声像图错综复杂及多样化，并且由于抗生素的广泛应用使肝脓肿临床表现愈加不典型。近年来，彩色多普勒超声及超声造影技术的应用使不典型肝脓肿的诊断符合率得到了较大提高。另外，利用超声检查重复性好的优势，定期的密切随访，观察肝脓肿的变化过程所出现图像改变来明确诊断，可以提高诊断符合率。超声引导下穿刺引流对于帮助肝脓肿明确诊断及治疗均有重要作用。

(三)肝血管瘤

1.病理与临床　肝血管瘤(hepatic hemangioma)是肝脏最常见的良性肿瘤，以肝海绵状血管瘤最常见。肝血管瘤以单发性为多见，约 10% 左右可为多发性，常发生在肝右叶，可分布在肝一叶或两叶。患者一般无自觉症状。

血管瘤形成原因未明，有人认为是肝内血管结构发育异常所致，也有人认为与雌激素水平有关。本病中年女性多见，女性的发病率是男性的 6 倍。肿瘤较小者多为圆形，较大时，可呈椭圆或不规则形，并可向肝表面突起。临床上患者多无症状，少数可出现上腹部不适等症状，肿瘤较大时可出现压迫症状。

2.超声表现

(1)二维超声：肝血管瘤边界多清晰，23%患者可有分叶状或不规则边界。有时可见肝血管瘤边缘有小管道进入，呈现"边缘裂隙征"，后方回声可有不同程度的增强。较大且位置表浅的肝血管瘤通过轻按压腹壁可见瘤体外形发生改变,出现压瘪或凹陷等现象,放松后即恢复原状。肝血管瘤的回声类型主要有以下四种:

1)高回声型:最多见,其内部回声均匀,致密,呈筛孔状。

2)低回声型:较少见,近年来有增多趋势。多见于中等大小的肝血管瘤中,其内部以低回声为主,周边常有高回声条状结构环绕,呈花瓣状或浮雕状改变。

3)混合回声型:主要见于较大的肝血管瘤中,内有高回声、低回声及无回声等混合,呈现粗网络状或蜂窝状结构,分布不均,强弱不等。

4)无回声型:极少见,瘤体内无网状结构等表现,但透声较肝囊肿略差。

(2)彩色多普勒:尽管肝血管瘤内有丰富的血窦,但由于其内血流速度较低,彩色多普勒常不易测及其血流信号,血流检出率仅占 10%～30%。如有血流信号,则彩色多普勒显示其血流多在肿瘤的边缘部,偶可有较丰富的彩色血流包绕。脉冲多普勒可测及动脉血流,阻力指数多<0.6。

(3)超声造影:注射超声造影剂后,肝血管瘤的典型表现为动脉期呈周边环状增强,并逐渐呈结节样向中央填充,在门脉期病灶被完全或部分填充而呈团块状高回声或等回声。造影剂消退较慢,至延迟期可呈等回声改变。如肿瘤较大,病灶中央不完全填充,呈不规则形的无回声区。

3.鉴别诊断

(1)肝癌:高回声型肝血管瘤的诊断较容易,但有时与高回声均质型肝癌较难鉴别。此型肝癌相对少见,内部回声比肝血管瘤更高,周边有浅淡晕环,可资鉴别。而低回声型肝血管瘤误为肝癌的比例较高,有报道误诊率可达 30%。肝癌内部多为不均质回声,呈结节镶嵌状,如有晕环,容易鉴别。另外,肝癌在彩色多普勒上多能检测到高阻型动脉血流信号及超声造影呈"快进快出"的表现对鉴别有很大帮助。

(2)肝局灶性结节性增生:常与低回声型肝血管瘤相混淆。该病灶常无周围高回声带环绕。彩色多普勒常在病灶中央出现分支状或轮辐状血流,对鉴别有很大帮助。

4.临床价值　高回声型肝血管瘤由于其表现较典型,超声诊断符合率较高,可达 95% 以上。但低回声和混合回声型肝血管瘤由于其与原发性肝癌表现类似,容易引起误诊,彩色多普勒超声及超声造影的应用可提高低回声及混合回声型肝血管瘤的诊断符合率。

(四)肝局灶性结节性增生

1.病理与临床　肝局灶性结节性增生(focal nodular hyperplasia),发病率约占所有肝脏原发性肿瘤的 8%,是仅次于肝血管瘤的肝脏良性肿瘤,因其与原发性肝癌同样为富血供肿瘤,鉴别诊断有一定难度,因此近年来受到较多关注。目前认为该病是肝实质对先天存在动脉畸形的增生性反应,而不是真正意义上的肿瘤。男女患病比率为 1：6～1：8,尤其多见于生育期女性。病灶通常为单发并且一般直径小于 5 cm,边界清,无包膜,多位于肝包膜下并在肝脏表面形成脐凹,甚至突出表面呈蒂状。切面一般呈浅棕色或黄白色,很少见出血坏死。典型的病灶切面中央可见星状纤维瘢痕组织形成的间隔向四周放射,中央瘢痕包含畸形的血管结构,异常增粗的动脉随分隔进入病灶内部。本病的临床表现为非特异性,只有20% 的患者可有症状。较常见的是上腹不适、疼痛及上腹肿块,这些患者肿块均较大,少数患者可因肿块压迫静脉,机械阻塞门静脉血流导致门静脉高压症而引起一系列症状。

2.超声表现

（1）二维超声：通常是低回声或等回声为主，很少为高回声，肿块内部回声可均匀或欠均匀，可有暗环。该病常伴有脂肪肝，多无肝硬化等肝病背景。

（2）彩色多普勒：病灶血供一般较丰富，内部可见到线状或分支状彩色血流，特征性表现为有粗大的血管进入病灶中央，随后从中央呈轮辐状走向病灶周边，或呈星状血流。脉冲多普勒可测及动脉血流，RI 多小于 0.6。

（3）超声造影：对肝局灶性结节性增生的诊断有较大帮助。病灶在动脉期早期快速增强，病灶从中央动脉向四周呈放射状灌注，动脉期晚期病灶为均匀的高回声，门脉期及延迟期则多为稍高回声或等回声改变，中央瘢痕在动脉期及门静脉期都是低回声。

3.鉴别诊断

（1）原发性肝癌：常有肝硬化背景，肝内病灶常以不均匀低回声为主，彩色多普勒测及高阻型动脉血流，超声造影呈现典型的原发性肝癌"快进快出"的表现。

（2）肝血管瘤：典型者呈高回声，鉴别较容易。低回声型肝血管瘤与肝局灶性结节性增生在二维超声上鉴别有一定的困难，但彩色多普勒显示病灶无彩色血流或少部分出现周围线状血流对鉴别有帮助。

4.临床价值　肝局灶性结节性增生是一种良性病变，临床上主张在诊断明确的状态下，除非破裂出血，一般建议保守观察随访，不需要手术切除。近年来随着超声技术的普及和推广，该病的发现率有逐年增多的趋势。以往对该病的认识不足常常误诊为肝癌。近年来由于彩色多普勒超声的应用，尤其是结合超声造影技术，显著提高了该疾病的诊断准确性，使超声对该病诊断不亚于增强 CT 和 MRI，对临床决定治疗方式具有决定性作用。

（五）原发性肝癌

1.病理与临床　原发性肝癌（primary liver cancer）是我国常见恶性肿瘤之一，死亡率高，在消化系统恶性肿瘤死亡顺位中仅次于胃、食管而居第三位，在部分地区的农村中则占第二位，仅次于胃癌。我国每年约 11 万人死于肝癌，占全世界肝癌死亡人数的 45%。由于依靠血清甲胎蛋白（AFP）检测结合超声成像对高危人群的监测，使肝癌在亚临床阶段即可作出诊断，早期切除的远期效果尤为显著。加之积极综合治疗，使肝癌的五年生存率有了显著提高。原发性肝癌发病年龄多在中年以上，男多于女。原发性肝癌发病隐匿，早期无临床症状，有症状时多已属中晚期，表现为中上腹不适、腹胀、疼痛、食欲缺乏、乏力、消瘦等，其他可有发热、腹泻、黄疸、腹腔积液、出血倾向，以及转移至其他脏器而引起的相应症状。

原发性肝癌按组织学类型分为肝细胞、胆管细胞和肝细胞与胆管细胞混合型肝癌三类，其中肝细胞肝癌最多见，占 90% 以上。按病理形态来分肝癌分为三型。

（1）块状型：癌结节直径>5 cm，其中>10 cm 者为巨块型，块状型肝癌有膨胀性生长的特点，邻近肝组织和较大的血管、胆管被推移或受压变窄形成假包膜，巨块型肝癌内部多伴出血、坏死。

（2）结节型：癌结节直径<5 cm，可单发或多个，多伴有肝硬化。

（3）弥漫型：癌结节小，呈弥漫性分布，该型肝癌多伴有明显肝硬化，癌结节与周围肝组织境界不清，易与肝硬化混淆。

另外，将肝内出现单个癌结节且直径<3 cm 者，或肝内癌结节不超过 2 个且 2 个癌结节

直径之和<3 cm 者称作小肝癌。近年来提出将单个肿瘤直径≤2 cm 肝癌定为微小肝癌。原发性肝癌极易侵犯门静脉分支,癌栓可经门静脉系统形成肝内播散,甚至阻塞门静脉主干引起门静脉高压的表现;经淋巴转移可出现肝门淋巴结肿大,其次为胰周、腹膜后、主动脉旁及锁骨上淋巴结。此外,还可出现膈肌及附近脏器直接蔓延和腹腔种植性转移。

2.超声表现

(1)二维超声:肝癌结节形态多呈圆形或类圆形,结节内部回声较复杂,大致可分为低回声型、等回声型、高回声型、混合回声型,而以低回声型和混合回声型较多见(图7-4)。癌结节内部回声多不均匀,部分肝癌具有周围暗环,有较高的诊断特异性。肝癌结节后方回声常可呈轻度增强变化,尤其是小肝癌。此外,大部分肝癌具肝硬化背景。不同病理类型肝癌的超声表现也不尽相同,具有各自的特征。

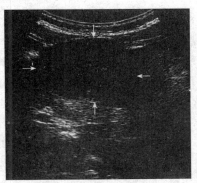

图7-4 原发性肝细胞性肝癌的二维超声

显示肝右叶团块状不均质低回声,边界尚清(箭头所示)

1)块状型:块状型肝癌边界清楚,形态比较规则,周边常有声晕。病灶的内部回声多为混合回声。如果病灶由数个癌结节融合而成则边界不规则,癌肿内部出现结中结或马赛克样表现。周围肝组织内可出现肝内播散的卫星灶。

2)结节型:病灶可单发可多发,回声类型也比较多样,结节型肝癌的边界不及块状型清晰,周边可无声晕。

3)弥漫型:癌结节以不均匀低回声多见,少数为高回声。此型癌肿与周围肝组织边界不清且多伴有明显肝硬化,有时声像图上难以区分癌结节与肝硬化结节,仅表现为肝内回声强弱不等,诊断较为困难。但本型肝癌较常出现侵犯门静脉分支形成癌栓,故超声发现门静脉内栓子时应警惕存在弥漫型肝癌的可能。

肝癌间接征象包括:①癌栓:原发性肝癌易发生门静脉癌栓(portal vein tumor thrombosis),表现为血管内团块状低、中等回声;癌栓也可出现在肝静脉或肝管内及下腔静脉内等;②肝表面局限性膨隆:较大或位于肝包膜下的癌肿可引起局部肝包膜膨隆,二维超声上出现驼峰征。癌肿临近肝缘处可使肝缘变钝;③肝内管道受压:由于癌肿的压迫、推移可造成肝内血管走行移位、管腔受压变细。癌肿压迫肝内胆管可引起远端肝内胆管扩张。

(2)彩色多普勒

1)富血供型:较常见,即使是小肝癌内也多可检出彩色血流,癌结节内部和周边出现线状、分支状彩色血流,脉冲多普勒可检测到动脉血流,RI>0.6。

2)少血供型:肿瘤内部无血流信号,脉冲多普勒也不易检测到动脉血流。此型较少见。

(3)超声造影:常见表现为快进快出,即注射造影剂后,在动脉期早期(10~20秒)病灶出现整体均匀增强,早于并强于周围肝实质,如病灶有坏死可呈现不均匀增强。随后,病灶回声快速消退,在门脉期及延迟期病灶常呈低回声改变,这种较典型的超声造影表现对诊断肝癌有较高的特异性和敏感性。

3.鉴别诊断

(1)肝血管瘤:如肝血管瘤为网状高回声,边界呈花瓣样改变时诊断较容易,但有些肝血管瘤可出现不均匀低回声及晕环样改变,在二维超声上较难与原发性肝癌鉴别。但肝血管瘤的彩色多普勒显示病灶内无彩色血流信号,或超声造影显示周围向中央的增强方式,有利于二者的鉴别。

(2)肝脓肿:由细菌或阿米巴原虫感染引起的肝内局灶性炎性改变,呈单发或多发。较典型时,壁厚,内膜粗糙呈虫蚀状,为无回声或不均匀回声团块,诊断较容易。然而,随着近年来抗生素的广泛应用,肝脓肿的超声和临床表现常不典型,声像图显示肝内有单个比正常组织回声稍低的区域,分布不均匀,边界模糊,包膜较薄,用常规二维超声诊断较困难,彩色多普勒显示内部有条状彩色血流,脉冲多普勒可测及动脉血流,阻力指数较低,以及超声造影显示蜂窝状增强改变对诊断有积极意义。

4.临床价值　早期发现、早期治疗原发性肝癌是提高肝癌患者生存率的关键。随着超声仪器分辨力的不断提高,原发性肝癌的检出率也逐年上升,尤其是小肝癌,有报道可达70%~90%,结合彩色多普勒超声可使肝癌的诊断符合率大大提高。近年的实时超声造影技术,能够动态、实时地显示肝脏内病灶的动态血流灌注增强变化过程,明显提高了肝脏占位性病变的显示率,可显示毫米级的微小肝癌,可与增强CT和MRI相媲美。因此,超声检查被认为是肝癌检查的首选方法。超声除了能够明确肿瘤性质外,还能显示肝癌与血管的关系、血管受侵程度及周围脏器情况,为临床选择治疗方案提供了可靠的依据。有文献报道即使对2 cm以内的微小肝脏局灶性病变,超声造影诊断的准确性也可达到91.7%。超声还可用于肝癌术后的随访,观察治疗有无复发,判断疗效等。

(六)转移性肝癌

1.病理与临床　肝脏是人体最大的实质性脏器,血供丰富,是恶性肿瘤最常见的转移部位,尤以消化道和盆腔癌肿向肝转移为多见,多经门静脉、淋巴管及肝动脉转移至肝内,也可直接侵犯肝脏。转移性肝癌大体病理与原发病灶基本一致,但大小不定,数目不等,可呈单个或多个孤立结节或全肝弥漫性分布大小不等的结节。癌结节多较硬,如有中央出血坏死则可较柔软,在肝表面可形成特征性的脐状凹陷,其肝组织较少伴有肝硬化。临床上,早期多无明显症状,多因术前常规检查而发现。在临床过程中可仅有原发癌的表现而无肝脏受累的症状,当发生肝广泛转移时,可出现上腹胀痛、发热、腹腔积液等表现。

2.超声表现

(1)二维超声:转移性肝癌(liver metastasis)在二维超声上表现各异、形态不一,小者多呈圆形,大者呈椭圆形或不规则形,并可向肝表面突起。转移灶较多时,病灶可弥漫性分布或融合成团块,边界多清晰而光整,可呈不规则形。转移癌可呈高回声,也可呈斑块状,内部分布不均,边界多不规则,周边常有细薄的暗环,即晕环,部分病灶后方回声轻度衰减。在较大转移性肝癌中,可出现多结节相互融合形似葡萄,故名为葡萄串征。混合回声型呈环状高回声,中央为无回声型,也可强弱不均,呈条状分隔型。多发者有时可呈弥漫浸润型,表现为肝内弥漫分布的细小转移灶,呈较密集的、均匀分布的细小点状回声,肝内回声粗乱,肿瘤的形状、边界均不清,呈现肝大变形。转移瘤较大时常挤压或推移门静脉、肝静脉、下腔静脉,使其管腔显示不清,但较少出现血管内癌栓现象,可在肝门及胰腺、腹主动脉周围出现淋巴结肿大,多呈低回声,并可相互融合。如能发现原发灶,如肾、胰、膀胱、附件等处的异常回声肿块,对支持肝内转移有肯定作用。

(2)彩色多普勒超声:转移性肝癌多具有原发灶肿瘤的血供特点,不同组织来源及分化程度不同的转移性肝癌,因其血供不同,彩色多普勒超声表现也有所不同。彩色多普勒常显示转移性肝癌有少量彩色血流(相对于原发性肝癌),多为点线状,显示率可达 67%~80%,较原发性肝癌显示率为低;脉冲多普勒也可测及动脉血流,阻力指数多高于肝脏良性肿瘤(>0.6)。

(3)超声造影:注射造影剂后,转移性肝癌常在动脉期呈快速环状增强或整体增强为主,且消退较快,常在动脉晚期或门脉早期病灶即呈低回声表现,出现消退的时间明显比原发性肝癌为早。

3.鉴别诊断

(1)原发性肝癌:常有肝硬化背景。单发相对较多。彩色多普勒显示彩色血流较丰富,并检测出高阻力型动脉血流。超声造影常呈整体增强,并且消退较快。

(2)肝脓肿:临床上常有发热、外周血白细胞升高等表现。二维超声多为单一低回声不均质型为主,边界常模糊,无晕环。彩色多普勒可显示病灶内有少量彩色血流,脉冲多普勒多测及动脉血流,但阻力指数常较低。超声造影常呈无回声或蜂窝状回声改变,对明确诊断有帮助。

4.临床价值 超声检查中,如发现肝内出现多个有晕环的高回声团块、中央液化的环状高回声团块、散在分布 0.5~2.0 cm 的低回声或多种回声型的团块,应考虑转移性肝癌的可能。此时,应尽量寻找原发灶,或结合其原发病的病史以明确诊断。由于超声检查的局限性,常不易检出原发灶,加之转移性肝癌多为散在分布,声像图上表现多样,有时即使同一种转移癌也可有多种不同表现。因此,要从超声表现来推断原发于何种脏器,实际上是困难的。CT 和 MRI 对转移性病灶的特异性高于常规超声检查。而超声造影能大大提高转移性肝癌的定性诊断准确性和检出率。有报道在一组转移性肝癌的检出率比较中,超声造影比常规超声多检出 30% 左右的转移灶。因此,对于转移性肝癌的诊断,还需结合临床检查及多种影像技术综合判断。

(七)肝包虫病

1.病理与临床 肝棘球蚴病又称肝包虫病(hepatic echinococciasis),是畜牧地区常见的寄生虫病,多流行于我国西北地区和内蒙古、四川等地区。由于其幼虫主要寄生于肝脏,故又称肝包虫病。临床上又以细粒棘球绦虫所致的肝包虫囊肿为多见,其多为单发,生长缓慢。患者常具有多年病史、病程呈渐进性发展。就诊年龄以 20~40 岁为最多。初期症状不明显,可于偶然中发现上腹包块开始引起注意。

2.超声表现

（1）二维超声：肝包虫囊肿表现根据其发病过程可进行如下分型。

1）单囊型：表现为肝内出现单个圆形或类圆形无回声区，边界清晰光滑，囊壁增厚完整，为中高回声，壁厚3~5 mm，可呈双层，两层之间的无回声间隙通常小于1 mm，囊肿后方回声增强。同时可出现细小的点状反射堆集于囊底，随体位改变而漂浮，形成飘雪征。

2）多囊型：表现为大的囊肿内有多个大小不等圆形小囊，呈葡萄状或蜂窝状，偶见小囊中又含有更小囊，形成肝包虫病特征性表现囊中囊征象。

3）混合型：多由于老化和机械、化学损伤，以及感染使包虫囊肿出现一系列变性、退化、坏死等改变，超声可显示内囊分离、内囊破裂塌陷、囊实变及实变等改变，呈现高低不等、点状和片状回声夹杂的混合回声团块。

（2）彩色多普勒超声：均表现为无彩色血流信号，但在病灶并发感染则可在炎性区出现彩色血流。

（3）超声造影：为病灶未见增强，呈无回声团块，境界清楚。

3.鉴别诊断

（1）肝囊肿：呈圆形、无回声团块，囊壁薄而清晰，后方有增强，内常无分隔。

（2）肝脓肿：常有较厚但厚薄不均的脓肿壁，脓肿腔内可有无回声或低回声，彩色多普勒常能在实质部分或囊壁上测及彩色血流信号。

4.临床价值　肝包虫病有明显的畜牧接触史。超声上的特征性表现"囊中囊"、内囊分离、破裂、内壁钙化等使其诊断符合率可达97%。因此，超声是肝包虫病检查的首选方法。在流行地区进行普查，对早期发现和早期治疗具有积极意义。超声引导下对肝包虫囊肿进行穿刺抽吸引流，并注入酒精、甲醛等进行硬化治疗是一种有效的治疗方法。

四、肝脏弥漫性病变

肝脏弥漫性病变常见的有脂肪肝、肝硬化、血吸虫肝病、淤血性肝病等。

（一）脂肪肝

1.病理与临床　脂肪肝（fatty liver）是指由于各种原因引起的肝细胞内脂肪堆积过多的病变。脂肪性肝病正严重威胁国人的健康，成为仅次于病毒性肝炎的第二大肝病，已被公认为隐蔽性肝硬化的常见原因。脂肪肝是一种常见的临床现象，而非一种独立的疾病。一般而言，脂肪肝属可逆性疾病，早期诊断并及时治疗常可恢复正常。其临床表现轻者无症状，重者常有上腹不适，食欲缺乏，肝功能异常等改变，确诊脂肪肝多靠肝穿刺活检。

2.超声表现

（1）二维超声：肝内弥漫性密集、细小点状回声，呈明亮肝（图7-5）。肝区回声分布不均，近部回声增高，深部回声明显衰减。肝内血管结构清晰度明显降低，纹理不清，严重者可无法显示。肝脏大小可正常，或轻至中度肿大。有时表现为肝内脂肪堆积，局限于肝的一叶或数叶，呈不规则分布，可呈相对稍高回声，也可呈相对低回声区，边界较清楚，后方无衰减，周围无声晕，称为非均匀性脂肪肝，此时需与肝内局灶性病变鉴别。

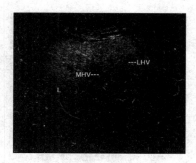

图7-5　脂肪肝的二维超声

显示肝实质回声弥漫性增强,回声密集,后方略有轻度衰减;LHV:肝左静脉;MHV:肝中静脉

(2)彩色多普勒超声:由于脂肪肝造成的声衰减,彩色多普勒显示肝内血流信号较正常明显减弱,出现门静脉、肝静脉等血流颜色变暗、变少,甚至消失。而脉冲多普勒显示的血流频谱形态仍为正常。而非均匀性脂肪肝,彩色多普勒常无彩色血流显示。

(3)超声造影:主要用于鉴别非均匀性脂肪肝与局灶性肝病。注射造影剂后,肝内不均匀脂肪区域出现与周围肝实质同步增强和同步减退,呈等回声,在动脉期和门脉期未见异常回声区。

3.鉴别诊断

(1)肝癌:低回声型小肝癌容易误诊。其常呈圆形,可有晕环,彩色多普勒常能显示高阻力性动脉彩色血流。

(2)肝血管瘤:与低回声型肝血管瘤鉴别有一定困难。血管瘤常有周围高回声带环绕,内部可呈细网状,彩色多普勒可无彩色血流或仅在周边出现彩色血流,并能测及动脉血流,阻力指数常<0.6。

4.临床价值　弥漫性脂肪肝常规二维超声上具有一定的特征,诊断较容易,其诊断的准确性可达80%以上。但对非均匀性脂肪肝,有时单凭常规超声诊断较困难,超声造影对其鉴别诊断具有决定性的意义,诊断符合率可达98%以上。

(二)肝硬化

1.病理与临床　肝硬化(liver cirrhosis)是一种常见的慢性肝病,可由一种或多种原因引起肝脏慢性损害,肝脏呈进行性、弥漫性、纤维性病变。具体表现为肝细胞弥漫性变性坏死,继而出现纤维组织增生和肝细胞结节状再生,这三种改变反复交错进行,结果肝小叶结构和血液循环途径逐渐被改建,使肝变形、变硬而导致肝硬化。本病早期无明显症状,后期则出现一系列不同程度的门静脉高压(portal vein hypertension)和肝功能障碍,直至出现上消化道出血、肝性脑病等并发症。

2.超声表现

(1)二维超声:早期肝硬化肝脏无特异的声像图表现。典型肝硬化时,肝脏体积缩小,左右叶均缩小或左叶代偿性增大:肝包膜呈锯齿状,边缘角变钝或不规则。肝区回声增粗增强(图7-6),分布不均,部分呈颗粒状、结节状,可表现为低回声或高回声结节,多在0.5～2.0 cm。肝内血管粗细不均或纹理紊乱,肝静脉常变细,门静脉可增宽,肝动脉可代偿性增宽。脾大、腹腔积液、胆囊壁增厚。

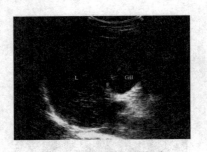

图 7-6 肝硬化二维超声

显示肝实质回声增强增粗,分布不均;GB:胆囊

(2)彩色多普勒:彩色多普勒显示门静脉扩张(直径达到或超过 1.3～1.5 cm),颜色可变暗;脉冲多普勒示门静脉血流速度降低,部分呈双向甚至反向的离肝血流,个别门静脉内可有血栓形成;肝动脉在彩色多普勒上较正常者易显示或增宽,脉冲多普勒显示其流速增高,且 RI 也增高;彩色多普勒示肝静脉变细、颜色变暗,脉冲多普勒示其流速减低,呈类似门静脉血流。同时,彩色多普勒还可显示脐静脉重开,并可见该彩色血流与门静脉矢状段囊部血流相通,腹壁静脉曲张,食管胃底静脉曲张,脾静脉增宽等(图 7-7)。

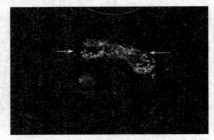

图 7-7 肝硬化的彩色多普勒

显示增宽的脾静脉为彩色血流信号所填充(箭头所示)

3.鉴别诊断

(1)原发性胆汁性肝硬化:是一种原因未明的慢性进行性胆汁淤积性肝脏疾病,其特点为肝内胆管非化脓性炎症,并伴有胆管破坏、门静脉周围炎症及肝实质碎屑状坏死,最后可发展为肝硬化和门静脉高压。超声主要表现为:肝脾肿大,肝实质回声可增高、增粗、分布不均;肝内外胆管可不扩张,但肝内可见散在的等号样回声,胆囊显示不清;肝门处可显示肿大的淋巴结。

(2)酒精性肝硬化:酒精可引起脂肪肝、肝炎和肝硬化,超声显示肝脏径线可增大或缩小,形态失常,肝区光点密集、增粗,严重者可呈低回声结节;同时,酒精性肝硬化常因脂肪肝而呈现肝内弥漫性散射,后方衰减。如出现门静脉高压,则可出现脾大、腹腔积液、侧支循环建立等超声表现。

4.临床价值 常规超声对典型的肝硬化诊断较容易,尤其是已形成门静脉高压者,其诊断肝硬化的准确性可达 85% 以上。但是,在早期肝硬化或肝纤维化时,常规超声诊断较困难,需经超声引导下肝穿刺活检才能确诊。此外,彩色多普勒超声通过门静脉系统的检测可评估门静脉高压形成与否及严重程度,并可判断其侧支循环形成的情况及治疗后的疗效判断等。

（三）肝血吸虫病

1.病理与临床　我国多以日本血吸虫感染为主,虫卵随门静脉血流入肝,抵达门静脉小分支,在门管区等处形成急性虫卵结节,故在肝表面和切面可见粟粒或绿豆大结节,肝细胞可有变性,小灶性坏死与褐色素沉着。后期可见门静脉周围有大量纤维组织增生,形成肝硬化,较大门静脉分支管壁增厚,管腔内血栓形成。临床表现多有疫水接触史。急性期患者可发热、头痛、荨麻疹、腹痛、腹泻、肝脾肿大等,严重者可出现毒血症等。慢性者可无任何症状或仅有腹泻伴里急后重、肝脾肿大等表现。

2.超声表现

（1）二维超声:肝血吸虫病（hepatic schistosomiasis）在急性期缺乏特征性变化主要为肝轻度肿大,以左叶明显,肝区呈较密中小点状回声。彩色多普勒未显示异常改变。在慢性期和后期可表现为肝叶比例失调,左叶增大,表面高低不平可呈结节状;肝内呈密集中等或较大的高回声斑;也可呈现高回声纤维条索或网格样结构将肝实质分隔成不同大小的区域,类似地图,故称地图肝。同时,门静脉管壁可增厚变亮,脾显著增大。晚期可出现肝硬化、门静脉高压、腹腔积液等改变。

（2）彩色多普勒:主要显示晚期门静脉高压的征象,包括门静脉血流降低、血流反向、静脉曲张等。

3.鉴别诊断

（1）原发性肝癌:肝血吸虫病中的纤维化如整体分布差异较大时,可在高回声网络中形成低回声的假性占位性病变,尤其是网络结构回声较低时,更易误为肝癌。但肝癌呈低回声者有一定的立体感,或有晕环等,彩色多普勒超声能在瘤体内测及动脉血流可资鉴别。

（2）肝血管瘤:低回声型肝血管瘤酷似肝血吸虫病网络中的低回声,鉴别较为困难。但该型血管瘤回声应更低,整体观察可显示该肝血管瘤与其他网络区肝回声仍有一定差异。彩色多普勒常可在周边出现彩色血流,而超声造影可出现典型的周围向中央的增强方式,可明确诊断。

4.临床价值　由于日本血吸虫成虫寄生在门静脉系统引起肝脏病变,早期超声诊断困难,应结合临床表现及其他实验室检查。但在慢性和后期血吸虫肝病超声图像上具有一定特征,诊断符合率较高。慢性肝血吸虫病的表现,超声有较高的特异性和敏感性。对典型的慢性肝血吸虫病超声诊断并不困难。

（四）淤血性肝病

1.病理与临床　淤血性肝病（congestive liver）是右心衰竭最重要和较早出现的体征之一。主要是由于右心衰竭导致静脉回流受阻,使下腔静脉、肝静脉等压力升高,继而肝内中央小静脉扩张、淤血使其周围肝细胞发生缺血、缺氧、坏死和结缔组织增生等病理改变。临床上可在短时间内迅速加重原有症状,肝脏急剧增大,肝包膜迅速被牵张,疼痛明显,并出现黄疸、转氨酶升高、腹腔积液等征象。

2.超声表现

（1）二维超声:肝脏径线增大、肝静脉增宽（多达到或超过 10~12 mm）、下腔静脉增宽（前后径多>18 mm）,其波动状现象减弱或消失,并时而见腔内由于血流速度缓慢所致的云雾状回声;肝内回声密集增强,病程长者可增粗增强。同时,还可发现肾静脉和下肢静脉内径均增宽,门静脉内径可在正常范围内。

(2)彩色多普勒:下腔静脉和肝静脉内的血流颜色变暗,闪烁现象变弱;脉冲多普勒示肝静脉的离肝血流及下腔静脉回流速度降低,并且其两相或三相波形减弱甚至消失。

3.临床价值　超声对心源性肝肿大的诊断有较高的特异性,如出现肝大和下腔静脉扩张则基本可确立诊断。彩色多普勒对进一步确定诊断及分析病因提供了更多的依据。

第二节　胆道疾病

一、解剖概要

胆道系统由胆囊和胆管组成,胆囊的主要功能是储存并浓缩胆汁,调节胆汁的排放,并具有分泌功能。胆管是一组自肝脏到十二指肠的管道结构,分为肝内胆管和肝外胆管两部分。胆管的主要功能为将肝脏分泌的胆汁经各级胆管输送到十二指肠。

(一)胆囊

胆囊为梨形的囊性器官,位于肝右叶脏面的胆囊窝内。胆囊分为底、体和颈三部分,胆囊颈部和胆囊体部连接处膨大,称为哈氏囊(Hartman 囊),胆囊结石常滞留于此处。胆囊大小不固定,随着囊壁的收缩和舒张而改变,正常胆囊长径一般 50~80 mm,横径 30~40 mm。胆囊壁自内向外由黏膜层、肌层和外膜层构成,厚度小于 3 mm。

(二)胆管

胆管分为肝内胆管和肝外胆管两部分。肝内胆管由毛细胆管、小叶间胆管及逐渐汇合而成的左右肝管组成,左右肝管在肝门部汇合成肝总管,汇合部以上的部分为肝内胆管。肝外胆管包括肝总管、胆囊管和胆总管。肝总管内径约 4 mm,在肝十二指肠韧带外缘走行,位于肝固有动脉的右侧和门静脉的右前方;胆囊管由胆囊颈弯曲延伸形成,长约 4 cm,胆囊管与肝总管平行下降后汇合成胆总管;胆总管内径小于 0.6 cm,胆总管分为 4 段:十二指肠上段、十二指肠后段、胰腺段和壁内段。十二指肠壁内段与胰管汇合,形成肝胰壶腹(Vater 壶腹),开口于十二指肠乳头。

胆道系统的基本血供是来自于肝右动脉、胆囊动脉和十二指肠后动脉或胰十二指肠后上动脉。

二、正常超声表现

(一)胆囊

胆囊纵切面呈梨形,横切面呈圆形或椭圆形。正常胆囊轮廓清晰,囊壁回声较肝脏略高,囊壁光滑整齐。胆囊腔内呈无回声,后方回声增强,侧壁可有边缘折射声影,显示为典型的囊性结构。

正常胆囊长径一般为 50~80 mm,横径一般为 30~40 mm。正常胆囊壁的超声测量宜选择胆囊体部前壁进行测量,其厚度不超过 3 mm,多数小于 2 mm。

胆囊的纵轴指向肝门,胆囊颈部位置较深,邻近门静脉,胆囊颈部有哈氏囊,自胆囊颈部至门静脉的右支或门静脉主干之间的肝裂内有脂肪组织和结缔组织,声像图表现为一条连接胆囊颈部和门静脉右支根部间的线状强回声带,这是识别胆囊解剖位置的重要标志。

(二)肝内胆管

声像图上一般只能显示一、二级肝内胆管即肝总管和左右肝管,二级以上的肝内胆管分支超声往往难以清晰显示。左右肝管位于门静脉左右支的前方,内径约为 2 mm 或小于伴行门静脉内径的 1/3。门静脉的左支、矢状部及外侧支的分支构成特征性的工字形结构。

(三)肝外胆管

肝外胆管分为上下两段,上段与门静脉伴行,下段与下腔静脉伴行,包括肝总管和胆总管,通常以肝动脉为标志区分肝总管与胆总管。肝外胆管上段因为有肝脏作为超声窗,并且有伴行的门静脉作为解剖标志,因此易于显示。其纵断面图像表现为位于门静脉前方的管道,与门静脉平行形成双管结构,其内径小于伴行门静脉的1/3。肝外胆管下段位置较深不易显示,采用探头加压扫查,饮水或超声成像剂充盈胃窦和十二指肠等方法可提高显示率。成人正常肝总管的内径不超过 4 mm,胆总管内径不超过 6 mm。

三、胆囊疾病

(一)先天性胆囊异常

1.病理与临床　先天性胆囊异常的种类较多,但均较少见,且无症状。其主要的先天性异常大致可分为四类:位置异常,胆囊呈悬垂位、横位、突向网膜孔或位于肝实质内(称为肝内胆囊),胆囊的位置异常易被误诊为囊肿或其他含液性病变;数目异常,如先天性胆囊缺如、双胆囊;形态异常,皱褶胆囊、双房胆囊、胆囊憩室等;体积异常,如巨胆囊。上述几种异常可单独或同时存在。

2.超声表现

(1)皱褶胆囊:是先天性胆囊异常中最常见的一种。超声显示在胆囊体底部之间或颈体之间有强回声皱襞,胆囊被分隔成两个腔,但仔细扫查及多个断面观察,可以发现两个腔之间是相通的。

(2)双胆囊:较少见。在胆囊区域超声显示有两个相互独立、分离而各自完整的胆囊。两个胆囊可以大小相似或者一大一小,在多个体位或多个切面观察两个胆囊之间是不相通的,而且边缘是完整的。

(3)胆囊憩室:胆囊壁局部向外突起,形成一个圆形的囊腔,通常约 1 cm 大小,此囊腔与胆囊腔相通,憩室内常有小结石。一般胆囊形态、大小显示正常。

(4)胆囊缺如:极少见。胆囊窝内未见胆囊声像图,经过仔细扫查后周围仍找不到胆囊,如果排除其他因素可考虑胆囊缺如,但最后确诊有赖于 X 线胆道造影。

(5)双房胆囊:胆囊窝内可见两个相互独立、分离而又有各自完整的囊腔,中间有完整的强回声分隔,其间的纵隔回声在胆囊颈部有缺损,两腔相通。

3.鉴别诊断　双房胆囊有两个相互独立、分离而又有各自完整的囊腔,中间有完整的强回声分隔,其间的纵隔回声在胆囊颈部有缺损,两腔相通。胆囊憩室是胆囊壁局部向外突起,形成一个圆形的囊腔,与胆囊腔相通。皱褶胆囊是胆囊的体底部之间或是颈体部之间有强回声皱襞,胆囊被分隔成前后两个腔,两腔间相通。

4.临床价值　超声可作为各种胆囊先天性异常的首选检查,但有时由于受肠祥伪象、肠腔气体回声、肥胖等因素影响,超声探查囊腔结构、胆囊颈及囊腔与胆道关系比较难,易出现误诊或漏诊,此时可以选择其他检查如胆囊造影、静脉胆道造影、CT等做出诊断。

(二)胆囊结石

1.病理与临床　发生于胆囊内的结石称为胆囊结石(cholecystolithiasis),胆囊结石是最常见的胆囊疾病。根据结石的化学成分,通常分为三类:

(1)胆固醇结石:主要成分是胆固醇,多呈球形或卵圆形,常为单发,直径较大约0.5～5 cm,含钙少,X线平片不显影。因其比重小可以在胆汁中漂浮。

(2)胆色素结石:胆囊内发生较少,大部分分布于胆管内。主要成分为胆色素,数目较多。X线平片可显影。

(3)混合性结石:胆囊结石中最多见,主要成分由胆色素、胆固醇和钙盐以不同比例组成,呈不同颜色的多面形,常为多发,体积小一般不到1 cm^3,X线平片显影。

胆道系统结石的形成与胆囊的功能状态密切相关,可分为三个阶段:胆汁饱和(或)过饱和,起始核心的形成,逐渐形成结石。

胆囊结石与胆囊炎往往同时存在,并且互为因果。本病任何人群均可发生,但好发于多产、肥胖的中年女性。发生胆囊结石患者可长期无自觉症状,合并慢性胆囊炎时多表现为右上腹不适、隐痛和消化不良等症状,胆囊结石嵌顿时可出现右上腹剧烈绞痛并向右肩部反射。如果继发感染可出现化脓性胆囊炎症状,需要及时诊治。

2.超声表现　胆囊结石的声像图表现可以分为典型和非典型两大类。

(1)典型胆囊结石:具有以下三大特征。

1)胆囊腔内出现形态稳定的团状强回声:由于结石的形状、组成成分和种类不同,强回声形态也存在差别。一般较大而孤立分布的强回声多呈新月形、半圆形或圆形团状强回声(图7-8);体积较小的多发结石,堆积于胆囊后壁时形成一片强回声带,不易分辨结石数目。

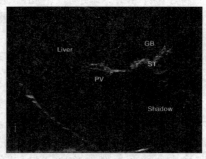

图7-8　典型胆囊结石声像图

GB:胆囊;ST:结石;PV:门静脉;Liver:肝脏;Shadow:声影

2)强回声后方伴有声影:结石后方出现一条无回声带即为声影,是超声束在通过结石的途径中由于反射、衰减和折射等作用所致。结石的声影边缘锐利,宽度与结石的宽度基本一致,这可以与胃肠气体形成的声影相鉴别。声影的出现对诊断胆囊结石,特别是较小的结石有重要的价值。

3)强回声随体位改变而移动:由于多数结石的比重大于胆汁,仰卧位时结石沉积于胆囊后壁,当患者改变体位时,容易引起结石的移动。利用这个特点可以鉴别胆囊结石和胆囊内新生物。

(2)不典型胆囊结石的声像图表现

1)充满型胆囊结石:胆囊内胆汁较少或无胆汁,胆囊腔的无回声区消失,胆囊无正常的轮廓或形态,声像图仅表现为胆囊前壁呈弧形或半月状的强回声带,后方伴较宽声影,致使胆囊后壁不显示。另外,此型胆囊结石还有一种特征性的声像图表现:囊壁结石声影三联征(WES 征:wall-echo-shadow 征),前方为增厚胆囊壁的弱回声包绕中间结石的强回声,后方伴有声影。

2)胆囊颈部结石:胆囊颈部结石未嵌顿时,结石在周围胆汁的衬托下易于显示,表现为强回声后方伴有声影;胆囊颈部结石嵌顿时,周围无胆汁的衬托,结石的强回声显示不清,造成诊断的困难,但结石后方的声影仍可显示,借此可确诊。

3)泥沙样胆囊结石:主要成分为胆色素,由于结石质地较松软,形态常呈泥沙样而得名。声像图表现为沿胆囊后壁分布的厚薄不一的强回声带及后方较宽的声影。

4)胆囊壁内结石:胆囊壁常增厚,壁内可见单发或多发的微小强回声斑,后方出现多重反射回声,类似彗尾征,改变体位时结石不移动。

3.鉴别诊断 典型胆囊结石一般不难诊断,对于不典型胆囊结石要和胆囊其他疾病相鉴别。胆囊颈部结石要和胆囊周围肠气、颈部钙化淋巴结等相鉴别;胆囊内泥沙样结石需和稠厚胆汁、囊腔内脓团等鉴别;后方不带声影的结石要和胆囊内新生物鉴别;充满型胆囊结石由于胆囊腔内无胆汁成分,易于与周围胃肠道气体的强回声形成的后方声影相混淆,应引起重视。

4.临床价值 国内外资料证明,在胆汁充盈状态下,超声诊断胆囊结石已达到较高的水平,尤其是对 X 线造影胆囊不显示的病例,超声检查对临床确诊有很大帮助。

(三)急性胆囊炎

1.病理与临床 急性胆囊炎(acute cholecystitis)是由胆囊管梗阻、细菌感染或胰液反流等原因引起的胆囊急性炎症性病变,大多数由结石嵌顿引起。根据炎症程度的不同,可分为三种类型:单纯性胆囊炎、化脓性胆囊炎和坏疽型胆囊炎。主要的临床特征是右上腹持续性疼痛并阵发性加剧、发热、右上腹压痛,Murphy 征阳性,严重者可有轻度黄疸和腹膜刺激症状。

2.超声表现

(1)胆囊肥大:胆囊外形饱满,体积增大,长径和横径均增大,横径增大更有诊断意义,急性胆囊炎时横径常超过 4 cm。

(2)胆囊壁增厚:增厚呈弥漫性,呈强回声,其间出现间断或连续的弱回声带,形成胆囊壁的双边影表现(图7-9)。此系胆囊壁水肿、出血和炎性细胞浸润等改变所致。囊壁内膜面毛糙。重症急性化脓性胆囊炎超声可表现为双层或多层弱回声带,此系多层水肿和出血带所致。当肿大的胆囊突然变小,胆囊壁中断,周围有积液时,为胆囊穿孔的表现。

图 7-9　急性胆囊炎声像图

胆囊壁弥漫性增厚(箭头示)，呈强回声，胆囊内透声差

（3）胆汁混浊：胆囊内透声差，充满稀疏或密集的细小或粗大光点，呈斑片状或絮状，无声影，有移动性，有时可表现为沉积性回声光带。

（4）超声 Murphy 征阳性：由于胆囊肥大，当探头接触胆囊区域时患者有明显的触痛，或将探头深压胆囊区域的腹壁时嘱患者深吸气，患者感触痛加剧并突然屏气不动，这对确诊急性胆囊炎具有很高的临床意义。

（5）胆囊结石：急性胆囊炎多伴发结石，常嵌顿于胆囊颈部或胆囊管。

（6）胆囊周围炎：急性胆囊炎发生穿孔时可显示胆囊壁的局部膨出或缺损，以及胆囊周围的局限性积液。

3.鉴别诊断　某些慢性胆囊炎可以表现为囊壁增厚、壁内出现暗带、囊腔内出现回声，类似急性胆囊炎的表现，但慢性胆囊炎往往壁厚而腔小，张力并不大，并且超声 Murphy 征阴性。

急性病毒性肝炎、低蛋白血症等均可引起胆囊壁增厚，但胆囊一般并不明显肿大，超声 Murphy 征阴性，病史与临床表现也不相同。

4.临床价值　超声检查在急性胆囊炎诊断和病因诊断，以及并发症诊断中，是一种快速方便有效的方法，超声可以测量胆囊体积大小，囊壁厚度，胆汁的回声情况，而且可以对以上指标进行随访，并可为临床观察急性胆囊炎病情变化提供依据。

（四）慢性胆囊炎

1.病理与临床　慢性胆囊炎(chronic cholecystitis)是最常见的胆囊疾病，常与胆道结石并存。可由急性胆囊炎反复发作演变而来，也可能是长期胆结石形成的慢性刺激和化学损伤的结果。炎症反复发作使胆囊壁增厚、囊壁纤维组织增生及慢性炎性细胞浸润，从而引起胆囊的收缩功能减退或丧失，最终胆囊萎缩变小。胆囊与周围组织发生粘连时，会造成胆囊管阻塞，胆汁不能进入胆总管，但是胆囊黏膜继续分泌黏液引起胆囊积水。

多数患者无特异性症状，部分患者有急性胆绞痛病史，可有非特异性的腹痛症状，以及腹胀、打嗝或厌油等消化不良症状。超声检查时偶尔发现，临床表现与病理改变的严重程度可能不一致。

2.超声表现

（1）慢性胆囊炎病程初期，胆囊体积无明显变化或可增大，超声成像难以发现和识别；病程时间较长、反复发作后可见胆囊缩小变形，甚至呈实质性团块状强回声，当胆囊腔内充满结石时表现为"WES"征,即囊壁、结石、声影三联征。

(2)胆囊壁增厚,毛糙,回声增强。慢性胆囊炎急性发作时胆囊壁增厚可呈"双边"影。

(3)胆囊内透声差,囊腔内出现沉积状回声,改变体位时可见其缓慢移动和变形,为陈旧、稠厚胆汁或炎性胆汁团的表现。胆囊内伴有结石者,囊腔内还可见团块状强回声伴有后方声影,胆囊后壁显示模糊。

(4)脂餐试验显示胆囊收缩功能差或无功能。

3.鉴别诊断　慢性胆囊炎囊壁增厚需与厚壁型胆囊癌及胆囊腺肌增生症的囊壁增厚相鉴别。胆囊癌的增厚以颈部、体部为显著,黏膜面常呈现不规则,当胆囊癌显示出对肝实质或肝门部侵犯特征时可鉴别。胆囊腺肌增生症增厚的胆囊壁内有小囊腔是其特点。慢性胆囊炎急性发作有时与急性胆囊炎不易鉴别。

4.临床价值　超声检查囊壁增厚的慢性胆囊炎诊断较易,但对轻度炎症者诊断较难,需结合临床考虑。

(五)胆囊癌

1.病理与临床　胆囊癌(carcinoma of the gallbladder)为胆道系统中常见的恶性肿瘤。女性多见,多数胆囊癌与胆囊结石及慢性胆囊炎关系密切。

原发性胆囊癌是一种恶性程度较高的肿瘤,早期无特殊症状和体征,大多数患者当临床做出诊断时已有肝脏侵犯或远处转移,预后较差。胆囊癌的晚期表现为右上腹的持续性疼痛、恶心、呕吐等非特异性症状。

胆囊癌多发在胆囊底部,其次为体部和颈部,多为腺癌,占80%左右,其余可为透明细胞癌、鳞癌、小细胞癌和未分化癌等。大体形态分为小结节型、蕈伞型、厚壁型和实块型,也可为混合型。胆囊癌转移的主要途径有局部浸润和淋巴转移。局部浸润以肝脏转移最为常见;淋巴转移部位常发生于胆囊、肝门和胰腺周围的淋巴结,致使上述淋巴结肿大,肿大的淋巴结可压迫胆道,产生梗阻性黄疸;另外胆囊癌可沿胆囊管浸润生长直接导致胆道梗阻。胆囊癌还可通过血液循环转移到全身脏器,但该种转移途径较少见。

2.超声表现　原发性胆囊癌依据其大体形态表现为不同的声像图特征。

(1)小结节型:胆囊癌较早期的声像图表现。常发生于胆囊颈部,表现为自囊壁向囊腔内突起的乳头状中等回声,病灶基底较宽,表面不平整,体积一般较小,直径约1~2.5 cm。此类型的胆囊癌可合并发生胆囊多发结石。

(2)蕈伞型:局部胆囊壁回声不连续,肿块呈蕈伞状自该处突向胆囊腔,病灶以多发常见,也可单发,病灶基底较宽,边缘不整。肿块以中等回声为多(图7-10)。

(3)厚壁型:胆囊壁呈局限性或弥漫性不均匀增厚,增厚处囊壁回声不均匀。弥漫性增厚者早期发生于胆囊颈部,直至向胆囊体部和底部浸润,晚期可导致整个胆囊壁僵硬。

(4)混合型:此型较为多见。表现为胆囊壁的局限性或弥漫性增厚,同时伴有乳头状或蕈伞状肿块突入胆囊腔。

(5)实块型:此型为胆囊癌的晚期表现。胆囊肥大,边缘不规则,胆囊的无回声缩小或消失,表现为胆囊内的实性肿块,肿块多呈弱回声,内部回声不均匀;当其内部有结石时可表现为肿块内的团状强回声伴后方声影;癌肿向周围组织浸润生长,则胆囊轮廓显示不清并与周围正常组织分界不清。

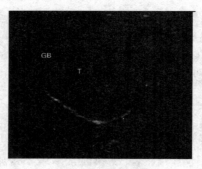

图 7-10 胆囊癌声像图

癌肿呈等回声,自胆囊壁向胆囊内突起呈草伞型,局部胆囊壁回声不连续,病灶边缘不整。GB:胆囊;T:肿块

3.鉴别诊断 小的结节型胆囊癌需要与胆囊息肉样病变鉴别:前者病灶基底宽,表面不平整,体积较胆囊息肉大,而胆囊息肉直径多小于 1 cm,蒂细。

厚壁型胆囊癌需与急慢性胆囊炎相鉴别:慢性胆囊炎胆囊壁多连续,而胆囊癌囊壁多不规则,连续性差。急性胆囊炎特别是化脓性或坏疽型胆囊炎,胆囊壁增厚但囊壁光滑,仔细观察时可见囊内有脓液移动。

实块型胆囊癌与肝脏或横结肠肿块相鉴别:实块型胆囊癌由于胆囊丧失了正常的形态,易与肝脏或横结肠来源的肿块相混淆。结肠内肿块的特征是肿块含有强回声的黏膜腔和气体。实块型胆囊癌有时需与右肾肿瘤或胰头癌相鉴别。

胆囊癌还要与胆囊内无声影或声影不明显的堆积状泥沙样结石、陈旧性的稠厚胆汁团或脓团、凝血块等相鉴别。后者改变体位后病变均可移动,借此可与其相鉴别。

4.临床价值 由于胆囊癌早期无特殊症状和体征,往往延误诊断。超声检查是一种简单、无创伤的检查方法,可较早发现胆囊癌,并能够观察肿瘤与周围组织的关系,判定肿瘤有无转移,对临床治疗方案的制订具有重要价值,是临床诊断胆囊癌的首选检查方法之一。

(六)胆囊息肉样病变

胆囊息肉样病变(polypoid lesions of the gallbladder)又称为胆囊隆起样病变,是指胆囊壁向胆囊腔内凸起性病变的总称,主要包括胆囊胆固醇沉着症、胆囊腺肌增生症、胆囊腺瘤、胆囊炎性息肉等。

1.胆囊胆固醇沉着症

(1)病理与临床:胆囊胆固醇沉着症(cholesterosis),胆囊局部胆固醇代谢的失衡造成胆汁中胆固醇含量增高,沉积于胆囊壁黏膜上后被巨噬细胞吞噬,逐渐形成了向黏膜表面突出的黄色小颗粒,称之为胆固醇沉着症,由于呈息肉样改变,故又称为胆固醇性息肉。其临床表现与慢性胆囊炎和胆囊结石相似,不易诊断。

(2)超声表现:胆固醇性息肉,息肉常多发,多发生于胆囊体部,体积较小,胆囊形态大小正常,囊壁上见乳头状或桑葚样结节向胆囊腔内凸起,结节可直接附着于胆囊壁,基底部较窄,或有蒂与囊壁相连,蒂细。息肉一般不超过 1 cm,不随体位改变而移动,彩色多普勒可显示息肉内的血流信号。

2.胆囊腺肌增生症

（1）病理与临床：胆囊壁的一种非炎症非肿瘤性的良性病变。病理表现为胆囊壁黏膜层增生和肌层的增厚，黏膜上皮多处外突形成罗-阿窦（Rokitansky-Aschoff sinuses），典型者窦扩大成囊，深入穿透肌层，一般不超过浆膜面。根据病变范围不同可分为弥漫型、节段型和局限型。其中以局限型较多见。本病好发于成年女性，病因不明，症状不明显。

（2）超声表现：胆囊壁增厚，可呈弥漫性、节段性或局限性增厚。增厚的胆囊壁内有小的圆形无回声囊腔，合并小结石时，显示为囊内的斑状强回声后方伴彗尾征。脂餐试验显示胆囊收缩功能亢进。

3.胆囊腺瘤

（1）病理与临床：胆囊腺瘤（adenoma of gallbladder）为肿瘤性息肉，是最多见的胆囊良性肿瘤。腺瘤来自胆囊黏膜上皮，可发生在胆囊的任何部位，腺瘤可分为单纯性腺瘤和乳头状腺瘤，后者有恶变倾向。另外当腺瘤体积较大时要考虑恶变可能。胆囊腺瘤女性较多见，可无任何症状，合并慢性胆囊炎、胆囊结石时可表现为相应症状。

（2）超声表现：胆囊腺瘤声像图上表现为自胆囊壁向囊腔隆起的乳头状或圆形强回声或中等回声结节，基底较宽、偶见有蒂，多发生于颈部和底部，可多发。平均体积较胆固醇性息肉大，但多数不超过 15 mm。直径大于 13 mm 者应高度警惕恶性变可能。

（3）鉴别诊断：胆囊胆固醇性息肉与胆囊炎性息肉鉴别，胆囊炎性息肉是由于胆囊长期受到炎症刺激所形成的肉芽肿，由慢性炎症细胞和成纤维细胞组成。两者在声像图上的表现类似，主要区别点在于后者多伴有胆囊壁增厚、粗糙等慢性胆囊炎的征象。

明显增厚的胆囊壁内见小囊样结构是胆囊腺肌增生症特异性表现，对该病的诊断具有较高价值，但该征象不典型时需与慢性胆囊炎鉴别，脂餐试验有一定价值。

胆囊腺瘤是一种肿瘤性息肉，需与非肿瘤性息肉包括胆固醇性息肉、炎性息肉相鉴别，非肿瘤性息肉的蒂很细或没有发现蒂，腺瘤的基底部则较宽。

胆囊息肉样病变的大小与良恶性有较密切的关系。直径小于 5 mm 可首先考虑胆囊胆固醇性息肉，小于 10 mm 的结节以胆固醇性息肉多见，10~13 mm 倾向于胆囊腺瘤，大于 13 mm 要考虑恶变倾向。

（4）临床价值：利用超声成像对胆囊息肉样病变诊断，其目的为判断胆囊壁是否存在隆起病变；病变是属于肿瘤性的还是非肿瘤性的；肿瘤的良恶性；从而对该病早期诊断及手术治疗方案的选择提供可靠的诊断依据。

（七）胆道蛔虫病

1.病理与临床　胆道蛔虫病（ascariasis of biliary tract）包括胆囊蛔虫和胆管蛔虫，胆囊蛔虫可单独存在，也可与胆囊以外的胆管蛔虫并存。胆道蛔虫是肠蛔虫症的常见并发症，系肠蛔虫通过十二指肠乳头的开口转入胆道所致。胆道蛔虫大多停留在胆总管，少数可钻入左右肝管。

临床表现为上腹剧烈绞痛而体征不明显。一般蛔虫可在胆管内自行退回十二指肠，不退回者，可在胆管内继续存活一段时间。由于蛔虫可将细菌带入胆管，所以常可引起胆道机械性梗阻和细菌感染。黄疸少见。

2.超声表现　胆囊蛔虫表现为纵切面可见胆囊内双线状高回声带，边缘清晰光整，多卷曲成弧形、鱼钩形或类圆形，中心贯穿的液性暗带为蛔虫假体腔，横切面呈同心圆状。如虫体存活时，可见虫体的蠕动；虫体死亡并裂解后则失去常态，其中心带变模糊甚至消失。

胆管蛔虫表现为胆管不同程度扩张，其扩张程度与蛔虫大小、多少有关；扩张的胆管内可见弯曲或平行的双线状或多条强回声带，中间为假体腔暗带，与胆管壁有明显分界。蛔虫死后可出现虫体钙化，声像图表现与胆管结石相似。胆道蛔虫从下段胆管钻入主胰管时，可造成胰管阻塞，出现急性胰腺炎的声像图表现。

3.鉴别诊断　依据胆道蛔虫典型的声像图表现，一般不难诊断。但对不典型声像图表现的胆道蛔虫，如胆道内蛔虫被黏稠的胆汁或胆泥包裹后形成的混合物，以及蛔虫死后萎缩、断裂、腐烂的蛔虫残体与结石、沉积物等较难区别，需动态观察相鉴别。

4.临床价值　超声诊断具有简便、迅速、无创伤、重复性强的特点，实时超声可密切观察胆道蛔虫的动向与转归，为临床治疗方法及手术时机的选择提供可靠诊断依据，避免并发症的发生。另外超声对于疾病预后及转归的判断也具有重要临床意义。

四、胆管疾病

（一）胆管先天性疾病

胆管先天性疾病主要包括先天性胆管囊状扩张和先天性胆道闭锁。

1.先天性胆管囊状扩张症

（1）病理与临床：先天性胆管囊状扩张是一种常染色体隐性遗传性疾病。病变可累及整个胆道系统，也可仅限于局部胆管。根据发生部位不同可分为三种：发生于肝外胆管者，称为胆总管先天性囊状扩张症（胆总管囊肿）；发生于肝内胆管者，为先天性肝内胆管囊状扩张症，也称卡路里（Caroli）病；复合型即肝内外胆管同时合并有囊状扩张症。临床以腹部肿块、腹痛、黄疸为主要症状，常为间歇发作，继发结石感染后可出现发热、肝大、肝区疼痛等类似急性肝脓肿的表现，部分病例也可无症状。

（2）超声表现：胆总管先天性囊状扩张症表现为在胆总管部位出现囊肿，多呈球形、椭圆形或纺锤形，囊壁回声带明亮，光滑，囊内呈液性无回声区，可显示与肝门部胆管相连接，囊肿的大小和张力状态时有改变；先天性肝内胆管囊状扩张症表现为肝内呈现与门静脉走行一致地沿着左右肝管分布的圆形或梭形无回声区，囊肿呈串珠样排列并与胆管相通，有时可合并有胆总管先天性囊状扩张。复合型即有上述两种声像图表现。

（3）鉴别诊断

1）与肝多发囊肿、多囊肝或肝脓肿相鉴别：肝多发囊肿、多囊肝声像图表现为无回声区之间互不相通；肝脓肿表现为肝内无回声区，囊壁厚薄不均，毛糙，无回声区与胆管不相通，并有相应的临床症状；而先天性肝内胆管囊状扩张症的囊肿分布与门静脉走行一致，并与胆管相通。

2）与胆道肿瘤、结石所致的胆道扩张相鉴别：胆道肿瘤可见胆管壁局部回声缺失，内有实质性肿块充填，临床上有进行性黄疸加重；结石引起的胆管扩张胆管壁平滑、完整，内见结石的强回声后方伴声影。

（4）临床价值：超声可显示肝内外胆管的扩张程度和范围，区分先天性胆管囊状扩张症的类型，有无合并结石及发生癌变，实时动态观察胆管壁变化，为临床选择合理的治疗方案提供了可靠的影像学依据。

2.先天性胆道闭锁

（1）病理与临床：先天性胆道闭锁（congenital biliary atresia）是指胆道发生闭锁，病理改变为肝内外胆管闭塞。根据发生部位不同可以分为两型：一种为肝内外胆管发生闭锁，或肝内、近端肝外胆管闭锁，此型多见，手术难以矫正；一种为肝外胆管发生闭锁，可发生于肝外胆管的任何部位，肝内胆管继发扩张，此型可以通过手术矫正。本病临床表现为患儿出生时一般发育、活动正常，1~2周后全身黄疸持续不退且逐渐加重，大便不黄，如陶土色。如不及时进行治疗，可逐渐而迅速地发生淤胆性肝硬化，肝脾肿大，腹腔积液，进一步发生门静脉高压，消化道大出血，甚至死亡。

（2）超声表现

1）肝内型：肝内外胆管均不显示，胆囊仅显示为胆囊窝内的高回声带。肝脏肿大，肝内回声均匀性增强，病程晚期可出现脾大、脾静脉扩张、腹腔积液等征象。

2）肝外型：胆囊和肝外胆管的显示主要取决于胆管闭锁发生的部位，若闭锁发生在胆囊管汇合口以上，胆囊和近端肝外胆管都难以显示，肝大，肝内胆管扩张，闭锁的胆管呈强回声光带。若闭锁发生在胆囊管汇合口以下，胆囊和近端肝外胆管显示，肝大，胆囊肥大，肝内胆管扩张。本型可通过手术矫正，若不矫正，可发展为肝硬化、门静脉高压等声像图表现。

（3）鉴别诊断：先天性胆道闭锁与新生儿肝炎鉴别较困难。超声对两种疾病鉴别的要点为：新生儿肝炎患儿肝内外胆管、胆总管、胆囊表现为正常声像图，胆道闭锁患儿的肝外胆道不能显示，胆囊缩小或不显影，并可伴有肝大、脾大。

（4）临床价值：超声能对大多数先天性胆道闭锁作出提示性诊断，特别是胆道闭锁合并肝外胆管囊性扩张时，并能提示闭锁的部位、范围等，可为临床选择合理的治疗方案提供可靠的依据。

（二）胆管结石

1.病理与临床　胆管结石（calculus of bile duct）是临床较常见的引起梗阻性黄疸的原因。根据结石的来源可以分为原发性结石和继发性结石。根据结石的部位不同可以分为肝内胆管结石和肝外胆管结石，在我国以肝外胆管结石发病率较高。

（1）肝外胆管结石：多为继发性结石。多发生于肝外胆管的远端，近端胆管有不同程度的扩张。结石在胆管内可移动，一般不引起完全梗阻。当发生胆道梗阻和感染时可引起梗阻性黄疸和化脓性胆管炎，临床表现为上腹部绞痛、黄疸、高热、寒战，重症病例可出现弥漫性血管内凝血、脓毒症休克，全身情况迅速恶化，以致死亡。

（2）肝内胆管结石：多为原发性结石，常多发。好发于左、右肝管汇合部和左肝管内。近端肝内胆管因梗阻可出现不同程度的扩张。

2.超声表现

（1）肝外胆管结石的典型声像图特征

1）胆管腔内见强回声后方伴有声影，强回声形态固定，能在两个相互垂直的切面上显示。

2）结石近端的胆管因梗阻均出现不同程度的扩张。胆管壁增厚，回声增高。

3）团状强回声与胆管壁之间分界清楚，结石周围可见细窄无回声带环绕。

4）脂餐或变换体位后观察到结石的强回声团可发生位置移动。

5）部分结石由于结构松散、较小或者呈泥沙样，可呈中等或较弱的回声，后方声影浅淡或不明显。

（2）肝内胆管结石声像图特征

1）肝内出现点状或团状强回声后方伴声影，强回声沿肝内胆管的路径分布。

2）结石近端的肝内胆管出现不同程度的扩张，扩张的肝内胆管与伴行的门静脉形成平行管征。

3）结石强回声周围可见细窄无回声区包绕。结石处胆管前后壁显示清晰。

4）结石一般不随体位改变而移动。结石可引起胆管梗阻，胆汁淤滞或炎症感染，进而出现肝脏肿大，肝实质回声增粗，内部回声不均匀，或可见肝内多发脓肿、肝实质萎缩变形。

3.鉴别诊断　需要与肝外胆管结石进行鉴别诊断的有：胆囊颈部或胆囊管结石、肝门部肿大钙化的淋巴结、肝动脉右支的横断面、胆道术后的瘢痕组织等表现为胆管内的强回声病变和结构。注意识别肝外胆管的解剖特征，纵断面和横断面等多个断面仔细观察有助于鉴别。

4.临床价值

（1）肝内胆管结石：由于有肝脏作为"透声窗"，肝内胆管结石的超声成像可以获得良好的效果，是目前诊断肝内胆管结石的首选方法。

（2）肝外胆管结石：常规超声对肝外胆管尤其是下段结石的显示比较困难，超声内镜可弥补其缺点，且创伤小，可作为常规超声诊断肝外胆管结石的辅助方法。

（三）肝外胆管癌

1.病理与临床　肝外胆管癌是指发生在肝外胆管的原发恶性肿瘤，以远端胆总管、左右肝管汇合处多见。绝大部分为腺癌，表现为胆管壁的局部增厚，或肿块呈息肉样突入胆管腔内。临床多见于 60 岁以上人群，是引起胆道梗阻的常见原因，主要表现以梗阻性黄疸、体重下降和腹痛为主，常因继发性胆道感染而出现发热。

2.超声表现

（1）直接征象：一类是扩张的胆管远端显示出软组织肿块，可分为乳头型或结节型；另一类是扩张的胆管远端突然截断或狭窄闭塞，但是见不到有明显边界的肿块，可分为截断型和狭窄型。

1）乳头型或结节型：扩张胆管远端显示软组织肿块，肿块呈乳头状、圆形或分叶状阻塞于扩张的胆管内，肿块边缘不整齐，形态不规则。肿块以中等或略低回声多见，与胆管壁无分界。

2）截断型或狭窄型：扩张胆管远端突然中断或狭窄甚至闭塞，狭窄或闭塞处呈 V 字形，肿块沿着胆管壁浸润生长，与周围组织分界不清。

（2）间接征象：胆管癌最重要的间接征象为病灶以上的肝内外胆管明显扩张。肝脏弥漫性肿大，肝门部淋巴结肿大或肝内有转移灶，胆囊多肿大。由于肝外胆管癌为少血供组织，肿瘤内纤维成分较多，彩色多普勒难以显示其血流。

（3）肝门部胆管癌：常发生于肝外胆管上段或左右肝管汇合部，表现为肝内胆管明显扩张，肝外胆管一般不扩张，胆囊缩小甚至萎缩；声像图可以表现为乳头结节型或者狭窄截断型。

3.鉴别诊断

（1）与胆管结石、肝癌、胰头癌相鉴别：胆管结石呈点状或团块状强回声，后方伴声影，与周围胆管壁分界清楚。与肝癌、壶腹部癌、胰头癌相鉴别的主要依据是对应于相应解剖结构。

（2）与能够引起胆管狭窄的良性病变鉴别：癌性狭窄主要表现为胆管的突然狭窄或截断，阻塞端肿块与周围分界不清。良性狭窄主要见于胆系炎症、手术损伤和硬化性胆管炎，根据相应病史可做鉴别。硬化性胆管炎主要是肝内胆管普遍狭窄，管壁厚、僵硬，管腔外径并不缩小。

4.临床价值　超声检查能准确地鉴别梗阻性黄疸，确定梗阻的部位，并能显示胆管形态改变及其内部肿块的形态特征，而且对肿瘤浸润转移的病程进展提供较丰富的信息，是首选的影像检查方法，对肝外胆管癌的术前诊断和确定治疗方案均有重要的临床应用价值。

（四）胆管炎症

1.病理与临床　胆道炎症包括原发性硬化性胆管炎（primary sclerosing cholangitis）和化脓性胆管炎（suppurative cholangitis）。原发性硬化性胆管炎病因不明，可能与免疫因素有关，是以肝内外胆管进行性炎症、纤维化、狭窄、梗阻为特征的慢性胆汁淤积性疾病，最终可导致胆源性肝硬化，该病有一定恶变倾向。大多为青年男性，临床表现为间歇发作、进行性加重的梗阻性黄疸。化脓性胆管炎是由急性胆管梗阻和急性化脓性炎症引起。多由胆道结石和蛔虫引起。临床发病较急，表现为腹痛、高热、寒战、恶心、呕吐，甚至昏迷。

2.超声表现　原发性硬化性胆管炎表现为肝内外胆管管壁节段性增厚，厚约2~3 mm，管壁回声增强，并有僵硬感，相应的胆管内径狭窄，狭窄以上的肝内部分胆管轻度扩张，早期出现肝、脾肿大；化脓性胆管炎表现为胆总管扩张，胆管壁增厚，回声模糊增强，胆管腔内可见异常回声或胆泥沉着，胆囊可扩张伴胆泥沉着，大部分患者可显示引起胆管梗阻的结石或蛔虫。

3.鉴别诊断　原发性硬化性胆管炎应与胆管癌鉴别，两者较难鉴别。胆管癌多发生于肝外胆管，癌肿为中、低回声，胆管壁呈局限性增厚，癌肿近端的胆管明显扩张，并且扩张程度与黄疸严重程度一致；而硬化性胆管炎可发生于肝内及肝外胆管，胆管扩张程度较轻，而黄疸较重，两者程度可不一致。

4.临床价值　超声对原发性硬化性胆管炎的诊断具有一定的价值，对于大多数病例来说，超声可做出较为准确的诊断，对图像不典型者，要靠ERCP（内镜逆行胰胆管造影术）和经皮肝穿胆道造影确诊。

急性梗阻性化脓性胆管炎是胆道外科严重疾病之一，超声显示胆道系统扩张，以及结合临床表现有助于急性梗阻性化脓性胆管炎的早期诊断。

（五）胆道积气

1.病理与临床　胆道积气产生的原因很多，包括常规胆道术后、胃肠吻合术后、T管引流、胆道内瘘、外伤、胆道产气菌感染、经皮肝穿刺肝肿瘤微波治疗术后及某些原因引起Oddi括约肌松弛症等。气体积聚于肝右前叶和左内叶胆管内。气体较多者积聚范围较广，多数合并反流性胆管炎。胆道积气临床主要表现为上腹痛、发热。

2.超声表现　胆道积气表现为沿胆管分布的串珠状强回声，局部或广泛分布，与胆管前壁分界不清,后方伴声影、闪烁声尾,声尾模糊、杂乱、不稳定,也可不伴声影或声尾。强回声随呼吸运动、体位的改变,其位置和形态易发生变化。

3.鉴别诊断　孤立或散在的胆道积气应与肝内胆管结石、肝内钙化灶、肝动脉壁钙化症相鉴别。肝内胆管结石的强回声位置稳定,后方声影清晰,动态观察声像图不变;肝内钙化灶形成的强回声与胆管走行方向不一致,形状固定,局部胆管不扩张;肝动脉壁钙化症声像图表现为与肝内胆管走行一致的呈串珠状排列的强回声,但其位置固定,后方声影明显,局部肝内胆管不扩张。

4.临床价值　超声诊断胆道积气的敏感性及准确性均高于其他影像学方法,对发现胆道潜在性疾病具有一定价值,可作为常规诊断、疗效观察的首选方法。

第三节　胰腺疾病

一、解剖概要

胰腺为腹膜后器官,可分为头、颈、体、尾四部分,胰头包括钩突部,各部分之间无明显界限,胰腺的形态大致可分:蝌蚪形、哑铃形、腊肠形。

胰头上方是门静脉和肝动脉,前方及右侧方为肝脏,右前方为胆囊,后方与下腔静脉、右肾上极的内侧缘、右肾血管等相邻。胆总管部分穿行于胰腺实质内,末端与胰管共同开口于十二指肠降部。因此,胰头癌和慢性胰腺炎时可因胆总管受压而出现梗阻性黄疸。钩突是胰头的一部分,前方为肠系膜上静脉,后方为下腔静脉。

胰颈为胰头和胰体之间的移行部分。其前方与胃幽门和部分的网膜囊相邻,其后方的肠系膜上静脉和脾静脉汇合形成门静脉的起始部。

胰体前方借网膜囊与胃相隔。在胰体部上缘腹腔动脉自腹主动脉发出并分为脾动脉和肝总动脉,而脾静脉穿行于胰体后上缘,位于腹主动脉、肠系膜上动脉和胰腺之间。常以腹主动脉、肠系膜上动脉和脾静脉的前方来定位胰体。

胰尾位于脾静脉的前方,可达脾门。后方为左肾上极、左肾上腺,左前方为胃。

胰管位于胰腺实质内,分为主胰管和副胰管。胰腺具有外分泌和内分泌功能,其外分泌部分分泌的胰液经主胰管和副胰管汇集后排入十二指肠壶腹部。正常主胰管内径小于2 mm,主胰管起自胰尾,经过胰体和大部分胰头,在胰头右侧缘通常与胆总管汇合后经 Vater 壶腹部共同开口于十二指肠乳头,也可单独开口于十二指肠乳头;副胰管较主胰管短而细,位于胰体上部,副胰管一端开口于十二指肠乳头附近,另一端与主胰管相连,当主胰管末端发生梗阻时,胰液可经过副胰管流入十二指肠。

胰腺的血液供应主要来自腹腔动脉分支中的十二指肠上、下动脉和脾动脉的分支。胰腺的静脉一般与同名动脉伴行,最终经过脾静脉、肠系膜上静脉汇入门静脉。

胰腺的淋巴管十分丰富,其淋巴引流途径常与脾血管伴行,可经胰腺周围的淋巴结和脾门淋巴结注入腹腔动脉、肠系膜上动脉和腹主动脉等处的淋巴结。

二、正常超声表现

1.胰腺长轴切面　在上腹部横切或斜切扫查即可显示胰腺的长轴切面。该切面显示胰腺呈一略向前凸起、横跨脊柱前方、回声稍高的长条状结构。边界光滑、整齐,因胰腺没有致密的纤维包膜,有时和周围组织的界限不甚清楚。胰腺实质呈细小、均匀的点状中等回声,较肝实质回声稍高或相近。随着年龄的增长,由于胰腺组织萎缩、纤维组织增多和脂肪浸润增加,使胰腺回声强度逐渐增加。主胰管位于胰腺实质内,显示为横贯胰腺实质的两条平行而光滑的中、高回声线,走行在胰腺背侧。由于胰体部的主胰管与声束垂直,超声最容易显示,副胰管由于短且细,超声一般不易显示。

胰腺的前方为肝左叶、胃和小网膜囊,后方为脾静脉、门静脉、下腔静脉、腹主动脉和肠系膜上动、静脉。胰头稍膨大呈卵圆形,被十二指肠包绕,其前外侧方为胃十二指肠动脉的小圆形无回声切面,后方为胆总管的横断面;胰颈后方为肠系膜上静脉和脾静脉汇合成的门静脉起始处;胰体后方为呈管状无回声的脾静脉,这是识别胰腺的重要标志,脾静脉的后方依次为肠系膜上动脉和腹主动脉的横断面。肠系膜上动脉表现为小的圆形无回声区,腹主动脉表现为呈节律性搏动、大的圆形无回声区;胰尾后方为向右走行的脾静脉。

2.胰腺短轴切面 ①胰头短轴切面:胰头形态呈卵圆形或近似三角形,位于肝左叶和下腔静脉之间,十二指肠内的气体常常影响胰头部的显示;②胰颈短轴切面:胰颈和钩突分别位于肠系膜上静脉的前方和后方;③胰体短轴切面:胰体位于肝左叶和胃后方,腹主动脉腹侧,形态呈类三角形;④胰尾:胰尾较难显示,可通过变换体位和采用多种途径进行扫查,包括仰卧位经脊柱左侧缘扫查、左侧腋中线肋间斜切扫查、经左肾纵断面扫查等。

3.胰腺正常超声测值 胰腺大小的测量一般以厚径为准。胰头的测量以下腔静脉前方为准,胰体以腹主动脉前方为准,胰尾以腹主动脉或脊柱左侧缘为准。胰腺正常值大小报道不一,目前多数学者认为正常胰头前后径<3 cm,胰体、胰尾部前后径<2.5 cm。另外由于胰腺大小、形态的个体差异较大,当超声测值大于正常值时,应结合胰腺内部回声和形态综合分析。主胰管管腔内径一般小于2 mm,向胰尾部逐渐变细。

三、胰腺疾病

(一)急性胰腺炎

1.病理与临床 急性胰腺炎(acute pancreatitis)是临床常见急腹症之一,多见于青壮年。其特点是起病急、发展快、血和尿淀粉酶升高。主要发病原因为胆道疾病,尤其是胆道结石和酗酒。根据病理形态和病变严重程度,急性胰腺炎可分为急性水肿性胰腺炎和急性出血坏死性胰腺炎。

急性胰腺炎根据临床表现可分为急性轻症胰腺炎和急性重症胰腺炎:前者病情较轻,预后较好。后者病情严重,可出现休克、脓毒症、多器官功能障碍、感染等严重并发症,病死率较高。

2.超声表现

(1)胰腺形态、大小的变化:胰腺肿大及增厚,多数表现为弥漫性肿大(图7-11),少数表现为局限性肿大,胰腺肿大以前后径为主。轻症胰腺炎表现为轻度到中度肿大,多数胰腺边缘光滑,边界清晰,若水肿消退,胰腺形态可恢复正常;重症胰腺炎较轻症胰腺炎肿大明显,胰腺大多边缘不规则,边界模糊不清。

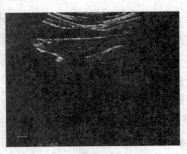

图 7-11　急性胰腺炎声像图

胰腺肿大,边缘不整齐,内部回声不均

（2）胰腺实质回声变化：轻症胰腺炎以出血和间质水肿为主,胰腺实质表现为低回声或极低回声,后方回声可呈增强效应。

重症胰腺炎因有出血、坏死及坏死后继发性病理变化,胰腺实质大多数呈高回声,声像图显示为密集的较粗的不规则高回声,分布不均。坏死、液化严重时,胰腺内还可出现片状无回声或低回声区,使整个胰腺呈混合回声。

急性胰腺炎时主胰管多无扩张,但少数有轻度扩张。如胰管明显扩张或不规则扩张呈串珠状,应考虑可能合并胰腺癌或慢性复发性胰腺炎。

（3）胰腺假性囊肿：急性胰腺炎发病后 2~4 周可在胰腺内（外）形成假性囊肿。典型假性囊肿表现为位于胰腺局部或周围的无回声区,边界较清楚,囊壁可毛糙,也可光滑,后方回声增强,囊肿多为单房,少数囊肿内可见分隔。

（4）急性胰腺内、外积液：主要见于重症胰腺炎,液体可积聚在胰腺内或胰腺外。积聚在胰腺内时声像图表现为胰腺实质内无回声或低回声区,边缘多模糊不清,后方回声增强。胰腺外积液可向纵隔、心包、腹盆腔等部位扩散,表现为积液部位的无回声或低回声区。

（5）胰腺脓肿：胰腺脓肿是重症胰腺炎的严重并发症。脓肿早期病变部位回声增粗、不均匀,边界不清,随病情发展变为低回声至无回声区,内部可有点状回声。另外由于急性胰腺炎可引起肠道内积气,超声出现全反射现象,从而使胰腺显示不清。

3.鉴别诊断

（1）胰腺肿瘤：局限性胰腺炎应与胰腺癌相鉴别,两者均可呈肿块表现,后者癌肿边界不规整,向外突起或向周围组织浸润,癌肿处胰管中断,远端胰管多扩张明显。结合临床表现和生化检查一般可鉴别。必要时可进行胰腺超声引导下细针穿刺活检。

（2）慢性胰腺炎：慢性复发性胰腺炎急性发作时声像图与表现为高回声和混合回声的急性胰腺炎相似,声像图难以鉴别,但慢性胰腺炎可有胰管扩张呈囊状,或有假性囊肿,胰管内结石、钙化形成。动态观察并结合临床表现可资鉴别。

（3）胃穿孔、肠梗阻等急腹症：急性胰腺炎可引起肠道内积气,与胃穿孔、肠梗阻等急腹症引起的腹腔内气体积聚导致的超声全反射难以鉴别。临床症状、体征、淀粉酶、X 线腹部透视有助于鉴别。

由于急性胰腺炎的声像图表现无特异性,需要密切结合患者的临床资料和其他影像学检查综合分析,如急性胰腺炎的临床症状,以及血清、尿淀粉酶增高等生化检查。

4.临床价值　超声可以对急性胰腺炎进行诊断、鉴别诊断及对病情的严重程度进行分析,指导临床治疗;超声可以近期动态观察急性胰腺炎的变化;另外,还可对胰周积液、假性囊肿进行远期检测随访。

(二)慢性胰腺炎

1.病理与临床　慢性胰腺炎(chronic pancreatitis)多见于中年男性,最常见的病因是胆道疾病(胆道感染与胆石症)。慢性胰腺炎的特征为反复发作的轻度炎症,胰腺细胞被破坏,逐渐由纤维组织所取代,正常胰腺小叶结构消失,整个胰腺变小、变硬、被膜增厚。约半数患者是由急性胰腺炎反复迁延发作所致。慢性胰腺炎病理变化的范围和程度轻重不等。

慢性胰腺炎胰腺病变常累及整个胰腺,胰腺呈弥漫性结节状改变,有时与周围组织分界不清;胰腺导管呈不同程度的扩张,扩张的囊腔内可有蛋白质栓和结石形成,胰管也可因受到严重阻塞形成胰管囊肿,胰腺导管上皮受压变扁、增生。胰腺内分泌组织常不受影响。

慢性胰腺炎临床表现轻重不一,轻者无明显特异性临床表现,最常见;重者可有多种临床表现,主要表现为长期反复或持续性发作的腹痛、食欲减退、腹胀等消化道症状,也可因胆总管阻塞出现持续性或间歇性黄疸,严重者可因腺泡和胰岛大部被毁坏,胰液和胰岛素分泌不足出现脂肪泻和糖尿病。

2.超声表现

(1)胰腺大小形态的变化:胰腺正常大小、肿大或萎缩,可呈弥漫性或局限性肿大,但程度不如急性胰腺炎,部分患者胰腺大小无变化。胰腺萎缩发生在病程后期或纤维化患者;胰腺形态常不规则,边缘不清,与周围组织分界模糊。部分患者胰腺形态可无变化。

(2)胰腺实质回声变化:慢性胰腺炎由于胰腺纤维化而引起胰腺实质回声增强、增粗、回声不均匀,但在病变早期,炎性水肿或纤维化致胰腺弥漫性肿大时胰腺可呈低回声。胰腺实质内钙质沉着可引起胰腺钙化或结石,表现为点状或斑块状强回声,后方伴声影。

(3)胰管变化:主胰管不规则扩张,粗细不均,可呈囊状、结节状,管壁不光滑,管腔内可伴有结石,较大的结石声像图表现为圆形、椭圆形或弧形致密强回声,后方伴声影;小的结石表现为点状强回声,后方可伴有彗尾征。结石常多发,大小不等,沿胰管走行分布(图7-12)。部分病例胰管可与假性囊肿相通。

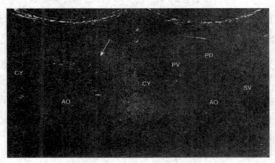

图7-12　慢性胰腺炎声像图

胰腺边缘欠清,实质回声增强、增粗、回声不均匀,主胰管扩张内伴有结石(箭头所示);AO:腹主动脉;CY:囊肿;PV:门静脉;SV:脾静脉;PD:胰管

(4)胰腺假性囊肿:胰腺内(外)可形成假性囊肿。典型假性囊肿表现为边界清楚的无回声区,囊壁可毛糙,后方回声增强。囊肿可增大、自发破裂、缩小或消失。具体声像图表现

请参见急性胰腺炎章节。

3.鉴别诊断

（1）局限性肿大的慢性胰腺炎应与胰腺癌相鉴别：后者边界不整，周围有浸润现象，但胰腺其他部分正常，没有急性胰腺炎病史，以及慢性胰腺炎反复发作史。超声造影可提供有价值的鉴别信息。

（2）老年人、肥胖者胰腺组织回声增强，但内部回声均匀、细腻，而慢性胰腺炎内部回声增粗、不均匀。另外，结合临床表现可鉴别。

4.临床价值　超声可根据胰腺的形态学变化判断病变的程度和性质，简便易行，是临床上对慢性胰腺炎诊断的首选检查方法；还可经超声引导进行经皮穿刺引流胰腺囊肿，以及经皮细针穿刺对慢性胰腺炎的局限性炎性肿块进行活检。

（三）胰腺囊肿

1.病理与临床　胰腺囊肿（pancreatic cyst）大体可分为真性囊肿和假性囊肿两大类。真性囊肿少见，囊肿来自胰腺组织，多发生于胰腺内。囊壁上因有上皮细胞层覆盖，故称为真性胰腺囊肿。可分为先天性囊肿、潴留性囊肿、寄生虫性囊肿。假性囊肿多见，是继发于急、慢性胰腺炎或胰腺损伤后的并发症，因囊壁内层无上皮细胞成分，故称为假性囊肿。胰腺假性囊肿多与主胰管相通，大小不一。

胰腺囊肿的临床表现多种多样，与囊肿大小、部位和病程急缓有关。起病缓慢、体积较小的囊肿常无临床症状；起病较急、体积较大的囊肿可压迫周围组织，出现相应的临床症状，如上腹部疼痛、腹胀、食欲缺乏、梗阻性黄疸、幽门梗阻等。胰腺囊肿常见并发症为感染、破裂和出血。

2.超声表现

（1）真性囊肿

1）先天性囊肿：胰腺实质内单发或多发圆形或椭圆形无回声区，其内呈单房或多房，边界清晰，内壁光滑，后方回声增强，囊肿体积一般较小。

2）潴留性囊肿：胰腺实质内见典型的囊肿声像图表现，体积较小，常为单发，位于主胰管附近或与胰管相通，可并发胰管结石、胰腺钙化等慢性胰腺炎的超声表现。

3）寄生虫性囊肿：囊壁较厚，表面光滑，回声增强。部分囊内可见子囊和头节，声像图上头节表现为多发的团状、点状强回声，子囊可有囊中囊表现。

（2）假性囊肿：多发生在胰腺体、尾部，表现为胰腺实质内或表面圆形、椭圆形、分叶形的无回声区，后壁及后方回声增强，边缘尚规则，囊壁可毛糙，大多回声均匀，部分囊壁可见强回声斑，部分囊肿内可出现点状或斑块状低回声或等回声；囊肿常单发，大小不一，多呈单房；囊肿较大时胰腺失去正常形态，可压迫胰腺或周围组织。

3.鉴别诊断

（1）胰腺周围脏器内的囊性结构：实时超声多角度动态观察，以及配合患者深呼吸时脏器与脏器之间、囊肿与脏器之间的相对移动性为鉴别的要点。

（2）胰腺脓肿：与合并感染的胰腺囊肿声像图难以鉴别，结合临床症状、体征和实验室检查可鉴别。

（3）胰腺血肿：多有外伤史，新鲜出血声像图表现为高回声或不规则的低回声，陈旧性出血表现为低回声或无回声,与胰腺囊肿相似,动态观察其变化有助于鉴别,可在超声引导下经皮穿刺确诊。

(4)胰腺囊腺瘤或囊腺癌:囊腺瘤(囊腺癌)多呈囊实性改变,囊性结构内有乳头状结构,囊壁较厚、不规则。囊腺癌常有肝脏转移及腹腔淋巴结转移征象。

4.临床价值 超声诊断胰腺囊肿具有特异性,准确率高,操作方便,可重复检查;它可对胰腺炎后胰腺假性囊肿的吸收情况进行随访,为临床医师治疗提供依据;超声还可引导经皮穿刺胰腺囊肿,具有诊断、鉴别诊断和治疗的作用。

(四)胰腺囊腺瘤与囊腺癌

1.病理与临床 胰腺囊腺瘤(cystadenoma of pancreas)是发生于胰腺导管上皮的良性肿瘤,这种情况多发生于中年女性,临床少见。该病好发于胰腺的体、尾部。囊腺瘤一般体积较大,囊腺瘤可分为两类:浆液性囊腺瘤和黏液性囊腺瘤。前者囊内无乳头状突起结构,无恶变倾向;后者囊内伴有乳头状结构,囊壁间隔厚薄不一,有恶变倾向。

囊腺癌(cystadenocarcinoma of pancreas)临床罕见,多由胰腺囊腺瘤恶变而来,恶变时间一般较长,生长缓慢。

胰腺囊腺瘤与囊腺癌临床表现相似,很难鉴别。囊腺瘤早期多无症状,肿块较大时可引起上腹痛。位于胰头部的囊腺瘤可压迫胆总管下段,出现肝大、胆囊肥大、梗阻性黄疸。囊腺癌可侵犯邻近器官组织,如胃、十二指肠、结肠,但癌肿生长、浸润缓慢,远处脏器转移较晚。

2.超声表现 胰腺囊腺瘤的声像图表现为胰腺内多房性或蜂窝状无回声区,部分内部回声增强,囊壁及后方回声增强,CDFI显示内部无明显血流信号;部分囊壁及分隔较厚,囊壁边缘可见乳头状实性结构突向囊腔,CDFI显示囊壁增厚部分和乳头状结构内可见少量血流信号。

胰腺囊腺癌的声像图表现与囊腺瘤相似,声像图难以鉴别,当瘤体生长迅速、乳头状实性改变明显、出现浸润现象,以及周围淋巴结转移时应考虑囊腺癌的可能。

3.鉴别诊断

(1)胰腺癌、胰岛细胞瘤:胰腺癌多发生于胰头部,声像图上多表现为低回声肿块,癌肿可引起胰管或胆道扩张;胰岛细胞瘤多发生于胰腺体、尾部,一般不引起胰管或胆道的扩张。另外,功能性胰岛细胞瘤有低血糖症状。具体鉴别请参见相关章节。

(2)多房性胰腺假性囊肿:假性囊肿多有急性胰腺炎或外伤史,囊壁无不规则增厚或乳头状突起,囊肿多与胰管相通,两者之间较易区分。

4.临床价值 胰腺囊腺瘤与囊腺癌病程较缓慢,囊腺癌转移也较慢,若能早期发现及手术切除则预后良好;超声能够显示肿块并提示诊断,对早期诊断有重要价值。

(五)胰腺癌

1.病理与临床 胰腺癌(pancreatic cancer)可分为原发性和继发性,原发性多见,继发性多为邻近器官癌肿扩散转移而来,较少见。

原发性胰腺癌一般指发生于胰腺外分泌部的癌肿,多见于中年以后男性,最常见的为腺癌。早期胰腺癌体积较小,肉眼较难发现;癌肿体积较大时,常突出胰腺表面或浸润全部胰腺组织,癌肿与周围正常组织常无明显分界,其内可有出血、坏死,形成不规则囊样间隙;胰管可因癌肿阻塞扩张、扭曲或狭窄；胰管受阻还可以使胰腺组织萎缩和纤维化，不易与慢性胰腺炎相鉴别。

胰腺癌由于其生长较快，胰腺内血管和淋巴管丰富，早期易发生转移，其主要转移途径为淋巴转移和直接浸润，其次为血行转移和沿神经鞘蔓延。

胰腺癌可发生在胰腺的任何部位，但胰头癌发病率最高。胰腺癌临床表现的严重程度主要与癌肿发生的部位、病程长短，以及肿瘤生长速度有关。早期症状不典型，中晚期出现的较显著症状有黄疸、腹痛和腰背痛、发热、进行性乏力、消瘦、体重减轻等。胰头癌由于易阻塞胆总管引起黄疸，症状出现较早。胰体癌和胰尾癌症状出现较晚，发现时一般已属中晚期。

2.超声表现

（1）直接征象

1）大小和形态：胰腺癌早期体积较小时，胰腺形态大小无明显变化；癌肿体积增大时，表现为癌肿所在部位胰腺局限性肿大，呈结节状、团块状、分叶状或不规则状，边界不清，边缘可见浸润现象，呈蟹足样生长。少数胰腺癌也可表现为弥漫性肿块。当肿瘤大于 1 cm 或向胰腺外突出时才能被超声发现。

2）内部回声：癌肿内部多数呈低回声，也可表现为高回声和混合回声，其内部回声和癌肿的大小有关，癌肿较小时多呈低回声，癌肿较大时可有多种回声表现。

3）后方回声：小胰腺癌后方回声无明显变化，较大胰腺癌后方回声衰减，当癌肿内出现液化时或黏液腺癌，后方回声可增强。

4）胰管改变：胰头癌可压迫或浸润主胰管，癌肿处胰管被截断或堵塞，近段胰管呈均匀性或串珠样扩张、迂曲；癌肿也可沿胰管浸润蔓延，引起胰管闭塞而不显示。

5）彩色多普勒表现：多数胰腺癌癌肿本身缺乏血供，表现为癌肿内无明显血流信号，少数病例周围血管受压可见到绕行的环状血流。

（2）间接征象

1）胆道系统扩张：胰头癌压迫或侵犯胆总管，引起梗阻部位以上的胆道系统扩张，由于胆道梗阻后胆道扩张的出现要早于黄疸，因此有助于胰头癌的早期诊断。

2）胰腺周围脏器或血管受压：较大肿块可使周围脏器受压、移位。如胰头癌可引起下腔静脉移位、变形，胰体、胰尾癌可使左肾、胃、脾脏受压移位，其周围肠系膜上动脉和脾静脉受压移位、变形。

3）胰周脏器浸润、转移及淋巴结转移：胰腺癌可直接侵犯周围脏器，主要有十二指肠、胃后壁、脾脏、胆总管等。由于胰腺的淋巴管极为丰富，胰腺癌易出现淋巴系统转移，表现为淋巴结肿大，呈多发圆形或椭圆形低回声。胰腺癌还可经血行转移到肝脏，在肝内出现高回声或低回声肿块。

4）腹腔积液：部分患者胰腺癌晚期可出现腹腔积液。

3.鉴别诊断

（1）胰岛细胞瘤：胰岛细胞瘤多发生于胰腺体、尾部，体积较小，边缘多规则；功能性胰岛细胞瘤呈均匀的低回声或弱回声，无功能性胰岛细胞瘤常表现为高低混合的不均质回声，也可因瘤体内出血、囊性变而出现无回声区。胰岛细胞瘤一般不引起胰管或胆道的扩张。另外，临床症状也可辅助鉴别，胰岛细胞瘤一般病程较长，症状轻，功能性胰岛细胞瘤有低血糖症状。必要时可行超声引导下经皮细针穿刺活检或内镜超声检查以确诊。

(2)慢性胰腺炎:胰腺癌应与慢性胰腺炎中的局限性炎性肿块相鉴别。二者声像图表现相似,较难鉴别。前者边界不整,周围有浸润现象,胰腺其他部分正常,没有急性胰腺炎病史,以及慢性胰腺炎反复发作史。超声造影可提供有价值的鉴别信息。

(3)胰腺囊腺瘤和囊腺癌:腺囊腺瘤和囊腺癌病程进展缓慢,大多发生于胰腺体、尾部,声像图上多呈囊实性回声,实性部分内可见高回声乳头样结构,或呈蜂窝状改变,囊壁不规则增厚,后方回声增强,一般不引起胰管或胆道扩张及转移征象。超声引导经皮细针穿刺细胞学或组织学检查、CT 和血管造影检查可明确诊断。

(4)其他引起梗阻性黄疸的疾病:主要有壶腹部癌、胆总管远端癌、胆总管结石。

(5)与其他疾病的鉴别:如腹膜后肿瘤、胃肿瘤、十二指肠肿瘤和结肠肿瘤等,需根据解剖位置、肿块的声像图特点仔细鉴别。

4.临床价值　胰腺癌的早期症状缺乏特异性,就诊时往往已属于晚期,因此要做到胰腺癌的早期诊断十分困难。

与其他影像技术相比,超声具有无创、简单、易行、迅速且可重复等优点,可作为胰腺癌初筛和普查时的首选诊断方法。但超声对胰腺癌的诊断易受到多种不利因素的影响,所以应结合其他影像学检查,取长补短,提高胰腺癌的诊断率。另外,可行超声引导下经皮穿刺细胞学或组织学检查。

(六)壶腹部癌

1.病理与临床　壶腹部癌(carcinoma of ampulla)是指发生在壶腹部、胆总管末段,以及十二指肠乳头附近的癌肿,以腺癌最多见,其次为乳头状癌、黏液癌等。癌肿均呈浸润性发展。早期即可浸润、阻塞胆总管和主胰管,引起黄疸;当癌肿发生溃烂、坏死与脱落时,可使梗阻部位暂通,黄疸减轻;癌肿浸润肠壁时可引起十二指肠梗阻或上消化道出血。晚期癌肿可出现局部扩散、淋巴结转移及远处转移,但发生均较胰头癌晚。

临床表现与胰头癌相似,主要症状为进行性加重的黄疸,较胰头癌出现早,黄疸可有波动;另外,还可表现为上腹痛或脊背痛、发热、上消化道出血、消瘦、乏力等。

2.超声表现

(1)肿块位于扩张的胆总管末端,体积一般较小,癌肿边缘不规则,癌肿有浸润时和周围组织分界不清。

(2)肿块内部回声多呈低回声,少数可呈高回声或混合回声。

(3)壶腹部癌可以表现为胆道扩张、胆囊肥大、主胰管扩张;晚期还可累及周围血管和器官,以及淋巴结及肝转移等表现。

3.鉴别诊断

(1)需与胰腺癌、胆总管远端癌、胆总管结石鉴别,具体见胰腺癌、胆管疾病等章节。

(2)胃肠道肿瘤:壶腹部癌可引起胃肠道出血,应与胃肠道肿瘤相鉴别。超声对胃肠道肿瘤诊断较困难,可依靠胃肠道造影和纤维内镜等检查鉴别。

4.临床价值　超声能够显示部分壶腹部癌或可从胆管扩张的间接征象中提示壶腹周围实性占位的可能,以提示临床进一步做其他检查而确诊。另外,内镜超声对壶腹部癌的诊断优于其他检查方法,并能够提示壶腹癌的分期。

（七）胰岛细胞瘤

1.病理与临床　胰岛细胞瘤（islet cell tumor）为胰腺内分泌肿瘤。可分为两类：功能性胰岛细胞瘤和无功能性胰岛细胞瘤。功能性胰岛细胞瘤，又称为胰岛素瘤，是临床最多见的胰岛细胞瘤，大多为良性，多发生在胰腺体尾部。如 B 细胞不产生胰岛素，称为无功能性胰岛细胞瘤。

胰岛素瘤典型的临床表现由胰岛素分泌亢进而引起，主要表现为 Whipple 三联征：阵发性低血糖；发作时血糖低于 2.8 mmol/L；经静脉注射或口服葡萄糖或进食后可迅速缓解。无功能性胰岛细胞瘤少见，临床常无症状，因上腹部发现肿块或体检时发现。

2.超声表现　功能性胰岛细胞瘤体积一般较小，多位于胰体、胰尾部位，呈圆形或椭圆形。肿瘤较大时形态可不规则，边界整齐、光滑、有包膜。肿瘤内部多为回声均匀的低回声或弱回声。肿瘤较大时内部可合并出血、囊性变，表现为肿瘤内部出现形态不规则无回声区，偶可见到钙化形成的斑块状强回声，肿瘤较大时可压迫周围脏器或血管。恶性胰岛细胞瘤生长迅速，肿瘤边缘不规则，瘤体内常有出血、坏死，肿瘤可转移到周围淋巴结和肝脏。

非功能性胰岛细胞瘤的声像图表现与功能性胰岛细胞瘤相似，但较后者体积大，肿瘤可压迫周围脏器或血管。肿瘤如生长较快并伴有周围淋巴结和肝脏转移的征象，表明肿瘤已恶变。

3.鉴别诊断

（1）与胰腺癌及胰腺囊腺瘤（囊腺癌）鉴别：胰腺癌边缘不规则，内部多呈低回声或混合回声，胰头癌多伴有胆道或胰管扩张、周围脏器或组织受压、浸润，以及转移征象。具体鉴别请参见胰腺癌章节。

（2）胰腺周围脏器的肿块：非功能性胰岛细胞瘤由于体积较大，常表现为左上腹肿块，因此需要与胃、左肾、左肾上腺和腹膜后肿瘤相鉴别。胃肿瘤位于脾静脉前方，饮水后可鉴别。左肾、肾上腺和腹膜后肿瘤位于脾静脉后方。

4.临床价值　功能性胰岛细胞瘤因有典型的低血糖症状，临床较容易做出诊断，但由于瘤体体积一般较小，超声对其显示率也较低。非功能性胰岛细胞瘤一般体积较大，超声较易发现。术中超声能够显示术前常规超声检查未发现的小肿瘤，敏感性较高。

（八）梗阻性黄疸的鉴别诊断

1.病理与临床　黄疸是由于血清中胆红素升高致使皮肤、黏膜和巩膜发黄的体征。按病因学可分为以下几类：溶血性黄疸、肝细胞性黄疸、胆汁淤积性黄疸（梗阻性黄疸）、先天性非溶血性黄疸。其中梗阻性黄疸按病因和发病机制又可分为肝内性和肝外性。胆道梗阻时由于胆管受压狭窄、胆汁排泄受阻、内部压力增高，导致梗阻近端胆管扩张。

2.超声表现　超声诊断梗阻性黄疸的依据是胆道系统的扩张。

（1）胆管扩张的声像图表现

1）肝内胆管扩张：正常左右肝管内径一般小于 2 mm 或小于伴行门静脉内径的 1/3，当肝内胆管内径大于 3 mm 时可提示扩张，轻度扩张的肝内胆管可与伴行的门静脉呈"平行管"征；重度扩张的肝内胆管呈枯树枝或放射状向肝门部汇集，门静脉常受压显示不清，扩张的胆管壁不规则，管道多叉，应用彩色多普勒超声容易区分扩张的胆管和门静脉。

2）肝外胆管扩张：一般正常肝外胆管上段内径不超过 6 mm，7～10 mm 为轻度扩张，大于

10 mm 为显著扩张。扩张的肝外胆管内径与伴行的门静脉内径相似时,形成"双筒猎枪"征,为诊断肝外胆管扩张较特异的征象。

（2）梗阻部位的判断

1）胆总管下段或壶腹部梗阻:梗阻以上全程胆道均可扩张,包括胆总管、胆囊管、左右肝管、肝内胆管全程扩张,胆囊增大;如梗阻发生在胆总管与主胰管汇合的壶腹部或以下,同时多伴有主胰管扩张。

2）胆总管中上段梗阻:胆囊轻度增大,梗阻部位以上的胆总管扩张,以下的胆总管不扩张。

3）肝总管与胆囊管汇合部位以上梗阻:肝总管、左右肝管、肝内胆管扩张,胆囊不增大。

4）左肝管或右肝管梗阻:患侧肝内胆管及其分支肝内胆管扩张,胆囊和胆总管正常;如梗阻发生于左右肝管汇合部位,则左右肝内胆管均扩张。胆囊和胆总管正常。

5）胆囊管梗阻:仅胆囊增大,其余胆道系统无扩张。

（3）判断梗阻病因:梗阻性黄疸病因中,约 90% 以上是由胆管结石、胆管癌、胰头癌,以及壶腹部癌引起,其中又以结石、癌肿最为多见,其他少见的病因有胆道蛔虫、胆总管囊肿、化脓性胆管炎、胆道狭窄等。胆管梗阻病因主要是对结石与肿瘤进行鉴别诊断。

1）胆管结石:特征性表现为形态规则整齐的点状或团状强回声,后方伴声影,与胆管壁分界清楚,胆管壁连续无中断。膝胸位或脂餐试验后结石可随体位改变而移动。

2）软组织肿瘤:多显示为低或等回声肿块,形态不规则,后方无声影,与胆管分界不清或无分界,不随体位改变而移动。胆管壁增厚,当癌肿浸润生长破坏胆管壁时,表现为管壁的高回声线中断。

4.临床价值　超声为无创性检查,操作简单易行,可在血中胆红素升高而黄疸未出现时,通过胆管扩张诊断胆道梗阻,超声还可进一步判断梗阻部位及推断梗阻病因,是梗阻性黄疸首选检查方法。但超声对胃肠道气体较多患者的胆总管下段显示欠佳。

第四节　脾脏疾病

一、解剖概要

脾脏是人体最大的淋巴器官,位于左季肋区深部的腹腔内,第 9~11 肋的深面,长轴与第 10 肋一致。正常时在左肋弓下触不到脾。脾外形似蚕豆状或半月状,长约 11~12 cm,宽约 7 cm,厚约 4 cm,重约 150~200 g。有上、下两缘,膈、脏两面;脏面凹陷,近中央处为脾门,有脾血管、神经、淋巴等出入,称为脾蒂,为超声显示的一个重要标志。除脾门外,脾脏其余大部分均被腹膜所遮盖。脾的脏面内下方与胰尾和横结肠脾曲相邻,上方与膈肌相贴,右前方与胃相邻,后下方为左肾及左肾上腺。脾上缘前部有 2~3 个脾切迹。在脾的附近,特别在胃脾韧带和大网膜中可存在副脾,出现率约 10%~40%。副脾的位置、大小和数目不定,诊断时应予以注意。

脾血管包括脾动脉和脾静脉。脾动脉是腹腔动脉的最大分支,沿胰腺上缘走行分出 2~3 个末支进入脾脏。

脾静脉由脾门处的 2~6 个属支组成,与脾动脉伴行,达胰颈部与肠系膜上静脉汇合成门静脉主干,脾静脉管径一般比脾动脉大1倍。

二、正常超声表现

1.二维超声　脾外形与切面有关,冠状切面可呈近似三角形,肋间切面可呈半月形。其轮廓清晰,表面光滑,膈面略向外凸起,脏面凹陷,其中部即为脾门,可见管道状较高回声包绕的血管结构。正常脾脏回声呈弥漫性略低回声(相对于肝实质),内部回声分布均匀。

2.彩色及脉冲多普勒　彩色多普勒示脾血管呈条状从脾门处进入脾实质内,并在其内分支。彩色多普勒可显示脾静脉血流为蓝色、脾动脉血流为红色,两者紧贴,有时较难区别;脾静脉和脾动脉在脾内可呈树枝状分布,通常可显示一到二级分支。脉冲多普勒显示脾静脉为连续性血流频谱,可受呼吸等因素的影响;脾动脉呈与心率一致的搏动状血流频谱。

3.超声造影　注射超声造影剂 SonoVue 约 10~15 秒后,脾内小血管由脾门处开始呈放射状向内分支样增强,随后脾实质开始不均匀增强。约 40~50 秒后,脾实质呈均匀增强,持续约 5~10 分钟。

三、脾脏疾病

(一)脾脏先天性异常——副脾

1.病理与临床　副脾(accessory spleen)于胚胎期在背侧的胃系膜内,由一些脾组织芽胚未能融合而成,多位于脾门、脾蒂及大网膜处。副脾可随着年龄的增长逐渐萎缩。正常副脾者无临床表现,在副脾发生扭转时可出现急腹症等临床表现,而腹腔型副脾可在腹部摸到肿块等。

2.超声表现

(1)二维超声:超声所能显示的副脾,多呈圆形或椭圆形,包膜清晰完整,内部回声细小致密与正常脾脏回声一致,多位于脾门处,超声易于检测。偶可发现脾血管与其相连。

(2)彩色及频谱多普勒:可显示脾血管的彩色血流进入副脾,频谱多普勒可测及其血流为动脉及静脉血流频谱。

(3)超声造影:注射造影剂后,副脾与脾脏呈同步增强、同步减退,其内部回声与脾实质回声相同。在造影早期,有时可观察到 1 支小动脉由脾门开始出现,并通入与其对应的副脾内。

3.鉴别诊断

(1)脾门淋巴结:可为多发性,呈圆形、均匀的低回声肿块,其内部回声常比正常脾脏低,彩色多普勒未能显示脾血管与淋巴结相通。

(2)胰尾部癌:可在胰尾部出现低回声肿块,内部回声不均,彩色多普勒可测及彩色血流及动脉频谱。

4.临床价值　正常人群中出现副脾无临床意义。但有脾脏病变或行脾切除术的患者,确定副脾的存在具有一定意义。脾脏功能亢进者在行脾切除术时明确副脾的存在尤为重要。在某些血液病中,脾脏受累,也可累及副脾,使其增生肿大,容易误认为肿瘤。常规超声对其诊断有较高的准确性。同时,由于副脾可多发,位置不定,故超声未能发现副脾者也不能否认副脾的存在。而超声确定的副脾个数也常比实际情况少。

(二)脾大

1.病理与临床　脾大(splenomegaly)的原因很多,可分为:

(1)感染性脾大:包括急性和慢性炎症,如病毒性肝炎、血吸虫病等。

(2)非感染性脾大:①淤血性脾大:如肝硬化门静脉高压、慢性右心衰竭等;②血液病性脾大:如白血病、淋巴瘤等;③脾肿瘤等引起的脾大。

脾脏弥漫性肿大多为全身性疾病的一部分,临床表现除有不同程度的脾大及由于脾大压迫周围脏器(如胃)所致的腹胀、食欲缺乏等外,主要源于全身性疾病的表现。

2.超声表现

(1)二维超声

1)脾大指标:如有以下二维超声表现之一者,可考虑脾大。

在肋缘下超声能显示脾脏时,且除外脾下垂者。

在成人脾脏厚度超过4.5 cm,最大长径大于12 cm。

脾脏面积指数超过20 cm^2。

脾上极接近或超过脊柱左侧缘(即腹主动脉前缘)。

在小儿脾脏,脾/左肾长轴比率,大于1.25。

2)超声对脾大程度的确定:

轻度肿大:超声的脾测值超过正常值,在仰卧位平静呼吸时,肋缘下刚可测及脾脏,深吸气时不超过肋缘下3 cm。多见于感染性疾病或门静脉高压引起的脾大。

中度肿大:脾脏各径线测值明显增大,仰卧位平静呼吸时肋下缘可测及脾脏;深吸气时,脾下极在肋缘下可超过3 cm,但不超过脐水平线。多见于白血病、淋巴瘤或感染性单核细胞性脾大。

重度肿大:脾脏明显肿大,失去正常形态,脾门切迹消失,周围脏器可被肿大的脾脏推挤、移位,脾下极可超过脐水平线以下。多见于骨髓增生性疾病或慢性粒细胞性白血病。

(2)彩色多普勒超声:显示脾内彩色血流也可增多,彩色多普勒可测得脾静脉最大血流速度多较正常值降低。当脾静脉内血栓形成时,彩色多普勒可示脾静脉血流消失或变细等表现。

(3)超声造影:脾大在超声造影上表现为轻度延迟的整体增强,增强强度略低于正常脾脏,其增强早期的不均匀表现可能更明显一些。近年来,超声造影定量分析技术能通过分析定量参数,为脾脏肿大的诊断提供更多特异性的表现。

3.鉴别诊断

(1)腹膜后巨大肿瘤:有时后腹膜巨大肿瘤可将脾脏推向上方或后方而不能显示,而占据脾区的后腹膜肿瘤被误为脾脏,可以通过左肋缘下方的扫查来明确诊断。

(2)左肝巨大肿瘤:肝左外叶肿瘤,尤其是向脾区方向生长的肿瘤会与脾大相混淆。通过该肿块的回声及显示正常的脾脏可以鉴别。

4.临床价值　由于脾大时内部回声缺乏特异性,二维超声对弥漫性脾大的病因鉴别诊断帮助不大。但超声可对脾大程度的变化进行监测,以了解病程的进展和疗效变化。如白血病在进行药物化疗时,可用超声显像观察脾脏的大小,以评价疗效等改变。

（三）脾破裂

1.病理与临床　脾破裂（splenic rupture）按发病原因可分为创伤性脾破裂、自发性脾破裂和医源性脾破裂。其中创伤性脾破裂占85%～90%。根据病理及破裂部位可分为：

（1）中央型脾破裂：为脾实质部分的损伤破裂。包膜和浅表层脾实质完好，而在脾实质深部形成血肿。

（2）脾包膜下破裂：为包膜下脾实质破裂。脾包膜完整，出血流至脾包膜下形成血肿。

（3）真性脾破裂：系脾实质和包膜同时破裂，为脾破裂最常见类型。

脾破裂部位最多见于脾外侧膈面，也可发生于脾上极、下极或近脾门处。临床表现与破裂的部位、类型及程度有关。轻者仅在左季肋部局部疼痛，重者可出现局部胀痛、绞痛、割裂痛、左肩放射痛，甚至腹膜刺激征，乃至出现休克等症状。如不及时诊断和抢救，短时间内可因失血过多而死亡。

2.超声表现

（1）二维超声和彩色多普勒

1）中央型：脾脏大小可因创伤程度不同而正常或增大，脾实质内出现局部不规则的低回声区，回声可不均，后方轻度增强。如形成明显的血肿，可呈无回声区或内含细小的点状回声。彩色多普勒常显示其内部无血流信号。

2）包膜下型：脾外形失常，径线增大，内部回声密集增强，脾包膜光滑、完整但隆起，其与脾实质之间为无回声区所占据，呈月牙形；严重者，可压迫脾实质，使其表面呈凹陷状。无回声血肿可随时间的延长而出现细小点状回声、条索状回声、中高回声等改变。

3）真性破裂：显示高回声的脾包膜线局部中断或不完整，该缺损呈无回声线状结构并伸入脾实质内，并出现不规则形的稍高回声或低回声、无回声区。同时在脾周围可出现无回声区，严重者可在腹腔内出现游离的液性无回声区。彩色多普勒在脾损伤区未能显示彩色血流信号。需要进一步的检查，以明确原因。

（2）超声造影：超声造影能明确地显示脾脏损伤病灶，帮助明确诊断。注射造影剂后，脾破裂区域显示为边缘清晰的轻度增强或不增强区，尤其在增强晚期更为明显。而脾撕裂伤病灶表现为垂直于脾脏表面的边缘清晰的低回声带。若造影剂从脾表面溢出至脾周围，常提示有活动性出血。

3.鉴别诊断

（1）脾肿瘤：常呈圆形或卵圆形，边界较清晰，并且常可在病灶内测及动脉彩色血流。

（2）脾脓肿：常有发热等全身表现。脾内病灶可有液化不均区，并且脓肿壁较厚，彩色多普勒可测及彩色血流。

4.临床价值　早期诊断脾破裂对抢救病人的生命至关重要。明确的外伤史及脾内异常回声区即可确诊脾破裂。但有些脾破裂破口较小且隐蔽，加之脾脏的解剖位置及急诊患者肠腔气体掩盖，使超声容易漏诊。此时，应常规检查腹腔内有无游离无回声区，来间接提示脾破裂的诊断。超声测定腹腔内游离液体敏感性高，符合率可达96.7%。增强CT诊断脾破裂的敏感性比常规超声为高，但超声造影能明显提高其诊断的敏感性。同时，对某些脾内或脾包膜下血肿可用超声密切随访观察，监测延迟性脾破裂的出现，并决定是否行保守或手术治疗等。另外，对于某些假阴性患者的及时超声复查可提高其检出率。脾破裂的超声造影表现更具一定的特征性,对其明确诊断具有很大的帮助。

(四)脾脓肿

1.病理与临床　脾脓肿(splenic abscess)较为罕见,多来自血行感染,约占75%;可继发于伤寒、败血症及腹腔内化脓性感染等,也可为全身感染疾病的并发症。近年来,多见于静脉内药物的使用、腹部穿透性创伤、脾栓塞后或脾内血肿并发感染等情况。脾脓肿可为单发或多发。常见的病菌为沙门氏菌、葡萄球菌和链球菌。

脾脓肿临床上主要表现为高热、寒战,左上腹疼痛或触及包块,白细胞计数增高。脓肿破裂可引起腹膜炎等症状和体征,如不及时治疗可致死亡,有报道死亡率可高达39.3%。

2.超声表现

(1)二维超声:在脾脓肿早期,脾实质内可无任何回声改变,或示单个或多个边界模糊的稍低回声区,呈圆形或椭圆形。随着脓肿的成熟,病灶可呈圆形或不规则形无回声区,内壁不光整,其中有散在点状或片状的高回声;脓肿较大时,其内部反射物可随体位改变而浮动。脓肿壁厚,后方回声增强。有报道87%脾脓肿可表现为低回声区。同时,部分病例可出现脾周围不规则低回声或无回声区。如脓肿位于脾上极,可致左侧胸腔反应性胸膜炎。个别病例可在脓肿内出现强回声气体样反射。

(2)彩色及频谱多普勒:在脓肿早期可测及彩色血流信号,并可测及动脉血流。成熟时,内部液化区未见彩色血流信号。而在脓肿壁可出现线状彩色血流,其动脉的阻力指数多为低阻型。

(3)超声造影:脾内脓肿表现为边缘清晰,周围回声环状增强,内部轻度增强的病灶,尤其在造影晚期表现更明显。脓肿内部的分隔可见增强表现,其内部坏死、液化部分未见明显增强。脾包膜下或脾周脓肿病灶表现为周围环状增强,中心未见明显增强。

3.鉴别诊断

(1)脾囊肿:较为少见。表现为圆形无回声区,壁薄清晰,规整,后方回声明显增强。CDFI:内部未见血流信号。

(2)脾血肿:多为不规则低回声型,或无回声区内伴点状反射,多有新近外伤史可作鉴别。早期血肿内部液性成分较多,显示为无回声,随着时间的推移,其内部回声可逐渐增高或呈分隔样等。

(3)脾梗死:多为楔形或不规则形的低回声区,边界可清晰但无明确包膜,彩色多普勒无血流信号。超声造影示梗死灶内无增强。

(4)脾淋巴瘤:可呈低回声,内部均匀或不均匀圆形团块,边界清晰规整。彩色多普勒可显示内部彩色血流信号,并可测及动脉血流。

4.临床价值　以往脾脓肿较为罕见。近年来由于影像技术的发展,脾脓肿的发现有增多趋势,它的死亡率也降至10%左右。而单房型脾脓肿的治愈率明显高于多房型的脾脓肿。超声和CT仍为明确诊断脾脓肿的首选方法。CT诊断准确率可达96%,尤其在脾脓肿初期的诊断符合率高于常规超声。而超声造影则对其明确诊断有很大的作用。超声引导下经皮穿刺引流可达到诊断和治疗的双重目的。

(五)脾梗死

1.病理与临床　脾梗死(splenic infarction)是由于脾动脉的突然栓塞或脾静脉血栓所致

的脾窦状隙的缺血、坏死、纤维化及瘢痕形成等病理改变。能引发动脉栓子的疾病均可发生脾梗死。临床上轻度脾梗死可仅有低热、白细胞增多；严重者可突然发生左上腹疼痛，并向左肩放射，伴高热，脾周围炎，甚至继发为脾脓肿。

2.超声表现

（1）二维超声：脾外形无明显增大或变形。依脾动脉阻塞分支的分布区，脾内可出现一个或多个楔形或不规则形的低回声区，内见高回声光点。楔形的基底部朝向膈面，尖部朝向脾门。病灶边界清，内部回声随坏死程度可呈低回声或无回声，分布可均匀或呈蜂窝状结构。随着时间延长，病灶可变大或缩小，内部回声可增多并呈不均匀条状回声，甚至钙化等改变。对于脾静脉栓塞引起的脾梗死，梗死可侵及整个脾脏，同时伴有明显脾大。

（3）彩色多普勒：多显示病灶内部无任何彩色血流，偶可见脾血管在近病灶处血流中断或绕行。

（4）超声造影：与周围脾实质相比，部分脾梗死患者梗死区未见造影剂充填，呈无回声区，其边界清晰锐利，并在增强早期可观察到梗死区旁的脾动脉分支增强时出现突然中断的现象。在梗死区周围有时可有轻度增强的高回声环绕。

3.鉴别诊断

（1）脾血肿：常有外伤史。在脾实质内病灶回声低，无楔形样外形，彩色多普勒未见彩色血流信号。

（2）脾肿瘤：常呈圆形，回声低，彩色多普勒可显示内部有彩色血流及动脉信号。

4.临床价值　急性期根据超声表现和病史诊断较易，但陈旧性病灶易与脾脏肿瘤混淆。仔细观察声像图表现及定期随访有助于诊断。超声造影的出现使诊断变得更加容易和准确。尽管 CT 对脾梗死的特异性比超声稍高，但超声简便，重复性好，仍为脾梗死诊断的首选方法。

（六）脾囊肿

1.病理与临床　脾囊肿（splenic cyst）临床上很少见，可分为寄生虫性和非寄生虫性两大类，后者又可分为真性和假性两类。真性脾囊肿包括单纯性囊肿、表皮样囊肿、淋巴管囊肿，内为纯清浆液或黏稠液体，如囊内出血可出现血性液体；假性脾囊肿可为外伤、脾周围炎症、脾梗死等因素引起。脾囊肿小者数毫米，大者可达数十厘米；可单个，可多发。

临床脾囊肿多无症状，偶可出现左上腹不适或胀痛。大囊肿压迫周围脏器可致食欲缺乏、恶心、呕吐、腹泻或便秘、体重减轻等。

2.超声表现

（1）二维超声：脾内出现一个或数个无回声区，呈圆形；囊壁光滑，边界清晰，囊壁后方回声增强；真性囊肿内部经常出现分隔，而假性囊肿周边常会有钙化回声。如囊内出血或感染表现为脾囊肿壁增厚，可在囊内出现散在的点状或斑块状中低回声，偶尔可随体位改变出现翻滚现象；如囊壁钙化，可局部或整个囊壁呈现强回声伴后方声影。如囊肿较大，可将脾脏推移、挤压、变形，个别可出现脾实质部分变薄。脾血管可受压移位。

（2）彩色多普勒超声：显示囊内无彩色血流，部分病例可见囊壁上有点状彩色血流。

（3）超声造影：显示脾囊肿内未见增强，呈无回声。

3.鉴别诊断

(1)胰尾部囊肿:多为假性囊肿,与脾脏紧贴。但脾脏轮廓完整,而胰尾多缩短或消失并与胰体紧连。

(2)脾动脉瘤:位于脾门的脾囊肿与脾动脉瘤在常规二维超声甚难鉴别,而用彩色多普勒是简单而准确的方法,可显示无回声区内有彩色血流,并呈漩涡状,脉冲多普勒可测及动脉血流频谱。

4.临床价值　脾囊肿相对于肝脏囊肿来说是少见的。但超声检查仍是检查脾囊肿的首选方法,并且其敏感性和特异性均较高。

(七)脾脏肿瘤

1.病理与临床　脾脏肿瘤可分为与淋巴瘤和白血病有关的、原发性及转移性三类。

(1)与淋巴瘤和白血病有关的脾脏肿瘤:脾脏中淋巴瘤和白血病病灶大多是疾病全身表现的一部分,偶尔可在脾脏中首先出现霍奇金和非霍奇金淋巴瘤。淋巴瘤多发在脾脏的白髓,而白血病则多涉及红髓。其病灶小至仅切片才能发现的微小结节,大的可相互融合侵占整个脾脏。

(2)原发性脾脏肿瘤:可分良性和恶性两类。前者以脾血管瘤为最多见,其尸检的检出率为0.3%~14%;其次有脾脏淋巴管瘤、脾错构瘤、脾脏炎性假瘤等。脾脏原发性恶性肿瘤最常见为恶性淋巴瘤,但比脾脏继发性霍奇金病及非霍奇金淋巴瘤少见。其次为脾脏血管肉瘤,是一种少见的高度恶性脾脏肿瘤,有报道约25%~30%的脾血管肉瘤患者在自发性脾破裂后才得以确诊,并且约8%的患者在确诊时已有转移。

(3)脾脏转移性肿瘤:脾脏虽然是淋巴器官,但恶性肿瘤转移至脾脏者远较淋巴结、肺、骨骼为少见。有报道尸检中实质性肿瘤孤立转移至脾脏的发生率为1.6%~30%,但恶性肿瘤有广泛性转移者约50%以上同时有脾脏转移。其原发肿瘤可来自乳腺癌、肺癌、黑色素瘤、宫颈癌、子宫内膜癌及卵巢癌。也可由腹膜后肿瘤、胰腺癌直接侵犯所致。

脾脏良性肿瘤多无症状,当肿瘤较大引起脾大时可致左上腹不适、隐痛等。脾脏原发性恶性肿瘤在早期也可无任何症状,随着肿瘤增大可出现左上腹疼痛伴闷胀感,继而触及肿块或肿大的脾脏;也可出现全身乏力、倦怠、体重减轻、发热、贫血等临床症状。巨大脾脏也可压迫邻近脏器使其发生移位,引起饱胀,呼吸困难、肩痛及便秘等症状;部分患者可出现自发性脾破裂。脾脏转移性肿瘤多半无症状,或仅表现为原发病症状;部分患者可伴脾功能亢进、溶血性贫血、胸腔积液和恶病质等;也可由于转移瘤本身发生坏死液化或增大的淋巴结压迫脾静脉导致淤血性脾大。

2.超声表现

(1)脾血管瘤:二维超声显示脾内出现一个或数个圆形或椭圆形的实质团块,边界清晰规整,多为高回声,也可呈低回声或混合回声,内部分布均匀或呈蜂窝状。当瘤体内出现栓塞、纤维化等改变时可使内部回声分布不均。彩色多普勒血流显像常未能显示瘤体内的彩色血流,个别在瘤体周边测及点状或短线状血流,可为动脉或静脉血流频谱。

超声造影可显示较大的血管瘤,表现为快速呈向心性或弥散性增强,增强持续时间较长。有时大的病灶增强后会有后方衰减等改变。

(2)脾淋巴管瘤:即海绵状淋巴管瘤或囊性淋巴管瘤。二维超声上与脾血管瘤表现相似,即多为稍高回声型或蜂窝状结构,边界清,内分布欠均匀;彩色多普勒较少显示彩色血流信号。超声造影常显示病灶轻度增强,并可出现树枝样逐渐填充整个病灶,其消退也较慢,与脾血管瘤相似。

(3)脾淋巴瘤:脾内出现多个低或弱回声的圆形实质性肿块,内部回声分布可均匀或不均,边界清晰但无明显的肿瘤包膜。随着肿瘤增大,低回声团块可相互融合或呈分叶状。个别呈蜂窝状低回声,内有条状间隔。彩色多普勒可显示瘤体及周边彩色血流,并可测及高速高阻动脉血流。

(4)脾转移性肿瘤(splenic metastasis):脾内肿瘤的声像图表现与原发肿瘤病理结构有关,多为低回声,部分呈高回声及混合回声,内分布不均,边界可清晰,个别可出现周围晕环。可为多发。病灶增大可相互融合成团块状,彩色多普勒多不能显示瘤体内的彩色血流,个别可在周边显示高阻型动脉血流。

脾淋巴瘤及脾内转移肿瘤不但在二维超声,而且超声造影上都具有类似的表现。注射造影剂后,可以观察到病灶周边开始环状增强,而后向病灶内部填充,并常在一分钟内消退并呈低回声。病灶边界清晰,但其回声强度常低于周围脾实质。到增强晚期,病灶一脾实质之间的反差更为明显,能发现二维超声不能发现的小病灶或转移灶。

3.临床价值 尽管脾脏肿瘤发病率很低,但超声对脾脏肿瘤有较高的检出敏感性,使脾脏肿瘤检出率逐年增高。常规超声对脾占位囊实性鉴别具有较高的准确性,而对脾脏肿瘤的定性诊断仍有一定的困难。彩色多普勒虽能反映脾脏肿瘤的血供情况,但其对脾脏肿瘤的定性诊断仍有一定的局限性。新近的超声造影对其明确诊断具有一定的帮助。其通过肿瘤血流灌注的表现进行诊断,能明显提高肿瘤内血流的检出,并能提高脾肿瘤的病灶检出率,尤其是脾恶性淋巴瘤病灶的检出。同时,还能对化疗后病灶的疗效随访有很大帮助。而采用超声引导下穿刺活检,则能进一步提高脾脏肿瘤诊断的准确性。

第五节　消化道疾病

一、解剖概要

胃是人体消化系统中最主要的器官之一,胃上端连接食管,下端连接十二指肠,通常将胃分成贲门部、胃底部、胃体部和胃窦部。胃小弯呈内凹形,胃大弯呈外凸形,与食管相连处称贲门,下与十二指肠相连处称幽门。胃壁自内向外由黏膜层、黏膜肌层、黏膜下层、肌层和浆膜层组成。

十二指肠是小肠首段,全长约 25 cm,呈 C 形包绕胰头,分为球部、降部、水平部和升部。上接胃幽门,下连空肠。球部长约 3~5 cm,多数与胆囊相邻;降部长约 7~8 cm,沿第 1~3 腰椎右缘向下行走,内邻胰头,后方与右肾及下腔静脉毗邻,前方有横结肠跨越,降部左后缘与胰头间有胆总管下行;水平部长约 10~12 cm,位于胰腺下方,于第 3 腰椎平面下腔静脉的前方自右向左横行,穿越肠系膜上动脉与腹主动脉之间的间隙;升部是十二指肠的最短部分,长约 2~3 cm,它自腹主动脉左侧前方斜向左上方至第 2 腰椎左侧,再向前下方转折延续为空肠,其转折处的弯曲称十二指肠空肠曲。空肠、回肠及结肠迂曲盘绕在中下腹,升结肠位于右侧腹,降结肠、乙状结肠位于左侧腹,横结肠位于上腹部,空肠、回肠位于脐的四周。

胃的血液供应,胃的营养动脉来自腹腔动脉,胃的动脉沿胃小弯、胃大弯分布于胃壁外表,各自形成一个动脉弓。肠系膜上动脉发出分支供养小肠、回结肠、右半结肠、横结肠。肠系膜下动脉主要供养左半结肠、乙状结肠。

二、正常超声表现

胃壁与胃腔:饮用造影剂后食管下端及贲门显像清晰,造影剂通过无滞留,管壁回声清晰,表面光滑,管腔无狭窄,生理形态规则。

胃壁结构自内到外依次为黏膜层(强回声)、黏膜肌层(低回声)、黏膜下层(强回声)、肌层(低回声)、浆膜层(强回声),壁层次间厚度匀称。胃体壁黏膜面光滑、规则,其大弯和后壁可见少量黏膜皱襞微细小起伏。

胃腔造影剂显示均匀回声,可随胃蠕动改变胃腔形态,幽门开放自然,通过顺利。

胃蠕动起始于胃体部,通常以 1 cm/s 的速度向幽门方向运动。胃蠕动波形呈节律性和对称性的管壁收缩,无突然中断现象。正常声像切面上约可见 1~2 个蠕动波。

十二指肠随幽门开放逐段充盈,球部形态呈三角形或椭圆形,边界规整、清晰,球壁黏膜面光滑,其大小形态随蠕动和幽门开放出现规律变化。十二指肠降部和水平部肠腔充盈后不如胃壁边界清楚,肠壁黏膜面可见细小黏膜皱襞。十二指肠壁结构完整,自内向外分别为强回声层(黏膜层)、低回声层(黏膜肌层)、强回声层(黏膜下层)、低回声层(肌层)和高回声层(浆膜层)。

空肠、回肠及结肠在无对比剂充盈时,受肠道气体及内容物影响无法显示肠壁分层,且测量困难,正常胃肠超声测量参考值:

1.贲门管径　通常为 5~12 mm。

2.胃壁厚度　胃腔充盈 500~600 mL 造影剂时,壁厚度一般为 3~6 mm。

3.黏膜皱襞厚度　胃腔充盈 500~600 mL 造影剂时,胃体黏膜皱襞厚度约为 4~6 mm,胃窦和胃底部黏膜皱襞厚度通常小于胃体部。

4.幽门管径　在幽门开放时内径宽度约为 2~4 mm,长度约为 5~8 mm。

5.十二指肠球面积　通常为 3~5 cm^2。

6.肠壁厚度　肠腔充盈时肠壁厚度约为 3~4 mm。

7.肠腔内径　充盈时肠内径通常小于 3 cm。

三、胃溃疡

(一)病理与临床

胃溃疡(gastric ulcer)是消化道最常见的疾病之一,它是指胃黏膜受损超过黏膜肌层的慢性溃疡。多见于 20~50 岁的成年人。临床表现周期性上腹痛、反酸、嗳气等症状。可并发咯血、便血、幽门梗阻及胃穿孔等病变。

胃溃疡是一种多因素引起的疾病。当胃黏膜侵袭因素增强和防御因素削弱,导致溃疡的发生,其中胃酸分泌过多、幽门螺杆菌感染和服用非甾体抗炎药等是已知的主要病因。胃溃疡多发生在胃小弯及窦部,病变多数是单个发生,直径多在 0.5~1.5 cm,典型的溃疡呈圆形或椭圆形,其边缘常有增厚、充血水肿,溃疡基底光滑、清洁,富含血管的肉芽组织和陈旧瘢痕组织,表面常覆以纤维素膜或纤维脓性膜而呈灰白或灰黄色。

（二）超声表现

1.胃壁溃疡部位局限性增厚，一般小于 1.5 cm，其黏膜面出现凹陷（图 7-13）。

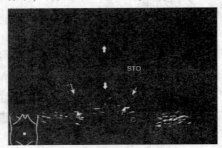

图 7-13　胃体前后壁溃疡声像图

粗箭头示胃壁凹陷伴高回声斑，细箭头示胃壁增厚；STO：胃

2.增厚胃壁呈低回声，壁增厚最大范围一般小于 5.0 cm。

3.溃疡凹陷部位形态尚规整，边缘对称，不随蠕动变化而消失。

4.溃疡凹陷部壁层次模糊，凹底光滑，表面附增强回声斑。

5.较大溃疡通常呈腔外型凹陷，并可显示黏膜纠集。

6.多发性溃疡者可显示互不相连的多处胃壁增厚伴凹陷。

7.未饮用胃造影剂时二维超声检查胃溃疡一般较难发现。

（三）鉴别诊断

通常胃壁黏膜面出现固定的单处凹陷和圈状、点片状强回声斑附着，周围胃壁增厚，即可提示胃溃疡。对于胼胝性溃疡、巨大溃疡首先必须与溃疡型胃癌鉴别，因此，对溃疡凹陷较大形态不规则，表现僵硬，周缘壁隆起高低不对称，应考虑恶性病变。

（四）临床价值

应用胃声学造影检查法，单纯从声像图上很难鉴别良恶性溃疡，须依靠胃镜下取活组织病理检查，以鉴别胃部良恶性溃疡。对于直径小于 3 mm 以下的溃疡和浅表性溃疡易漏诊。由于其无创伤，无痛苦，病人易接受，可反复多次检查，适于接受药物治疗的溃疡患者的疗效观察，对不宜行胃镜检查的患者可作为一种筛选的检查方法。胃溃疡穿孔是急腹症，超声可发现肝前间隙游离气体，穿孔部位低回声伴少量积液等。

四、胃癌

（一）病理与临床

胃癌（gastric carcinoma）是源自胃黏膜上皮细胞的恶性肿瘤，占胃恶性肿瘤的 95%。早期无明显症状，当形成溃疡或梗阻时才出现明显症状。临床表现无节律性上腹痛，恶性呕吐、消瘦、黑便、乏力、食欲减退等，晚期胃癌可触及腹部肿块、出现腹腔积液、淋巴结转移、恶病质等。引起胃癌的因素较多，如亚硝基化合物、多环芳烃化合物、饮食因素、幽门螺杆菌等。

1.早期胃癌　癌组织限于黏膜层和黏膜下层，无论有否淋巴结转移，称为早期胃癌。其分型简化为三型：隆起型、平坦型、凹陷型。小于 1.0 cm 的胃癌统称为微小胃癌，为早期胃癌的始发阶段。

2.进展期胃癌　癌组织浸润达肌层或浆膜层称为进展期胃癌,也称为中、晚期胃癌,一般把癌组织浸润肌层称为中期,超出肌层称为晚期胃癌。大体分为:结节蕈伞型、盘状蕈伞型、局部溃疡型、浸润溃疡型、局部浸润型、弥漫浸润型等。

组织学分类有:腺癌、黏液腺癌、印戒细胞癌、低分化癌、未分化癌。

(二)超声表现

1.二维超声

(1)早期胃癌:胃壁局限性低回声隆起或增厚,病变形态不一,边界不清,一般起始于黏膜层,当侵犯黏膜下层时,局部回声可出现断续现象。病变黏膜面也可呈小火山口样征象。依据早期胃癌的病理分型,超声也可分为隆起型、表浅型和凹陷型。

(2)进展期胃癌:胃壁异常增厚隆起,形态不规则,内部回声较低、不均质,胃壁层次破坏,病变通常侵犯肌层或浆膜层,可表现胃壁结构紊乱、中断,浆膜回声线不完整。通常胃壁隆起最大范围大于 5.0 cm,厚度大于 1.5 cm,黏膜面显示多峰征与多凹征(图 7-14),胃腔狭窄,胃蠕动跳跃、减弱或消失。根据进展期胃癌的不同类型,超声图像一般可分为肿块型、溃疡型和浸润型。

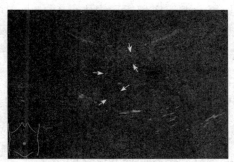

图 7-14　胃体小弯浸润型癌,显示多峰征与多凹征
箭头示胃壁不均匀增厚

在未饮用胃造影剂时,胃癌致胃壁增厚二维超声检查可呈假肾征或靶环征(target sign)。

2.彩色多普勒　增厚的胃壁内显示多条细条状彩色血流。

3.胃癌转移征象

(1)淋巴结转移:显示胃旁或周围出现单个、多个或融合的肿大淋巴结。

(2)直接扩散:癌肿蔓延浸润到肝脏、胰腺、网膜和腹壁,声像图显示胃壁浆膜回声线中断,癌肿与邻近器官分界模糊,粘连伴局部出现边界不清的肿块等。

(3)远处转移:可经门静脉转移到肝脏,也可转移至肺、骨、脑等处。肝转移常多发性,典型声像图呈靶心样变化。

(4)种植性转移:声像图显示腹膜结节、卵巢肿物、腹腔积液等。

(三)鉴别诊断

早期胃癌超声检查声像图应特别注意黏膜层的不匀称性增厚,通常要与胃炎症性病变和活动性胃溃疡引起的胃壁水肿增厚鉴别。早期局限在胃黏膜层的胃癌超声诊断较难,对怀疑的病人仍需进行胃镜检查。

(四)临床价值

典型胃癌由于胃壁增厚伴破坏后层次不清,超声诊断不难,且可判断肿瘤的浸润深度,有无周围转移病灶等。部分非典型表现的溃疡型胃癌易与活动性溃疡混淆。尚有肿块型胃癌须与息肉、胃间质瘤等相鉴别,超声发现病变但定性诊断困难时进行胃镜活检是必要的。

五、胃黏膜下肿瘤

(一)病理与临床

胃黏膜下肿瘤以往常称为平滑肌瘤,因其来自胃壁间叶组织,现称为胃间质瘤(gastric stromal tumors),肿瘤含有梭形细胞、非普通型上皮样细胞或含有两种细胞,免疫组化表达KIT蛋白(CD117)阳性。遗传上存在频发性 c-kit 基因突变的起源于间叶组织的肿瘤,是近年来随着免疫组化及电镜技术发展而提出的新的病理学概念。因为有着特殊的免疫表型及组织学特点,具有多向分化的特征,可以向平滑肌、神经分化或不定向分化,其生物学特性难以预测,是一种具有恶性潜能的肿瘤。胃间质瘤临床并不少见,约占胃肠道间质瘤 60% ~ 70%,年龄 50 岁以上者多见,男女发病率相近。瘤体小于 2 cm 者可无任何症状,当肿瘤较大或伴溃疡形成时,可导致胃受压或上消化道出血等症状,并可触及肿块,恶性者伴体重减轻等其他恶病质体征。

(二)超声表现

1.二维超声　按肿瘤的生长部位,可表现为腔内型、肌壁间型及浆膜下型。
(1)胃壁内局限性肿块,多数呈圆形,较大肿块可呈分叶形和不规则形。
(2)肿块呈低回声,周边境界清晰,肿瘤内部回声均匀。
(3)肿块一般小于 5 cm,部分肿瘤表面伴有溃疡凹陷。
2.彩色多普勒　多数肿瘤可见条状彩色血流,血流较丰富。

(三)鉴别诊断

超声显示起自胃壁内的局限性肿块,表现低回声,边界清楚,无论是向腔内或腔外生长首先应考虑胃间质瘤。胃间质瘤须与肿块型胃恶性淋巴瘤、平滑肌肉瘤、胃癌相鉴别。胃恶性淋巴瘤及胃癌虽然表现低回声,但形态多不规则。

(四)临床价值

胃镜检查对诊断胃肌层、浆膜下肿瘤有一定局限性,胃声学造影发现此类病变较易,如肿瘤直径大于 5 cm,表面出现不规则溃疡,形态不规整,内部回声不均质,要考虑胃间质瘤恶变或平滑肌肉瘤可能。

六、胃息肉

(一)病理与临床

胃息肉(gastric polyp)是指黏膜面凸到腔内过度生长的组织,发病年龄平均在 40 岁以上,早期无明显症状,如息肉表面发生糜烂、溃疡者可出现上腹不适、腹痛、恶心呕吐及消化道出血等,部分患者可出现间歇性幽门梗阻。

胃息肉的组织结构和生物学特性各不相同,可分为增生性息肉、炎性息肉及腺瘤性息肉。三种息肉中炎性息肉无恶变倾向;增生性息肉是由增生的胃小凹上皮组织及固有腺体组成,其细胞分化良好,有时伴间质增生和排列紊乱的平滑肌束,癌变率较低,但病变增大发生局部腺瘤样变,则容易出现癌变。息肉表面可发生糜烂或溃疡,而导致消化道出血。幽门窦息肉易出现幽门梗阻。腺瘤性息肉通常视为癌前病变。

(二)超声表现

1.二维超声

(1)病变自胃壁黏膜层向胃腔突出,与造影剂相比病变回声略低或近等回声,肿块内部回声均匀(图 7-15)。

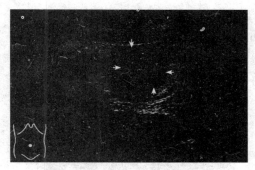

图 7-15　胃窦前壁息肉

箭头示分叶状低回声肿块

(2)肿块形态多样,一般呈圆形或类圆形,境界清晰,表面光滑,大小 1~2 cm 之间。肿块基底部较狭窄,带蒂的息肉呈水滴状,部分呈豆芽状,息肉表现呈半球形时与胃黏膜分界不清。

2.彩色多普勒　病灶内常见短棒状血流束,血流丰富。

(三)鉴别诊断

超声显示胃黏膜面附壁带蒂的肿块突向胃腔即可提示胃息肉,但应注意与较小的蕈伞型胃癌、向腔内生长的胃间质瘤,以及胃巨皱襞症等鉴别。胃镜取材组织学检查是最可靠的方法。

(四)临床价值

虽然超声影像学表现不能做出病理诊断,但实践经验的积累使医师能从肿块的形态表现去鉴别,对表现典型带蒂的小肿块,表面光滑多数可诊断为胃息肉。

七、十二指肠溃疡

(一)病理与临床

十二指肠球部溃疡(duodenal ulcer)指发生于十二指肠的慢性溃疡,是常见病,多发生于球部,青壮年多见,男性多于女性。临床表现为中上腹周期性、节律性疼痛,伴反酸、嗳气,疼痛规律通常为疼痛-进食-缓解-疼痛。伴并发症时，有呕吐咖啡样物，以及黑便、梗阻、穿孔等相应症状。

溃疡的形成有各种因素，其中酸性胃液对黏膜的消化作用是溃疡形成的基本因素。十二指肠溃疡主要见于球部，约5%发生在球后部位，称球后溃疡。在球部的前后壁同时出现溃疡者，称对吻性溃疡。胃和十二指肠均有溃疡者，称复合性溃疡。十二指肠溃疡的直径一般<1.0 cm，溃疡相对浅表，表面常覆以纤维素膜或纤维脓性膜。溃疡进一步发展，穿透胃或肠壁全层，与周围粘连穿透人邻近器官，或形成包裹，称为穿透性溃疡。溃疡病急性穿孔，是溃疡病的严重并发症之一，临床以十二指肠球部溃疡穿孔多见。溃疡多次复发，愈合后可留瘢痕，瘢痕收缩可引起溃疡病变局部畸形和幽门梗阻。

(二)超声表现

1.十二指肠球形态不规整，球面积变小，多数小于3.0 cm²。

2.球壁黏膜面出现凹陷，凹陷表面附少量增强回声(图7-16)，不同切面分别显示强圈征或强回声斑。多发性溃疡者，可表现球部形态极不规则，并可获得多处球壁凹陷征。溃疡凹陷处球壁层次模糊不清，回声减低，周围球壁呈局限性增厚，厚径一般为0.4~1.0 cm。常伴刺激征象致十二指肠球部充盈不佳，十二指肠发生痉挛性收缩或愈合后瘢痕狭窄使造影剂通过呈线样征改变。当累及周围组织造成粘连时，加压探头或嘱病人呼吸时而出现同步移动征象。

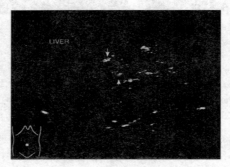

图7-16　十二指肠球前壁和后壁溃疡呈对吻性

箭头示十二指肠黏膜面高回声斑伴凹面。DU:十二指肠;LIVER:肝脏

(三)鉴别诊断

口服声学造影剂显示十二指肠球形态不规则，球面积变小，局部球壁增厚，黏膜面出现凹陷，凹陷表面伴高回声，结合球部充盈差，出现痉挛或激惹现象，即可诊断十二指肠球溃疡。鉴别诊断应注意与十二指肠球炎及球部气体产生的强反射鉴别，发生在十二指肠球后部的溃疡应与十二指肠癌或胰头部肿瘤侵犯十二指肠相区别。

(四)临床价值

十二指肠球部浅表性溃疡超声表现不典型诊断较难，当球壁增厚伴凹陷，局部高回声黏附时可诊断球部溃疡，十二指肠球后及降部溃疡易漏诊。当溃疡穿入胆道系统时超声可显示胆管或胆囊内气体产生的强反射。

八、肠道肿瘤

(一)病理与临床

肠道肿瘤(intestinal tumors)包括小肠和大肠,发于十二指肠的良、恶性肿瘤发病率低,起病隐匿,缺乏特异性症状,早期诊断困难。好发于老年,以50~60岁居多,男女之比为2∶1~3∶1。临床表现为上腹持续隐痛或胀痛,向背部放射,少数可出现间歇性黄疸、频繁呕吐、咯血及黑便等。腹块和肠梗阻是肠道肿瘤的重要表现之一。

十二指肠肿瘤好发部位以降部为多,其次是水平部和球部。病理类型有溃疡型、息肉型、环状狭窄型和弥漫浸润型。组织学以腺癌为多,约占73%,其余分别为间质瘤、淋巴瘤和类癌等。

原发性十二指肠恶性肿瘤包括十二指肠癌、乳头部癌、肉瘤和类癌。乳头部肿瘤易产生胆总管阻塞。

空肠及回肠的恶性肿瘤有腺癌、淋巴瘤、平滑肌肉瘤。通常表现腹痛、腹泻、黑便及腹部肿块。大肠癌的临床表现以大便性状改变更明显,大便变细、便秘与腹泻交替、带黏液。

(二)超声表现

1.二维超声　空肠、回肠及大肠肿瘤多数呈靶环征或假肾征,如肿瘤向肠腔外生长仅表现为圆形或不规则形低回声块,边界不清,内可伴有无回声暗区,病变处肠壁僵硬,蠕动消失。当肠壁明显增厚致肠腔狭窄,病变近端肠管可出现不同程度扩张,甚者出现肠梗阻(见鉴别诊断)。局部浸润和转移性病灶多数是晚期病人,如腹膜淋巴结肿大、肝内肿块等。十二指肠恶性肿瘤常以降部肠壁不对称性增厚的低回声块多见,易浸润胆总管。

2.彩色多普勒　在增厚的肠壁和肿块内可检出不同丰富程度的血流。

(三)鉴别诊断

1.肠梗阻(intestinal　obstruction)　主要指肠管内容物的下行发生了急性通过障碍。引起肠梗阻的原因常见有小肠肿瘤、大肠肿瘤、炎症或腹部手术后粘连、肠套叠等,此类病因造成的肠梗阻称机械性肠梗阻;麻痹性肠梗阻常由手术麻醉等引起。病理生理改变是梗阻以上肠管扩张、积液、积气,如不能及时解压,时间过长严重者可引起肠穿孔、肠壁坏死。

(1)临床表现:以腹部阵发性绞痛、腹胀、呕吐、肠鸣音亢进为主,严重者可发生水电解质紊乱和休克,完全性梗阻时病人无排便、排气。

(2)声像图表现:①肠管扩张,扩张的范围取决于梗阻部位的高低,扩张的肠管内积液造成无回声暗区伴肠内容物形成的点状、条状高回声;②肠壁黏膜皱襞水肿、增厚,部分形成鱼背骨刺状排列;③机械性肠梗阻时可见肠蠕动明显增强,肠内容物随蠕动来回漂移;④肠道肿瘤引起肠梗阻,此时可发现实质性低回声块、靶环征或假肾征。由于肿瘤的生长方式不同,表现不一,外生型及溃疡型很少出现肠梗阻,肠壁增厚型及肿块较大凸向肠腔内易产生肠梗阻,少数病人可伴有肠外器官转移灶,如肠周淋巴结或肝内转移。

2.肠套叠(intussusception)　导致肠梗阻除了上述超声表现外,超声表现特点是套入部位可见多层肠管平行套入,纵切时内呈管状暗区伴上方肠管扩张,横切时呈圆形团块,内回声杂乱,无回声暗区伴套入水肿增厚的肠壁形成低及高回声,团块内彩色多普勒显示血流丰富,肠壁血管受挤压后导致相对狭窄,频谱表现流速增快。成人常见是因肠道肿瘤、儿童多数是肠系膜淋巴结肿大等引起肠套叠。

3.因手术、炎症等引起的肠梗阻需结合临床病史与肠道肿瘤鉴别。

(四)临床价值

在肠道肿瘤表现靶环征时要与非肿瘤性病变引起的靶环相鉴别,如肠道炎症性疾病:结核、克罗恩病、缺血性肠炎等,它们都因肠壁水肿及组织增生和肠壁痉挛而形成靶环。机械性肠梗阻有典型超声表现,诊断不难。重要的是寻找梗阻病因,对肿瘤导致的肠梗阻大部分病人超声检查能找到肿块,初步判断肿瘤的部位。肠梗阻扫查时根据肠管体表投影可初步判断梗阻部位。肠管高度积气,超声检查无法显示扩张的肠管和积液时需进行放射学检查。

九、急性阑尾炎

(一)病理与临床

急性阑尾炎(acute appendicitis)是由各种原因引起阑尾血液循环障碍,使阑尾黏膜受损后继发感染。

病理上分为单纯性阑尾炎、化脓性阑尾炎和坏疽性阑尾炎,从阑尾充血水肿、细胞浸润到明显肿胀、治疗不及时可导致脓肿形成和阑尾壁缺血坏死,甚至穿孔。临床以转移性右下腹痛、右下腹压痛、反跳痛、白细胞增高和发热为主。

(二)超声表现

1.二维超声 早期阶段可因肠壁水肿、肠管积气明显超声检查无阳性发现。典型者阑尾增大,通常内径大于 6 mm,壁水肿增厚或呈双层,盲肠部肠壁也水肿增厚(图 7-17),阑尾腔内伴点状高回声或强回声团(粪石),后方伴声影。当形成阑尾脓肿时表现右下腹一团混合性回声,内见阑尾腔增大或阑尾腔显示不清,回声强弱不等,外周由网膜包围形成一团或一片高回声,也可见炎性渗出的片状无回声暗区,化脓性阑尾炎及阑尾穿孔时均可伴有局限性积液和周边肠系膜淋巴结肿大。

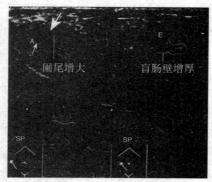

图 7-17 超声显示阑尾增大,壁水肿增厚,呈双层,外周伴低回声区

右图显示盲肠壁也水肿增厚;左图细箭头示阑尾壁增厚,粗箭头示阑尾腔增大

2.彩色多普勒 充血水肿的阑尾壁内可显示条状血流,当形成脓肿时包块内见散在杂乱彩色血流。

(三)鉴别诊断

大多数急性阑尾炎超声检查有上述表现,后位阑尾扫查时应注意升结肠后方有无炎性包块。因肥胖或腹内积气明显的病人往往显示不清阑尾,因此,临床症状典型者超声未发现病变也不能排除阑尾炎。当阑尾炎形成包块时要注意与回盲部肿瘤鉴别,尤其是肿瘤引起的继发性阑尾炎。女性病人要注意与右侧附件病变鉴别,怀疑时应经阴道超声检查。

(四)临床价值

急性阑尾炎初期由于肠壁充血水肿,肠内积气明显影响超声穿透不易显示阑尾,因此临床不能依赖超声检查。当阑尾增大或已形成包块超声诊断不难。慢性阑尾炎阑尾不一定增大,但常见阑尾壁增厚,边界不清、回声增强、内可伴粪石引起的强回声,后方伴声影。

第八章　心血管疾病放射学诊断

第一节　冠状动脉疾病

一、冠状动脉 MDCT 检查方法

2017 年刚刚发表的《心脏冠状动脉 CT 血管成像技术规范化应用中国指南》涵盖开展心脏冠状动脉 CT 工作的基本要求、心脏冠状动脉 CT 技术操作规范、图像质量和辐射剂量评价标准等内容,为冠状动脉 CT 血管成像建立了规范化的操作标准。基于该指南内容,将冠状动脉 MDCT 检查方法相关内容做一解读。

(一)冠状动脉 CT 检查前的准备

首先了解被检者的病史和症状等,查阅病历资料,测试脉搏或者查阅心电图以了解其心率和心律情况。

1.向患者解释检查过程,消除其恐惧心理,保证患者能顺利配合检查。患者签署知情同意书。

2.询问有无碘过敏史、食物与药物过敏史、过敏性疾病如哮喘史等对比剂过敏与不良反应的高危因素和禁忌证。询问心功能、肾功能状况。根据目前药典和各个对比剂生产厂家的产品介绍,不推荐做碘过敏试验。

3.检查前 12 小时避免饮用含咖啡因饮料;停用磷酸二酯酶抑制剂类药物;停用非甾体消炎药;CTA 当天停用二甲双胍(降糖药)至 48 小时;尽量多饮水。

4.冠脉 CT 扫描对心率的要求　对于 64 排 CT,要求心率低于 70 次/分,双源 CT 低于 90 次/分。128 排和 320 排 CT,尽量要求心率低于 75 次/分。高心率者,需服用降心率药,如舌下含服倍他乐克 25～50 mg 或氨酰心胺 12.5～25 mg,可重复使用,药品禁忌证请参考药品使用说明书。

5.心律失常,如频发期前收缩和房颤者,视心率快慢而决定是否进行扫描,建议服用 β受体阻滞剂以稳定和降低心率,但不能保证检查的图像质量能够满足诊断要求(需与患者达成共识)。

6.训练患者呼吸和屏气　每次呼吸应该是一次平静的呼吸(大约 75%的肺活量),观察并记录患者屏气时的心率情况,心率变化不应超过 10 次/分。

7.硝酸甘油的使用　服用硝酸甘油能够使冠状动脉血管扩张 4%～13.5%,弥补 CT 设备对细小分支血管显示不足的缺陷(主要是对角支、钝缘支和后降支等)。具体方法是 CT 扫描前 5 分钟舌下含服硝酸甘油片剂 0.5 mg 或扫描前 1 分钟使用舌下硝酸甘油喷剂,但是,硝酸甘油的使用,改变了正常的生理状态,是否必须使用,有所争议,有待大样本的循证医学证据。硝酸甘油的使用禁忌证可参考药品使用说明书。

8.辐射防护　扫描前由护士给患者佩戴好铅围脖和铅围裙,做好甲状腺、性腺等辐射敏感器官的防护工作。非必要情况下,禁止家属陪同。若病情需要,家属须穿戴好防辐射

铅衣。

(二)冠状动脉 CT 扫描方案

1.定位像和扫描范围　自胸廓入口至心脏膈面屏气行定位像扫描(正位或正侧位,由具体设备型号决定),定位像扫描条件由设备嵌入,不做特殊修改。CCTA 采集范围:上界达气管隆蟆下 2 cm 水平,下界达心脏膈面,左右各大于心缘两侧 10~20 mm。有研究者建议行CCTA 增强扫描时,根据钙化积分扫描观察到的冠状动脉开口水平,确定扫描范围更加精准。对于冠状动脉旁路移植术后的患者,需要增大扫描范围(左锁骨下动脉水平),以显示桥血管全程。

2.冠状动脉钙化(CAC)扫描　推荐 CCTA 前进行钙化积分扫描,但是对于冠状动脉支架植入术后患者,因为已经有金属物的植入,难以准确定量 CAC 积分,而不推荐该扫描模式。扫描参数的设置(SFoV、管电压等)与钙化积分的计算结果有关,为保证 CACS 结果的可靠性,应使用各厂家推荐的默认参数设置进行钙化积分扫描,包括管电压等扫描参数和扫描层厚等。

3.测试扫描延迟时间(循环时间)　目前有两种方法帮助确定增强扫描延迟时间。①对比剂团注测试法(test-bolus),即使用小剂量(15~20 mL)对比剂团注测试来测定循环时间,即峰值时间加 4~6s 的经验值设置为扫描延迟时间;②团注追踪法(bolus-tracking),推荐在降主动脉内设置一个感兴趣检测区(ROI),设定一个 CT 阈值(推荐 100 Hu),ROI 内的 CT 值到达该阈值时启动扫描。前者由于需要注射 2 次对比剂,增加对比剂用量,而且增加辐射剂量和耗时,故推荐采用后者。但是,对于左心室显著增大和较为严重的左心功能不全(射血分数降低<40%)患者,使用团注测试法可能更加准确,但是需要更多的对比剂,不做推荐。

4.CCTA 图像采集方案　CCTA 扫描参数设置需要依据患者体重、心率和心律,以及前瞻性和回顾性心电门控等来设定。首先,根据体重选择合适的管电压,再根据心率选择扫描模式。如体重≤60kg,推荐使用 80kV 或 100kV,如心律齐且心率≤65 次/分,采用前瞻性心电门控大螺距螺旋扫描,如心率>65 次/分,采用前瞻性心电门控轴位扫描;如体重在 60~90kg之间,推荐使用 100kV 或 120kV,如心律齐且心率≤65 次/分,采用前瞻大螺距螺旋扫描,如心率>65 次/分,采用前瞻轴位扫描;体重>90kg,推荐使用 120kV 或 140kV,如心律齐且心率≤65 次/分,采用前瞻大螺距螺旋扫描,如心率>65 次/分,采用前瞻轴位扫描。同时,推荐使用迭代重建技术降低图像噪声,提高图像的信噪比。但是,由于不同 CT 设备具有不同成像能力和特点,需要根据具体情况选择扫描采集模式和扫描参数。

(三)冠状动脉 CT 扫描模式

冠状动脉 CT 扫描主要有以下三种模式。

1.回顾性心电门控螺旋扫描　在整个心动周期采用小螺距连续螺旋扫描,采集全时相即整个心动周期的数据,然后重建心动周期任何时相的心脏图像。由于该扫描模式使用小螺距螺旋扫描,辐射剂量较高(辐射剂量和螺距成反比)。为降低辐射剂量,心电图管电流调制技术(在冠状动脉慢速运动的时相采用全电流,在其他时相采用低电流)已广泛用于回顾性心电门控螺旋扫描模式以降低辐射剂量。利用同步心电图信号并通过多扇区重建算法,从不同的心动周期和不同排列的探测器收集同一相位不同角度的原始数据,其时间分辨率成倍提高,可在心率较高且稳定的情况下能够获得较高质量的冠状动脉图像。另外,在遇到心律不齐时可借助心电图编辑技术以便改善冠状动脉重组图像的质量。自 MDCT 问世至今,回顾性心电门控螺旋扫描模式广泛应用于冠状动脉 CT 检查,但随着设备性能的不断提高,且由于该扫描模式的辐射剂量较高,其临床应用正在减少,上述中国指南已经不推荐使用该采集模式。

2.前瞻性心电触发序列扫描 简称序列扫描,采用"步进-扫描"轴面数据采集技术和适应性心电触发移床技术。在心电图 R-R 间期内的固定时相触发心脏 CT 扫描和数据采集,下一个心动周期移床,再下一个心动周期触发扫描和采集数据。由于 CT 扫描和进床分离,避免了螺旋扫描过程中的重叠扫描,辐射剂量较低。由于序列扫描模式的一次扫描覆盖范围有限,完成整个心脏扫描需采集多个心动周期的数据。与回顾性心电门控螺旋扫描模式相比,常规序列扫描模式对心率及其稳定性有一定要求(心率<70 次/分,心率波动范围<10 次/分),而且由于在多个心动周期采集数据,当有心律不齐时,冠状动脉重组图像可能出现阶梯状伪影,影响冠状动脉图像质量。

适应性序列扫描模式是双源 CT 在常规序列扫描模式基础上改进的一项技术,通过增大扫描角度,可在 R-R 间期的一定范围内选择重建时相。另外,该模式提供了心律不齐补偿技术,当发生期前收缩时可自动识别并忽略扫描或重复扫描,提高了检查成功率,对于室性期前收缩等严重心律不齐患者的扫描具有优势,在这一点上优于回顾性心电门控螺旋扫描模式。由于双源 CT 扫描的时间分辨率优势和重建时相的调整,适应性序列扫描模式可用于高心率患者的检查。自 2004 年 64 层螺旋 CT 问世以来,前瞻性心电触发序列扫描模式开始应用于冠状动脉 CT 检查,由于其辐射剂量相对较低,该扫描模式被当前的指南所推荐使用。

3.前瞻性心电触发大螺距螺旋扫描 二代以上双源 CT 特有的心脏冠状动脉扫描技术。由于其单扇区重建的时间分辨率≤75 ms,能实施大螺距无间隙扫描(第二套探测器的数据可以填补第一套探测器的间隙),最大螺距为 3.4,心脏图像采集时间为 300 ms 左右,可在一个心动周期内完成整个心脏扫描,有效辐射剂量可以低于 1 mSv。由于大螺距螺旋扫描在一个心动周期内连续完成,不会出现多个心动周期重建时出现的阶梯状伪影。该扫描模式适用于心率小于 65 次/分,且心率稳定的患者,因为心率慢时,心电图 R-R' 间期内的心室舒张期相对较长,将心脏数据采集时间窗置于该时相通常能获得较理想的冠状动脉图像。由于扫描床加速需要时间,故大螺距螺旋扫描触发点是根据图像采集之前的心动周期 R 波位置预先设定,心率波动较大时将导致图像采集时间窗偏移,心率减慢时采集时间窗提前,心率加快时采集时间窗延后。

(四)冠状动脉 CT 的扇区重建技术与时间分辨率

冠状动脉 CT 检查采用半扫描重建(180°投影数据的单扇区重建)技术,其时间分辨率为 CT 机架旋转时间的一半,所以,提升 CT 机架旋转速度是提高时间分辨率的有效手段,但由于离心力、机械原因及数据采集速度的限制,CT 机架旋转速度不可能无限提升。目前临床上使用的 MDCT 机架旋转速度为 0.25~0.4 秒旋转一周,即使机架旋转速度最快的 MDCT,时间分辨率仍不能完全满足冠状动脉成像的要求。

为提高 CT 的时间分辨率,多扇区重建技术应运而生,其原理是使用心电图同步信号,从不同心动周期和不同排列的探测器收集同一时相、但不同角度的原始投影数据,经校正组成图像重建所需全部投影数据,然后再通过 Z 轴线性插值和半重建算法获得所需时相的心脏图像。由于图像重建所需数据的采集时间平均分配至多个心动周期，其时间分辨率取决于所使用的扇区数（时间分辨率＝半扫描重建的时间分辨率÷扇区数）。由于多扇区重建使用不同心动周期的数据，故要求心率保持恒定以便使不同心动周期的冠状动脉运动保持一致，否则不同心动周期的数据不能准确匹配而导致重建图像质量下降，而且扇区数越多，多个心动周期的数据越难匹配，图像质量越差。另外，扇区数目越多，螺距越小，扫描时间越长，辐射剂量也相应增加。尽管多扇区重建技术在心率较高且恒定的情况下也许能获得较高质量的冠状动脉图像，但由于心率波动所致的图像质量下降，以及辐射剂量增加，单扇区重建仍是冠状动脉 CT 检查的首选，多扇区重建尤其四扇区重建应慎用。

为了提高 CT 单扇区重建的时间分辨率，配备二套球管-探测器系统的双源 CT 已被引入临床应用。双源 CT 通过使用两套 X 射线球管-探测器（在 X-Y 平面上间隔约 90°）来采集数据，机架只需旋转约 90°就可采集到完成图像重建所需 180°的投影数据。与单套 X 射线球管-探测器系统 CT 相比，双源 CT 单扇区重建的时间分辨率显著提高，扩展了冠状动脉 CT 检查适用的心率范围，多数情况下不需要控制心率就能获得较高质量的冠状动脉图像。目前，二代以上双源 CT 单扇区重建的时间分辨率≤75 ms，通过心电触发大螺距螺旋扫描模式可在单个心动周期内完成整个心脏扫描，显著降低了辐射剂量。

64 排及以上 MDCT，包括双源 CT，在临床上的应用越来越广泛，但其时间分辨率仍不能完全满足冠状动脉成像的要求。由于冠状动脉运动的复杂性，在高心率患者，一般难以在单一重建时相获得所有血管段满足诊断要求的图像，仍需选择其他时相进行图像重建。因此，在临床工作中，对于高心率者，适当控制心率仍不失为提高冠状动脉图像质量的简便和有效的手段。

（五）心率和心律等因素对冠状动脉 CT 图像质量的影响

1.心率对冠状动脉 CT 图像质量的影响　　冠状动脉 CT 检查的主要挑战之一是减轻或消除冠状动脉运动对其图像质量的影响。冠状动脉运动的速度和频率主要与心率有关，而且心率对冠状动脉 CT 图像质量的影响与 MDCT 的时间分辨率也有一定关联，MDCT 的时间分辨率决定了冠状动脉 CT 检查适用的心率范围。MDCT 的时间分辨率越高，冠状动脉 CT 检查适用的心率范围越大。总体而言，心率越快，满足诊断要求的冠状动脉各血管段比例越低。快心率所致的冠状动脉 CT 图像质量下降主要表现为血管腔边缘模糊，血管在原始横断面图像上呈星芒样或不规则形。在目前 MDCT 的时间分辨率还不足以完全满足冠状动脉成像要求的情况下，对于高心率被检者，通过使用 β 受体阻滞剂适当控制心率，仍不失为提高冠状动脉检查成功率和改善冠状动脉 CT 图像质量的简便和有效的方法。心率减慢时，心电图 R-R' 间期延长，冠状动脉慢速运动期相应延长，在该时段选择理想重建时相的余地更大，将重建时相置于该时段通常能获得较高质量的冠状动脉 CT 图像，满足诊断要求的冠状动脉各血管段比例更高。

2.心律对冠状动脉 CT 图像质量的影响　　在冠状动脉 CT 扫描过程中，被检者的心率出现小幅波动通常难以避免。采用回顾性心电门控螺旋扫描模式时，只要心率在适用范围，心率小幅波动对冠状动脉 CT 图像质量影响不大，但重度窦性心律不齐、房性或室性期前收缩、心房扑动或心房颤动等心律失常，将导致数据采集错录，冠状动脉在二维或三维重组图像上呈不连续或阶梯样表现，即使采用心电编辑技术也可能无法完全消除伪影，冠状动脉 CT 图像质量下降甚至不能满足诊断要求。随着 MDCT 时间分辨率的逐步提高，心律不齐和心律失常对冠状动脉 CT 图像质量的影响将逐渐减小。

3.重建时相对冠状动脉 CT 图像质量的影响　冠状动脉运动按一定频率(心率)重复进行，若冠状动脉 CT 扫描和数据采集在一个心动周期不能完成，可在多个心动周期完成(采集相同时相的数据)。冠状动脉运动在一个心动周期内并非匀速运动，既有快速运动期也有慢速运动期。为了获得高质量的冠状动脉 CT 图像，应在冠状动脉慢速运动期采集心脏数据和重建图像。一般而言，一个心动周期的心室舒张中末期或收缩末期通常为冠状动脉大多数血管段的慢速运动期，将图像重建时相置于该时段时，满足诊断要求的冠状动脉各血管段比例较高，通常能获得高质量的冠状动脉 CT 图像。但由于冠状动脉运动的复杂性(冠状动脉各血管段的运动方式、幅度和速度存在差异)，若有部分冠状动脉血管段在上述重建时相的图像质量较差或不满足诊断要求，建议选择其他重建时相(采用回顾性心电门控螺旋扫描模式和前瞻性心电触发适应性序列扫描模式时)以便筛选出更高质量的冠状动脉图像。

4.影响冠状动脉 CT 图像质量的其他因素

(1)被检者在 CT 扫描过程中未屏气：64 排及以上 MDCT 冠状动脉扫描时间相对较短(<10s)，绝大多数患者能够耐受屏气。为避免屏气之后数秒内心率明显波动对图像质量的影响，建议让被检者提前 5~10s 开始屏气。在极少数不能配合屏气的被检者，呼吸运动伪影干扰冠状动脉的影像学评价。

(2)冠状动脉对比剂强化程度低：因心功能不全、主动脉瓣重度反流或 CT 扫描延迟时间设定不当等所致。

(3)上腔静脉和(或)右心房高浓度对比剂所致伪影：经肘部静脉注射对比剂时，经上腔静脉和右心房回流的高浓度对比剂可产生条状伪影，有时干扰右冠状动脉的影像学评价。另外，冠状动脉旁路移植术所使用的金属夹，以及胸骨金属缝线等可产生伪影，有时干扰冠状动脉和桥血管的影像学评价。

(六)低辐射剂量的冠状动脉 CT 检查技术

基于 X 射线成像的 MDCT 检查存在较低剂量的电离辐射。医务人员应权衡 MDCT 检查的获益和潜在危害，必须理解电离辐射的危害并告知被检者。被检者在 CT 检查过程中接受的辐射剂量应是获得满足诊断要求图像质量的最小剂量。冠状动脉 CT 检查是 CT 临床应用增长最快速的领域之一。以最低的辐射剂量获得满足诊断要求的图像是冠状动脉 CT 临床应用的主要挑战之一。

由于不同厂商和不同年代的 MDCT(例如，64 排、128 排、256 排、320 排，以及一代、二代和三代双源 CT)在技术上存在差异，冠状动脉 CT 检查的辐射剂量不尽相同。CT 辐射剂量测定最有意义的参数是容积 CT 辐射剂量指数(CTDI)和有效辐射剂量。CTDI 以标准国际单位毫戈瑞(mGy)表示，代表 CT 扫描层面的平均辐射剂量，并用于比较不同扫描方案的已吸收辐射剂量。有效辐射剂量是以标准国际单位毫西弗特(mSv)表示。有效辐射剂量不能被测量，是指相对于同等全身辐射时患者部分身体受到辐射的生物学危险性粗略估计。有效辐射剂量一般用于分析群体而非单个患者接受的辐射剂量。

降低冠状动脉 CT 检查辐射剂量的技术主要有以下几种。

1.基于心电图的管电流调制技术　该技术用于降低回顾性心电门控螺旋扫描模式的辐

射剂量。在心电图 R-R 间期的冠状动脉慢速运动期(一般是收缩末期至舒张末期)采用全量管电流输出,在心电图 R-R 间期的其他时段采用低量管电流输出,辐射剂量显著降低,既保证了在冠状动脉慢速运动期获得高质量的冠状动脉图像,又兼顾了心脏功能的评价。目前,基于心电图的管电流调制技术已常规用于回顾性心电门控螺旋扫描模式。

2.前瞻性心电触发序列扫描技术　采用移床-扫描交替的轴位扫描技术,在心电图 R-R 间期的冠状动脉慢速运动期触发扫描和采集数据,在心电图 R-R 间期的其余时段无 X 射线输出,辐射剂量显著降低。该技术主要用于有足够探测器宽度的 MDCT,经过 3~4 次移床-扫描完成心脏检查。早期的序列扫描技术有一定局限性,适合用于低心率(一般<70 次/分)被检者,若被检者在 CT 扫描过程中出现心率明显波动时,不能再选择重建时相或进行心电编辑,影响冠状动脉的影像学评价,而且该技术不适用于严重心律失常患者。随着双源 CT 适应性序列扫描技术的问世,冠状动脉 CT 检查适用的心率范围扩大,可用于高心率被检者。另外,适应性序列扫描具备的心律不齐补偿技术能自动识别期前收缩等心律失常,忽略扫描或重复扫描,与早期的序列扫描技术相比显著提高了检查成功率,辐射剂量较低(2~4 mSv)。

3.单次心动周期采集技术　更多排数探测器(320 排采集)CT 或大螺距(二代以上双源 CT 的螺距达 3.4)CT,能在一个心动周期完成心脏数据采集,辐射剂量低,避免了心率波动时多个心动周期数据采集的阶梯样伪影。大螺距扫描是二代以上双源 CT 独特的冠状动脉扫描模式,其扫描时间很短(<0.3s),辐射剂量很低(可低于 1 mSv),若在非肥胖患者中使用低管电压(80kV 或 100kV),辐射剂量更低。但冠状动脉大螺距 CT 扫描适用的心率范围偏小,当被检者心率<65 次/分时大多能获得满足诊断要求的冠状动脉图像,由于在一个心动周期的冠状动脉慢速运动期仅采集一个时相的数据,心脏功能评价受限。

4.低管电压和(或)低管电流扫描技术　CT 检查的辐射剂量,与球管的电流,以及初始电压与增高的电压比率的平方呈线性增加关系。调低管电流和(或)管电压可以降低 CT 检查的辐射剂量。比较而言,临床上一般更倾向于通过调低管电压来降低辐射剂量。文献报道,当冠状动脉 CT 检查采用的管电压由 100kV 和 120kV 分别降至 80kV 和 100kV 时,辐射剂量分别降低 47%和 53%。尽管低管电压 CT 扫描增加了冠状动脉与周围组织的对比度,但低管电压的 X 射线穿透力下降,到达探测器的 X 射线光子数减少,图像噪声增加。

尽管通过调低管电压的方法能够大幅降低冠状动脉 CT 检查的辐射剂量,但受制于传统的滤波反投影重建算法的局限性(该算法需兼顾空间分辨率与噪声的平衡,提高空间分辨率能增加微小细节的显示能力,但图像噪声也随之增加),调低管电压使 CT 图像噪声增加并导致图像质量下降。迭代重建算法的引入推动了低管电压 CT 扫描技术的临床应用。迭代重建算法允许空间分辨率与图像噪声之间去耦合,在减少图像噪声的同时能够保持图像的空间分辨率。所以,在冠状动脉 CT 检查时,低管电压 CT 扫描技术与迭代重建算法结合应用,在大幅降低辐射剂量的同时,图像噪声仍可接受,图像质量仍能满足诊断要求。

总之,随着 CT 技术的进展和 CT 设备的更新换代,低辐射剂量 CT 扫描技术日趋成熟。尽管上述技术的应用能够显著降低冠状动脉 CT 检查的辐射剂量,但并非所有技术在市场上销售的每一种 MDCT 机上均有效。因此,在冠状动脉 CT 检查时,应参考 CT 设备的技术条件,根据诊断要求,以及患者个体化情况(例如,体质量指数、心率和心律等)合理选择 CT 扫描模式和参数,以尽可能低的辐射剂量获得满足诊断要求的冠状动脉图像。

（七）对比剂注射方案

冠状动脉 CT 检查必须使用碘对比剂。碘对比剂分为离子型和非离子型。前者目前已被临床淘汰。非离子型碘对比剂的安全性已得到大规模临床试验的验证，并被广泛用于心血管包括冠状动脉 CT 检查和增强 CT 检查等。

1.碘流率选择　碘流率（iodine delivery rate，IDR）为每秒单位时间内所注射的对比剂碘量（gI/s），即碘流率=碘对比剂浓度（gI/mL）×对比剂注射流速（mL/s）。由于动脉血管的强化程度取决于 IDR，因此应根据受检者体重选择不同的碘流率。根据 IDR 制订对比剂注射方案的优势在于，可根据患者静脉条件，以及体型来选择合适的注射速率和对比剂浓度，并达到一致的血管强化效果。例如，设定 IDR 为 1.7 gI/s，既可选用浓度为 300 mgI/mL 的对比剂，以 5.7 mL/s 的流速注射，也可选用浓度为 400 mgI/mL 的对比剂，以 4.25 mL/s 的流速注射。因此，在静脉条件较差的患者中，可选用高浓度对比剂，以较低的流速注射；静脉条件良好的患者中，选用较低浓度的对比剂，以高流速注射，两者达到的血管强化效果相一致，且最终的总碘负荷量（total iodine load，TIL）在注射时间相等的情况下也一致。但需要注意的是，高浓度低流率注射方式，对比剂达峰时间早，扫描监测时需注意。理想的冠状动脉强化指标是 350~400 Hu，低于 300 Hu 的强化程度较淡，观察欠满意，高于 450~500 Hu，过浓没有必要，提示碘流率有下降的空间。

近年来，迭代重建技术的普及应用，降低了管电压，图像噪声保持均衡不变的情况下，血管的对比度（contrast）自然上升，故而不需要注射过多的对比剂即可达同等强化效果，碘流率可以下降 30% 左右。

注射对比剂前注意排空导管和注射器内空气。有条件的单位，可以使用加温箱保持对比剂的温度与体温相近，特别是在冬天患者感觉更加舒适。

2.注射期相技术的选择　①双期相技术：Ⅰ期，注射对比剂约 50~60 mL；Ⅱ期，注射生理盐水约 30 mL；②三期相技术：Ⅰ期，注射对比剂 40~50 mL；Ⅱ期，注射对比剂+生理盐水共 30 mL，比率为 30%∶70%。多数高压注射器不能注射混合液，则选用流速低的方法注射对比剂（3 mL/s）15 mL 左右。Ⅲ期注射 20~30 mL 生理盐水。给予患者总体的碘量（g）=碘流率（gI/s）×对比剂注射时间（s）。因此，技师应该准确把握设备性能包括扫描条件及曝光时间，以及考虑患者体重、身高、心排血量、血容量等个体因素，以尽可能少地给予患者对比剂。

3.延迟扫描　对于心脏内占位（如左心房黏液瘤与血栓鉴别）或者房颤患者（左心房耳部动脉期充盈缺损）动脉期成像后建议行延迟扫描（延迟时间>30s）。通过延迟扫描图像，可以观察占位病变的血供情况，房颤患者鉴别左心耳部是否血栓（延迟扫描范围仅包括左心房耳即可）。

碘对比剂过敏、严重甲状腺功能亢进症、肾功能不全（血清肌酐水平>1.3 mg/dl）患者，禁忌使用碘对比剂。肺动脉高压、支气管哮喘、心力衰竭（Ⅲ级以上）、妊娠和哺乳期、怀疑嗜铬细胞瘤、骨髓瘤、重症肌无力、高胱氨酸尿患者慎用碘对比剂。

（八）图像重建和后处理

1.图像重建参数　冠状动脉原始断层图像建议使用最薄的层厚（0.5~0.625 mm）重建，且应选用较小的重建圆径（FOV），以保证在固定的 512×512 矩阵图像中，尽可能高的图像空间分辨力,推荐使用 FOV 为 17~20 cm(像素 0.33~0.39 mm),确保心脏能够完全包下即可。观察心外结构,如肺野和纵隔,选用较大的 FOV 为 30~36 cm(像素 0.58~0.70 mm)。对于重建卷积核,常规选择平滑算法的卷积核;而在 PCI 支架术后患者中,应同时采用平滑算法和锐利算法卷积核的两组数据(目前各 CT 厂商均有分别适用于冠状动脉和支架重建的专用卷积核)。选择锐利卷积核重建可提高图像对比度、显著减少支架壁硬化线束伪影对支架腔内显示的影响,但会同时增加图像的噪声。具有高清成像模式的设备,推荐使用高清模式观察支架。

2.图像重建时间窗 依据采集窗范围,选择冠状动脉运动最弱的区域重建图像。基本方法是,心率<70 次/分的患者,重建时间窗为舒张中期(大致位于 70%~75% 的 R-R 间期);心率>70 次/分时,重建时间窗为收缩末期(35%~45% 的 R-R 间期)。需要指出的是,每支冠状动脉的运动轨迹和速度不同,例如某个时间窗适合前降支重建,而另一个时间窗则适合回旋支或者右冠状动脉重建。采用多宽的时间窗采集图像没有具体规定,以包括心脏的收缩和舒张期为宜,如心电图的 35%~70% R-R 间期,不建议采用全 R-R 间期的回顾性采集模式,即使应用管电流调制技术,辐射剂量仍然过高,且大部分 R-R 间期图像因为运动伪影或者采用低管电流采集导致的图像噪声过高而难以诊断。技师一方面要了解冠脉本身的生理运动特点,另一方面要熟悉设备时间分辨力的情况,并把二者有机结合起来。在高时间分辨力的设备条件下,舒张期重建的心率宽容度会更大。

3.心电编辑技术 心电编辑技术主要应用于回顾性心电门控扫描,故不推荐经常性使用。心电编辑技术推荐用于扫描过程中出现的房性或室性期前收缩,可选择删除或忽略期前收缩的信号,然后再通过 R 波调整方法调整期前收缩前后的时相采集点,通常可获得较好的效果。对于干扰信号影响了重建,可使用心电编辑技术重新编辑心电图,帮助设备识别 R 波后再重建数据。对于房颤患者或期前收缩,推荐使用绝对值时相进行心电编辑。可先忽略高心率的期相,然后通过多期相预览模式得到相对较好的期相,再利用此期相使用 R 波调整法选择固定的绝对值时相进行重建。这种绝对值重建法不限于前瞻还是回顾模式,适用于多心跳采集需冻结心脏在同一相位的情况。绝对时相的应用利用了收缩末期随心率变化相对不大的特点。对于宽体探测器单心跳采集,应用价值有限,这时时间分辨力成为影响图像质量的主要因素。

4.三维重建技术 常用的三维重建技术包括:最大密度投影(maximum intensity projection,MIP)、容积再现(volume rending,VR)、曲面重建(curved planner reformation,CPR)或称多层面重组(multi-planar reformation,MPR)。标准后处理方法:首先通过横断面图像,确定所选时相是否合适,初步观察冠状动脉的大致走行及病变,再对可疑病变部位进行 MIP、CPR(MPR)等后处理图像重组,MIP 和 CPR 图像利于显示管腔的狭窄程度。CPR 重组图像经血管中心,直观显示管腔情况,但是中心线必须准确。对于钙化斑块多或支架后复查的患者,血管中心线的识别需要技师手工精确找到位置,否则图像易产生假阳性。VR 图像立体观察心脏和冠状动脉外形和心外结构,但是不建议用于评估狭窄程度。在病变部位获取截面图像,该组垂直切面图像,利于观察斑块内成分、斑块与管腔及管腔与心肌的关系。最佳的方法是将病变部位冠状动脉长轴 MPR 及 MIP、病变血管的 CPR 和 VR 与血管截面图像结合起来进行评估。冠状动脉的其他病变,如冠状动脉瘘,根据具体情况选择重建技术。

二、冠状动脉斑块

在冠心病的发生、发展和转归过程中,冠状动脉斑块的性质较其导致的管腔狭窄程度更有决定意义。所以,正确评估冠状动脉斑块的性质有助于指导冠心病的风险分层和治疗方案的制订。鉴于大多数冠状动脉不稳定斑块在破裂前所造成的管腔狭窄仅为轻到中度,所以,及时识别不稳定斑块并采取治疗措施,有助于预防"冠心病事件"的发生。

(一)概述

急性冠状动脉综合征(不稳定型心绞痛、非 ST 段抬高的心肌梗死和 ST 段抬高的心肌梗死)是导致冠心病患者死亡的主要原因,它是以冠状动脉斑块破裂而继发血栓形成病理基础,从而导致冠状动脉完全或不完全闭塞并出现一组临床综合征。冠状动脉斑块的典型结构为覆盖着胶原纤维帽的细胞外脂核。一般根据冠状动脉斑块的组织学特点将其分为稳定性斑块和不稳定性斑块。冠状动脉斑块的稳定性主要取决于斑块内脂质核心(脂核)大小和成分、纤维帽厚度,以及有无炎症反应或新生血管等,而与斑块大小并无直接关系。

冠状动脉斑块的组织学特征与稳定性的关系。

1.脂核成分和大小 斑块的核心富含细胞外脂质,尤其是胆固醇和胆固醇脂。理论上,脂核在斑块中所占的比例越大,斑块发生破裂的可能性越大。目前,一般认为不稳定斑块含有较大的脂核,当脂核占斑块的比例>40%时,斑块有发生破裂的危险;脂核成分影响斑块的坚固性,以液态胆固醇酯为主的脂核较软,在环状应力作用下更易发生破裂。

2.纤维帽厚度 斑块的纤维帽由细胞外富含胶原的基质和平滑肌细胞组成。受基质降解蛋白酶的作用,纤维帽变薄,当存在较高的环状应力作用于斑块肩部时,可发生斑块破裂。研究认为,纤维帽厚度<150 μm 为斑块破裂的临界值。

3.局部炎症反应和新生血管 斑块内尤其是斑块肩部的巨噬细胞浸润被认为是斑块破裂的危险因素。炎症反应时,局部浸润的巨噬细胞和 T 淋巴细胞所释放的基质降解蛋白酶可促使构成纤维帽骨架的胶原纤维降解,纤维帽变薄。斑块内的新生血管生成提示存在炎性反应,可能与巨噬细胞和 T 淋巴细胞聚集有关。有研究认为,斑块内尤其是纤维帽内新生血管生成将增加斑块的不稳定性。

未来"冠心病事件"发生的危险性主要取决于冠状动脉斑块的稳定性,而不是斑块所致的管腔狭窄程度。因此,斑块稳定性的影像学评价,以及如何使不稳定性斑块演变为稳定性斑块已成为冠心病研究的热点之一。

血管内超声以往被用于显示冠状动脉斑块大小和成分。近年来,具有更高空间分辨率的光学相干断层成像技术已初步用于冠状动脉病变的影像学评价,初步的研究表明,该检查方法对冠状动脉斑块的评价具有优良价值。但上述两种方法均属于有创性诊断技术,检查费用较高,临床应用尚不普及。随着 CT 的时间分辨率和空间分辨率的逐步提高,其作为无创诊断技术已用于冠状动脉斑块的评价。

(二)MDCT 评价

原始横断面 CT 图像与多种重组图像的综合分析有助于冠状动脉斑块的评估。二维曲面重组图像能较好地显示各种类型的冠状动脉斑块;最大密度投影重组图像更利于显示高密度的钙化斑块;血管仿真内镜图像和容积再现重组图像对冠状动脉斑块的评估价值有限。

1.冠状动脉非钙化斑块　富含脂质和纤维的斑块统称为非钙化斑块。MDCT能够显示三支冠状动脉近中段,以及较粗大的分支血管的非钙化斑块,具有一定临床实用价值。在CT横断面图像和二维曲面重组图像上,冠状动脉非钙化斑块表现为血管壁上的充盈缺损影,局部血管腔可变形、变细或者血管腔无显著变化而血管外径增粗,斑块密度均匀或不均匀,在CT横断面图像上可直接测量斑块的CT值。垂直于冠状动脉长轴的断面图像也能较好地显示斑块形态结构及其管腔变化,通过斑块CT值可大致评估其组织构成。MDCT检测冠状动脉斑块并与血管内超声对照的初步研究显示,两者在斑块组织构成的分析,以及量化方面有较好的一致性,但富含脂质的斑块与富含纤维组织的斑块(图8-1)CT值有重叠,有时难以区分两者。

近年来,关于易损斑块的CT研究成为热点,在CT上具有如下几个特质:①非钙化斑块,尤其是CT值较低的脂质成分为主的低密度斑块;②斑块内部点状钙化;③管腔阳性重构(斑块所在部位的管腔直径是正常直径的1.05倍);④"餐巾环征",其病理改变为斑块中心较大脂核,周围为纤维帽覆盖。一旦发现具有上述特征的斑块,应提示临床该斑块为易损斑块,需提高警惕。

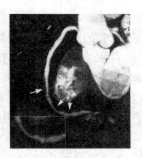

图8-1　冠状动脉富含纤维组织的斑块 MDCT 示右冠状动脉第二曲膝部近、远侧多发富含纤维组织的斑块(箭号)

2.冠状动脉钙化斑块　钙化的存在提示粥样硬化斑块形成时间较长,结构较硬且不易破裂,不易引发急性冠状动脉综合征。钙化与粥样硬化斑块的分布和体积有显著相关性。MDCT对冠状动脉钙化斑块的显示有其独特的敏感性。钙化斑块影响局部管腔的CT评价并导致MDCT诊断冠心病的特异度和阳性预测值明显下降,但冠状动脉CT检查的诊断价值仍高于CT钙化积分检查。采用二维曲面图像重组技术拉直和旋转血管并结合CT横断面图像进行分析也许有助于钙化不严重部位的管腔评价。广泛重度钙化的斑块可导致管腔不可评价。

迄今为止,MDCT的空间分辨率尚不能满足冠状动脉斑块细微组织结构的评估,例如,对纤维帽的形态结构和厚度的评价受限,部分容积效应对于小斑块CT密度测量的准确性有影响。

三、冠状动脉狭窄

冠状动脉狭窄是冠状动脉粥样硬化病理改变中最常见和具有特征性的表现。冠状动脉狭窄的定量评估有助于冠心病的风险分层和治疗方案的制订。

(一)冠状动脉狭窄的形态学特征

向心性狭窄,冠状动脉粥样硬化病变以血管腔中心线为中心均匀地向内缩窄,冠状动脉病理解剖和血管内超声研究显示,真正意义上的向心性狭窄很少见,所以,向心性狭窄一般是指没有明显偏心的狭窄;偏心性狭窄,冠状动脉粥样硬化病变向血管腔中心线不均匀缩窄或在中心线一侧缩窄。

按照冠状动脉狭窄的范围分为局限性、管状和弥漫性狭窄。①局限性狭窄,狭窄长度<10 mm;②节段性狭窄,狭窄长度介于 10~30 mm 之间;③弥漫性狭窄,狭窄长度>30 mm,对冠状动脉血流动力学的影响远比相同狭窄程度的局限性狭窄明显,多见于高龄冠心病和(或)糖尿病患者。

(二)冠状动脉狭窄的程度及其临床意义

冠状动脉狭窄程度可采用狭窄直径减少的百分数或狭窄面积减少的百分数表示。目前,国际上一般习惯于以狭窄直径减少的百分数表示,即以紧邻狭窄段近端和(或)远端的"正常"血管区的直径作为 100%,将狭窄程度分为轻度狭窄<50%,中度狭窄 50%~70%,重度狭窄>70%,100%狭窄即为闭塞。

研究表明,在冠状动脉狭窄程度>50%的患者,运动可以诱发心肌缺血;在冠状动脉狭窄程度<50%的患者,由于冠状动脉小血管阻力降低的代偿作用,即使运动也不会发生心肌缺血。所以,一般将≥50%的冠状动脉狭窄(面积减少≥75%)称为有临床意义的病变。尽管<50%的冠状动脉狭窄在血流动力学上可无显著意义,但其狭窄部位的粥样斑块可发生破裂,而发生急性冠状动脉综合征(急性心肌梗死、ST 段无抬高的心肌梗死和 ST 段抬高的心肌梗死)。当冠状动脉狭窄程度达 80%~85%以上时,静息时的冠状动脉血流量减少。冠状动脉闭塞是指管腔血流中断,通常由冠状动脉粥样硬化或伴急性、亚急性血栓形成所致,可以发生在冠状动脉的任何部位,绝大多数发生在冠状动脉近中段。

临床上一般习惯于将左前降支、左回旋支和右冠状动脉称为三支血管,按其受累支数分为单支、双支和三支病变。对角支和边缘支等分支血管病变归于相应的主支统计。例如,左前降支和对角支均有狭窄时,仍称为单支病变。

(三)MDCT 诊断

冠状动脉狭窄程度的 CT 评估一般采用目测法。对有经验的心血管放射学专业的医师而言,该方法的准确度较高。初学者应经常将自己对冠状动脉狭窄程度的 CT 评估结果与冠状动脉造影结果比较,以提高对冠状动脉狭窄程度判断的准确度。

MDCT 图像工作站上配备的冠状动脉分析软件可对血管腔进行计算机辅助的定量分析。当冠状动脉 CT 图像质量较好时,该方法对狭窄程度的评估有一定帮助,但总体而言,该方法测得的冠状动脉狭窄程度与实际情况有一定偏差,尤其在冠状动脉 CT 图像质量较差时。所以,该方法测得的冠状动脉狭窄程度仅供参考。

心脏容积再现重组图像对冠状动脉分布类型的判断较好。二维曲面重组图像可展开和拉直冠状动脉及其分支,能够直观和整体显示走行迂曲的血管,还可将拉直的血管沿着血管长轴旋转,有利于冠状动脉狭窄的诊断和定量分析。

1.冠状动脉狭窄 CT 定量评价 评价冠状动脉狭窄时,应在多种重组方法做出的 CT 图像上对冠状动脉及其分支进行多个体位和多个角度观察和分析。目前,大多采用二维曲面重组和最大密度投影重组等图像后处理技术做出二维和三维冠状动脉 CT 图像,通过目测法对其狭窄程度做出诊断和定量评价(图 8-2,图 8-3),并结合 CT 横断面图像进行分析。

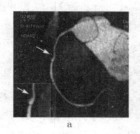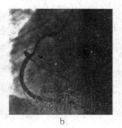

a　　　　　　　　　　　b

图 8-2　冠状动脉狭窄(50%)

a. MDCT;b 插管法冠状动脉血管造影,示右冠状动脉中段狭窄(50%),狭窄后轻度扩张

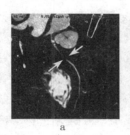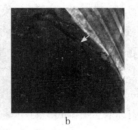

a　　　　　　　　　　　b

图 8-3　冠状动脉狭窄(90%)

a.MDCT;b 插管法冠状动脉血管造影,示左前降支狭窄(90%),CT 示狭窄处富含脂质的斑块,血管造影未能显示斑块

根据冠状动脉狭窄的形态,CT 影像可以区分为向心性狭窄与偏心性狭窄。在某一体位的冠状动脉 CT 重组图像上,偏心性狭窄可能会被漏诊或者低估其狭窄程度,这主要与观察的体位和角度偏少有关。临床上,冠状动脉狭窄大多为偏心性,故在某一体位上的狭窄程度可能较重,而在另一体位上的狭窄程度较轻,判断狭窄程度时应以几个体位的平均值计算。

冠状动脉狭窄范围的评价对于介入治疗方案的选择很重要。下列情况应引起注意:①若局限性狭窄发生在冠状动脉弥漫性粥样硬化病变基础上时,也许会低估其狭窄程度;②冠状动脉在分出较大分支后将自然变细,若病变刚好位于一大分支血管开口的远端时,判断狭窄程度时应同时参考狭窄远侧的血管直径。

冠状动脉长段弥漫性狭窄可导致管腔判断的偏差;①若较粗大的冠状动脉发生长段弥漫性的重度狭窄时,可被误认为是不很粗大的冠状动脉发生较轻的狭窄;②若长段弥漫性狭窄中有较短的正常冠状动脉节段时,后者可被误认为是冠状动脉扩张;③若长段弥漫性狭窄中有狭窄程度较重的节段,后者的狭窄程度可被低估。

冠状动脉闭塞的 CT 表现为病变部位的血管未强化,提示该部位血管未充盈含对比剂的血液,闭塞部位远侧血管的强化程度主要取决于侧支循环情况。由于冠状动脉的侧支循环较丰富,闭塞部位远侧的血管通常明显强化,故可以测量血管闭塞的长度。

由于冠状动脉相对细小,而且 MDCT 的空间分辨率与侵入性冠状动脉造影相比仍有差距，MDCT一般不易区分冠状动脉的次全闭塞（指狭窄程度为95%~99%）与完全闭塞（狭窄程度为100%），尤其在冠状动脉闭塞病变较短（主要指闭塞段仅为数毫米）的患者，当血管闭塞两侧的冠状动脉均有含对比剂的血液流入时，其CT表现类似于重度狭窄。

冠状动脉闭塞可发生在任何管径的冠状动脉。冠状动脉主干或较粗大的血管闭塞较易发现，但分支血管尤其中小血管的闭塞则不易发现。冠状动脉分支血管开口处闭塞时，若闭塞段远侧的冠状动脉未显影，易被误认为该闭塞血管不存在。

根据冠状动脉闭塞端的CT表现可大致推测其病因和发病过程。①闭塞端形态呈"鼠尾"样逐渐变细的征象，多为动脉粥样硬化缓慢发展而导致管腔闭塞；②闭塞端形态呈"截断"征象，多为冠状动脉斑块破裂致使急性血栓形成而引起管腔闭塞。

冠状动脉闭塞病变是介入治疗的难题，术前CT检查是不可或缺的方法，越来越多的研究发现，CT可以提供一些有价值的信息，为介入治疗的成功实施提供帮助。目前研究较多的是CT-RECTOR积分，该积分主要从CT特征结合临床角度共六个方面进行评价。①闭塞病变长度<20 mm（0分）还是≥20 mm（1分）；②闭塞断端形态是尖锐（0分）还是圆钝（1分）；③闭塞段有无导致管腔>50%狭窄的钙化斑块（无为0分，有为1分）；④闭塞段近端和远端成角是否≥45°（否为0分，是为1分）；⑤是否为第二次尝试手术（否为0分，是为1分）；⑥闭塞时间是否≥12个月（否为0分，是为1分）。积分由低到高代表介入手术难度由易到难，即积分为0为简单病变，1为适中难度病变，2为较难病变，3及以上为非常困难病变，不同难度病变相对应的术后30 min内再通成功率分别为95%、88%、57%和22%。

2.冠状动脉狭窄CT定量评价的准确度　侵入性冠状动脉造影是冠状动脉狭窄诊断的"金标准"。迄今，MDCT的时间分辨率和空间分辨率仍偏低，该方法对于冠状动脉狭窄的诊断准确度与侵入性造影相比仍有一定差距。

随着MDCT时间分辨率的逐步提高，冠状动脉CT检查适用的心率范围逐步扩大，高心率、窦性心律不齐、房性或室性期前收缩、心房颤动等心律失常已经不是冠状动脉CT检查的禁忌证。钙化的存在是冠状动脉粥样硬化的标志之一。CT成像对钙化敏感，高密度的冠状动脉钙化影响局部血管腔的定量评估，冠状动脉钙化越重，血管腔定量评价越困难，冠状动脉广泛重度钙化甚至不能满足管腔定量评价。在对冠状动脉钙化部位的血管腔进行定量评价时，建议采用二维曲面图像重组技术拉直和旋转血管，并结合CT横断面图像进行分析，只要冠状动脉钙化不很严重，该方法有助于冠状动脉狭窄程度的定量评价。

有关冠状动脉狭窄CT诊断准确度的单中心或多中心研究的文献报道很多，研究结果差异较大，这主要是由于各医学中心在CT扫描参数（例如，探测器排数、螺旋扫描速度、图像重建算法、层厚、球管电压和电流、对比剂注射速度、用量和注射方式等）、使用者掌握该技术的熟练程度，以及医师的诊断经验等方面存在差异。综合国内外多项研究，以冠状动脉造影作为参照标准，对于直径≥1.5 mm的冠状动脉节段，MDCT显示冠状动脉狭窄（>50%）的敏感度为83%~87%，特异度为95%~97%、阳性预测值为71%~82%，阴性预测值为95%~98%。由此可见，MDCT显示有临床意义的冠状动脉狭窄（>50%）的准确性较高，基本能够满足冠心病初步诊断的要求；MDCT对冠状动脉狭窄（>50%）的阴性预测值很高，有助于避免冠状动脉正常或不需介入治疗（指无临床意义的冠状动脉狭窄）的患者做有创性的插管法造影检查，基本能够满足冠状动脉病变介入治疗筛选的需要。

四、冠心病

(一)概述

冠状动脉粥样硬化性心脏病(coronary atherosclerotic disease,CAD),简称冠心病,其定义是冠状动脉血管发生动脉粥样硬化病变而引起管腔狭窄或阻塞,造成心肌缺血、缺氧或坏死而导致的心脏病。

由于病理解剖与病理生理变化的不同,冠心病有不同的临床表型。根据发病特点和治疗原则分为两大类:①急性冠状动脉综合征(acute coronary syndrome,ACS),包括不稳定心绞痛(unstable angina,UA)、非ST段抬高性心肌梗死(non-ST-segment elevation myocardial infarction,NSTEMI)和ST段抬高性心肌梗死(ST-segment elevation myocardial infarction,STEMI);②慢性冠状动脉疾病,包括稳定型心绞痛、缺血性心肌病、隐匿性冠心病。

(二)病理生理

冠状动脉粥样硬化病变起始于内膜中的细胞外脂质的积聚,后发展为纤维脂肪阶段,并进一步进展至促凝血因子表达和纤维帽变薄,易损或高危斑块纤维帽破裂形成急性冠脉综合征。心外膜冠状动脉血流减少导致心肌缺血,心电图有或无ST段抬高。无ST段抬高的患者可以是不稳定心绞痛或非ST段抬高心肌梗死。血清心肌坏死标志物增高:①肌红蛋白起病后2小时内升高,12小时内达高峰,24~48小时内恢复正常;②肌钙蛋白I(cTnI)或T(cTnT)起病3~4小时后升高,cTnI于11~24小时达高峰,7~10天降至正常,cTnT于24~48小时达高峰,10~14天降至正常,这些心肌结构蛋白含量的增高是诊断MI的敏感指标;③肌酸激酶同工酶CK-MB升高,在起病后4小时内增高,16~24小时达高峰,3~4天恢复正常,其增高的程度能较准确地反映梗死的范围。

(三)临床表现

典型心绞痛,疼痛部位主要在胸骨体后的左侧心前区,可以放射至左肩、左臂内侧,或至颈、咽或下颌部;胸痛性质常为压迫、发闷或紧缩性;常由体力劳动或情绪激动(如愤怒、焦急、过度兴奋等)所诱发,饱食、寒冷、吸烟、心动过速、休克等也可诱发;一般持续数分钟至十余分钟,多为3~5分钟,很少超过半小时;在停止诱发症状的活动后即可缓解,舌下含用硝酸甘油等硝酸酯类药物也能在几分钟内缓解。

急性冠脉综合征患者胸痛是最先出现的症状,疼痛部位和性质与心绞痛相同,但诱因多不明显,程度较重,持续时间较长,可达数小时或更长,休息和含用硝酸甘油片多不能缓解。患者常烦躁不安、出汗、恐惧、胸闷或有濒死感。少数患者无疼痛,一开始即表现为休克或急性心力衰竭。心律失常见于大部分的患者,包括室性期前收缩、室颤、房室阻滞和束支阻滞。

(四)影像学表现

1.X线胸片　胸部X线检查对冠心病并无特异性诊断意义,一般情况下都是正常的,但有助于了解其他心肺疾病的情况,如有无心脏增大、充血性心力衰竭、肺淤血等,帮助鉴别诊断。

2.CT　冠状动脉CT成像主要从两个方面进行评价:一是解剖学评价,包括:斑块定量分析和斑块定性分析,前者判断管腔是否狭窄和狭窄程度,后者评价斑块是否为易损斑块及其对临床预后的意义。二是功能学评价,通过 CT 心肌灌注成像了解该狭窄是否存在导致心肌缺血的证据。CT 对冠状动脉斑块定量分析包括冠状动脉粥样硬化的部位、形态特征、管腔狭窄的程度。根据斑块成分将其分为钙化斑块、非钙化斑块和混合斑块(同时具有钙化和非钙化成分)。2011 年《心脏冠状动脉多排 CT 临床应用专家共识》建议冠状动脉狭窄程度分 5 级:即无狭窄或管腔不规则(0~25%)、轻度狭窄(<50%)、中度狭窄(50%~69%)、重度狭窄(≥70%)和闭塞(100%)。

3.MRI　缺血性心肌,MRI 心肌灌注表现为 PSI 降低、TPSI 延迟、MTT 增加和 SITCU 变低,冠状动脉狭窄相对应的供血区域则可出现节段性运动障碍,延迟增强可逆性损害的心肌信号均无异常。急性心肌梗死在 T_2WT 呈高信号,梗死区表现为灌注缺损区域,延迟强化呈现高信号强化。陈旧性心肌梗死,室壁区域性变薄,室壁节段性运动异常,心肌灌注梗死区瘢痕组织大多数表现为灌注减低、延迟或缺损,延迟强化表现为从心内膜下向心外膜方向扩散,与"肇事血管"供血区域相对应,且沿血管纵轴方向延伸。

4.冠状动脉造影　冠状动脉造影仍是目前冠心病诊断的权威方法,可以明确冠脉有无狭窄及狭窄的部位、形态、程度和范围;受累支数、侧支循环及左室形态和功能情况。

(五)诊断要点

慢性胸痛或无典型症状者,冠状动脉 CT 血管成像发现斑块并导致管腔狭窄≥50%即可诊断,进一步的功能学诊断可通过 MR 或 CT 心肌灌注评估有无心肌缺血,如出现心肌梗死的患者通过 MR 可评估心肌纤维化情况。

(六)鉴别诊断

急性冠脉综合征需与急性主动脉综合征(包括主动脉夹层、主动脉壁内血肿和主动脉穿通性溃疡)、急性肺栓塞进行鉴别。急性主动脉夹层胸痛剧烈,常放射到背、肋、腰、腹和下肢,两上肢的血压和脉搏可有明显差别,可有下肢暂时性瘫痪、偏瘫和主动脉瓣关闭不全的表现,但无血清心肌坏死标志物升高。主动脉增强 CT 可明确显示夹层内膜片或壁内血肿累及范围,鉴别明确。急性肺动脉血栓栓塞临床多表现为阵发或持续憋闷、呼吸困难,活动时加重。有右心负荷急剧增加的表现。CT 肺动脉成像可显示肺动脉栓塞的部位、大小。

(七)治疗

目前冠心病的治疗主要包括三种:药物治疗、介入治疗和冠状动脉搭桥手术。药物治疗是最经典的治疗方法,仍然占有重要地位。冠状动脉搭桥手术是将大隐静脉和/或乳内动脉等作为旁路移植血管治疗冠心病。介入治疗诞生最晚但发展最迅速,它是在导管技术基础上,经皮通过周围动脉送入球囊导管或支架,解除冠状动脉狭窄或闭塞,使冠状动脉血流恢复,减轻或消除症状,提高生活质量,改善预后。

(八)拓展

解剖与功能相结合,多模态影像技术提供互补的信息,是未来心血管影像,特别是冠心病影像诊断领域发展的趋势。冠状动脉 CT 造影已被证实可作为冠心病诊断,以及再血管化治疗的"看守门人"。心脏 MRI 具有显示心脏结构与功能、心肌活性和瘢痕组织的优势,是冠心病不可或缺的重要检查方法。基于 CT 的 CT-FFR 和 CT-MPI 技术,均分别被证实在计算 FFR 值和定量评估心肌灌注方面,是较为准确的新技术,并初步应用于临床,但是需要大规模临床研究证实其效能,具有广阔的应用前景。

五、先天性冠状动脉疾病

(一)概述

先天性冠状动脉疾病,也称先天性冠状动脉发育异常(congenital anomaly of coronary artery),是一类发育变异所致的冠状动脉解剖性异常,可见于约 0.3%~1.0% 的健康人群。根据先天性冠状动脉病变所位于的解剖位置不同,可将该疾病分为冠状动脉起源异常、冠状动脉走行异常和冠状动脉终止异常三大类。大部分类型的先天性冠状动脉疾病并不具有血流动力学意义,但也有部分类型的先天性冠状动脉疾病具有血流动力学意义,甚至导致心源性猝死。

(二)病理生理

左冠状动脉起源于肺动脉者,出生后肺循环压力逐渐低于冠状动脉压力,左冠状动脉内血流逆向进入肺动脉,可引起左向右分流和显著的冠状动脉缺血、右冠状动脉代偿性瘤样扩张,与左冠状动脉间的侧支开放。

冠状动脉瘘者如瘘口较小,可不产生有意义的病理生理改变。而当冠状动脉瘘口较大、引流入左、右心腔者,病变段冠状动脉多呈显著瘤样扩张改变,可产生明显的左向右分流。

(三)临床表现

左冠状动脉起源于肺动脉者,婴儿型患者左右冠状动脉间侧支较差,出生后早期即可出现左心功能不全和二尖瓣关闭不全症状。成人型患者由于左右冠状动脉间侧支较好,并未引起较大范围的心肌梗死,仅导致心肌缺血或心内膜下梗死,因此患者多表现为劳力性心绞痛症状。

较大的冠状动脉-心腔瘘患者,由于分流量大,会引起"冠状动脉窃血",导致心肌缺血、充血性心力衰竭和继发血栓形成。

(四)影像学表现

1.X 线胸片 多数先天性冠状动脉发育异常的患者,如果分流量小,一般 X 线无特异性表现,但少数分流量大的病变,导致心腔扩大,肺血增多等,可在胸片上有所表现。

2.CT 左冠状动脉起源于肺动脉者,冠状动脉 CT 造影的主要表现为左冠状动脉直接开口于肺动脉干、右冠状动脉瘤样扩张,左右冠状动脉之间多发迂曲侧支形成,左心室增大。

冠状动脉-肺动脉瘘表现为冠状动脉分支与肺动脉主干之间存在迂曲的血管连接,大部分病变的瘘口较小。冠状动脉-心房/心室瘘者,由于多为高流量病变,患侧冠状动脉多呈显著瘤样扩张改变,其远端与心腔(右心多见)直接交通连接。继发血栓者,瘤样扩张冠状动脉或引流血管内可见充盈缺损。由于分流量较大,右心负荷增高,右心容积可见扩大。

3.MRI 左冠状动脉起源于肺动脉者,MRI 用于评价患者的左室功能和存活心肌。由于左冠状动脉无法为左室心肌提供氧合血、右冠状动脉仅能代偿部分血供,因此 MR 心肌灌注可见左室各壁灌注降低,电影序列可见左室收缩运动功能减弱,延迟强化可见心内膜下或透壁性强化灶,这些均符合缺血性心肌病的影像学表现。

4.冠状动脉造影　目前主要用于对该病的精准诊断和指导介入治疗,显示瘘口位置、大小,冠状动脉走行及扩张程度,造影的同时可对部分解剖类型的病变进行介入栓塞封堵术,并实时评估封堵效果。

（五）诊断要点

在解剖方面,冠状动脉 CT 造影由于可显示冠状动脉起源于肺动脉干,因此可直接做出该病的诊断。同时,冠状动脉 CT 造影还可清晰显示右冠状动脉的瘤样扩张及其与左冠状动脉之间的侧支连接。此外,CMR 可以无创性显示左室心肌的灌注减低区和延迟强化所提示的梗死心肌范围,CMR 的心肌功能评估也对制定合适的治疗策略有重要意义。

冠状动脉 CT 造影对于冠状动脉瘘的价值不仅在于做出诊断,更在于对解剖细节的评价,以及指导治疗策略的制定。瘘口的位置、大小,交通支的形态和走行,以及引流部位的解剖特点均与治疗方法的选择相关。

（六）鉴别诊断

先天性冠状动脉病变类型多种多样,包括单冠畸形、冠状动脉起源于其他冠状窦、冠状动脉起源于肺动脉、冠状动脉瘘等,通过 CT 或造影基本可以做出明确的解剖诊断。

（七）治疗

对于无血流动力学意义的冠状动脉先天异常,一般不需要手术治疗,而出现血流动力学意义的恶性先天性冠状动脉畸形如冠状动脉起源于肺动脉、冠状动脉瘘、右冠状动脉开口于左冠窦,开口受压重度狭窄等则需要及时治疗,多采用手术治疗,如冠状动脉移植、搭桥等。

（八）拓展

以往先天性冠状动脉异常的诊断多依赖于有创性血管造影,随着冠状动脉 CT 造影的普及应用使得该疾病的诊断大为简化,且准确率大为提高。而对于左冠状动脉起源于肺动脉除了解剖评估外,更重要的是对于左室心肌的功能和活性做出评价。心脏磁共振除了可观察左室壁收缩功能外,还可评估心肌血流灌注,以及梗死心肌范围。如左室表现为弥漫性透壁梗死,则外科手术治疗的效果不佳、预后较差。因此,冠状动脉 CT 造影与心脏磁共振相结合是目前诊断和术前评估该病的最佳影像学方法。

六、累及冠状动脉的其他病变

（一）川崎病

1.概述　川崎病(Kawasaki disease,KD)又称小儿皮肤黏膜淋巴结综合征(mucocutaneous lymph node syndrome,MCLS),是一种以全身血管炎为主要病变的急性发热出疹性儿童疾病,由日本医师川崎富于 1967 年首先报道,并以之命名。5 岁以下婴幼儿多见,男多于女,成人及 3 个月以下小儿少见。发病原因至今未明。KD 发病可能与多种病原体进入遗传易感个体,致免疫细胞异常活化,释放大量细胞因子及炎症介质,引起血管炎及血管损伤相关。其严重的心血管并发症的发病率较高,尤其是未经治疗的患儿,发生率达 20%~25%。

2.病理生理　川崎病血管炎病变主要累及小-中动脉,特别是冠状动脉,冠状动脉病变的特点是管壁明显水肿及 $CD8^+T$ 淋巴细胞、巨噬细胞浸润。最初,单核/巨噬细胞在内膜下积聚,炎性浸润由外膜及腔壁向中层发展。继而,中层水肿变性,内弹力层及平滑肌细胞遭到破坏,导致血管壁变软,血管扩张或动脉瘤形成。动脉瘤内血流滞缓,多形成血栓,致血管狭窄甚至闭塞。在恢复期,因内膜增生、血管新生等血管重构改变,冠状动脉瘤可能缩小,甚至消退。但是,愈合后的冠状动脉管壁仍存在不同程度增厚,僵硬及内皮功能减低。

3.临床表现　KD 临床常以高热发病,热程在 5 天以上,同时伴有球结膜充血、皮肤黏膜弥漫性潮红、颈部淋巴结肿大、指(趾)端硬性水肿及膜样脱皮等表现,心血管系统的损害较为严重,主要累及中小动脉,冠状动脉受累较为突出,可造成冠状动脉瘤样扩张或血栓狭窄、心肌梗死等,甚至发生猝死。

4.影像学表现

(1)X 线胸片:一般无异常发现,偶尔可显示冠状动脉瘤及钙化。

(2)冠状动脉造影:能准确评估冠状动脉狭窄、闭塞、侧支循环形成及远段病变,KD 的主要造影表现包括冠状动脉扩张、冠状动脉瘤(小型直径<5 mm;中型直径 5~8 mm)及巨大瘤(直径>8 mm),多发动脉瘤时,瘤体与正常或狭窄段交替相连,呈"串珠状"改变。

(3)冠脉 CTA 典型表现

1)冠脉扩张及动脉瘤分布多见于主干的近、中段,较少发生于远段;常见累及部位依次为前降支近段、右冠状动脉近段、左主干、回旋支及右冠状动脉远段。

2)急性/亚急性期多表现为冠状动脉扩张、动脉瘤形成;恢复期大多瘤样扩张的冠脉管径逐渐恢复正常,部分瘤体缩小,甚至消退。少数甚至发展为狭窄性病变,表现为病变段血管壁钙化,血栓形成,致管腔狭窄-闭塞改变,部分伴侧支血管形成。

3)扩张的冠状动脉多呈管条状、腊肠样改变,且大多是暂时性的,只有部分进展成真正的动脉瘤。冠状动脉瘤可呈球形或者菱形,多发者呈串珠样改变,以中、小动脉瘤居多,巨大瘤少见。

4)冠状动脉狭窄多见于主干及主要分支的远端,以中远段交界为主,严重者可导致血管闭塞,部分伴侧支血供形成;钙化及血栓性病变往往与管腔狭窄并存,或见于动脉瘤内。

(4)心脏 MRI:KD 的主要 MRI 表现为受累冠状动脉狭窄、扩张或者动脉瘤形成等,可有血栓形成,部分动脉瘤壁可见钙化。严重者可合并缺血性改变,表现为节段性或整体心肌收缩功能减弱,甚至心肌梗死改变。

5.诊断要点　川崎病冠脉受累者,影像学上多表现为冠状动脉扩张、冠状动脉瘤,偶见瘤体与正常或狭窄段交替相连时的"串珠状"改变,结合以下临床症状,一般不难做出诊断。

(1)发热 5 天以上。

(2)双侧眼结膜充血,无渗出物。

(3)口腔及咽部黏膜有充血,口唇干燥皲裂、杨梅舌等。

(4)急性期手足红肿,亚急性期甲周脱皮。

(5)出疹主要在躯干部,斑丘疹或多形红斑样。

(6)颈部淋巴结肿大,直径超过 1.5 cm。

6.鉴别诊断　全身性血管炎性疾病(如结节性多动脉炎、大动脉炎、Behcet 病等)和结缔组织病(如系统性红斑狼疮、硬皮病、强直性脊椎炎等),均可表现为受累冠状动脉的扩张、动脉瘤或狭窄改变,影像结果很难直接鉴别,需要结合全身性血管炎性疾病和结缔组织病的临床指标,如发病年龄、患者性别、临床表现及血液、抗体等实验室检查,甚至组织病理学、遗传学检查,综合分析加以区分。如结节性多动脉炎患者常有体重减轻、贫血等表现,系统性红斑狼疮患者抗 Sm 抗体、ANA 阳性等均有助于与 KD 的鉴别。

7.治疗　急性期,可采用丙种球蛋白联合阿司匹林,降低冠状动脉瘤的发生率。

8.拓展　随着 CT、MRI 等无创性检查方法的快速发展,冠状动脉造影运用逐渐减少。目前 CT 已部分代替了有创造影检查。MRI 的优势是无辐射,周围组织对比度高,无需对比剂,对血栓有较高识别能力,尤其是对于需要接受长期、多次冠脉血管成像随访的小儿患者。但 MRI 扫描时间长,小儿心率和呼吸频率快,对成像的影响较大,对钙化病灶不敏感。

(二)大动脉炎累及冠状动脉

1.概述　大动脉炎又称 Takayasu 动脉炎(Takayasuarteritis,TA),是一组累及主动脉及其主要分支,以及肺动脉或冠状动脉的慢性、非特异性、闭塞性、肉芽肿性炎性病变,常引起不同部位血管的狭窄或闭塞。以年轻女性多见,男女比例约 1∶4。病因和发病机制尚未明确。

2.病理生理　大动脉炎累及冠状动脉的发生率约为 10%,系主动脉炎症蔓延至左主干或右冠脉的近端,使其内膜增生,中膜及外膜纤维化,血管壁挛缩,导致管腔狭窄。炎症破坏动脉内、中膜的弹性纤维,使管壁薄弱,血管壁扩张或形成动脉瘤,也可导致心肌缺血。

3.临床表现　大动脉炎早期临床表现多为非特异性,包括低热、乏力、盗汗、体重下降、肌痛、关节疼痛、结节红斑等。大多数冠脉受累患者为青年女性,无高血压、糖尿病等冠心病危险因素,常表现为劳力型胸痛、胸闷或急性心肌梗死;也有个别患者无明显心肌缺血症状,仅在血管造影时偶然发现。

4.影像学表现

(1)X 线胸片:诊断意义不大,不能直接显示冠状动脉的管壁增厚及管腔狭窄或者扩张情况。可显示主动脉管壁钙化。肺动脉受累可见肺纹理稀疏。

(2)CT:冠状动脉受累基本 CT 征象是受累动脉壁的增厚,管腔向心性狭窄或闭塞改变,轮廓多数较光整,部分伴狭窄后扩张,甚至动脉瘤形成,还可表现为管壁钙化及附壁血栓形成。按受累动脉部位、程度不同,可见不同程度的侧支循环形成。

(3)心脏 MRI:目前不是检查冠状动脉病变的常规技术,主要用于 CTA 检查的禁忌证,如严重碘对比剂过敏患者,怀孕妇女。冠状动脉 MRA 可以观察到冠状动脉主干及其主要分支的狭窄或者扩张病变。MRI 的优势是观察心肌继发缺血及梗死改变,以及心肌内的瘢痕组织。

(4)冠状动脉造影:目前仍是诊断大动脉炎累及冠状动脉的"金标准",但由于是有创检查,诊断性检查逐步被 CTA 所取代。冠状动脉造影可以详细地了解受累血管的部位、范围、血管狭窄程度及闭塞情况,以及病变段血管的侧支血管建立情况。

5.诊断要点　大动脉炎的诊断采用美国风湿协会 1990 年的诊断标准:

(1)发病年龄≤40 岁。

(2)间歇跛行。

(3)臂动脉搏动减弱。

(4)两上肢收缩压差大于 20 mmHg。

(5)锁骨下动脉与主动脉连接区有血管杂音。

(6)动脉造影异常,除外动脉粥样硬化等其他病因。

同时具备上述3条以上标准诊断为大动脉炎。

6.鉴别诊断　冠状动脉粥样硬化多见于合并心血管病危险因素的患者,特点是合并斑块,造影狭窄多呈锥形,偏心性狭窄,而TA累及冠状动脉呈向心性狭窄,有时可伴有局限性扩张或动脉瘤样改变。

巨细胞动脉炎多发于老年人,主要累及大血管及中等血管,以颞动脉及椎动脉多见。临床主要表现为头痛、皮肤损害,以及颅内动脉缺血的症状。巨细胞动脉炎累及冠状动脉非常少见,但有导致心肌梗死的个案报道。

川崎病是导致儿童(5岁以下多见)缺血性胸痛的首要原因,典型表现有皮肤黏膜红斑、颈部淋巴结肿大等。冠状动脉受累较为常见,且动脉瘤样改变较为常见。

7.治疗　大动脉炎急性发病期一般采用激素治疗,慢性期如主动脉狭窄严重,产生血流动力学改变,可考虑狭窄处支架植入等介入治疗。

8.拓展　CTA能更清晰地显示大动脉炎累及的冠脉部位、范围、侧支循环及管壁的改变,对于早期诊断、准确分型、及时治疗、改善预后及疗效评价有重要的指导意义,在单纯诊断方面,有望替代血管造影。MRA也可以显示病变长度及狭窄程度、血管闭塞等情况,还可以评价受累动脉管壁的改变,在评价主动脉病变有重要价值,但在冠状动脉应用不如CTA普遍。

第二节　心脏瓣膜疾病

一、二尖瓣病变

(一)概述

二尖瓣病变主要包括二尖瓣狭窄和二尖瓣关闭不全。二尖瓣狭窄:瓣膜不同程度地增厚和瓣交界粘连,瓣膜开放受限造成瓣口狭窄。二尖瓣关闭不全指二尖瓣结构异常或功能失调,导致瓣叶关闭不全,收缩期左室血流反流入左房。正常成人二尖瓣瓣口面积为 $4 \sim 6 \, cm^2$。当瓣口缩小到 $2 \, cm^2$ 为轻度狭窄,此时跨瓣压力阶差虽然增高,但尚能推动血液从左心房顺利流向左心室;当瓣口面积缩小到 $1 \, cm^2$ 以下时,则为重度狭窄。

(二)病理生理

二尖瓣狭窄:左心房室压力阶差需增高至 20 mmHg,才能维持静息时的正常心排血量;增高的左心房压力引起肺静脉压和肺毛细血管压升高,最终导致劳力性呼吸困难。

二尖瓣关闭不全:左心室收缩期部分血液经二尖瓣反流入左心房,使左心房出现收缩期舒张的表现,左心房负担加重,造成左心房壁增厚和心腔扩张;虽然左心房压力在收缩期明显增高,但血液可以在舒张期迅速流入左心室,从而解除左心房压力。左心房的代偿作用较二尖瓣狭窄患者易于持久,对肺血管压力的影响也不那么迅速,如左心房代偿不足,肺静脉压力将增高,出现肺淤血。

(三)临床表现

二尖瓣狭窄:症状的严重程度与二尖瓣狭窄程度及心脏代偿功能有关。二尖瓣狭窄的主要症状是劳力性呼吸困难,可伴有咳嗽和喘鸣。偶见声音嘶哑和吞咽困难,多由明显扩大的左心房和扩张的肺动脉压迫食管和左侧喉返神经所致。重度二尖瓣狭窄患者心排血量降低和外周血管收缩时出现典型的"二尖瓣面容"，特点是面颊上有紫红色斑片；脉搏减弱。二尖瓣狭窄的听诊特点包括第一心音亢进，心尖部闻及隆隆样舒张期杂音，也可闻及开瓣音和肺动脉瓣第二心音亢进。

二尖瓣关闭不全患者症状的性质和严重程度主要取决于二尖瓣关闭不全的严重程度、进展速度、肺动脉压水平，以及是否伴随其他瓣膜、心肌和冠状动脉的病变。轻度二尖瓣关闭不全可以无症状。中度以上可以有疲倦、乏力、心悸和劳力性呼吸困难。急性肺水肿、咯血或肺动脉栓塞很少见。

（四）影像学表现

1.超声心动图

（1）二尖瓣狭窄：主要表现为二尖瓣瓣膜增厚、圆隆和活动受限，舒张期前后瓣膜分离不充分。舒张早期流经二尖瓣瓣膜口的流速降低，从峰值流速降到一半的时间直接与二尖瓣瓣口的狭窄程度相关。

（2）二尖瓣关闭不全：收缩期左心房内高速喷血，反流的严重程度与可测得的瓣膜的距离和左心房的大小呈函数关系。二尖瓣射血绝对值>8 cm^{2}为重度。重度者可引起左心房、左心室增大和左心房室收缩运动的增强。

2.X线

（1）单纯二尖瓣狭窄正位片心脏呈梨形心脏或二尖瓣型心脏，肺动脉段和左心耳的膨出、主动脉结缩小。左侧位食管吞钡片上食管中下段前壁可见明显压迹。

（2）二尖瓣关闭不全可出现左心房和左心室增大，重度关闭不全时，可伴右心室增大及肺动脉高压。

3.CT

（1）二尖瓣狭窄：二尖瓣瓣膜钙化，钙化多发生在瓣叶本身，也可发生于瓣环或腱索。心电门控扫描选择舒张末期重建图像，在二尖瓣层面显示瓣叶开放受限。可见左心房增大、左心房和左心耳的血栓，表现为低密度的充盈缺损。

（2）二尖瓣关闭不全：收缩期二尖瓣瓣叶无法关闭，可见瓣环扩大、钙化，腱索和乳头肌的断裂，瓣叶增厚、穿孔及赘生物等。伴随征象：左心房和左心室扩大、肺动脉高压，但在评价二尖瓣反流量方面，能力有限。

4.MR

（1）二尖瓣狭窄：动态电影序列可以观察二尖瓣和左室壁的活动度，测量瓣口的面积，还可以计算血流经过狭窄的二尖瓣瓣口时的流速。

（2）二尖瓣关闭不全：动态电影序列可以显示心脏收缩期左心房内反流血液造成的无信号区，轻度关闭不全无信号区局限于左心房瓣口区。中至重度则向左心房后壁扩展。可计算反流回左心房血液经过二尖瓣瓣口时的流速，从而评估二尖瓣关闭不全的反流量和严重程度。

（五）诊断要点

二尖瓣瓣膜增厚、钙化，瓣口狭窄，二尖瓣瓣口反流。注意观察心腔情况。

(六)鉴别诊断

二尖瓣病变一般通过影像学可明确诊断。

(七)治疗

二尖瓣狭窄药物治疗有效,但介入和手术治疗是最有效的方法。经皮球囊二尖瓣成形术可以缓解二尖瓣狭窄。瓣叶严重钙化者可以进行二尖瓣分离术,严重瓣叶和瓣下结构钙化、畸形、不宜作分离术者及合并明显关闭不全者可采用人工瓣膜置换术。

二尖瓣关闭不全:在应用药物控制症状的基础上,进行人工瓣膜置换术或修复术。

(八)拓展

超声心动图是二尖瓣病变的首选检查,可对瓣膜病变进行定性及定量分析。CT 平扫对钙化敏感,并可任意层厚、多角度、多方位观察瓣膜病变,回顾性心电门控扫描可以在不同层面、不同角度、不同方位重建瓣膜电影,按运动周期实现连续动态观察瓣膜活动,并有利于对心脏及肺部的改变。MR 可动态观察二尖瓣和左室壁的活动度,测量瓣口的面积。还可以计算血液经过狭窄的二尖瓣瓣口时的流速。

二、主动脉瓣病变

(一)概述

主动脉瓣病变主要包括主动脉瓣狭窄及关闭不全。主动脉瓣狭窄由于瓣膜钙化增厚、瓣叶交界处粘连、融合而形成。主动脉瓣关闭不全是指瓣膜增厚、变硬、短缩或畸形使左心室舒张时,部分血液从主动脉反流,从而导致血流动力学障碍的心脏疾病。

(二)病理生理

主动脉瓣狭窄后,左心室收缩时,由于主动脉瓣口缩小,射血时阻力加大,心排血量减少,收缩期末左心室内残余血量增加,舒张期末血容量和压力也都增高,导致左心室发生代偿性扩大及肥厚,使搏出量增加,以维持正常的心排血量。主动脉瓣关闭不全导致血液在舒张期反流回左室,导致容量负荷增加、心室扩大及心排血量增加。

(三)临床表现

主动脉瓣狭窄时可持续多年无临床症状,瓣口面积小于 $1\ cm^2$ 才出现临床症状。很多患者为偶然听诊发现收缩期杂音诊断。主要临床症状有:心绞痛、晕厥、呼吸困难。主动脉瓣关闭不全在较长时间内无症状,一旦发生心力衰竭,则进展迅速。可出现水冲脉,随后可出现劳力性呼吸困难,阵发性夜间呼吸困难及端坐呼吸,与主动脉瓣狭窄相比心绞痛较为少见,反射性心动过速及肺淤血提示急性主动脉瓣关闭不全。

(四)影像学表现

1.超声心动图 可显示主动脉瓣瓣膜增厚,瓣叶轮廓,瓣膜钙化,可测量主动脉瓣瓣口面积,检测主动脉瓣反流敏感。另外可以显示主动脉根部扩张、左心室后壁和室间隔对称性肥厚。主动脉瓣钙化和纤维化伴随瓣膜开放功能降低。正常瓣口面积大于 $2\ cm^2$,轻度狭窄为 $1.5 \sim 2\ cm^2$,中度为 $1.0 \sim 1.5\ cm^2$,$<1.0\ cm^2$ 时为重度狭窄。

2.X 线　主动脉瓣狭窄时可表现为心脏左心缘圆隆，心尖圆钝。心力衰竭时左心室明显扩大，左心房增大，肺动脉主干突出。主动脉瓣关闭不全时，左心室向下向左扩大，升主动脉和主动脉弓扩张，主动脉结突出，呈主动脉型心脏；左心房可增大，肺动脉高压或右心衰竭时，右心室增大；可见肺静脉充血，肺间质水肿。

3.CT　平扫对钙化敏感，心电门控下 CTA 可准确评价升主动脉及瓣膜形态，显示主动脉瓣膜的增厚、钙化及瓣膜的融合，测量主动脉瓣瓣口的最大开放口径，还可以进行心功能评价。CTA 还可以全面了解肺部包括肺血管的改变。

4.MRI　直观地显示主动脉瓣、左室壁、左心房和主动脉根部的活动度，测量有效瓣口的面积，评估左心室功能，测量主动脉血流流速。主动脉瓣关闭不全在舒张期喷射状反流在瓣膜下形成流空信号。

（五）诊断要点

主动脉瓣瓣膜增厚，瓣叶轮廓，瓣膜钙化及瓣口面积的测量，观察瓣膜运动情况。

（六）鉴别诊断

主动脉瓣病变一般通过影像学可明确诊断，对于出现升主动脉瘤样扩张患者需排除其他病因。

（七）治疗

内科药物治疗控制，外科手术包括球囊扩张术、瓣膜置换术及经导管主动脉瓣置入术，手术方式宜根据患者年龄、瓣膜病变的性质等选择。

（八）拓展

1.超声心动图　是瓣膜病变的首选诊断检查方法。

2.CT　近年来，经导管主动脉瓣置入逐渐发展成熟，成为主动脉瓣病变有效的替代治疗手段，然而这种介入手术的操作非常复杂，术前需要进行详尽、准确的影像学评估，以保证手术效果。通过 CTA 检查提供主动脉根结构、降主动脉走行、髂股动脉的详细解剖学评估。CTA 还可以用于主动脉瓣置入术后支架瓣膜及瓣周漏的评价。

三、联合瓣膜病

（一）概述

当两个或两个以上的瓣膜病变同时存在时，即称为联合瓣膜病。其病因绝大部分为风湿性心脏病，多以二尖瓣病变为主，和其他瓣膜联合发生，以二尖瓣狭窄合并主动脉关闭不全最常见。

（二）病理生理

瓣膜狭窄联合关闭不全可导致左心失代偿；大多数联合瓣膜病中占主导作用的病变是影响血流动力学者。不同的联合瓣膜异常引起不同的临床症状和血流动力学改变。

（三）临床表现

主要取决于联合瓣膜病中的主要病变，有时会延迟对联合瓣膜病的诊断。常见表现有劳力性心悸、气促、呼吸困难、心绞痛等。听诊时，在病变瓣膜听诊区出现相应杂音：二尖瓣听诊区可闻舒张期隆隆样杂音或收缩期吹风样杂音。主动脉听诊区可闻收缩期或舒张期杂音。体循环淤血可见肝大、肝颈静脉回流征阳性、腹腔积液等。

(四)影像学表现

1.心脏超声 瓣膜增厚和功能障碍取决于二尖瓣或主动脉瓣的基础疾病,可见左室扩张,心脏增大及射血分数降低;彩色多普勒对评估狭窄程度分级及反流分数的价值有限。

2.CT表现 影像表现取决于主要的瓣膜病变,可见左心扩大或急、慢性肺淤血;失代偿主动脉瓣病变主要表现为主动脉扩张或动脉瘤;可见一个或多个心脏瓣膜钙化。

3.MRI 与CT表现相似,还可提供心脏功能及血流动力学评估。

(五)诊断要点

明确多瓣膜病变的存在及其血流动力学改变。

(六)鉴别诊断

联合瓣膜病变一般通过影像学可明确诊断。

(七)治疗

内科治疗同单瓣膜损害者,手术治疗为主要措施。

(八)拓展

同单瓣膜病变损害。

第三节 心肌疾病

一、肥厚型心肌病

(一)概述

肥厚型心肌病(hypertrophic cardiomyopathy,HCM)指存在明确左室壁肥厚,同时排除其他引起室壁肥厚的心血管疾病(高血压、主动脉瓣狭窄等)的原发性心肌病。病变可累及心室任意部分,室间隔最易受累。HCM为一种多基因遗传性疾病,由编码肌节蛋白和相关结构肌丝蛋白的不同基因突变引起,近60%的HCM是由编码心肌肌节蛋白的基因突变所致。多数情况下HCM为常染色体显性遗传,但其外显率和基因表达程度不同,在临床上可见患者及其家庭成员之间的表现多样性。

(二)病理生理

HCM最根本的表现为心肌肥厚,可表现为左室和/或右室心肌整体或局部的肥厚,可累及左室任何节段,不对称性室间隔肥厚最为常见,也可见心肌向心性肥厚、心室中部及心尖肥厚,约18%患者右心室受累。左室肥厚可导致左室流出道及左室中部梗阻,目前认为压力阶差≥20 mmHg(左心导管)或≥30 mmHg(超声心动图/MR)为有临床意义的血流动力学改变,称之为梗阻性肥厚型心肌病。HCM的功能障碍主要表现为心脏舒张功能障碍,晚期可出现舒张性心力衰竭,舒张功能受损同心肌纤维化,心肌细胞肥厚,排列异常及细胞内钙离子调节异常有关;可导致心房主动收缩增强,心房功能异常,最终导致房颤形成。此外,微循环障碍及伴随的心肌缺血可能是肥厚型心肌病患者出现心室重构、心功能下降，以及病情进展的主要原因之一。

（三）临床表现

大多数患者可无临床症状，运动耐量下降是 HCM 的主要表现之一，患者也可出现心悸、胸闷及胸痛，晕厥或先兆晕厥可由流出道梗阻所致，也可是严重心律失常导致。流出道梗阻导致晕厥多在运动或体力活动时出现。HCM 是年轻人心源性猝死的最常见原因，可由室性心律失常引起。

（四）影像学表现

1.MRI

（1）形态表现：常采用心脏电影成像判断心脏形态、功能及心肌厚度，HCM 的通用诊断标准为成人舒张末期左心室室壁厚度≥15 mm（或有明确家族史患者室壁厚度≥13 mm）。据报道，HCM 左室心腔可正常或缩小，晚期患者可出现心腔扩大，患者常伴有左心房增大。

（2）功能表现：舒张功能受损在 HCM 患者中更常见，MRI 可通过相位对比技术评价二尖瓣血流评价舒张功能，心肌的特征追踪技术可通过对于心肌形变和应变率分析反映心肌的舒张功能改变。肥厚型心肌病早期出现左室收缩功能增强，左室射血分数（IVEF）可高于正常，但是在疾病后期同样可能出现左室收缩功能减退，心腔扩大。右心室功能在肥厚型心肌病患者中可能出现受损，同疾病严重度有一定关系。

（3）心肌灌注：肥厚型心肌病患者在磁共振首过灌注中可出现心肌内灌注缺损，这反映了心肌局部纤维化替代形成，同时心肌负荷灌注显像可显示心肌灌注缺损存在，反映了微循环障碍合并心肌缺血。

（4）组织学定性：部分肥厚型心肌病可在肥厚心肌部位出现 T_2 加权高信号，机制不明，可能同肥厚心肌内缺血损伤有关。延迟强化成像可显示肥厚心肌内出现异质性强化，表现为不均匀、斑片状，常累及肥厚最重心肌节段，多见于室间隔与右室游离壁连接处（插入部）。延迟强化提示心肌内纤维化瘢痕或坏死。

（5）瓣膜：肥厚型心肌病常合并二尖瓣异常，表现为乳头肌增粗及位置异常，二尖瓣瓣叶延长，部分病例中乳头肌可直接连接至二尖瓣瓣叶末端，在合并左室流出道梗阻的情况下可见到二尖瓣收缩期前向运动（SAM）现象。

（6）血流改变：肥厚型心肌病合并左室流出道梗阻，磁共振相位编码成像可对于梗阻部位的流速进行测量，估计流出道压力阶差。

2.超声心动　M 型超声及二维超声可显示心肌增厚、左室心腔缩小、左室流出道狭窄、二尖瓣收缩期前向运动、左室舒张功能及顺应性减低等表现；病变心肌回声可见增强，呈毛玻璃样或斑点状强弱不等；多普勒血流分析是评价 LVOT 梗阻及二尖瓣反流的"金标准"。

3.CT　其高空间分辨率特性可对左室壁肥厚进行准确评价，可清晰显示冠状动脉除外冠心病，但检查存在电离辐射，适用于心脏超声不明确及 MR 禁忌证的情况。

4.X 线　心脏轮廓正常或增大，无特异影像表现。

（五）诊断要点

肥厚型心肌病的临床诊断标准为影像技术（超声、磁共振或 CT）测定的左心室舒张末期室壁厚度超过 15 mm,或在有明确肥厚型心肌病家族史患者中室壁厚度大于 13 mm,同时需排除可导致相应心肌肥厚的病因如主动脉瓣狭窄、持续性高血压等。需注意特殊亚型如心尖型和左室中段梗阻性心肌病的诊断。

(六)鉴别诊断

1.运动员心脏 室壁厚度一般男性小于 16 mm,女性小于 14 mm,停止训练后心肌肥厚可复原,同时伴随左心室舒张末期内径增加,收缩功能正常,磁共振延迟强化显像阴性。

2.高血压病左室肥厚 表现为左室向心性肥厚,通常室壁厚度小于 18 mm,心肌延迟强化罕见。

3.主动脉瓣狭窄 超声可见主动脉瓣瓣叶的钙化和狭窄,主动脉瓣血流速度加快,左心室肥厚多为对称性,可存在有磁共振心肌延迟强化。

4.浸润性心肌病 异常代谢产物堆积导致心脏室壁增厚(如 Fabry 病、淀粉样变性、血红蛋白沉着症、糖原贮积症等),多为系统性疾病,左心室肥厚多为对称性,根据各自临床及影像特征表现鉴别。

(七)治疗

限制高强度体力活动以降低心源性猝死风险;钙通道阻滞剂及 β 受体拮抗剂降低心律失常风险,改善左室流出道梗阻相关症状;可行室间隔心肌部分切除术或微创室间隔酒精消融术缓解左室流出道梗阻;对猝死高危患者可置入心脏自动复律除颤器(ICD)。

(八)拓展

1.超声心动图为 HCM 的首选影像检查方法,但可能低估心肌厚度,在部分成像声窗受限的患者中图像质量不佳,同时难以对心肌纤维化进行评价。心脏磁共振可同时评价心脏形态功能及心肌血流灌注,在心肌组织学特征成像方面具有独特的优势,研究显示约 60% HCM 患者可出现心肌内延迟强化,其与心血管不良事件发生显著相关。

2.影像学发现左心室最大室壁厚度≥30 mm 为心源性猝死的明确危险因素,左室流出道梗阻、心肌延迟强化、左室室壁瘤为心源性猝死的潜在危险因素。

3.早期识别和诊断肥厚型心肌病,特别是从中筛选高危猝死风险的肥厚型心肌病患者是未来研究的热点和难点。心脏磁共振的心肌定量分析技术如 T1 Mapping、弥散加权成像技术、应变分析等已经是目前研究的热点,在未来也会继续引领肥厚型心肌病研究。结合临床、基因测序,以及影像表征研究的"组学"研究将会是未来突破肥厚型心肌病机制研究的一个重要方向。

二、致心律失常性右室心肌病

(一)概述

致心律失常性右室心肌病/发育不良(arrhythmogenic right ventricular cardiomyopathy/dysplasia,ARVC/D)是一种由于桥粒蛋白质编码基因突变引起的遗传性心肌病,已发现多突变位点,主要为常染色体显性遗传但外显率可变。该病以右心室心肌被脂肪纤维替代为特征,右心室形态与功能异常、室性心律失常为主要表现。目前,ARVC/D 的诊断主要参照2010 ARVC/D 工作组标准,结合临床、病理、电生理和影像学等不同分类信息综合判断。

（二）病理生理

ARVC/D 主要病理改变为心肌细胞凋亡、脂肪组织替代，通常认为其病变部位主要集中于右室流入道、流出道、心尖部，称为"发育不良三角"或"危险三角"，≥15%的患者合并左室受累。心肌脂肪浸润通常始于心外膜，向心肌层逐渐发展，严重者可全层替代，导致心肌变薄，呈"羊皮纸"样改变。

（三）临床表现

ARVC/D 各年龄均可发病，主要集中于中青年。ARVC/D 的自然病程可分为四期。

1.隐匿期　患者无临床症状，右室结构及形态基本无改变，常常以猝死为首发表现。

2.发作期　临床表现为心悸、晕厥及右室起源性的室性心律为主要特征，可伴明显的右室形态和功能学改变。

3.进展期　表现为右室心肌进行性脂肪替代导致右室整体收缩功能不全和显著扩张，出现右心功能衰竭症状，伴或不伴左室功能受损。

4.终末期　双心室受累，全心功能衰竭，类似扩张型心肌病改变。

（四）影像学表现

1.MRI（图 8-4B~F）

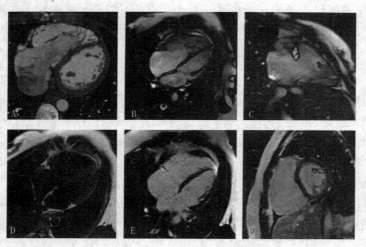

图 8-4　致心律失常性右心室心肌病

患者，女，36 岁。明确诊断 ARVC，A.心脏增强 CT 可见右心房、右心室增大，右室肌小梁增多，游离壁欠平滑；B~F.心脏 MRI 电影序列（B：四腔心层面，C：右室长轴两腔心层面）及 T₁WI 心肌黑血序列（D：四腔心层面）示右心房、右心室明显增大，右室内肌小梁疏松增多，右室游离壁微小室壁瘤形成，延迟强化图像（E：四腔心层面，F：两腔心短轴层面）示右室游离壁菲薄，室间隔心肌中层线样延迟强化；右心室舒张末期容积=127.6 mL/m²，RVEF=41.9%，LVEF=46.3%

（1）心脏结构及功能异常：右心室常明显扩张，收缩功能减低，在"心肌发育不良三角区"显示区域室壁运动异常，右心室可见微小室壁瘤及增厚的肌小梁，当区域室壁运动异常或右心室收缩不同步时，并有严重（主要标准）或中等程度的（次要标准）右室（RV）扩张及 RV 射血分数（RVEF）下降时，MR 征象符合一个 2010 ARVC/D 工作组诊断标准：

主要标准:RV≥110 mL/m²(男性);RV≥100 mL/m²(女性);RVEF≤40%。

次要标准:RV 100~110 mL/m²(男性);RV 90~100 mL/m²(女性);RVEF 40%~45%。

(2)心肌内脂肪浸润:脂肪组织在 T1 加权和 T2 加权成像上表现为高信号,信号强度可被抑脂序列所抑制,且在心肌延迟扫描序列上也呈高信号,ARVC/D 脂肪浸润常以右心室游离壁及右心室流出道明显。

(3)心肌纤维化:在 ARVC/D 中约 88% 患者可出现右室心肌的延迟强化;61% 患者可出现左室心肌延迟强化。目前认为心脏核磁所显示的延迟强化与右室功能不全及室性心律失常发生相关。

2.CT　可见右心室增大,右室室壁可见瘤样突出,尤其对心肌内脂肪浸润显示敏感,但无法全面评估心脏的功能变化,在 ARVC/D 中的诊断价值有限(图 8-4A)。

3.X 线　胸部平片可见心影增大,以右心房、室增大为主,也可能心影正常。

(五)诊断要点

影像学检查在 ARVC/D 诊断中具有十分重要的价值,但是不能单纯依赖影像学发现直接诊断 ARVC/D。

(六)鉴别诊断

1.心脏结节影　可类似 ARVC,出现右心室扩张、功能异常及延迟强化,但患者常有心外结节病表现,室间隔及左室受累更常见。

2.三尖瓣病变　三尖瓣重度反流或三尖瓣下移畸形可出现明显右心房增大。通常在磁共振电影序列上可见到大量三尖瓣反流,右心室增大一般不会合并局部运动异常。如果发现三尖瓣隔瓣或后瓣明显下移,支持先天性三尖瓣下移畸形诊断。

(七)治疗

避免剧烈体育运动,未发展为严重心律失常时可选用 β 受体拮抗剂治疗,置入 ICD,终末期心脏移植。

(八)拓展

1.心脏 MRI 是评价右心室容积和功能的"金标准",同时具有良好的软组织对比,能够很好地显示右室壁的细微形态改变,在心肌组织学评价上有独特的优势。超声心动图是心脏功能评价的一线方法,但是右室形态的不规则使超声成像受到极大限制。心脏 CT 能够对右心室形态和大小做出评价,同时也能够敏感地检出心肌内脂肪替代,但是在右心室功能特别是局部运动异常检查方面临床实用性低。

2.ARVC/D 中影像学只作为临床诊断的主要标准之一,在诊断中需结合临床及影像综合考虑。部分正常人可在右心室游离壁调节带附着位置出现局部运动减弱或异常,因此在判断右心室壁反常运动时应以基底部游离壁或流出道等区域异常更为可靠。心肌脂肪替代虽然是 ARVC/D 病理特征之一,但是在正常人特别是老年人中常有生理性的心肌脂肪浸润,同时由于右室壁很薄,右室壁外膜下脂肪浸润判断困难,因此对于脂肪心肌替代的临床意义判读应该谨慎。特别需要注意的是在 ARVC/D 诊断中,心肌脂肪浸润不能作为影像诊断依据。右室心肌纤维化在心脏磁共振延迟强化成像中可显示,部分患者可出现左心室心肌外膜下或心肌中层延迟强化,这些征象同样不能作为 ARVD 诊断的必要条件,可作为辅助征象加以提示。

三、扩张型心肌病

(一)概述

扩张型心肌病(dilated cardiomyopathy,DCM)是一类混合型心肌病,无引起整体收缩功能障碍的异常负荷因素(高血压、瓣膜病)或冠状动脉疾病,发生左室扩大合并左室收缩功能障碍,伴或不伴右室扩张/功能障碍。DCM 可分为三种类型,即特发性 DCM、家族遗传性 DCM 和继发性 DCM。特发性 DCM 是最常见的类型(约占 50%),病因不明确,是一种排他性诊断;家族遗传性 DCM 存在基因突变和家族遗传背景,遗传方式多样;继发于其他疾病、免疫或环境的 DCM 称为继发性 DCM,常见病因有缺血性心肌病、感染/免疫性心肌病、中毒性心肌病、围生期心肌病、酒精性心肌病等。

(二)病理生理

DCM 特征性改变为左心室增大和心室重构导致左心室呈球形改变,心肌收缩力减弱,心脏泵血功能障碍。早期通过加快心率维持足够的心排出量,后期左心室排空受限,心室舒张和收缩末期容量增多、射血分数减低,产生相对性二尖瓣与三尖瓣关闭不全,导致充血性心力衰竭。DCM 的典型病理特征包括心肌细胞肥大、变性、纤维化,周围存在少量的淋巴细胞。心肌纤维化导致室壁硬度增加,心室收缩,舒张功能减退;同时也会引起致命性室性心律失常。

(三)临床表现

DCM 主要以左心室或双心室扩大、心功能障碍、室性和室上性心律失常、传导心律异常、血栓栓塞和猝死为特征。DCM 多起病缓慢,早期无症状,晚期出现充血性心力衰竭的症状和体征,由于心肌纤维化和心功能减退,在 DCM 的任何阶段患者都可能出现晕厥、栓塞、猝死等严重的不良事件。DCM 心电图表现以心脏肥大、心肌损害和心律失常为主,房室传导阻滞或 ST 段下移,QRS 间期延长。

(四)影像学表现

1.心脏 MRI

(1)左心室或右心室、双心室扩大,当左心室增大,室间隔呈弧形凸向右心室。

(2)心室壁早期可轻度增厚,晚期室壁变薄或薄厚不均,左心室肌小梁增粗。

(3)心脏电影能够显示出弥漫性室壁运动功能异常,左心室或双心室收缩功能下降,收缩期室壁增厚率明显减低,射血分数大多<50%。

(4)T_1WI、T_2WI 心肌表现为较均匀等信号,延迟增强可见心肌中层条状、斑片状延迟强化(心肌纤维化),以室间隔常见,与冠状动脉供血范围不一致。

2.CT 一般需要增强 CT 检查,表现为左心室或右心室、双心室扩大,常伴心房扩大,室壁变薄,心功能不全较重时合并心包、胸腔积液、间质性肺水肿等征象;可除外狭窄性冠状动脉疾病。

3.X 线 常见心脏轮廓增大,晚期常有充血性心力衰竭表现(肺淤血、肺间质水肿等)。

(五)诊断要点

根据 DCM 临床诊断依据和影像学表现,左心室或双心室扩大,心功能减退,应该考虑到

DCM,诊断特发性 DCM 前应首先除外缺血性心肌病,并寻找、除外其他可能存在的病因。

(六)鉴别诊断

1.左心室心肌致密化不全 该病是一种先天性心室肌发育不全性心肌病,按病因归于遗传性心肌病,多呈家族性发病,病理特征为心室内存在异常粗大突起的肌小梁及交错的深陷隐窝。影像学表现为左心室增大,非致密心肌和致密心肌厚度比值>2.3(MRI:舒张末期),病变常累及心尖,DCM 患者也可出现左室心肌疏松层增厚,但累及心尖少。

2.肥厚型心肌病 终末期肥厚型心肌病表现为室壁增厚并左心室扩大、心功能障碍,关注病史,延迟增强其强化形态与扩张型心肌病不同,可资鉴别。

(七)治疗

DCM 最有效的治疗措施是早期诊断,并给予长期、持续、个性化的治疗方案。DCM 的治疗主要是阻止基础病因介导的心肌损害,有效控制心力衰竭和心律失常,预防猝死和栓塞,提高患者的生活质量和生存率。

(八)拓展

1.临床上主要以超声心动图作为 DCM 的首选检查,X 线胸片、CT 有助于诊断,MRI 在 DCM 的诊断和鉴别诊断中具有重要意义。

2.DCM 的影像诊断并不困难,主要难点在于病因诊断,要结合临床病史,排除缺血性心肌病、瓣膜病等其他疾病,必要时可行基因检测。近年来 DCM 预后有关风险因素研究较多,主要与心肌纤维化的程度和范围有关,已发现 MR 心肌延迟强化提示患者预后较差。

四、限制型心肌病

(一)概述

限制型心肌病(restrictive cardiomyopathy,RCM)是一种以心室舒张功能受损为主要特征的心肌病,其心室腔大小正常且收缩功能相对正常,大部分为非遗传性,少部分为家族遗传性。特发性 RCM 在临床较为少见,可能与遗传及基因突变有关;继发性 RCM 的常见病因有浸润性疾病(淀粉样变、结节病、血红蛋白沉着症、糖原贮积症),非浸润性疾病(硬皮病、糖尿病、肥厚型心肌病)及其他心肌疾病(嗜酸性粒细胞增多性心内膜纤维化、类癌性心脏病、化疗及放疗介导心肌损害等);心肌淀粉样变性是成人最常见的继发性 RCM。

(二)病理生理

RCM 主要为心内膜及心肌纤维化使心室舒张发生障碍所致,可伴有不同程度的收缩功能障碍。心室腔缩小,使得心室的充盈受限,心室顺应性降低,静脉血回流障碍,心排出量也减小,造成类似缩窄性心包炎的病理生理变化。房室瓣受累时可出现二尖瓣或三尖瓣关闭不全。

(三)临床表现

RCM 早期临床表现不明显,诊断较困难,临床症状往往与缩窄性心包炎或心包积液相似。主要表现为心脏舒张功能不全症状:病变以左室为主者有左心衰竭和肺淤血表现,如呼吸困难、咳嗽、咯血、肺部湿啰音等;病变以右室为主者有右心功能不全的表现,如颈静脉怒张、肝大、下肢水肿、腹腔积液等。心电图最具特征性的表现是电压普遍减低。

(四)影像学表现

1.MRI　原发性 RCM 心室大小、室壁厚度一般正常,心房明显增大,电影序列见心肌舒张运动减弱,继发性 RCM 可见相应的特征影像征象,如心肌淀粉样变见左右心房、心室壁不同程度增厚,伴心内膜下环形和/或广泛心肌强化;嗜酸性粒细胞增多性心内膜炎可表现为右心室流入道变短,心尖部心肌壁"增厚"、心腔闭塞,心肌心内膜下环形延迟强化及心室附壁血栓。

2.CT　心脏 CTA 可准确显示和量化评价心腔大小及室壁厚度,有助于评估伴发的冠状动脉病变,除外缩窄性心包炎。

3.X 线　心影增大,常以右心房增大为主,也可以双心房增大;可出现充血性心力衰竭表现但心脏扩大不明显。

(五)诊断要点

影像学检查显示心室没有明显扩大,室壁厚度基本正常,而心房扩大明显,心室舒张运动受限是原发性 RCM 特点。心尖壁增厚或闭塞伴右心房扩大高度提示心肌心内膜炎。

(六)鉴别诊断

限制型心肌病主要应与缩窄性心包炎进行鉴别,两者在症状上很相似,鉴别要点是结合病史,明确心包膜有无增厚、粘连及钙化,另外超声在缩窄性心包炎患者中可室间隔摆动征象及显著的呼吸相关变化。继发性 RCM 尽量行 MR 延迟增强,不同的强化部位、方式有利于诊断不同病因的 RCM。

(七)治疗

RCM 预后较差,尚缺乏有效的药物治疗手段。约 50% RCM 由特殊的临床疾病所致,而其余为特发过程。对于继发性 RCM 患者,首先应积极治疗其原发病;对于 RCM 本身,主要针对舒张性心力衰竭进行药物治疗;对严重心律失常可置入心脏起搏器或植入型心律转复除颤器(ICD);对顽固、难治性病例可进行心脏移植。

(八)拓展

1.首选影像检查为超声心动图,CT 容易显示心包膜钙化及增厚,有助于 RCM 与缩窄性心包炎鉴别;MRI 对心包积液敏感,显示心肌组织特性较好。心肌心内膜组织活检为诊断"金标准",但是假阴性率较高。

2.MRI 应用对该病的诊断与鉴别诊断提供了非常有价值的征象,早期心室舒张功能的评估、心肌应变力评价及心肌纤维化评估可能有助于本病的早期诊断。

五、围产期心肌病

(一)概述

围产期心肌病(peripartum cardiomyopathy,PPCM)是一种发生在妇女分娩前、后,病因不明,以心肌病变为基本特征和以充血性心力衰竭为主要表现的心脏病变。高龄、多产、多胎及有妊娠中毒史的产妇发病率较高。

(二)病理生理

发病机制尚不明确。主要变化是心肌收缩功能损害,左心室射血前期时间延长,射血时间缩短,射血分数减低,伴随心腔的扩大,左心室舒张末压升高。

(三)临床表现

产前 3 个月至产后 6 个月内出现症状,怀孕 36 周之前较少出现。起病缓急不一,主要症状为左心功能不全,表现为进行性加重的劳力性呼吸困难和体循环淤血体征,病程较长者有右心功能不全的症状。

(四)影像学表现

1.X 线　心影呈普大心,以左心室增大为主,肺静脉充血伴或不伴有间质水肿,可出现胸腔积液。

2.CT　心腔增大,左心室增大为主,可伴有左心房扩大,少量心包、胸腔积液。

3.MRI　类似于 DCM:①左心室或双心室扩大;②心室壁早期可轻度增厚,晚期室壁变薄或薄厚不均,左心室肌小梁增粗;③弥漫性室壁运动异常,左心室或双心室收缩功能下降,射血分数降低;④延迟增强可见心肌中层条、片状强化(心肌纤维化)。

(五)诊断要点

PPCM 的诊断必须结合病史,符合疾病定义,影像学表现类似扩张型心肌病。2010 年欧洲心脏协会(ESC)指出 PPCM 应具有如下特征:在怀孕晚期或产后最初几个月内出现心力衰竭症状;没有其他导致心力衰竭的原因;左室射血分数低于 45%,有或无左心室扩张。心脏既存的心肌或瓣膜疾病,或者肺部病变,由于怀孕期间血流动力学改变,可能表现出类似 PPCM 的症状,诊断时需加以排除。

(六)鉴别诊断

1.贫血性心脏病　全心扩大,以左心室增大为主,射血分数代偿性增高,有长期中重度贫血病史。PPCM 一般无或轻度贫血,射血分数多降低。

2.甲状腺功能亢进性心脏病　心脏形态与功能改变类似贫血性心脏病,重点是病史,有甲状腺功能亢进。

(七)治疗

PPCM 与 DCM 治疗方法类似。产前 1 个月内发生心力衰竭,心功能 Ⅱ 级以上或估计不能胜任产程应尽早行剖宫术。PPCM 患者预后与左心室大小、心功能恢复程度相关。约 50%PPCM 患者心脏功能在产后 6 个月内基本恢复正常,而持续心力衰竭患者 5 年病死率达 85%。再次妊娠复发危险性高。

(八)拓展

PPCM 结合临床病史诊断并不困难,但需注意应除外其他可能造成扩张型心肌病表现的原因,MR 在其中具有特别的优势,检查无辐射,可以在显示心脏结构、功能的同时,进行心肌组织特性分析,新兴的心脏应变分析可能能够更准确地评估心脏功能受损情况。

六、应激性心肌病

(一)概述

应激性心肌病,又称 Tako-Tsubo 心肌病、心尖部气球样变综合征(apical ballooning syndrome，ABS），其主要临床特征类似急性心肌梗死，左心室造影、超声心动图可见左心室心尖部室壁运动障碍，收缩末期呈气球样变，而冠状动脉造影未见明显狭窄。

（二）病理生理

具体发病机制不清楚，可能与冠状动脉痉挛、微血管病变、心肌炎，以及精神因素和应激有关。

（三）临床表现

好发于女性，大多数有应激因素，其临床表现类似于急性心肌梗死，受损心肌的功能迅速恢复是本病特征之一。

（四）影像学表现

1.CT　增强 CT 可见左心室心尖呈球样扩张，冠状动脉 CTA 未见有明确血流动力学意义的狭窄。

2.MRI　左心室心尖和中间部心腔扩大，心底部正常，心肌节段运动功能障碍；受累心肌水肿明显时在 T_2WT 上可以呈高信号；首过灌注心肌无缺血改变，LCJE 显示受累节段无延迟强化，从而与心肌梗死鉴别。

（五）诊断要点

左心室心尖部与中间心腔扩大伴功能下降，心肌水肿，但心肌灌注与延迟增强未见明显异常，结合临床可以诊断本病。

（六）鉴别诊断

1.急性心肌梗死　急性心肌梗死病变部位与冠状动脉分布一致，首过灌注有心肌低灌注区，延迟增强可见心内膜下或透壁心肌强化。

2.心肌炎　也可以出现类似应激性心肌病的表现，如局部室壁运动异常和肌钙蛋白升高等，但是缺乏典型的心尖部室壁运动异常，而且心脏异常表现恢复较慢。

（七）治疗

目前尚无标准的治疗方案。急性期应积极去除诱发因素，治疗原发疾病，多数均能在数周到数月内恢复，预后良好。

（八）拓展

早期对本病的认识不够深入，常常误诊为急性心肌梗死，CT 检查具有一定的诊断意义，CTA 常显示冠状动脉正常，综合 MRI 的诊断价值更高，形态、功能及灌注成像能明确诊断，PET/MR 相关初步研究显示病变区心肌葡萄糖代谢正常或稍减低，可与急性心肌梗死鉴别。儿茶酚胺心肌病可出现应激性心肌病表现。

七、心脏淀粉样变性

（一）概述

心脏淀粉样变性（cardiac amyloidosis，CA）是淀粉样蛋白在心脏组织沉积所致，心房、心室、心瓣膜和心脏传导系统均可受累，以轻链型淀粉样变性最为常见。

(二)病理生理

心房、心室壁肥厚,类淀粉物质弥漫性沉积造成心脏组织细胞发生营养障碍、萎缩或完全被类淀粉样物取代。

(三)临床表现

中老年多见,主要表现为无力、发热、消瘦、紫癜、巨舌、淋巴结肿大、肝脾大、腹痛、腹泻、心悸、气急、心脏增大、充血性心力衰竭,以及肾病和周围神经病变。

(四)影像学表现

1.X 线及 CT　X 线与 CT 的诊断价值有限。

2.MRI　左室受累为主,但双房、右室也可受累,心室壁较广泛或弥漫性增厚,顺应性降低,收缩和舒张功能下降,但以舒张功能障碍为著。心内膜下环形强化是心肌淀粉样变性最典型的延迟强化表现,严重者呈弥漫性强化。此外,右室壁、心房壁及房间隔,甚至房室瓣膜也呈现不同程度的强化,T_1 Mapping 初始 T_1 值、ECV 值明显增高,较其他病明显。

(五)诊断要点

密切结合病史,左室壁弥漫性增厚、舒张功能受限伴心内膜下显著延迟强化时应考虑本病可能性,当双房、右室也受累更为支持。但确诊仍需组织活检,活检结果显示刚果红染色阳性且偏光显微镜下呈苹果绿双折射为 CA 诊断的"金标准"。

(六)鉴别诊断

1.肥厚型心肌病　HCM 多为不均匀增厚,多见于左室流出道室间隔前部与左室前壁,早期射血分数一般增加,心房扩大少见,延迟增强心肌中层斑片状强化,无心内膜下环形强化,初始 T_1 值较心肌淀粉样变性低。

2.Fabry 病　该病也是导致心肌肥厚的病因之一,初始 T_1 值减低,与 HCM 和心肌淀粉样变性相反,具有重要鉴别诊断价值。

(七)治疗

以积极治疗基础疾病为主,对症治疗效果欠佳。

(八)拓展

CMR 对心肌淀粉样变性的诊断发挥了重要作用,其延迟强化具有特征性的影像表现,近期研究显示 T1 Mapping 及 ECV 测量为该病提供了定量参数,在心肌受累早期诊断、严重程度评估及预后随访中发挥了重要作用。

八、系统性红斑狼疮心肌病

(一)概述

系统性红斑狼疮(systemic lupus erythematosus,SLE)是一种常见慢性系统性自身免疫性疾病,以全身多器官损害为临床表现。心血管系统是 SLE 主要受累的靶器官之一,可影响心脏的各部分结构,包括心包、心肌、心内膜、传导系统及冠状动脉病变等。

(二)病理生理

狼疮性心肌损害病理改变为非特异性间质性炎症反应,心肌间质水肿,可出现广泛纤维性和胶原性心肌变性,邻近心肌细胞变性坏死可释放出各种心肌酶及肌钙蛋白等内容物。

(三)临床表现

可见心动过速,奔马律,心脏扩大,心前区收缩期杂音,严重者发生心力衰竭。心电图提示心动过速、束支传导阻滞、T 波低平或倒置、房颤;实验室检查血清 TnI、TnT 增高,提示心肌损伤。

(四)影像学表现

1.X 线和 CT　诊断价值有限。

2.MRI　心房或心室改变一般不明显,如果病变部位较广泛,可见心室扩大,以左心室为主,可伴左心收缩运动异常,左室射血分数降低,T_2WI 高信号提示心肌炎性改变,延迟增强可见非节段性心内膜下、心肌中层条状、斑片状甚至弥漫性强化灶。

(五)诊断要点

该病的影像诊断目前无明显特异性,常常需要结合临床,如果临床确诊 SLE 的患者,CMR 发现心肌水肿或纤维化,除外其他原因导致的心脏病变,可考虑诊断为狼疮性心肌病。

(六)鉴别诊断

本病的鉴别诊断主要是心肌炎、肌炎或皮肌炎累及心脏,以及结节病累及心脏等。影像学鉴别较为困难,最有意义的鉴别要点是临床诊断。心肌炎与结节病常累及心外膜下。

(七)治疗

狼疮性心肌病预后不良,常常是 SLE 死亡的主要原因之一,需要早期诊断并积极治疗,少数患者诊断较早,经糖皮质激素和免疫抑制剂积极治疗,扩大的心室可能恢复至正常大小,大部分患者预后不良。

(八)拓展

本病的影像学检查方法有限,诊断相对困难,CMR 检查较有意义,可能是目前最好的方法,T_2WI/T2 Mapping、延迟增强对发现活动性炎性病灶具有重要意义,尤其是 T2 Mapping 可以对弥漫性心肌水肿定量诊断。

九、心肌炎

(一)概述

心肌炎是指各种原因引起的心肌组织的炎症性疾病。根据病因的不同,心肌炎可分为感染性、药物性、自身免疫性及特异性。在临床上,感染性心肌炎最为多见,其中病毒性心肌炎是人类心肌炎最主要的病因,引起病毒性心肌炎的常见病毒是柯萨奇 B 组病毒、埃可病毒和流行性感冒病毒。据国外尸检研究报道,心肌炎的发病率为 1%~10%,青壮年中约 12% 的心脏猝死为心肌炎造成的,心肌炎也是其他心肌病如扩张型心肌病、致心律失常性右室心肌病一个重要的潜在病因。

(二)病理生理

心肌炎的病理特征可分为急性期及慢性期。急性期局部和全身免疫反应激活细胞因子和免疫 B 淋巴细胞,白细胞损伤及抗体生成,导致心肌细胞水肿、坏死及淋巴细胞浸润。慢性期心肌炎则以心肌瘢痕组织形成为主要组织学特征,造成心肌不可逆性改变,导致慢性心肌炎或扩张性心肌病。虽然不同病因在发生病理生理学过程中激活的细胞及分子不同,但炎性细胞浸润、心肌细胞水肿、坏死和纤维瘢痕形成是心肌炎的共同病理特点。

(三)临床表现

心肌炎的临床表现通常缺乏特异性的症状和体征,轻度心肌炎患者常无临床症状,或表现为发热、咳嗽等非特异性症状。重症心肌炎患者可表现为心律失常、心力衰竭等严重症状。心肌炎患者的心电图可表现为 ST-T 改变,异常 Q 波,房室传导阻滞等。除此之外,心肌炎患者心肌酶可出现不同程度的升高,如肌钙蛋白 I、肌钙蛋白 T 及肌酸激酶,并可以提示心肌炎的严重程度。心内膜心肌活检(endomyocardial biopsy,EMB)是目前心肌炎诊断的"金标准",然而由于心肌炎性病变分布较分散导致心肌活检的灵敏度较低,且心肌活检的并发症较多,因此,对于许多心肌炎患者尤其是病情较轻的患者并不适用。

(四)影像学表现

1.X 线　心肌炎可以引起心腔增大和/或心包积液。因此,胸片可以观察到心影增大,同时还可表现出肺静脉淤血、肺间质渗出和胸膜腔积液等征象。

2.CT　CT 诊断心肌炎的价值非常有限,仅在注射对比剂后可显示心肌的延迟强化,但由于存在电离辐射等因素目前在临床工作中较少使用。

3.MRI　2009 年,*Journal of the American College of Cardiology*(美国心脏病学会杂志)发布了《心肌炎 CMR 诊断标准建议》,即路易斯湖标准(Lake Louise Criteria),此标准将反映心肌水肿的 T2 加权成像、早期钆增强(early gadolinium enhancement,EGE)、延迟钆增强(late gadolinium enhancement,LGE)纳入诊断标准。

(1)对临床疑似的心肌炎病例,如满足以下 3 条标准中至少 2 条,即可诊断为心肌炎:①T_2加权成像中局灶性或弥散性心肌信号增高,心肌与骨骼肌信号强度(signal intensity,SI)比值$\geq$2.0;②钆增强的 T_1加权显像中,心肌整体 EGE 率比值增加,心肌与骨骼肌整体 SI 增强率比值$\geq$4.0 或心肌增强绝对值$\geq$45%;③在非缺血区域,钆增强的 T_1加权显像中至少有一处局灶 LGE。

(2)如存在 LGE,提示存在由心肌炎症引起的心肌损伤和/或心肌瘢痕。

(3)出现以下情况建议在首次 CMR 检查后 1~2 周再次复查:以上标准均不符合,但检查时处于发病早期,而且临床证据强烈提示心肌炎症;仅符合以上 1 项标准。

(4)出现其他支持心肌炎的证据,如左心室功能不全或心包积液。路易斯湖标准的建立有助于心脏磁共振对于心肌炎诊断标准的统一,使心脏磁共振在心肌炎的诊断中受到临床越来越多的关注。

(五)诊断要点

心脏磁共振已成为国际上评估疑诊心肌炎患者心肌炎症的主要无创性检查方法。其可以识别心肌炎患者的心脏功能和形态异常,而且可以通过 T_2加权图像直接观察心肌水肿,通过 EGE 评估心肌缺血及炎症导致的毛细血管渗漏,通过 LGE 评估心肌纤维化瘢痕形成。并结合患者病史、临床检查、ECG、血清学指标等可以进一步提高对心肌炎诊断的准确性。

（六）鉴别诊断

临床上典型心肌炎主要需要与心肌梗死进行鉴别。心肌炎没有首过灌注缺损，而大部分心肌梗死有节段性灌注缺损。心肌炎的延迟强化多位于心外膜下，最常出现的是侧壁和下壁。而心肌梗死延迟强化多位于心内膜下，严重者可呈透壁样。

（七）拓展

2009 年路易斯湖标准的建立使 CMR 对于心肌炎的诊断标准得到了统一，从而让 T_2 加权成像、EGE 成像、LGE 成像等常规序列成熟的应用于临床心肌炎的诊断。mapping 和细胞外间隙（extra cellular volume，ECV）等新技术的出现可以定量评价受累心肌的病变范围，尤其是对于弥漫性病变及微小的局灶性病变，具有较高的敏感性，为认识疾病提供了新的方法和手段。目前，mapping 技术和 ECV 在实际工作的应用中，也存在着一些问题，如磁场的质控、正常值的规定，以及扫描序列的规范等。相信在不久的将来，这些问题能够得到有效的解决，使 CMR 在临床上的应用更广泛可靠。

第四节　先天性心脏病

一、房间隔缺损

（一）概述

房间隔缺损（atrial septal defect，ASD）是胚胎发育时期房间隔发育缺陷致房间隔连续性中断，左、右心房间存在穿隔血流，是最常见的先天性心脏病之一，发病率居先天性心脏病的第二位，仅次于室间隔缺损。

（二）病理生理

一般情况下，由于右心室顺应性高于左心室、左心房压力高于右心房，引起左向右的分流，从而导致右心房、右心室及肺血流量增加，导致右心房、右心室扩张、肥厚，晚期可出现肺动脉高压，使左向右分流减少，最终导致心房水平的右向左分流，称之为艾森门格（Eisenmenger）综合征，临床表现为发绀、右心功能衰竭等症状。

（三）临床表现

缺损小时可无症状，常在体格检查时发现胸骨左缘第 2~3 肋间收缩期吹风样杂音而引起注意；缺损大、分流量大时，可引起肺充血、体循环血流量不足，主要表现为活动后气促、气短等。因肺循环血流量增多，常容易发生呼吸道感染。

（四）影像学表现

1.超声心动图　单纯房间隔缺损的主要检查方法，二维超声心动图可显示房间隔回声中断，同时可显示增大的右心房、右心室。彩色多普勒超声心动图可显示左向右的穿隔血流。

2.X 线胸片　肺血增多、右心房、右心室扩大，肺动脉段隆凸。

3.CT　不作为诊断单纯房间隔缺损的常规检查方法，部分病例在行心脏冠状动脉 CTA

检查时偶然发现;但当 ASD 合并肺静脉异位引流时,CT 是最佳检查方法之一。直接征象:房间隔不连续,多个层面连续观察左、右心房间可见有对比剂相通。间接征象:右心室扩大、室壁肥厚,右心房扩大,肺动脉高压改变,即表现为主肺动脉横径超过同水平升主动脉横径。

4.MRI　横轴位和短轴位自旋回波序列上,可见房间隔连续性中断,电影序列可见穿隔血流,由于房间隔较薄,因此信号强度较弱,尤其是对小的缺损观察受限。

(五)诊断要点

房间隔连续性中断、右心室及右心房扩大;若收缩期和舒张期都能见到房间隔连续性中断,诊断可信度大,若仅一期可见,则需要结合间接征象共同判断。

(六)鉴别诊断

房间隔缺损应注意Ⅰ孔型与Ⅱ孔型房间隔缺损的鉴别,Ⅱ孔即中央型,最常见,Ⅰ孔型为部分型心内膜垫缺损,十字交叉结构异常。

(七)治疗

房间隔缺损的治疗目前主要有经皮房间隔缺损封堵术和外科手术修补两种方法。

(八)拓展

上腔静脉型房间隔缺损要注意观察是否合并肺静脉异位引流。还应注意冠状静脉窦型房间隔缺损的诊断,由于缺损位于冠状静脉窦顶部,超声心动图极易漏诊,此时 CT 可作为有效的补充方法。

二、室间隔缺损

(一)概述

室间隔缺损(ventricular septal defect,VSD)是最常见的先天性心脏病,系胚胎时期心室间隔各部分发育不全或融合不良引起的心室间血流交通,可单独存在,也可为其他复杂先天性心脏病的组成部分。

(二)病理生理

室间隔缺损的分流量及分流方向取决于肺血管阻力、缺损大小、左右心室压力差,以及是否存在右室流出道梗阻等。缺损小于 5 mm 者,分流量小,通常不引起肺动脉压升高;缺损为 5~10 mm 者,分流量较大,肺循环血量超过体循环血量,通过肺循环进入左心血量明显增加,引起左心房、左心室扩大;缺损大于 10 mm 者,肺循环血流量过高,肺血管阻力增大,肺小动脉管壁内膜增厚,部分管腔变窄,右心室压力增大,当右心室压力等于或者超过左心室压力时,可出现右向左分流,出现艾森门格综合征,患者即可出现发绀。

(三)临床表现

缺损小者一般无明显症状;缺损大者,左向右分流量多,体循环血流量减少,患者可出现活动乏力、气急、多汗、气短、活动受限,易反复发生呼吸道感染,甚至导致充血性心力衰竭等。晚期发生右向左分流,即可出现发绀。

(四)影像学表现

1.超声心动图　可显示室间隔缺损的位置、数目、大小、与周围结构关系,以及合并的其他畸形,可提供心室容积大小、心肌肥厚程度、心室射血分数并估测肺动脉压等。

2.X 线胸片　小的室间隔缺损胸部 X 线大致正常;中至大量分流者胸片可见心影增大、肺血增多、肺动脉段凸起等。

3.CT　可见室间隔不连续,左、右心室间可见对比剂通过;CTA 可通过多方位重建对室间隔进行准确分型。左心室增大或者双心室增大,肺动脉增宽,提示可能存在肺动脉高压。晚期发生艾森门格综合征时,则左心室缩小、右心室肥厚。

4.MRI　横轴位和短轴位自旋回波序列上,可见室间隔连续性中断;电影序列可见穿隔血流,准确性更高。

(五)诊断要点

室间隔连续性中断,可见穿隔血流,影像学检查方法需要明确缺损的部位、大小与邻近瓣膜的位置关系等,超声检查还需要明确瓣膜有无病变,例如瓣叶脱垂、瓣叶裂等;影像学检查还需要明确分流量大小、肺动脉压力及左心室容量负荷情况等。对于室间隔膜部瘤患者,需要明确膜部瘤顶端是否存在缺损。

(六)鉴别诊断

主动脉右冠窦瘤破入右室流出道,典型病例不难鉴别,但当窦瘤较大或破口显示不清时,二者表现类似,鉴别点在于主动脉前壁下方不连续,受累主动脉窦扩张呈囊袋状。

(七)治疗

在未出现肺动脉高压时,室间隔缺损的治疗目前主要有经皮室间隔缺损封堵术和外科手术修补两种方法。

(八)拓展

室间隔缺损最常见于膜周部,但肌部缺损有时易漏诊,应注意全面观察。

三、动脉导管未闭

(一)概述

动脉导管是胎儿时期主动脉与肺动脉间的生理性血流通道,一般在出生后约 48 小时便可发生功能性关闭,80%在出生后 3 个月解剖学关闭,退化成动脉导管韧带,如果出生后 1 年仍然持续开放则形成动脉导管未闭(patent ductus arteriosus,PDA)。

(二)病理生理

一般主动脉压力高于肺动脉,血液经未闭的动脉导管自主动脉向肺动脉分流,肺动脉同时接受主动脉及右心室的血流,导致肺动脉血流量增加,左心负荷增加,使左心扩张、心肌肥厚。长期大量的肺血流量使肺动脉压进行性增高,当肺动脉压力等于或高于主动脉时,可产生双向或以右向左分流为主的分流,此时患儿常常出现差异性发绀(下肢比上肢重)。

(三)临床表现

导管细小者可无明显症状;当导管较粗大时可出现心悸、气短、反复呼吸道感染,严重者可出现左心衰竭;重度肺动脉高压时,患者可出现差异性发绀。

（四）影像学表现

1.超声心动图　二维超声可显示主、肺动脉之间未闭的动脉导管。彩色多普勒血流显像可探到异常血流从降主动脉经异常导管进入主肺动脉内。

2.X线胸片　分流量较大时，X线可见肺动脉增粗，主动脉弓部呈漏斗状膨出，下方降主动脉开始处骤然内缩（"漏斗征"），左心室增大等。

3.CT　直接征象：降主动脉与肺动脉间可见管道相通。CT可分析动脉导管的类型、直径及长度。矢状位是显示导管的最佳体位。间接征象：左心增大，肺动脉扩张。

4.MRI　降主动脉上段内下壁连续性中断，与主肺动脉或左肺动脉近段之间有管状低或无信号相连。电影序列上可见降主动脉和肺动脉间异常连接的高速血流信号。沿主动脉长轴的斜矢状位是显示动脉导管的最佳位置。

（五）诊断要点

主动脉弓降部或降主动脉上段与主肺动脉或左肺动脉近段间的异常管道连接。

（六）鉴别诊断

窗型动脉导管未闭与主-肺动脉间隔缺损的鉴别，窗型动脉导管的位置多位于主动脉弓降部或降主动脉近段，而后者位于升主动脉，且肺动脉高压较重。

（七）治疗

在未出现肺动脉高压时，动脉导管未闭的治疗目前主要有经皮封堵术和外科手术修补两种方法。

（八）拓展

动脉导管未闭可作为一个单独疾病出现，也可作为其他复杂畸形的一个并发症，应注意全面观察，做出正确诊断。

四、左心系统发育异常——主动脉缩窄

（一）概述

主动脉缩窄（coarctation of aorta，COA）是主动脉的先天性狭窄畸形，95%以上发生于主动脉弓峡部区域（左锁骨下动脉起始点与动脉导管或导管韧带附着处之间），其占先天性心脏病的 5%~10%。

（二）病理生理

依据是否合并动脉导管未闭，COA 分为单纯型（不合并动脉导管未闭）和复杂型（合并动脉导管未闭型）；依据主动脉缩窄的部分及动脉导管相对关系可分为导管前型及导管后型。动脉导管未闭前，COA 的影响不大。动脉导管关闭后，血流动力学变化主要取决于缩窄的程度，以及是否合并其他畸形；升主动脉常扩张，降主动脉常见来源于锁骨下动脉及内乳动脉的侧支血管；左心室压力增高、负荷加重，逐渐出现左心室肥厚、增大。

（三）临床表现

COA 典型临床体征为上肢血压明显高于下肢血压，桡动脉搏动强，头部血压增高，引起

头痛、头晕、耳鸣等；股动脉搏动弱或消失，下肢血供不足，表现为下肢发凉、发麻、跛行。听诊可闻及收缩期杂音或连续性杂音。心电图多为左心室肥厚。重度 COA 合并粗大动脉导管未闭和室间隔缺损患儿，下肢发绀，常在婴儿期发生肺部感染和心力衰竭。

（四）影像学表现

1.X 线　主动脉弓下缘与降主动脉连接部显示一"切迹"，降主动脉不同程度的膨凸，形成"双弓"阴影或称为"3"字征；升主动脉扩张和/或主动脉结缩小；肋骨切迹，呈局限性半圆形的凹陷，好发于 4~8 后肋下缘。

2.CT　直接显示主动脉弓峡部管腔不同程度狭窄，尤其多平面及容积重现可直观显示缩窄的部位、形态及程度，同时显示远、近端主动脉状况、头臂血管有无受累及程度。其次可显示粗大侧支血管形成，以锁骨下-内乳-肋间动脉系统扩张最为常见。左心室肥厚或增大。常见合并动脉导管未闭、室间隔缺损、主动脉弓发育不良等畸形。主要观察动脉导管与缩窄处的关系，从而明确主动脉缩窄分型（图 8-5）。

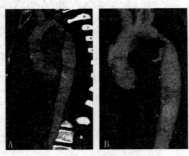

图 8-5　主动脉缩窄

A.MIP；B.VRT，主动脉 CTA 图像显示主动脉弓降部左锁骨下动脉发出以远管腔缩窄

3.MRI　直接显示主动脉缩窄的部位、形态、程度及远、近端主动脉状况、头臂血管受累情况；电影序列可显示主动脉缩窄段的异常低信号血流束，而 PC 技术可测量流速以判断狭窄前后的压力阶差。

（五）诊断要点

应评估主动脉缩窄的部位、程度、范围，主动脉弓及弓上血管受累情况；是否存在动脉导管未闭及其与主动脉缩窄的关系；同时需要了解侧支循环形成情况及是否合并其他畸形。

（六）鉴别诊断

重度主动脉缩窄应与主动脉弓离断相鉴别，后者升主动脉与降主动脉完全离断，降主动脉通过未闭动脉导管与肺动脉连接。

（七）治疗

根据缩窄程度、范围、与左锁骨下动脉间的距离，可采用介入或外科手术，即缩窄处球囊扩张植入支架或缩窄处更换人工血管等。

（八）拓展

主动脉缩窄是较为常见的主动脉先天发育异常，严重的缩窄需与主动脉弓离断相鉴别。

主动脉缩窄的位置也非常重要,距离头臂动脉的距离、与未闭动脉导管的关系、主动脉弓的发育情况、是否合并主动脉弓发育不良、是否合并主动脉瓣病变、左心功能情况等,这些都对手术方式的选择及预后具有决定作用。

第九章　颅脑疾病放射学诊断

第一节　颅脑先天性畸形及发育异常

　　颅脑先天性畸形及发育异常,是由于胚胎期神经系统发育异常所致,约40%为遗传因素和子宫内环境共同影响所致。其余的致病原因复杂,机制不详。颅脑先天性发育畸形的分类方法很多,多用Demeyer分类法,如图9-1。

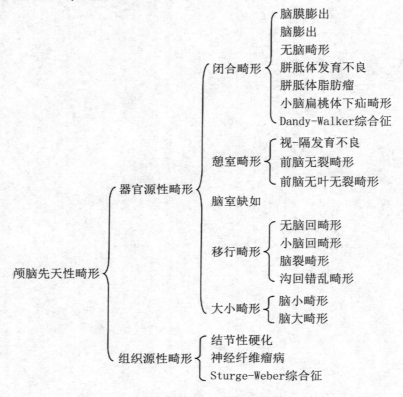

图9-1　颅脑先天性发育畸形分类

一、脑膜膨出和脑膜脑膨出

　　脑膜膨出和脑膜脑膨出(meningocele and meningoencephalocele)是一种颅内结构经过颅骨缺损处疝出颅外的先天性发育异常。原因不明,可能与胚胎时期神经管闭合不全,中胚叶发育停滞,形成先天性颅骨缺损有关。可伴有颅脑其他发育异常。

(一)临床与病理

　　脑膜膨出:膨出囊由软脑膜和蛛网膜组成,硬脑膜常缺如。囊内充满脑脊液,不含脑组织。脑膜脑膨出:膨出囊内含有脑组织、软脑膜和蛛网膜,有时尚包含有部分扩张的脑室,局部脑组织受压变薄。通常好发于中线部位,以枕囟最为常见。

临床表现为与头部相连的囊性肿物,出生时即可发现,也可于生后几个月或几年发现,哭闹或咳嗽时肿物增大。局部可扪及骨缺损的边缘。一般无明显的神经系统症状,也可表现为智力低下、抽搐及脑损害。

(二)影像学表现

1.X 线　平片可见软组织肿物和头颅相连,基底可宽可窄,在与软组织肿块相连的颅骨中,可见骨质缺损,呈圆形、卵圆形或梭形,常位于颅骨的中线。

2.CT　显示颅骨缺损和由此向外膨出的具有脑脊液密度的囊性肿物,如合并脑膨出则为软组织密度,脑室受牵拉、变形,并移向患侧。

3.MRI　颅骨存在缺损,有脑脊液样信号强度的囊性物向外膨出,如有脑膨出则伴脑组织信号,膨出的包块呈圆形或椭圆形,基底部可宽可窄。脑室受牵拉、变形,并移向患侧。

(三)诊断与鉴别诊断

诊断要点是中线区颅骨缺损和通过缺损处疝出于颅外的囊性肿物,诊断并不困难。发生于颅底部的脑膜膨出或脑膜脑膨出容易漏诊,应与鼻息肉或鼻咽部肿瘤相鉴别。MRI 对颅骨缺损的显示不如 CT,但对膨出内容物的显示优于 CT。

二、先天性脑积水

先天性脑积水(congenital hydrocephalus)又称婴儿性脑积水(infantile hydrocephalus)、积水性无脑畸形。是指婴儿时期由于脑脊液循环受阻、吸收障碍或分泌过多使脑脊液大量积聚于脑室系统或蛛网膜下隙,引起头颅过大、颅内压过高,以及脑功能障碍的疾病。导水管狭窄较常见,可能与调节大脑生长和发育的基因有关。

(一)临床与病理

先天性脑积水可造成脑组织大体结构改变和超微结构改变,前者表现为脑室系统的扩大,后者主要是脑室表面室管膜内层的损坏。临床表现为出生后数周或数月的患儿出现前囟大、颅缝增宽、头围增大、头发稀少、额颞部头皮静脉怒张。晚期出现眶顶受压变薄和下移、眼球运动失调、两眼下视呈落日征,以及反复呕吐、进食困难、深反射亢进等。颅骨透光试验阳性。

(二)影像学表现

1.CT　可直接显示脑室扩大程度,内为脑脊液密度。大脑镰、基底核、小脑及脑干结构一般正常。

2. MRI　扩张脑室内为脑脊液信号,T_1WI 为低信号,T_2WI 为高信号,DWI 呈低信号。皮质脑沟消失,胼胝体拉长、变薄、移位,严重者额、顶、颞叶脑实质几乎完全消失或极少残留。部分枕叶、基底核及丘脑保存。小脑和脑干发育一般正常,第四脑室位置、形态无异常改变。所有病例中均可见到正常的大脑镰结构。

(三)诊断与鉴别诊断

根据临床表现及影像所见,诊断不难,但需与以下疾病鉴别:

1.重度脑积水　由于脑室极度扩张,脑实质极度变薄,但仍可见脑室的轮廓,枕叶实质也变薄。而先天性脑积水大脑结构几乎完全消失,无脑室残留征象,枕叶一般相对完整。

2.慢性双侧性巨大硬膜下血肿或水瘤 表现为极度扩张的硬膜下腔,内充满脑脊液。脑实质内移,脑室受压变窄,向中线内聚。

3.脑严重缺氧 脑严重缺氧可出现脑组织广泛变性,CT 平扫脑组织密度减低,但高于脑脊液密度,脑室轮廓基本保持。

三、小脑扁桃体下疝畸形

本病又称 Chiari 畸形(Chiari malformation),为小脑先天性发育异常,扁桃体延长经枕骨大孔疝入上颈段椎管内,部分延髓和第四脑室同时向下延伸,常伴脊髓空洞症、脊髓纵裂、脑积水和颅颈部畸形等。一般认为小脑扁桃体低于枕骨大孔 3 mm 以内为正常,低于 3~5 mm 可疑异常,低于 5 mm 以上可诊断为小脑扁桃体下疝畸形。

临床主要表现为锥体束征、深感觉障碍及共济失调,合并脑积水时有颅内压增高症状。

(一)影像学表现

脑桥偏右侧 MRI 矢状位显示病变最清晰。小脑扁桃体下缘变尖,位于枕骨大孔之下超过 5 mm,延髓及第四脑室位置下移(图 9-2)。20%~25%合并有脊髓空洞,有时可见幕上脑积水及其他颅颈交界畸形,如寰椎枕骨化、颅底凹陷征、寰枢关节脱位、颈椎融合畸形等。

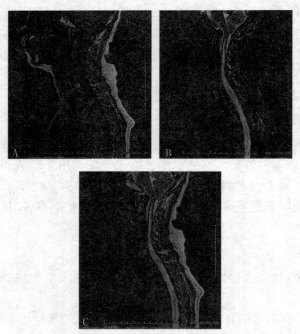

图 9-2 小脑扁桃体下疝畸形

MRI 平扫示小脑扁桃体变尖、下移(A、B、C),紧贴延髓及上颈段脊髓后方;脊髓内见脊髓空洞,呈 T_1WI 低信号(A)和 T_2WI 高信号(B、C)。

(二)诊断与鉴别诊断

小脑扁桃体下疝畸形应与颅内压增高所致的小脑扁桃体枕骨大孔疝鉴别,前者扁桃体下缘变尖下移,常合并其他多种畸形;后者扁桃体呈圆锥状下移,嵌入枕骨大孔,且伴有颅内占位病变及颅内压增高征象。

四、先天性第四脑室中孔和侧孔闭锁

先天性第四脑室中孔和侧孔闭锁又称 Dandy-Walker 畸形、Dandy-Walker 综合征,为先天性脑发育畸形,常见于婴儿和儿童,有家族史。它是由于小脑发育畸形和第四脑室中、侧孔闭锁,引起第四脑室囊性扩大和继发梗阻性脑积水。

(一)临床与病理

病理改变主要有小脑蚓部不发育或发育不全,伴颅后窝囊肿。其囊壁由下髓帆组成,囊肿壁中央与小脑蚓部残留组织相连,两侧和小脑半球相邻。囊肿的大小变化很大,囊壁可发生钙化;常合并不同程度的脑积水;还可见颅后窝扩大,颅板变薄,窦汇、横窦和天幕上移;还可合并其他脑发育异常及其他系统的畸形。临床可见头颅明显扩大和面部不相称,前后径增宽,以枕部膨隆为著,眼睛向下倾斜,一般智力尚可。

(二)影像学表现

1.CT　第四脑室扩大,颅后窝扩大,其内主要为液性密度,枕骨变薄。直窦与窦汇上移至人字缝以上,小脑蚓部缺如及小脑发育不全等,并发脑积水。

2.MRI　能更清楚地显示颅后窝增大,其内为液体信号,直窦与窦汇上移至人字缝以上。小脑半球体积小,蚓部缺如或缩小。第四脑室向后扩大,形成小脑后囊肿。脑干前移,桥前池及桥小脑角池消失。常合并幕上畸形,如脑积水(75%)、胼胝体发育不全(25%)、枕部脑膨出(5%)、神经元移行异常(5%~10%)。

(三)诊断与鉴别诊断

根据典型表现,本病诊断不难。应与颅后窝巨大蛛网膜囊肿鉴别,后者不与第四脑室相通,可压迫第四脑室,使其变小和向前移位,幕上脑室对称性扩大积水,但脑积水程度较前者轻,且无小脑发育畸形。巨大枕大池也应与本病区别,它是一种发育变异,根据其完整的小脑蚓部、小脑半球可伴有受压萎缩、第四脑室位置正常、桥前池和桥小脑角池可显示正常等,可与本病区别。

五、脑灰质异位

(一)临床与病理

脑灰质异位(cerebral heterotopic gray matter)是成神经细胞在胚胎发育过程中未能移至皮质表面,而聚集在室管膜与皮质之间的一种先天性畸形。病灶小可无症状或有癫痫发作,病灶大则常有癫痫、精神呆滞和脑发育异常。根据灰质异位分布形态及受累程度分为三种类型:Ⅰ型:结节型,位于室管膜下或脑室周围的灰质异位,最常见;Ⅱ型:板层型,位于白质区,最易并发脑裂畸形;Ⅲ型:带状型,位于侧脑室和灰质间对称分布的灰质带,内外均有白质,呈四层结构,常被称为"双白质带"。可并发其他类型脑发育异常。

(二)影像学表现

1.CT　可在白质内发现异位灰质灶,平扫或增强时 CT 值均与正常灰质相近。

2.MRI　可清楚显示与灰质信号相同的异位灰质居于白质内，多位于半卵圆中心，可有轻度占位效应，也可位于脑室周围呈结节状，或突入侧脑室，还可显示并发的其他颅脑畸形。

(三)诊断与鉴别诊断

根据 CT 和 MRI 表现结合临床，诊断不难，但需与颅内肿瘤鉴别，增强检查有助于病变性质的鉴别。

六、胼胝体发育不全

胼胝体发育不全(hypoplasia of corpus callosum)包括胼胝体完全缺如和胼胝体部分缺如，病变可为遗传因素，也可因胚胎在 12~20 周内受宫内感染、缺血、代谢、机械等因素影响所致。是少见的先天畸形。

(一)临床与病理

胼胝体发育不全常伴有第三脑室上移，两侧侧脑室分离，也可伴有其他颅脑发育畸形，如 Dandy-Walker 畸形、灰质异位、多小脑回畸形、巨脑回畸形、脂肪瘤、视-隔发育不良等。临床表现变化大，与致病因素的作用时间及强度有关。患者可无明显症状。有些仅有轻度视觉障碍和交叉触觉定位障碍而智力正常。严重者出现精神发育迟缓和癫痫，可发生脑积水及颅内高压，呈痉挛状态和锥体束受损的表现。

(二)影像学表现

1.CT　第三脑室扩大上移，插入双侧侧脑室体部之间；双侧侧脑室明显分离，侧脑室后角扩张；严重时第三脑室可上移至两侧半球纵裂的顶部。合并的脂肪瘤呈低密度，CT 值为负值。

2.MRI　矢状位 TWI 显示胼胝体发育不全最清楚(图 9-3)，可见大脑半球内侧面的脑沟沿着上移的第三脑室顶部呈放射状排列，顶叶、枕叶和距状裂的会聚点消失。横断位图像显示双侧大脑半球间距增宽，侧脑室体部变直、平行、分离，双侧脑室三角区和枕角扩张，呈"泪滴状"改变(后角大而前角小，前窄后宽)。冠状位图像显示第三脑室扩大、上升、介于双侧脑室之间，与扩张的双侧脑室后角形成"蝙蝠翼状"或"公牛角征"改变。常合并脂肪瘤，T_1WI 及 T_2WI 均呈高信号，脂肪抑制序列呈低信号。

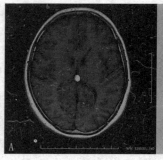
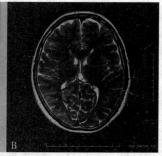

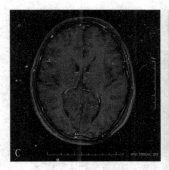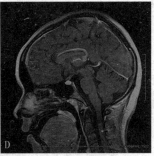

图9-3　胼胝体发育不全

　　MRI横断面平扫示双侧侧脑室分离,双侧侧脑室前角、后角和体部间距增宽,第三脑室抬高,双侧脑室体部之间可见脂肪瘤,$T_1WI(A)$和$T_2WI(B)$均呈高信号,脂肪抑制增强$T_1WI(C)$呈低信号,矢状位$T_1WI(D)$清楚显示胼胝体压部缺如。

(三)诊断与鉴别诊断

　　根据上述表现,诊断并不困难。需与透明隔囊肿鉴别,后者第三脑室位置正常,胼胝体形态、位置正常。胼胝体发育不全偶可伴发纵裂囊肿,需与前脑无裂畸形鉴别,鉴别要点包括:后者的终板增厚,而胼胝体发育不全者终板常缺如;前脑无裂畸形的丘脑呈融合状态,胼胝体发育不全者丘脑明显分离;前脑无裂畸形的双侧侧脑室融合,无侧脑室前角。

七、蛛网膜囊肿

　　颅内蛛网膜囊肿(intracranial arachnoid cyst)是脑脊液在脑外异常的局限性积聚。分原发性与继发性两种,男性多见,好发于颅中窝。前者系蛛网膜先天发育异常所致,小儿多见;后者多由外伤、感染、手术等原因所致,少数脑肿瘤也可合并蛛网膜囊肿,可发生于任何年龄,中青年多见。

(一)临床与病理

　　囊壁多由透明而富有弹性的薄膜组成,囊内充满脑脊液。原发性蛛网膜囊肿多属蛛网膜内囊肿,囊肿与蛛网膜下隙无交通,好发于侧裂池、大脑半球凸面,极少发生于脑室内。继发性蛛网膜囊肿其囊腔多与蛛网膜下隙之间有狭窄的通道相连,囊腔实际上是蛛网膜下隙的局部扩大,多见于鞍上池、枕大池、侧裂池、四叠体池等。临床上部分患者无任何症状体征,部分患者可出现与其他颅内占位性病变相似的表现,如头痛、癫痫发作及认知功能障碍等。

(二)影像学表现

　　1.CT　蛛网膜囊肿平扫表现为局部脑裂或脑池扩大,囊肿内容物与脑脊液密度完全一致,呈均匀一致低密度影,增强扫描无强化,囊肿较大时可造成局部颅骨变薄、膨隆,局部脑组织推压移位,甚至脑萎缩。脑池造影CT扫描技术既可勾画出囊肿的范围,也可显示囊肿是否与蛛网膜下隙相通。

　　2.MRI　平扫时,蛛网膜囊肿与脑脊液信号完全一致,T_1WI呈低信号,T_2WI呈高信号,DWI呈低信号,ADC值高。当囊液内蛋白和脂类成分较高时,T_1WI信号可高于正常脑脊液,增强扫描无强化,增强前后均无法显示囊肿壁。由于 MRI 可以多方位观察,以及无骨性伪影干扰,对中线和颅后窝囊肿显示更佳(图 9-4)。

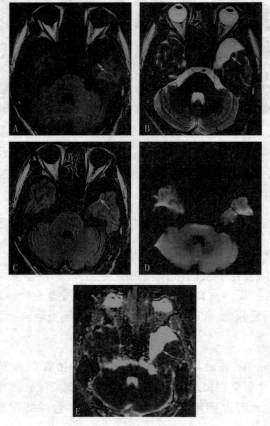

图 9-4　蛛网膜囊肿

MRI 横断面平扫示左侧颞部可见一囊性脑脊液信号影(↑),T_1WI(A) 呈低信号,T_2WI(B) 呈高信号,T_2-FLAIR(C) 呈低信号,DWI(D) 呈低信号,ADC 值高(E),邻近脑实质轻度受压。

(三)诊断与鉴别诊断

CT 和 MRI 不但可以明确囊肿性质、部位、大小,还可以了解病灶对周围重要组织的压迫情况。蛛网膜囊肿需与表皮样囊肿相鉴别。蛛网膜囊肿 DWI 呈低信号,表皮样囊肿 DWI 呈高信号。

八、神经皮肤综合征

神经皮肤综合征(neurocutaneous syndrome)是一组起源于外胚层组织和器官的常染色体显性遗传性疾病的统称,常导致神经系统、皮肤和眼同时受累。常见的有神经纤维瘤病、结节性硬化、脑颜面血管瘤病等。

(一)神经纤维瘤病

神经纤维瘤病(neurofibromatosis)分为 Ⅰ 、Ⅱ 两型,两者发生病变的部位和性质有所不同,其中 Ⅰ 型又名 von Recklinghausen 病,占 90%,好发于儿童;Ⅱ 型又名双侧听神经鞘瘤,好发于成年人。

　　1.临床与病理　病理学上的特征表现为神经外胚层结构的异常增生和肿瘤形成,可伴中胚层组织发育异常。特征是多发性神经纤维瘤和皮肤棕色色素斑(咖啡牛奶斑),Ⅰ型可见 Lisch 结节,是一种起源于神经脊组织的色素细胞虹膜错构瘤样病变。神经纤维瘤多见于脊神经,分布于颈和四肢神经干,呈串珠状或丛状。中枢性神经纤维瘤以听神经、三叉神经和马尾神经常见,皮肤多发结节与多发色素斑并存。本症常并发脑膜瘤、神经鞘瘤和胶质瘤等其他脑肿瘤,也可并发先天畸形。男性多见。约 1/2 病例有骨骼改变,少数神经纤维瘤可恶变,还可并发甲状旁腺功能亢进和肢端肥大症。

　　2.影像学表现　CT 和 MRI 均可发现多发性神经纤维瘤的瘤体及肿瘤所引起的占位征象,本病常并发脑和脊髓肿瘤、脑发育异常及脑血管异常等。脑神经肿瘤多为听神经瘤,发病年龄多较小,且多为双侧,其次为三叉神经和颈静脉孔神经纤维瘤。脑膜瘤多起于大脑镰,其次为岩痘与鞍结节,约半数病例为多发。Ⅰ型常并发视神经胶质瘤。脑发育异常可为头大畸形、胼胝体发育不全、Chiari 畸形、巨脑回畸形、灰质异位等。脑血管异常可见动脉瘤、动静脉畸形(arteriovenous malformation,AVM)和动静脉瘘等。眶内肿瘤可为视神经纤维瘤、脑膜瘤或胶质瘤。脊髓肿瘤可以是马尾神经纤维瘤、脊膜瘤和室管膜瘤。在 CT 与 MRI 上出现相应的改变。

　　3.诊断与鉴别诊断　根据典型临床及影像学表现,本病诊断不难。CT 对颅骨和脊椎的发育缺陷显示清晰,行三维重组可显示其全貌,如颅底骨缺损包括眶骨及蝶骨大翼的缺损,岩骨的发育不全和内耳道的扩大,脊柱侧弯,以及半椎体等异常。MRI 对神经纤维瘤本身及其伴发肿瘤的显示具有优势。

(二)结节性硬化

　　结节性硬化(tuberous sclerosis)又称 Bourneville 病,为常染色体显性遗传性疾病,是以不同器官错构瘤为特点的疾病。可为家族性发病,又可散发。男性发病率比女性高 2~3 倍。

　　1.临床与病理　病理特征主要为皮质及皮质下结节、白质内异位细胞团和室管膜下小结节。皮质结节多见于额叶,也可发生在丘脑、基底核、小脑和脑干。结节可单发,也可多发,大小不等。结节内含致密的胶原纤维、胶质细胞或不典型的神经元,结节内可有钙盐沉积,偶有囊变,白质内异位细胞团也是由胶质细胞和神经节细胞组成,分布在脑室和皮质之间。室管膜下小结节呈蜡烛油泪滴状,最易钙化,可阻塞脑脊液通路而形成脑积水。易伴发室管膜下巨细胞型星形细胞瘤,也可伴有视网膜的错构瘤及其他内脏肿瘤。皮脂腺瘤由皮脂腺、增生的结缔组织与血管组成,常见于面部皮肤。

　　主要临床表现是癫痫、智力障碍和面部皮脂腺瘤,痉挛状态和其他脑性麻痹征象也不少见。皮肤改变主要是棕色痣呈蝶翼状分布于鼻、颊、颏部,常有多发皮脂腺瘤。可并发纤维瘤、先天性视网膜肿瘤、多指及并指畸形等。

　　2.影像学表现

　　(1)CT 可显示结节性硬化的小结节和钙化:①结节或钙化多位于室管膜下和脑室周围,呈类圆形或不规则形高密度,双侧多发;②增强扫描,结节显示更清楚,钙化无强化;③皮质或白质内有时见多发小结节状钙化,其密度比脑室壁钙化低,边界不清楚;④如发生在小脑,可呈广泛结节状钙化;⑤阻塞脑脊液通道,可出现脑积水;⑥部分病例有脑室扩大及脑萎缩;

⑦少数病例可合并有室管膜下巨细胞型星形细胞瘤。

（2）MRI 早期表现为脑皮质形态异常，后出现皮髓质界限不清。较大的结节在 T_1WI 是等信号或低信号，T_2WI 呈高信号，DWI 呈等信号，有时结节周围有厚薄不一的高信号环绕。脑积水、脑萎缩征象与 CT 所见一致。

3.诊断与鉴别诊断 根据面部皮脂腺瘤、癫痫、智力发育障碍的临床特点，结合 CT 和 MRI 表现特征，诊断并不困难。鉴别诊断应与脑囊虫病区别，后者虽然也可表现为钙化或非钙化的结节或小囊，但分布多见于脑实质内，偶尔也可在脑室内形成囊肿，两者仍可区别。

（三）脑颜面血管瘤病

脑颜面血管瘤病即脑颜面三叉神经区血管瘤病（encephalotrigeminal angiomatosis），又称软脑膜血管瘤或 Sturge-Weber 综合征，是先天性神经皮肤血管发育异常。好发于儿童，多于10 岁前发病。

1.临床与病理 一侧颜面三叉神经分布区有紫红色血管瘤，出生时即可存在，以眼支分布区最明显，并常伴有同侧枕、顶区软脑膜血管瘤，血管瘤以静脉为主，患侧大脑发育不良或萎缩。临床表现有面部血管瘤、对侧痉挛性偏瘫和麻痹、智力发育障碍等。30%患者可发生青光眼与脉络膜血管瘤。

2.影像学表现

（1）CT：平扫可显示患侧大脑半球顶枕区表面有弧带状或锯齿状钙化，钙化周围可见脑梗死灶，偶见脑内出血灶，伴随脑发育不全时相邻脑沟增宽、脑室扩大、同侧颅腔缩小、颅板增厚。增强扫描显示脑回状强化。

（2）MRI：患侧大脑半球顶枕区沿脑回、脑沟有条状低信号，代表钙化存在，但软脑膜的异常血管也呈扭曲的低信号，如有静脉血栓形成使血流缓慢，则呈团簇状高信号。增强扫描可显示皮质表面软脑膜的异常血管呈脑回状或扭曲状强化，并有向深部引流的扭曲静脉。

3.诊断与鉴别诊断 根据临床表现、头颅 CT 及 MRI 表现，大多数患者可以明确诊断。

第二节　颅内感染性疾病

引起颅内感染的病原体种类包括细菌、病毒、螺旋体、立克次体、真菌及寄生虫。

颅内感染性疾病分先天性（妊娠期感染）和后天性（出生后感染），本节将叙述后者。颅内感染可累及脑实质，引起脑炎或脑脓肿，累及脑膜引起脑膜炎，累及室管膜则引起室管膜炎。颅内寄生虫病包括脑囊虫病、脑棘球性病（脑包虫病）、脑肺吸虫病和脑血吸虫病等。

一、颅内化脓性感染

化脓性细菌进入颅内可形成化脓性脑炎、脑脓肿，两者是脑部感染发生和发展的连续过程；也可引起脑膜炎。

（一）脑脓肿

脑脓肿（brain abscess）的发生以幕上多见，颞叶居多（占幕上 40%），也可见于额、顶、枕叶，小脑少见，偶见于垂体。常见的致病菌为金黄色葡萄球菌、链球菌和肺炎球菌等。感染途径包括：①邻近感染向颅内蔓延（60%~70%）；②血源性感染（约 25%）；③外伤、手术后感染(约 10%);④隐源性感染。

1.临床与病理

(1)病理

1)脑炎早期:感染后 1~3 天,局部脑组织水肿,多形核白细胞、淋巴细胞和巨噬细胞等炎症细胞浸润。随着炎症发展,炎症中心发生凝固性坏死。

2)脑炎晚期:感染后 4~9 天,中心坏死区已达最大,巨噬细胞、成纤维细胞在炎症边缘聚集,血管增生明显增加。随着脑炎向脑脓肿转化,坏死周缘出现由成纤维细胞和网状纤维形成的薄壁包膜。

3)脓肿早期:感染后 10~14 天,网状纤维形成脓肿包膜,坏死范围略缩小,周围有成纤维细胞和富含脂质的巨噬细胞。

4)脓肿成熟期:感染后 14 天以上,脓肿包膜形成,包膜内层为炎症细胞带,中层为肉芽和纤维组织,外层是胶质细胞及反应性星形胶质细胞增生形成的神经胶质层。脓肿周围水肿减轻。

包膜形成与机体抵抗力和细菌毒力有关。脓腔可呈液态、干酪或凝块状。脓肿破溃外溢,可形成多房脓肿。

(2)临床表现　初期患者除原发感染症状外,一般均有急性全身感染症状。包膜形成后,上述症状好转或消失,可逐渐出现颅内压增高和局部定位征,或因脑疝形成或脓肿破溃导致病情突然恶化。

2.影像学表现

(1)CT

1)脑炎早期:表现为边界不清的低密度区;增强一般无强化,或呈轻度的边缘不规则强化。

2)脑炎晚期:低密度区及增强后强化范围扩大,强化程度较早期明显。有占位效应。

3)脓肿早期:平扫脓肿壁为等密度,壁可完整或不完整,厚 5~6 mm;约 50%的病例可见脓腔,呈水样密度或更低密度,部分脓腔可有气-液平。水肿逐渐减退。增强扫描,脓腔无强化,脓肿壁轻度强化,壁略厚而不均匀,外缘模糊。

4)脓肿成熟期:脓肿壁呈界限清晰的明显强化环,有完整、光滑、均匀、薄壁的特点。脓肿呈圆形、椭圆形或不规则形。

5)小脓肿 CT 表现:①平扫脓肿与水肿分界不清,呈不规则低密度区,脓肿壁及脓腔模糊;②增强扫描脓肿呈环状强化,少数呈结节状强化;③多位于幕上皮质区;④占位效应轻。

6)非典型脑脓肿 CT 表现:①平扫呈低密度,多不能显示脓肿壁;②脓肿壁强化不连续;③呈环状及片状强化;④脓肿内有分隔,呈多环或分房状强化。

(2)MRI

1)脑炎早期:病变小,位于皮质或皮髓质交界处,T_2WI 呈略高信号。

2)脑炎晚期:病变进展,范围增大,T_1WI 为低信号,T_2WI 为高信号,占位效应明显。

3)脓肿早期及脓肿成熟期:脓腔和周围水肿 T_1WI 呈低信号,T_2WI 呈高信号,脓肿壁 T_1WI 呈等信号,T_2WI 呈等或低信号。脓肿壁显著强化,壁光滑、无结节。多房脓肿可有壁结节假象,少数脓肿也可形成壁结节、花环状结构。因脓液黏稠,水分子扩散受限,脓腔 DWI 呈显著高信号,为脑脓肿特征性表现(图 9-5)。

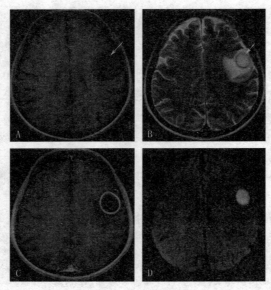

图 9-5　左额叶脑脓肿

MRI 平扫 $T_1WI(A)$ 及 $T_2WI(B)$ 显示脓腔呈 T_1WI 低信号、T_2WI 高信号(↑),脓肿壁呈 TWI 等信号、T_2WI 稍低信号;增强扫描(C)脓肿壁明显环形强化;DWI(D)示脓腔呈高信号。

3.诊断与鉴别诊断

(1)诊断要点:①局部或全身感染症状,可有颅内压增高或定位体征;②典型脑脓肿,CT 平扫显示等密度或高密度的环壁,也可仅见低密度区。增强扫描时脓肿壁明显强化,环壁完整、光滑、均匀、薄壁。DWI 脓腔呈显著高信号。

(2)鉴别诊断:星形细胞肿瘤、转移瘤、放射性脑坏死、脑内血肿吸收期、手术后残腔。

(3)诊断价值比较:CT 对化脓性脑炎的敏感性不及 MRI;CT 和 MRI 增强扫描对脑脓肿均有较高的诊断价值。MRI 功能成像有助于脑脓肿的鉴别诊断。

(二)化脓性脑膜炎

化脓性脑膜炎(purulent meningitis)是软脑膜和蛛网膜受化脓性细菌感染所致的炎性病变,常合并蛛网膜下隙积脓,累及室管膜可并发室管膜炎(ependymitis)。常见的细菌有脑膜炎双球菌、肺炎链球菌、流感嗜血杆菌、变形杆菌、大肠杆菌等。感染途径主要为血行播散,其次为邻近感染、外伤或医源性等直接污染。

1.临床与病理　早期软脑膜及大脑表面血管扩张充血,炎症沿蛛网膜下隙扩展,脓性渗出物覆盖脑表面,常见于脑沟、脑池及颅底各部,也可累及脑室。病程后期,脑膜粘连、增厚,形成脑积水(阻塞或者交通),也可以压迫脑神经。部分病例合并动脉炎(形成小的脑梗死灶)、静脉窦血栓、硬膜下积脓、脑室积脓或脑脓肿。室管膜炎的病理和脑膜炎相似。

临床表现主要有头痛、精神异常、发热和脑膜刺激征,重者昏迷。腰椎穿刺脑脊液压力升高,涂片约 50% 可查到致病菌,白细胞及蛋白含量显著升高。

2.影像学表现

(1)CT

1)平扫:早期无异常。随着病情进展,脑沟、脑池、大脑纵裂及脑基底池变形,密度增高。

脑回界限模糊。并发脑炎时,脑内有局限性或弥漫性的低密度区。晚期软脑膜及室管膜可见钙化。

2)增强扫描:脑沟、脑池及脑室壁可见细条样、脑回样强化。

3)其他表现:①脑积水,脑室扩大,重者可伴脑室周围低密度区;②硬膜下或硬膜外脓肿;③室管膜或脑表面钙化。

(2)MRI: 蛛网膜下隙变形,T_1WI 信号可增高;T_2WI 仍呈高信号;增强 MRI 示蛛网膜下隙有不规则强化。可伴有脑静脉或静脉窦血栓、脑梗死及脑积水。室管膜炎严重时,T_2WI 可见脑室周围脑白质内带状高信号区;脑室内积脓 T_1WI 信号增高,DWI 脓液呈显著高信号。

3.诊断与鉴别诊断

(1)诊断要点

1)急性发热,脑膜刺激征,脑脊液检查细胞及蛋白量明显升高,可有脑神经受损表现。

2)CT 平扫显示脑沟、脑池密度增高,脑回界限模糊。增强扫描显示脑表面有细条或脑回状强化。可伴脑梗死、脑积水、脑外积脓等。

3)MRI 显示矜网膜下腔变形,增强后有强化,DWI 脓液呈高信号。脑室周围脑白质高信号,需将室管膜炎与单纯性脑室周围的白质水肿相鉴别。

(2)诊断价值比较:CT 和 MRI 均可反映病变的严重程度,并发现有无颅内的其他并发症。对颅底、脑干周围脑池的病变显示,MRI 优于 CT。

二、颅内结核

颅内结核(intracranial tuberculosis)常继发于肺结核或体内其他部位结核,为结核分枝杆菌通过血行播散所致,常发生于儿童和青年人。分为结核性脑膜炎(tuberculous meningitis)、脑结核瘤(tuberculoma)和结核性脑脓肿(tuberculous brain abscess),可单发或合并存在。抗结核治疗后,病灶可缩小、钙化,乃至完全吸收。但由于蛛网膜粘连和脑实质受损害,多有脑萎缩和脑积水后遗症。

(一)临床与病理

1.病理　①脑膜:主要累及软脑膜,鞍上池多见。大量的炎性渗出物(单核细胞、淋巴细胞和纤维素)黏附,有时可形成小的结核结节;②脑实质:多发或单发干酪样小结节,中心有坏死。少数有不规则软化灶;③脑结核瘤:直径超过 5 mm,可为多个结核结节融合而成,常位于皮质内,呈结节状或分叶状,其中心为干酪样坏死,周围为肉芽肿包裹,少数有钙化;④脑积水;⑤脑动脉炎:出现脑梗死;⑥结核性脑脓肿:常为多房性,周边多有结核性肉芽组织。

2.临床表现

(1)结核性脑膜炎:全身中毒症状、脑膜刺激征、颅内压增高征象、癫痫、脑神经障碍、意识障碍、腰椎穿刺脑脊液压力高、细胞及蛋白含量中度升高。

(2)脑结核瘤:与一般颅内占位表现相似,可有颅内压增高及局灶定位体征。幕上结核瘤可出现头痛、癫痫、偏瘫、失语、感觉异常;幕下结核瘤呈现颅内高压和小脑功能失调的症状。

(3)结核性脑脓肿:主要表现为头痛、呕吐、发热及局限性脑炎的症状。

(二)影像学表现

1.CT

（1）结核性脑膜炎：好发于鞍上池等颅底部的脑池,平扫示蛛网膜下隙密度增高,呈不规则、脑池铸型样显著强化,晚期可见点状钙化。还可伴脑水肿、脑积水和脑梗死等。

（2）脑结核瘤：平扫为等密度、高密度或混杂密度的结节,部分结节内有钙化。约 80% 为单发,20% 为多发。周围有轻度水肿,有占位效应。

（3）结核性脑脓肿：平扫和增强扫描表现类似化脓性脑脓肿,但其内无气体。病变多发（约占 70%）或单发。平扫示脑实质内多发小的等密度或低密度结节影,弥漫分布于大脑与小脑区;增强扫描结节有强化。

2. MRI

（1）结核性脑膜炎：可见颅底部的脑池 T_1WI 信号增高,T_2WI 高信号,增强显示明显强化（图 9-6）。

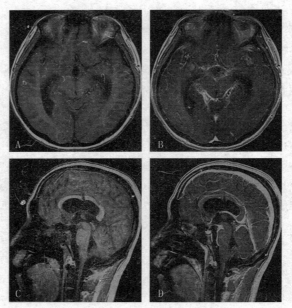

图 9-6 结核性脑膜炎

MRI T_1WI（A、C）显示脑池结构模糊,增强扫描（B、D）显示外侧裂池、桥前池、环池、小脑幕等呈不规则线样强化。

（2）脑结核瘤：T_1WI 呈低信号,包膜为等信号;T_2WI 多数信号不均匀,包膜信号可低可高;DWI 呈等或低信号,部分呈高信号。钙化在 T_1WI 和 T_2WI 一般为低信号。

（3）结核性脑脓肿：T_1WI 呈等或稍低信号,T_2WI 呈等或稍高信号,脓腔 DWI 多呈高信号。增强扫描时囊壁明显强化（图 9-7）。

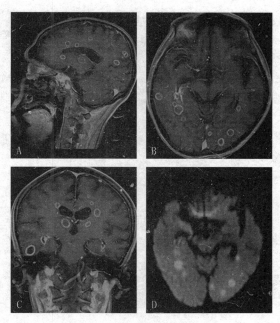

图 9-7　弥漫性结核性脑脓肿

MRI 增强扫描(A、B、C)显示脑实质内弥漫分布环形强化灶;DWI(D)显示病灶呈高信号。

(三)诊断与鉴别诊断

1.结核性脑膜炎的 CT 和 MRI 表现与其他病菌引起的脑膜炎表现相似,必须结合临床才能作出定性诊断。临床上如有结核病史、全身中毒症状、脑膜刺激征,脑脊液蛋白及细胞数中等升高、糖与氯化物降低,CT 和 MRI 表现典型,则不难作出诊断。基底池钙化斑的出现有助于鉴别诊断。

2.脑结核瘤的定性诊断困难,同样必须结合临床。如出现上述影像学表现,又有结核感染的病史和临床表现,则应考虑结核瘤的可能。50%的患者可无结核病史,在 CT 和 MRI 表现不典型时,与颅内原发瘤及转移瘤等鉴别困难。

3.结核性脑脓肿与化脓性脑脓肿及脑肿瘤的鉴别较困难,MRI 功能成像有助于疾病的鉴别。

三、颅内寄生虫病

(一)脑囊虫病

脑囊虫病(cerebral cysticercosis)是最常见的脑寄生虫病。发病率约占囊虫病的 80%,全国各地均有发生。脑囊虫病又称神经囊尾菁病,系猪绦虫幼虫寄生于脑部所致。

感染途径:人误食猪绦虫虫卵或猪绦虫病患者呕吐时虫卵逆流入胃,在十二指肠处六钩蚴脱出钻入肠壁,经血液循环行至全身,演变为囊尾蚴。囊尾蚴寄生人体的部位依发生率高低依次为皮下组织、肌肉、脑、眼、心、肝、肺及腹膜等。

1.临床与病理

(1)病理:囊尾蚴进入脑内形成囊泡,囊泡内含液体和白色头节。虫体死亡,内层由炎性细胞包裹,外层是富含血管的胶原纤维形成的肉芽肿。后期由胶原纤维结缔组织修复变成瘢痕,死亡虫体发生钙化。根据病变部位可分为:①脑内囊虫病:囊泡多位于皮质和基底核,从数个到数百个,表浅者凸起于脑表面,直径 5~10 mm,但有时可形成单个大囊;②脑室内囊虫病:囊泡游离或附着室管膜,直径 10~20 mm,囊壁薄,可伴梗阻性脑积水;③蛛网膜下隙内囊虫病:囊泡位于蛛网膜下隙,常见于基底池,有时相连如葡萄状,可伴脑膜粘连或阻碍脑脊液循环通路。

(2)临床表现:主要有意识障碍、精神障碍、癫痫发作、颅内高压、脑积水等。查体可见皮下结节,多位于头部及躯干部。囊虫补体结合试验可为阳性。

2.影像学表现

(1)CT

1)脑实质型

急性脑炎型:幕上半球广泛低密度影,多位于白质,也可散在位于皮质。全脑肿胀、脑沟窄、脑室小。增强扫描无强化。

多发小囊型:平扫幕上半球有多发散在圆形或卵圆形低密度影,以灰白质交界处多见,直径 5~10 mm。其内可见小结节状等或高密度影,为囊虫头节。增强扫描一般无强化,周围有轻度水肿。

单发大囊型:可为单一巨大囊尾螺或由多个囊尾蚴融合而成。为脑内圆形、椭圆形或分叶状的低密度病灶,其内为脑脊液密度,边界清楚,无实性结节(图 9-8)。大囊本身无强化,周边可因纤维组织增生而呈轻度环状强化。

多发结节或环状强化型:平扫为散在多发不规则低密度影。增强扫描,低密度影出现结节或环状强化,直径 3~5 mm。

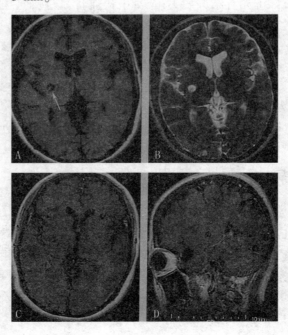

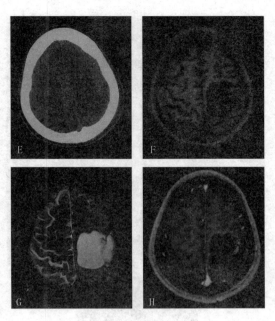

图9-8　脑囊虫病

　　MRI T₁WI(A)、T₂WI(B)显示"黑靶征"(↑)及"白靶征";增强扫描(C、D)无强化;CT轴位(E)显示左额顶叶单发大囊状低密度影,外侧缘见稍高密度结节;MRI T₁WI(F)、T₂WI(G)示大囊呈 T₁WI 低信号、T₂WI 高信号,局部结节呈 T₁WI 等信号、T₂WI 高信号;增强扫描(H)示病变分隔及结节强化。

　　多发钙化型:脑实质内多发性钙化,圆形或椭圆形,直径2~5 mm。有时仅见一片钙化,钙化周围无水肿,增强扫描无强化。

　　2)脑室型:以第四脑室多见,其次为第三脑室,侧脑室少见。因囊虫的囊泡密度与脑脊液相似,囊壁菲薄,CT 难以显示囊泡,仅可见间接征象,如脑室形态异常、脑室局限性不对称扩大、脉络丛移位、梗阻性脑积水等。部分囊泡密度可高于脑脊液,囊壁可见环形强化或钙化。

　　3)脑膜型:平扫表现为:①外侧裂、鞍上池囊性扩大,有轻度占位征象;②蛛网膜下隙扩大、变形;③脑室对称性扩大。增强扫描有时可见囊壁强化或结节状强化,也可见到脑膜强化。

　　4)混合型:上述两种或两种以上类型表现同时存在。

　　(2)MRI:脑实质型脑囊虫病 MRI 表现有特征性,多为圆形囊性病变,2~8 mm 大小,其内可见偏心的附壁小点状影,代表囊虫头节。脑囊虫存活期水肿轻。增强扫描囊壁可强化。囊虫死亡时,头节显示不清,周围水肿加剧,占位明显,强化环厚度增加。此时可见"白靶征",即 T₂WI 囊液及周围水肿呈高信号,而囊壁与囊内模糊不清的头节呈低信号,低信号为囊虫逐渐纤维化、机化和钙化。"黑靶征"是指 T₁WI 囊内头节呈高信号,余均呈低信号(图9-9)。

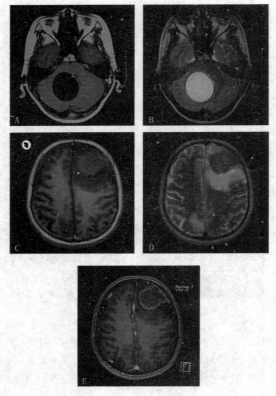

图 9-9　脑棘球蚴病

A、B.右小脑半球细粒棘球蚴病,$T_1WI(A)$ 和 $T_2WI(B)$ 显示右小脑实质内类圆形、边缘光滑的囊性病变,信号强度类似脑脊液;C、D.左额叶泡状棘球蚴病,$T_1WI(C)$ 病变呈略高信号,$T_2WI(D)$ 为低信号且其内及边缘见多发高信号小囊,病变周围有较广泛的脑水肿,增强扫描(E)呈边缘环形强化。

位于脑室、脑池和脑沟的囊虫,为圆形,$2 \sim 8 mm$ 大小,呈 T_1WI 低信号和 T_2WI 高信号,常无头节。邻近的脑实质可有光滑压迹。有的呈大囊病变,分叶状,有间隔,偶见头节位于边缘。DWI 囊液呈低或稍低信号,头节因结合水较多,多呈高信号。

脑膜型脑囊虫病可见脑沟多发小囊,多由脑沟内囊虫与脑膜粘连形成。

3.诊断与鉴别诊断

(1)诊断要点:①临床表现多样,主要有癫痫发作、颅内高压、运动障碍、精神异常和脑膜刺激征等;②有绦虫病史和皮下结节;③囊虫补体结合试验或囊虫间接血凝试验阳性;④CT 及 MRI 各型表现如上。

(2)鉴别诊断

1)脑炎型需与多发性硬化、多发性脑梗死、皮质下动脉硬化性脑病等鉴别。

2)单发大囊型需与皮样囊肿、表皮样囊肿、蛛网膜囊肿、脑穿通畸形等鉴别。

3)多发小囊型需与脑转移瘤、脑脓肿等鉴别。

(3)诊断价值比较:与 CT 相比,MRI 的优势在于可评估囊虫是否存活。此外,对 CT 不易显示的部位,如脑底、眼眶等,MRI 的检出率高。

206

(二)脑棘球蚴病

脑棘球蚴病也称脑包虫病,是棘球绦虫的幼虫寄生于脑内而引发的疾病。常见于牧区,犬、狐、猫等为其终宿主,虫卵随动物粪便排出,人食入虫卵后作为中间宿主而发病。

1.临床与病理　棘球绦虫卵在十二指肠孵化为幼虫,入门静脉,经血流进入肝、肺和颅。细粒棘球蚴呈囊状,常见于脑实质内,偶见于脑室内或硬膜外;多为单发、单房性,也可为多发或多房性;囊较大,直径可达数厘米。囊内含有头节,可形成子囊。囊虫死后,透明的囊液变混浊,囊壁可钙化。泡状棘球蚴呈芽生方式向外生长、浸润,形成无数小囊,呈蜂窝状;周围组织发生慢性炎性肉芽肿,无包膜;病灶中心常有坏死和钙盐沉着。

临床上,患者有局部占位症状、癫痫发作和颅内压增高表现;皮内试验和脑脊液补体结合试验呈阳性,周围血及脑脊液中嗜酸性粒细胞增高;常伴有颅外棘球性病,多见于肺和肝。

2.影像学表现

(1)CT

1)脑细粒棘球蚴病表现为脑内较大的类圆形囊性病灶,边界清楚,密度与脑脊液相似或略高,周围无水肿,有明显占位表现;如囊壁钙化则呈完整或不完整环状高密度带;增强扫描囊壁无强化或环状强化。病变阻塞脑脊液循环路径时,可见脑室扩大。

2)脑泡状棘球蚴病表现为单发或多发略高密度肿块,边界欠清,其内可见钙化,周围常有明显脑水肿;增强检查,病灶周边呈不规则环状强化,并于边缘处可见境界较清晰的无强化小囊状影。

(2)MRI

1)脑细粒棘球蚴病呈圆形、边缘光滑的囊性病变,T_1WI 和 T_2WI 上信号强度与脑脊液信号相似,囊周无水肿。若病灶母囊内存在子囊时,则呈分房状表现。MRI 对钙化显示不敏感。

2)脑泡状棘球蚴病的病灶 T_1WI 呈略高信号;T_2WI 呈低信号,内部和边缘常见小囊状高信号灶。病灶周围常有明显脑水肿。增强检查表现类似 CT 增强所见。

3.诊断与鉴别诊断　脑棘球蚴病影像学表现具有一定特征,在本病流行地区,若患者有颅内疾病症状,补体结合试验阳性,尤其是患者有肝或肺棘球蚴病时,若见到上述典型的 CT 和 MRI 征象,可确诊为脑棘球蚴病。本病主要需与脑脓肿、囊变的胶质瘤、转移瘤以及表皮样囊肿、蛛网膜囊肿鉴别。

四、病毒性脑炎

病毒性脑炎(viral encephalitis)是由各种病毒引起的一组以精神和意识障碍为突出表现的中枢神经系统感染性疾病。病变以脑实质受累为主,称病毒性脑炎;累及脑膜称病毒性脑膜炎;两者同时受累称病毒性脑膜脑炎。本处仅叙述病毒性脑炎。因儿童免疫系统和血脑屏障发育尚未成熟,故病毒性脑炎好发于儿童,但也可见于成人。

(一)临床与病理

病毒性脑炎主要是病毒对脑实质细胞的损害,病毒随血液通过血脑屏障侵入中枢神经系统,导致脑炎和变态反应。不同病毒所致的脑炎均可有脑组织的局限性或弥漫性水肿、神经细胞变性坏死、胶质细胞增生、脑膜或脑实质的炎性细胞浸润,病毒感染诱发下产生的变态反应可致急性脱髓鞘脑炎。流行性乙型脑炎、疱疹病毒性脑炎等病死率高,易致后遗症;

肠道病毒所致脑炎、脑膜炎等病死率低，一般无后遗症。临床主要表现为发热、头痛、呕吐、意识障碍、惊厥，并可出现脑神经麻痹、肢体瘫痪和精神症状；体征可有脑膜刺激征和巴宾斯基征阳性等。确诊须靠病毒分离及血清学检查。

(二)影像学表现

1.CT　病毒性脑炎多表现为脑内单发、多发的低密度灶；常见于单侧或双侧大脑半球额、顶、颞、岛叶及基底核-丘脑区，也可累及脑干和小脑。早期，病变以累及灰质为主，主要表现为脑组织弥漫性肿胀；急性脱髓鞘性脑炎则主要累及皮质下及侧脑室周围白质；晚期出现脑软化、脑萎缩，可有钙化。

2.MRI　表现为脑内多发或单发病灶，对称或不对称分布，T_1WI 呈低信号，T_2WI 呈高信号；炎症蛋白渗出较多时，T_1WI 可呈稍低或等信号；T_2-FLAIR 序列由于抑制脑脊液信号，使脑室旁及灰质区的小病灶显示更清晰；DWI 比常规 MRI 更早发现病灶，当出现细胞毒性水肿时水分子扩散受限，DWI 出现异常高信号；增强扫描，病变区实质内发生弥漫或脑回样强化，但强化程度低于软脑膜强化(图 9-10)。

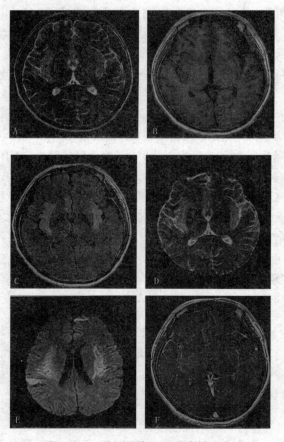

图 9-10　单纯疱疹 I 型病毒性脑炎

双侧额、颞叶及岛叶皮质和皮质下信号异常，呈对称性分布；T_2WI(A)上呈高信号，T_1WI(B)上呈低信号，T_2-FLAIR(C)上呈高信号，DWI(D、E)上呈高信号，局部脑回增宽，脑组织肿胀；增强扫描(F)病变区域呈轻度弥漫性强化。

(三)诊断与鉴别诊断

1.诊断　病毒性脑炎影像学表现缺乏特异性,诊断需结合临床;当病毒性脑炎出现局部脑组织水肿、占位效应时可类似肿瘤,将病毒性脑炎误诊为肿瘤而行外科手术的报道并不少见。诊断要点主要有:①呈急性或亚急性起病,以意识障碍、癫痫为主要临床表现;②主要表现为脑组织弥漫性肿胀,病变侵犯以灰质为主;急性脱髓鞘性脑炎则主要位于皮质下及侧脑室周围白质,呈对称或不对称分布;③增强扫描可不强化或呈弥漫性、脑回样强化。

2.鉴别诊断　①多发性硬化:临床症状多具有缓解、复发或缓慢进展的特点,病程处于急性期时,增强扫描病灶有强化;②脑梗死:患者年龄偏大,起病急,病灶与血管分布范围一致;③脑转移瘤:病灶多发且有瘤结节,常有原发瘤病史。

第三节　颅内肿瘤

颅内肿瘤是中枢神经系统的常见病,发病率约为 4.5/10 万人口,类型繁多。WHO 依据中枢神经系统肿瘤的组织起源和部位将其分为神经上皮组织起源肿瘤、脑神经和椎旁神经肿瘤、脑膜肿瘤、淋巴瘤和造血组织肿瘤、生殖细胞肿瘤、鞍区肿瘤和转移性肿瘤,每类还分为若干类型并具有不同病理级别。

颅内肿瘤的发病率、类型和部位与患者的年龄和性别有关:儿童常为低级别星形细胞肿瘤和胚胎性肿瘤;而在成人中,转移瘤最为常见,其次为神经上皮组织起源肿瘤、脑膜肿瘤和垂体腺瘤等;鞍区最常见的是垂体瘤,桥小脑角最常见肿瘤为听神经瘤;脑膜瘤以女性多见。熟悉颅内不同类型肿瘤的流行病学有助于肿瘤的诊断和鉴别诊断。

大多数颅内肿瘤患者临床表现缺乏特异性。头痛是常见表现;其次为癫痫、恶心和呕吐等;部分患者由于肿瘤侵犯而出现神经功能受损表现,如肢体无力、言语困难等。

影像学检查是颅内肿瘤的主要诊断方法。对怀疑颅内肿瘤的患者,影像学检查的目的是确定颅内有无肿瘤及其位置、范围以及可能的病理类型。MRI 由于无骨伪影干扰和多序列、多参数成像以及组织分辨力高等优势,对颅内肿瘤的检出较 CT 更敏感,直接多平面成像还有利于病变位置和范围的显示。此外,MRI 多种功能成像方法如 DWI、磁共振扩散峰度成像(diffusion kurtosis imaging, DKI)、体素内不相干运动(intro-voxel incoherent movement, IVIM)、PWI 和 MRS 等不仅有助于病变的诊断、鉴别诊断及病理级别的评估,而且通过脑功能成像和 DTI 还能确定肿瘤与皮质功能区及白质纤维束的关系,从而帮助制订手术计划,以保护重要的解剖结构。

表 9-1　2016 年 WHO 中枢神经系统肿瘤的分类(简化版)

肿瘤类型(WHO 分级)	肿瘤类型(WHO 分级)
1.弥漫性星形细胞和少突胶质细胞肿瘤	
1.1 弥漫性星形细胞瘤(Ⅱ)	8.胚胎性肿瘤
1.2 间变性星形细胞瘤(Ⅲ)	8.1 髓母细胞瘤(Ⅳ)
1.3 胶质母细胞瘤(Ⅳ)	8.2 髓上皮瘤(Ⅳ)
1.4 弥漫性中线胶质瘤(Ⅳ)	
1.5 少突胶质细胞瘤(Ⅱ)	
1.6 间变性少突胶质细胞瘤(Ⅲ)	
2.其他星形细胞肿瘤	9.脑神经和椎旁神经肿瘤
2.1 毛细胞型星形细胞瘤(Ⅰ)	9.1 施万细胞瘤(神经鞘)(Ⅰ)
2.2 室管膜下巨细胞型星形细胞瘤(Ⅰ)	9.2 神经纤维瘤(Ⅰ)
2.3 多形性黄色瘤型星形细胞瘤(Ⅱ)	9.3 神经束膜瘤(Ⅰ)
2.4 间变性多形性黄色瘤型星形细胞瘤(Ⅲ)	9.4 恶性周围神经鞘膜肿瘤(Ⅱ～Ⅳ)
3.室管膜肿瘤	10.脑(脊)膜瘤
3.1 室管膜下瘤(Ⅰ)	10.1 脑(脊)膜瘤(Ⅰ)
3.2 黏液乳头型室管膜瘤(Ⅰ)	10.2 非典型性脑膜瘤(Ⅱ)
3.3 室管膜瘤(Ⅱ)	10.3 间变性(恶性)脑膜瘤(Ⅲ)
3.4 间变性室管膜瘤(ⅢI)	
	11.间质性、非脑膜上皮肿瘤
*4.其他胶质瘤	11.1 孤立性纤维瘤/血管外皮瘤(I～Ⅲ)
	11.2 血管母细胞瘤(Ⅰ)
5.脉络丛肿瘤	*15.生殖细胞肿瘤
5.1 脉络丛乳头状瘤(Ⅰ)	15.1 生殖细胞瘤(Ⅱ～Ⅲ)
5.2 非典型脉络丛乳头状瘤(Ⅱ)	15.2 胚胎癌(Ⅲ)
5.3 脉络丛癌(Ⅲ)	15.3 混合性生殖细胞瘤(Ⅲ～Ⅳ)
6.神经元和混合性神经元-胶质肿瘤	16.鞍区肿瘤
6.1 胚胎发育不良性神经上皮肿瘤(Ⅰ)	16.1 颅咽管瘤(Ⅰ)
6.2 神经节细胞胶质瘤(Ⅰ)	16.2 鞍区颗粒细胞瘤(Ⅰ)
6.3 间变性神经节细胞胶质瘤(Ⅲ)	16.3 垂体细胞瘤(Ⅰ)
6.4 小脑发育不良性神经节细胞瘤(Ⅰ)	16.4 梭形细胞嗜酸细胞瘤(Ⅰ)
6.5 中枢性神经细胞瘤(Ⅱ)	

（续表）

肿瘤类型（WHO 分级）	肿瘤类型（WHO 分级）
7.松果体区肿瘤	
7.1 松果体细胞瘤（Ⅰ）	
7.2 中间分化型松果体实质肿瘤（Ⅱ～Ⅲ）	17.转移瘤
7.3 松果体母细胞瘤（Ⅳ）	
7.4 松果体区乳头状肿瘤（Ⅱ～Ⅲ）	

＊注：①"4.其他胶质瘤"省略了其下的亚型分类；②省略 12～14 肿瘤分类；③"15.生殖细胞肿瘤"下方序号不连续处为省略的分类。

一、弥漫性星形细胞肿瘤

弥漫性星形细胞肿瘤（diffuse astrocytic tumors）是原发颅内肿瘤最常见的类型，约占 60%。肿瘤可发生在中枢神经系统的任何部位，成人多见于幕上，儿童多见于幕下。发生在幕上者多见于额叶及颞叶，顶叶次之，也可累及两个以上脑叶，双侧大脑半球多发者少见；幕下者则多位于小脑，也可见于脑干。

（一）临床与病理

肿瘤主要位于白质内，向外可侵及皮质，向内可破坏深部结构，也可经胼胝体越过中线侵犯对侧大脑半球，形成所谓蝶翼状生长。分为Ⅱ～Ⅳ级：Ⅱ级为弥漫性星形细胞瘤（diffuse astrocytoma，DA）；Ⅲ级为间变性星形细胞瘤（anaplastic astrocytoma，AA）；Ⅳ级为胶质母细胞瘤，或称为多形性胶质母细胞瘤（glioblastoma multiform，GBM）。临床表现为肿瘤所致定位体征和颅内高压症状，主要包括偏瘫、头痛、呕吐、视神经盘水肿、视力视野改变、癫痫、复视等。

（二）影像学表现

1.CT

（1）Ⅱ级星形细胞瘤：平扫表现为脑内均匀或不均匀低密度病灶，多数病灶周围无水肿带，占位效应轻，一般无强化或轻度强化。

（2）Ⅲ、Ⅳ级星形细胞肿瘤：间变性星形细胞瘤表现为低等或混杂密度影，周围水肿较重，边界常不清楚，占位效应明显，多数出现不均匀强化。胶质母细胞瘤多表现为混杂密度，多数与邻近组织分界不清；单个或多个脑叶受累；易出血，常有重度水肿；增强扫描时，肿瘤的实质部分常呈明显强化，形态多不规则或呈花环状。

2. MRI

（1）一般表现：各级星形细胞瘤信号强度较均匀，T_1WI 呈低信号，T_2WI 呈高信号，周围水肿轻，注射 Gd-DTPA 后肿瘤无强化或轻度强化（图 9-11）。Ⅲ～Ⅳ级星形细胞肿瘤T_1WI 呈以低信号为主的混杂信号，间以更低或高信号，体现了瘤内坏死或出血；T_2WI 呈不均匀高信号；增强扫描呈斑块状、花环状或结节状强化（图 9-12）；周围水肿和占位效应明显。PWI 和动态对比增强 MRI 能反映肿瘤微血管的密度和通透性，有助于肿瘤的病理分级。

（2）MRS：各级星形细胞肿瘤中，氢质子磁共振波谱（^1H-MRS）均有异常表现：肿瘤中

N-乙酰天冬氨酸(NAA)含量明显降低,胆碱(Cho)含量增高,肌酸(Cr)、肌醇(MI)含量轻度下降;Cho/Cr 比值上升,且肿瘤级别越高,Cho/Cr 比值越大。

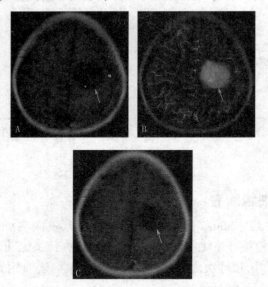

图9-11 左侧额叶弥漫性星形细胞瘤

左侧额叶病灶,$T_1WI(A)$呈低信号(↑),$T_2WI(B)$呈高信号(↑),无瘤周水肿,占位效应轻,增强后(C)无强化(↑)。

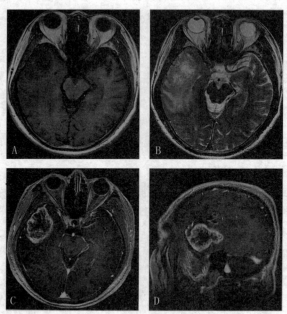

图9-12 右侧颞叶胶质母细胞瘤

右侧颞叶占位性病变,边界不清,$T_1WI(A)$呈混杂低信号,$T_2WI(B)$呈混杂高信号,增强横断面和矢状面(C、D)病灶呈明显花环状强化。

(3)DWI 和 DTI:星形细胞肿瘤恶性程度越高,细胞数目越多、细胞间隙越小、核质比增大,水分子扩散更加受限。研究表明表观扩散系数(apparent diffusion coefficient,ADC)值测量有助于评估肿瘤分级,ADC值越低提示肿瘤恶性程度越高。DTI能清楚地显示瘤体与白质纤维束间关系及白质纤维束的破坏情况,对肿瘤的术前计划、术中处理和术后评估起着重要的作用。

(三)诊断与鉴别诊断

根据病变发生的部位、密度和信号强度及强化特点,诊断星形细胞肿瘤并不困难;但是由于同一肿瘤内细胞分化程度不一,各级别肿瘤影像征象互相重叠,影像分级有时仍较困难。

1.诊断要点　①肿瘤直接造成的密度和信号强度改变以及占位征象;②Ⅱ级星形细胞瘤坏死囊变少,占位征象轻,强化程度低;③Ⅲ、Ⅳ级星形细胞肿瘤密度和信号多不均匀,坏死囊变多,占位征象重,肿瘤强化明显。

2.鉴别诊断　幕上星形细胞肿瘤需与无钙化的少突胶质细胞肿瘤、单发转移瘤、新发脑梗死、脑脓肿、恶性淋巴瘤鉴别;幕下星形细胞肿瘤需与髓母细胞瘤、室管膜瘤及血管母细胞瘤鉴别。

3.诊断价值比较　CT和MRI对星形细胞肿瘤定性准确率达85%以上;对幕下肿瘤的显示,MRI明显优于CT;¹H-MRS、DWI和PWI有助于肿瘤的病理分级,DTI能显示白质纤维束与肿瘤的关系。

二、少突胶质细胞肿瘤

少突胶质细胞肿瘤包括少突胶质细胞瘤(oligodendroglioma)和间变性少突胶质细胞瘤(anaplasticoligodendroglioma),占原发颅内肿瘤的1.3%～4.4%,占颅内神经上皮肿瘤的5%～10%。国内报道男女发病比例为2.1∶1。绝大多数(95.9%)发生在幕上,极少数(4.1%)发生在幕下。

(一)临床与病理

少突胶质细胞肿瘤一般为实体性肿块,色粉红,质硬易碎,境界可辨,但无包膜。肿瘤向外生长,有时可与脑膜相连。肿瘤深部可囊变,出血、坏死不常见,约70%的肿瘤内有点状或结节状钙化。少突胶质细胞肿瘤大多生长缓慢,病程较长。临床表现与肿瘤部位有关,50%～80%有癫痫,1/3有偏瘫和感觉障碍,1/3有颅内高压征象,还可出现精神症状等。

(二)影像学表现

1.CT　钙化是少突胶质细胞肿瘤的特征,约70%病例有钙化,间变性者钙化比例较低。钙化可呈局限点片状、弯曲条带状、不规则团块状(图9-13)。少突胶质细胞肿瘤多呈类圆形,边界不清楚。可为混杂密度、低密度、高密度和等密度。肿瘤周边水肿占37.9%,多为轻度水肿,但间变性者易发生周围水肿,且占位效应明显。少突胶质细胞瘤一般无强化或轻度强化,间变性少突胶质细胞瘤多为斑片状中度强化,强化不均匀。

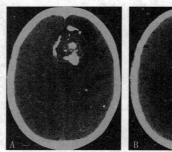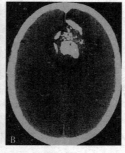

图9-13　额叶少突胶质细胞瘤 CT 表现

CT平扫(A、B)显示额叶混杂密度病灶,病灶内见多发片状、条带状和团块状钙化,占位效应轻。

2.MRI　少突胶质细胞肿瘤 T_1WI 为低信号, T_2WI 为高信号。钙化在 T_1WI 与 T_2WI 上多为低信号。肿瘤位置表浅,多累及皮质。Ⅱ级者肿瘤边界清楚、锐利,周围无水肿或仅有轻度水肿,占位征象轻(图9-14);间变性者瘤周水肿与占位征象较明显。无论低级别还是高级别,少突胶质细胞肿瘤在 PWI 上均表现为高灌注。

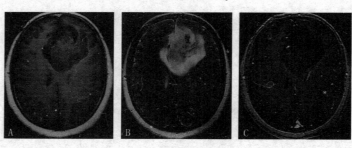

图9-14　额叶少突胶质细胞瘤 MRI 表现

额叶病灶,轻度占位效应, $T_1WI(A)$ 呈低信号, $T_2WI(B)$ 呈高信号,增强横断面(C)肿瘤轻度强化,边界清楚。

(三)诊断与鉴别诊断

1.诊断要点　①本病好发于成人,病程进展缓慢,以癫痫及神经功能障碍为主要表现;②肿瘤多发生于幕上,CT表现以混杂密度多见,水肿轻,强化程度低;钙化是少突胶质细胞肿瘤的特征,表现为点片、条索或团块状;③肿瘤在 T_1WI 上为低信号, T_2WI 为高信号。④间变性少突胶质细胞瘤钙化少,水肿重,可有囊变,中度强化。

2.鉴别诊断　需与星形细胞肿瘤、钙化性脑膜瘤、室管膜瘤、钙化性动静脉畸形及结核球等鉴别。

三、毛细胞型星形细胞瘤

毛细胞型星形细胞瘤(pilocytic astrocytoma,PA)占所有原发脑肿瘤的 2%~6%,约占儿童大脑星形细胞肿瘤的 10% 和小脑星形细胞肿瘤的 85%。好发年龄为 5~15 岁。在儿童,最常发生在小脑;约 30% 起源于视神经通路和下丘脑。

（一）临床与病理

肿瘤分为实性、囊实性和囊性,其中囊实性最常见;实性者瘤体呈暗红色,鱼肉样,质脆软,无包膜或有胶质组织形成的包膜样结构;囊实性者瘤体呈灰红色或灰黄色,边界清,无明显包膜,质地较硬,囊变部分将瘤体推向一侧形成壁结节。

临床表现取决于肿瘤的发生部位,小脑肿瘤由于继发第四脑室梗阻导致的脑积水可表现出头痛、恶心、呕吐、共济失调等;视觉通路的毛细胞型星形细胞瘤可导致视觉损害和下丘脑功能障碍。

（二）影像学表现

1.CT　毛细胞型星形细胞瘤好发于小脑和下丘脑区,常伴有不同程度的囊变,平扫呈低密度,增强后肿瘤囊壁及实性部分强化,瘤周水肿轻,第四脑室常受压。

2.MRI　肿瘤边界清楚,常为囊实性,囊内可有分隔,囊壁和实性部分 T_1WI 呈低信号、T_2WI 呈高信号,增强后囊壁、分隔和实性成分多明显强化(图 9-15);DWI 上肿瘤实性部分呈稍高信号。

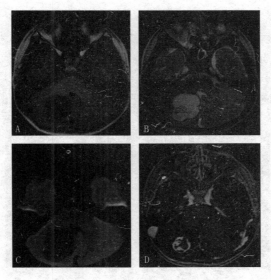

图 9-15　毛细胞型星形细胞瘤

肿瘤位于右侧小脑半球,T_1WI(A)和 T_2WI(B)示病灶呈囊实性,T_1WI 呈低信号,T_2WI 呈高信号,DWI(C)示肿瘤实性部分呈等信号,增强扫描横断面(D)显示肿瘤实性部分、囊壁及分隔明显强化。

（三）诊断与鉴别诊断

1.诊断要点　①肿瘤位于小脑半球或下丘脑区视神经通路,边界清楚;②多为囊实性;实性部分 CT 上呈低密度,T_1WI 呈低信号,T_2WI 呈高信号;③增强后囊壁、间隔及实性部分多有明显强化。

2.鉴别诊断　小脑毛细胞型星形细胞瘤需与小脑半球血管母细胞瘤鉴别,典型血管母细胞瘤呈大囊小结节样改变,增强扫描结节明显强化,囊壁无强化。下丘脑区毛细胞型星形细胞瘤需与生殖细胞瘤鉴别,生殖细胞瘤 CT 上呈高密度,T_1WI 和 T_2WI 呈等信号,密度和信号均匀,增强后均匀强化。

3.诊断价值比较　MRI多平面成像更利于肿瘤定位和范围显示,有助于肿瘤的定性诊断,优于CT。

四、室管膜瘤和间变性室管膜瘤

室管膜瘤(ependymoma)和间变性室管膜瘤(anaplastic ependymoma)为起源于室管膜细胞的肿瘤,少见。发病高峰年龄为1～5岁,也可见于成人。可发生于脑室系统的任何部位,以第四脑室最为多见。幕上室管膜肿瘤约半数位于脑实质内。

(一)临床与病理

肿瘤大体形态可呈结节状或分叶状,常随肿瘤所在空间的形状而变化。肿瘤膨胀性生长,界限较清楚;也可浸润生长,界限不清楚。肿瘤可有玻璃样变、出血、坏死和囊变,偶可形成大囊。可因肿瘤细胞脱落或手术种植而发生转移。

临床表现常有头痛、恶心、呕吐、共济失调和眼球震颤等,缺乏特异性的临床表现,癫痫和颅内高压征象常见,脑室内的肿瘤缺乏定位体征。

(二)影像学表现

1.CT　平扫为等密度或稍高密度,其内可有散在低密度囊变区和高密度钙化。增强扫描,80%肿瘤发生不均匀性强化。脑室内肿瘤无瘤周水肿,脑实质内肿瘤则有轻度瘤周水肿。

2.MRI　室管膜肿瘤在T_1WI上为低信号或等信号,T_2WI为高信号;注射Gd-DTPA后肿瘤有明显强化,囊变区无强化;可有梗阻性脑积水(图9-16)。

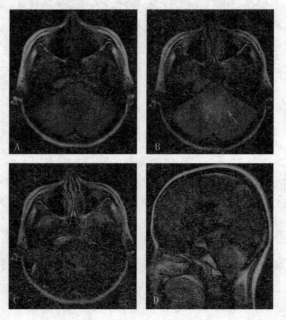

图9-16　室管膜瘤

肿瘤位于第四脑室,$T_1WI(A)$呈低信号,$T_2WI(B)$为混杂高信号(↑),内可见多个片状囊变区;增强扫描横断面及矢状面(C、D)显示肿瘤实性部分明显强化,囊变区无强化。

大脑半球间变性室管膜瘤多位于顶颞枕叶交界处以及额叶,与侧脑室关系密切。在小儿及青少年,肿瘤内可有大的囊变和钙化,偶尔可有瘤内出血;成人囊变和钙化不常见(图9-17)。

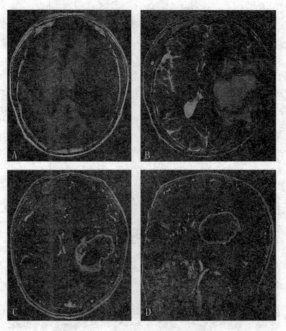

图 9-17　间变性室管膜瘤

肿瘤位于左侧颞枕叶交界处,$T_1WI(A)$呈低信号,$T_2WI(B)$为混杂高信号,内可见多个片状囊变区及坏死区;增强扫描横断面及矢状面(C、D)显示肿瘤实性部分明显强化,囊变区及坏死区无强化。

(三)诊断与鉴别诊断

1.诊断要点　①多见于小儿及青少年,颅内高压及定位体征不定;②肿瘤多位于第四脑室,也可见于侧脑室、第三脑室和脑实质内;③CT 平扫肿瘤为等密度和高密度,散在低密度囊变区和点状钙化;MRI 显示肿瘤 T_1WI 为低信号或等信号,T_2WI 为高信号;增强扫描实性部分强化明显。

2.鉴别诊断　①第四脑室室管膜肿瘤需与髓母细胞瘤、脉络丛乳头状瘤鉴别;②侧脑室室管膜肿瘤需与脉络丛乳头状瘤、星形细胞肿瘤、中枢性神经细胞瘤鉴别;③大脑半球室管膜肿瘤需与星形细胞肿瘤、转移瘤鉴别。

3.诊断价值比较　CT 和 MRI 对幕上肿瘤均有较好的诊断价值。幕下肿瘤(特别是靠近颅底者)应首选 MRI 检查。

五、髓母细胞瘤

髓母细胞瘤(medulloblastoma)属于胚胎性肿瘤,约占颅内神经上皮肿瘤的 4%~8%,占原发颅内肿瘤的 2%~7%。可发生在任何年龄,其中75%在 15 岁以内, 4~8 岁为发病高峰,男女比例为(2~3)∶1。

(一)临床与病理

髓母细胞瘤是一种恶性肿瘤,主要发生在小脑蚓部,容易突入第四脑室。成人易发生在小脑半球。肿瘤生长迅速,易发生脑脊液播散,广泛种植于脑室系统、蛛网膜下隙和椎管内。肿瘤质脆软似果酱,呈浸润生长,边界不清楚,但有时有假包膜而边界清楚。肿瘤囊变、钙化、出血均少见。临床常见躯体平衡障碍、共济运动差及颅内高压症状。

(二)影像学表现

1.CT　肿瘤通常位于小脑蚓部,边界清晰可辨。平扫多呈略高密度,少数为等密度,低密度罕见。46%的肿瘤周围有水肿。增强扫描,肿瘤常呈不均匀显著强化。

2.MRI　肿瘤在 T_1WI 上为低信号, T_2WI 为等或高信号,其前方可见脑脊液信号。Gd-DTPA 增强,多为不均匀性强化(图 9-18)。肿瘤阻塞第四脑室时导致第三脑室及侧脑室扩大。

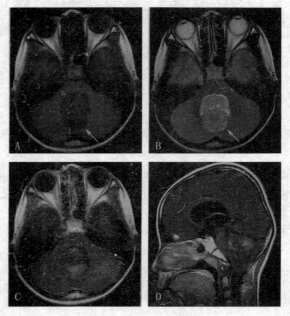

图 9-18　髓母细胞瘤

肿瘤位于小脑蚓部, T_1WI(A)呈低信号(↑), T_2WI(B)呈高信号(↑),内见多个小囊变区,增强扫描横断面及矢状面(C、D)肿瘤呈轻到中度不均匀强化,第四脑室受压,幕上梗阻性脑积水。

(三)诊断与鉴别诊断

儿童颅后窝中线区实性肿块,增强检查明显强化,多为髓母细胞瘤。但需与星形细胞肿瘤、室管膜瘤鉴别,肿瘤位于小脑蚓部是与其他肿瘤鉴别的关键点。

CT 和 MRI 对髓母细胞瘤定位和定性均有很高的价值,评估肿瘤与小脑蚓部关系时 MRI 优于 CT。

六、脑膜瘤

脑膜瘤(meningioma)为最常见的脑膜起源肿瘤,占原发颅内肿瘤的 15%~20%,仅次于神经上皮性肿瘤。其源于蛛网膜粒帽细胞,与硬脑膜相连。多见于成年人,男女发病比例为1:2。

(一)临床与病理

肿瘤可发生于颅内任何部位,大多数位于脑外,偶可发生于脑室内,罕见于眶内、鼻窦内或颅骨板障等部位。其好发部位与蛛网膜粒的分布一致,典型的部位按发生的频率依次是:矢状窦旁、大脑镰、脑凸面、嗅沟、鞍结节、蝶骨嵴、海绵窦、小脑幕、桥小脑角等。多为单发,偶为多发。肿瘤有包膜,质韧,可有钙化,罕有囊变、坏死和出血。肿瘤生长缓慢,血供丰富,供血动脉多来自脑膜中动脉或颈内动脉的脑膜支。除间变者外,一般不浸润脑实质。脑膜瘤邻近颅骨者,易引起颅骨增厚、破坏或变薄,甚至穿破颅骨向外生长,使头部局部隆起。

临床上因肿瘤生长缓慢、病程长,颅内压增高症状与局限性体征出现较晚,程度较轻。大脑凸面脑膜瘤常有癫痫发作,位于功能区的脑膜瘤可有不同程度的神经功能障碍。

(二)影像学表现

1.CT 肿瘤以宽基底与颅骨或硬脑膜相连;可有颅骨的增厚、破坏或变薄。平扫多呈略高密度,少数为等密度,而低密度和混杂密度少见。多数肿瘤密度均匀,边界清楚。部分肿瘤周围可见水肿。10%~20%瘤内可见钙化。增强扫描常表现为均匀显著强化,边缘锐利(图9-19)。

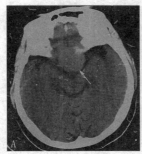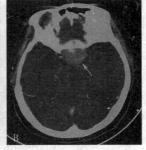

图9-19 鞍结节脑膜瘤

CT平扫(A)见鞍上池内圆形高密度(↑),边界清楚,增强(B)明显强化(↑)。

2.MRI 脑膜瘤在T_1WI上多数为等信号,少数为低信号;在T_2WI上,肿瘤可表现为高信号、等信号或低信号。肿瘤内部信号均匀或不均匀。钙化在T_2WI上表现为低信号;肿瘤内可有条状流空血管。注射Gd-DTPA,肿瘤明显强化,其中60%肿瘤邻近脑膜、发生鼠尾状强化,称为"硬膜尾征"(dural tail sign)或"脑膜尾征"(图9-20)。

脑膜瘤所致的骨改变,MRI也可清楚显示。脑膜瘤侵及颅骨时,其三层结构消失,原规整弧形的骨结构变得不规则。

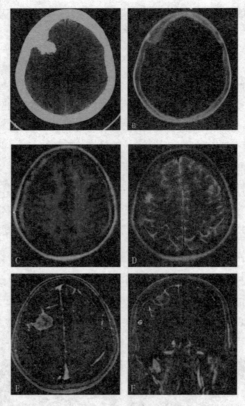

图 9-20　右额部脑膜瘤

右侧额部可见一类圆形占位，CT 平扫（A）见类圆形稍高密度，骨窗（B）可见钙化，相邻颅骨增厚；T_1WI（C）呈略低信号，T_2WI（D）病灶呈等信号，内见少许低信号；增强（E、F）病灶强化明显，可见硬膜尾征（↑）。

脑膜瘤属脑外肿瘤，不含神经元，^{1}H-MRS 缺乏 NAA 峰，Cho 峰升高，Cr 峰下降，可出现丙氨酸（Ala）峰，并被认为是较具特征性的改变，而缺乏 NAA 峰也有助于与脑内肿瘤的鉴别。DTI 可判别肿瘤与皮质脊髓束的关系。

（三）诊断与鉴别诊断

1. 诊断要点　①多见于中老年女性，颅内高压征象出现晚；②CT 平扫，肿瘤多为均匀的略高密度；增强扫描，肿瘤呈均匀一致的显著强化，边界清楚，具有典型颅内脑外肿瘤的特征；③T_1WI 肿瘤为等或低信号，T_2WI 为高、等、低信号，增强扫描强化明显并常有硬膜尾征。

2. 鉴别诊断　①脑凸面和大脑镰脑膜瘤需与转移瘤、恶性淋巴瘤、间变性星形细胞瘤鉴别；②鞍上区和颅前窝、颅中窝脑膜瘤需与垂体腺瘤、星形细胞肿瘤、颈动脉瘤、脊索瘤、软骨瘤、转移瘤、神经鞘瘤鉴别；③颅后窝脑膜瘤需与听神经瘤、转移瘤、血管母细胞瘤（实性）、恶性淋巴瘤、颈静脉球瘤鉴别；④脑室内脑膜瘤需与脉络丛乳头状瘤、转移瘤鉴别。

3. 诊断价值　比较 MRI 和 CT 对脑膜瘤显示都有很好的效果。对于显示肿瘤与相邻结构和大血管的关系，尤其对于颅底脑膜瘤，MRI 要优于 CT。欲了解肿瘤血供及肿瘤与大血管的细致关系，既可行 MRA，也可行脑血管造影，后者还可同时进行术前栓塞治疗，以减少术中出血。

七、垂体腺瘤

垂体腺瘤(pituitary adenoma)是鞍区最常见的肿瘤,约占原发颅内肿瘤的10%。好发于成人,男女发病率相等,但分泌催乳素的微腺瘤多为女性。

(一)临床与病理

垂体腺瘤分为有分泌激素功能和无分泌激素功能两类。前者临床症状出现早,故多为微腺瘤;后者临床症状出现晚,常为大腺瘤。垂体腺瘤属颅内脑外肿瘤,包膜完整,与周围组织界限清楚。较大的肿瘤中心可有坏死、囊变或出血,偶可钙化。临床表现:压迫症状,如视力障碍、垂体功能低下、阳痿、头痛等;内分泌功能异常,如催乳素(PRL)腺瘤出现闭经、泌乳,生长激素(GH)腺瘤产生肢端肥大,促肾上腺皮质激素(ACTH)腺瘤导致库欣病(Cushing disease)等。

(二)影像学表现

1.CT

(1)垂体微腺瘤:指直径≤10 mm并局限在鞍内的垂体腺瘤。①垂体高度异常:垂体微腺瘤40%~80%有垂体高度增加,但超过垂体正常高度(男<7 mm,女<9 mm)并非绝对可靠的诊断标准;②垂体内密度改变:快速注射对比剂后立即扫描肿瘤为低密度,延迟扫描为等密度或高密度。因为垂体无血脑屏障,注射对比剂后,对比剂进入快、廓清快,而肿瘤的血供不及垂体丰富,对比剂进入慢、廓清也慢;③垂体上缘膨隆:约80%垂体微腺瘤表现为垂体上缘膨隆。膨隆可以居中如位于偏侧更支持诊断;④垂体柄偏移:偏侧生长的肿瘤可致垂体柄移向对侧,约占20%~30%。位于腺体中部的肿瘤,可以使垂体柄变短;⑤鞍底骨质改变:冠状位可以显示鞍底骨质变薄、凹陷或侵蚀,占60%左右。

(2)垂体大腺瘤:为直径>10 mm的垂体腺瘤。呈圆形,也可呈分叶或不规则形。冠状位显示肿瘤呈哑铃状,这是由于肿瘤向鞍上生长,中部受鞍膈限制所致。平扫大多数为等密度,也可为略高密度或低密度。肿瘤向上压迫室间孔,向外侧侵犯海绵窦并可延伸至颅中窝,向后可压迫脑干,向下可突入蝶窦。垂体瘤钙化很少见,呈分散点状,也可呈块状,多见于放疗后。增强扫描,大腺瘤通常呈明显强化,且多数均匀,少部分不均匀,坏死、液化区无强化,极少数呈环形强化。

2. MRI

(1)垂体微腺瘤:一般用冠状面和矢状面薄层(<3 mm)检查。T_1WI 微腺瘤呈低信号,多位于垂体一侧,伴出血时为高信号。T_2WI 微腺瘤呈高信号或等信号。垂体高度增加、上缘膨隆和冠状面 T_1WI(A)和 T_2WI(B)平扫示垂体左侧上缘隆起,垂体左侧结节呈等信号;增强扫描早期(C)正常垂体明显强化,结节呈低信号(↑);增强晚期(D)病灶强化,但仍为低信号(↑)。

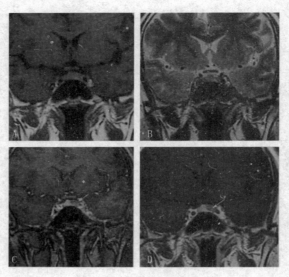

图 9-21　垂体微腺瘤

（2）垂体大腺瘤：T_1WI 和 T_2WI 示鞍内肿瘤向鞍上生长，信号强度与脑灰质相似或略低，垂体多不能显示。肿瘤坏死囊变，T_1WI 信号略高于脑脊液；肿瘤出血，T_1WI 为高信号。肿瘤向鞍上生长受鞍膈束缚致冠状面呈葫芦状，称"束腰征"（图 9-22）。视交叉常受压变扁和上移。肿瘤还可向鞍旁、蝶窦生长。

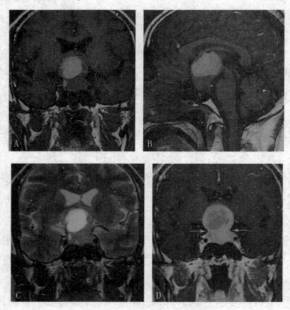

图 9-22　垂体大腺瘤

MRI 平扫鞍区见一较大肿块，T_1WI（A、B）及 T_2WI（C）均呈等信号，内见高信号出血，可见典型束腰征（C、Dt）；增强扫描（D）病灶不均匀强化。

（三）诊断与鉴别诊断

1.诊断要点　CT 与 MRI 可以诊断95％以上的垂体腺瘤。垂体大腺瘤常显示蝶鞍增大，可见鞍内向鞍外延伸的边界清楚的肿块，CT 呈略高密度，T_1WI 为等信号，T_2WI 为高信号，有明显强化。垂体微腺瘤位于垂体内，动态增强早期呈低密度和低信号，延迟强化；但弥漫性垂体微腺瘤的 MRI 及 CT 诊断均困难。

2.鉴别诊断　微腺瘤主要需与 Rathke 囊肿鉴别。大腺瘤需与下列病变鉴别：颅咽管瘤、脑膜瘤、表皮样囊肿、生殖细胞瘤、星形细胞肿瘤、动脉瘤等。

3.诊断价值比较　CT 和 MRI 对垂体大腺瘤的定位和定性诊断价值均高。MRI 能清楚显示肿瘤与大血管和相邻结构的关系，优于 CT。垂体微腺瘤的诊断主要依赖于 MRI 动态增强。

八、颅咽管瘤

颅咽管瘤（craniopharyngioma）是颅内较常见肿瘤，占原发颅内肿瘤的 2％～7％，常见于儿童，也可发生于成人，20 岁以前发病者接近半数。

（一）临床与病理

关于颅咽管瘤的组织发生，普遍接受的是胚胎残余学说，即其源于颅咽管退化过程中的残留上皮细胞；而化生学说则认为颅咽管瘤是由垂体腺细胞的鳞状上皮化生而来。颅咽管瘤可在鼻咽后壁、蝶窦、鞍内、鞍上至第三脑室前部发生，但以鞍上多见。

肿瘤小者如蚕豆，大者如鹅卵。肿瘤大多数为囊性或部分囊性。囊壁光滑，厚薄不等。囊腔呈单房或多房状，囊液黄褐色并漂浮胆固醇结晶。少数肿瘤为实性，较小、质硬，与周围粘连较紧。肿瘤主要由复层扁平上皮构成，部分上皮近似牙釉质瘤细胞。

临床表现：儿童以发育障碍、颅内压增高为主；成人以视力、视野障碍、精神异常及垂体功能低下为主。

（二）影像学表现

1.CT　肿瘤呈圆形或类圆形，少数为分叶状。CT 值变化范围大，含胆固醇多则 CT 值低，相反含钙质或蛋白质多则 CT 值高。多数肿瘤的实体部分与囊壁可见钙化。钙化形态不一，可呈沿囊壁的壳状钙化，实体肿瘤内钙化则为点状或不规则形，也可为团块样钙化（图9-23）。增强扫描实性部分可呈均匀或不均匀强化，囊壁则呈环状强化。一般无脑水肿，室间孔阻塞则出现脑积水。

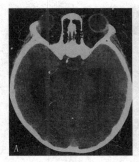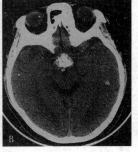

图 9-23　颅咽管瘤钙化

CT 平扫示鞍区颅咽管瘤钙化。A.呈沿囊壁的壳状钙化；B.呈团块样钙化。

2.MRI 颅咽管瘤的囊性成分信号复杂：T_1WI 可以是高、等、低或混杂信号，这与病灶内的蛋白质、胆固醇、正铁血红蛋白、钙质的含量多少有关；T_2WI 以高信号多见，但钙化可为低信号。实性成分，T_1WI 为等信号，T_2WI 为高信号。注射 Gd-DTPA 后，肿瘤实质部分呈现均匀或不均匀强化，囊壁呈环形强化（图 9-24）。视交叉多受压下移。

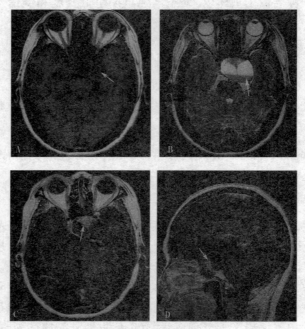

图 9-24 颅咽管瘤

MRI 平扫鞍区见一囊实性占位，实性部分 T_1WI（A）呈稍低信号（↑），T_2WI（B）呈等信号，囊性部分 T_1WI 呈明显低信号、T_2WI 呈高信号，内见液平（B）（↑）；增强后（C、D）囊壁及实性部分明显强化（↑）。

（三）诊断与鉴别诊断

1.诊断要点 ①儿童多见，常有颅内高压、视力下降、视野缺损及内分泌功能紊乱；②CT 平扫显示鞍区囊性病变，常有各种形态的钙化；③ MRI 可显示各种信号强度的鞍区占位病变，肿瘤囊壁及实性部分强化。

2.鉴别诊断 ①囊性颅咽管瘤需与表皮样囊肿、皮样囊肿、畸胎瘤、蛛网膜囊肿鉴别；②实性颅咽管瘤需与生殖细胞瘤、星形细胞肿瘤、错构瘤、巨大动脉瘤、脑膜瘤鉴别。

3.诊断价值比较 CT 和 MRI 对肿瘤定位及定性诊断均较准确，MRI 更优于 CT，但 CT 对钙化的显示优于 MRI。

九、生殖细胞瘤

生殖细胞瘤（germinoma）占原发颅内肿瘤的 0.5%～2%，好发于松果体区，其次为鞍上池、丘脑和基底核区；多见于儿童和青少年，成人少见。

（一）临床与病理

生殖细胞瘤由原始的生殖细胞衍生而来，约占松果体区肿瘤的 50%，还可见于松果体至下丘脑的中线部位,松果体区和鞍上可同时受累。生殖细胞瘤属于恶性肿瘤,可沿室管膜和脑脊液扩散的特性;由于生殖细胞瘤对放疗敏感,试验性放射治疗有效是诊断生殖细胞瘤的有力证据。临床表现根据肿瘤部位不同可以出现颅内压增高、中枢性尿崩症、内分泌紊乱,上丘受压引起双眼上视困难,下丘受压则致双耳听力丧失等。

(二)影像学表现

1.CT 平扫表现为边缘清楚、稍不规则、欠均匀的略高密度肿块,增强扫描呈均匀强化,脑室壁可出现带状或结节状强化影,提示有室管膜播散。松果体区生殖细胞瘤常伴有梗阻性脑积水。放疗后肿块内可出现低密度囊性变。

2.MRI 肿瘤 T_1WI 呈等或稍低信号,T_2WI 呈高信号,增强后明显强化,周围水肿不明显;矢状位可很好地显示肿瘤与脑室及脑干的关系(图9-25);增强扫描有助于检出经脑脊液种植的病灶。

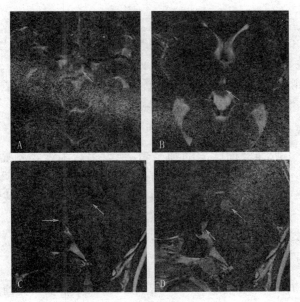

图9-25 鞍上及松果体区生殖细胞瘤

T_2WI(A、B)鞍上和松果体区均见圆形病灶,呈等信号(↑);矢状位 T_1WI(C)肿瘤呈等信号(↑);增强扫描(D)两病灶均匀性强化(↑)。

(三)诊断与鉴别诊断

生殖细胞瘤有特定的发生部位和好发年龄。当儿童松果体区和/或鞍上发现类圆形肿块时,则应考虑生殖细胞瘤可能性;试验性放射治疗是诊断生殖细胞瘤的有力佐证。松果体区生殖细胞瘤需与松果体细胞瘤、畸胎瘤、脑膜瘤相鉴别;鞍上的生殖细胞瘤则需与鞍区其他肿瘤加以区别。

MRI 较 CT 更能显示出肿瘤的确切部位、累及范围和邻近结构的变化。

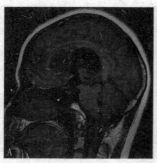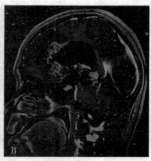

图 9-26　生殖细胞瘤的种植

　　MRI 示松果体区生殖细胞瘤种植于胼胝体周围侧脑室壁。矢状位平扫(A)松果体区见混杂低信号,胼胝体周围侧脑室壁不均匀增厚,也呈混杂低信号,矢状位增强(B)明显不均匀强化。

十、听神经瘤

　　听神经瘤(acoustic neurinoma)是最常见的脑神经肿瘤,占原发颅内肿瘤的 8%~10%,桥小脑角区肿瘤的 80%左右。男女发病比例为 1.14∶1。好发于中年人,10 岁以下罕见。听神经由延髓脑桥沟(桥延沟)至内耳门长约 1 cm,称近侧段;在内耳道内长约 1 cm,称远侧段。听神经瘤约 3/4 发生在远侧段,1/4 在近侧段。

(一)临床与病理

　　听神经瘤多起源于听神经前庭支的神经鞘,绝大多数为神经鞘瘤,起源于蜗神经者少见,为良性脑外肿瘤。肿瘤呈圆形或椭圆形,有完整包膜;血运丰富或不丰富;早期常位于内耳道内,以后长入桥小脑角池内。肿瘤长大可退变或脂肪性变,也可形成囊变,偶有肿瘤出血。

　　临床主要表现为桥小脑角综合征,即患侧听神经、面神经和三叉神经受损以及小脑症状。肿瘤压迫第四脑室,脑脊液循环受阻可出现颅内高压症状。

(二)影像学表现

　　1.CT　平扫,肿瘤位于岩骨后缘,以内耳道为中心。肿瘤多为类圆形。等密度占 50%~80%,其余为低密度、高密度和混杂密度。肿瘤周围水肿轻,出现率不足 50%。桥小脑角池闭塞,而相邻脑池扩大。50%~85%的病例可显示内耳道漏斗状扩大,部分有骨质破坏。增强扫描,肿瘤均匀或不均匀强化,也可为单环或者多环状强化。

　　2.MRI　肿瘤位于桥小脑角区,为圆形或分叶状,肿瘤长轴与听神经走行方向一致,多呈不均匀 T_1WI 低信号、T_2WI 高信号,常有囊变。MRI 可清晰显示内耳道内肿瘤。Gd-DTPA 增强检查,肿瘤实性部分明显强化,肿瘤显示更为清楚(图 9-27)。肿瘤增大可压迫第四脑室,形成梗阻性脑积水。

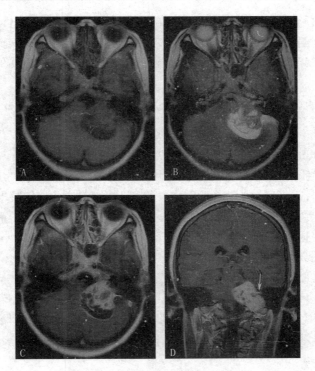

图 9-27　左侧桥小脑角区听神经瘤

MRI 平扫于左侧桥小脑角区见一不规则形占位,$T_1WI(A)$呈低信号,$T_2WI(B)$呈高信号,内见多个囊变区;增强扫描(C、D)实性部分明显强化且不均匀,肿瘤与听神经(D)相连(↑)。

(三)诊断与鉴别诊断

根据听神经瘤的特定位置和影像学表现,绝大多数可以确诊。当听神经瘤表现不典型或肿瘤较大时,有时需与桥小脑角区脑膜瘤、胆脂瘤和三叉神经瘤等鉴别。脑膜瘤有明显均匀强化,以宽基底与岩骨相连,长轴与岩骨平行;胆脂瘤无强化,无内耳道扩大;三叉神经瘤常发生于内耳道前方岩骨尖处,可有岩骨尖破坏而无内耳道扩大,常跨颅中窝和颅后窝生长。

MRI 对听神经瘤的诊断准确率高,尤其是对直径<1 cm、局限在内耳道内听神经瘤的检出。

第四节　颅脑损伤

颅脑损伤(craniocerebral injury)一般可分为头皮软组织损伤、颅骨损伤和脑实质损伤。三种损伤常合并发生,而脑实质损伤对预后影响大。早期可出现脑挫裂伤、颅内血肿、脑水肿和脑疝,晚期可出现脑积水和脑萎缩等。严重颅脑外伤时,不仅要了解颅骨损伤,更重要的是了解颅内损伤情况,并作出鉴别,因为前者一般无需手术,而较大血肿则多数应尽快手术清除。

影像学检查对颅脑损伤的诊断和预后评估具有很高价值。头颅平片简单易行,可发现颅骨骨折,但不能了解颅内情况。脑血管造影诊断价值有限,仅能显示较大血管损伤。CT

可直接显示骨折、血肿和脑挫裂伤，并能够明确病变的部位、范围和数目，已经成为首选检查方法。MRI 成像时间长、运动伪影重，许多急救设施不能进入 MRI 检查室，不适宜对危重患者进行检查。但是，MRI 对急性脑干和轴索损伤、亚急性和慢性脑损伤的显示效果优于 CT，有利于预后判断。

当伴有颈椎骨折时，应先对颈椎采取固定措施后，再行 CT、MRI 检查。

一、颅骨骨折

颅骨骨折(fracture of skull)指颅骨受暴力作用所致骨结构改变，占颅脑损伤的 15%～20%，可发生于颅骨任何部位，以顶骨最多，额骨次之。按骨折部位分为颅盖与颅底骨折；按骨折形态分为线形骨折、凹陷骨折、粉碎骨折、儿童生长性骨折（随年龄增长而骨折线增宽的骨折）；按骨折与外界是否相通分为开放性与闭合性骨折。颅骨骨折的重要性不在于颅骨骨折本身，而在于是否损伤脑膜及脑实质、脑血管和脑神经。

颅盖骨折多为线形骨折、凹陷骨折，骨折片陷入颅腔，压迫脑组织；位于大静脉窦部的凹陷骨折常并发出血，而引起颅内压增高及神经系统体征。

颅底骨折绝大多数是线形骨折，少数为凹陷骨折；按其发生部位分为颅前窝、颅中窝、颅后窝骨折。临床表现复杂，可以有失明、复视、眼球运动受限、视力下降、上睑下垂、眼球内陷、脑脊液耳漏及鼻漏、耳鼻出血、面瘫、听力下降等。

(一)影像学表现

1.X 线　线形骨折平片上显示为僵硬线条状低密度影，走向和长短各异。若骨折位置在内板与外板不一致，在平片上可显示两条邻近且平行的低密度线状影。凹陷骨折当投影的中心线切过凹入部位时，骨折片呈圆锥状凹入。3 岁以下儿童患者骨板多如乒乓球凹陷状，常无明显骨折线。粉碎性骨折，颅骨碎裂成数块，呈放射状。碎片可重叠，有的嵌入脑内，严重者有颅骨变形。对于颅底骨折和骨折引起的颅内出血、脑脊液漏，普通 X 线检查常显示不佳。

2.CT　是颅骨骨折的主要检查方法，表现为骨质的连续性中断、移位（图 9-28），还可见颅缝增宽分离；并能确定颅内血肿的位置、范围和周围的脑水肿，以及脑室变形和中线移位等情况。颅底骨折常累及孔道，从而损伤通过的神经血管，可发生鼻窦黏膜增厚、窦腔积血；前中颅底骨折多见，前颅底筛板骨折易造成脑膜撕裂，形成脑脊液鼻漏；中颅底骨折易累及视神经管、眶上裂、圆孔、卵圆孔、棘孔和破裂孔，其内脑神经、血管损伤后会引起相应的临床症状。CT 检查时应根据临床表现，重点观察以免遗漏病变。三维重组则可立体显示骨折与周围结构的关系，有利于手术治疗。

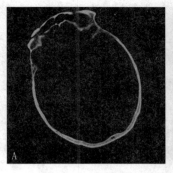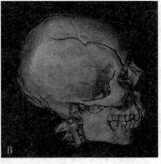

图 9-28　颅骨骨折

CT 横断面(A)及容积再现(B)显示额骨、右顶骨多发骨折。

(二)诊断与鉴别诊断

颅骨 X 线平片可发现颅盖部的骨折,但平片密度分辨力低,图像为重叠影像,对细微骨折显示困难。对颅脑外伤患者应及时进行 CT 检查以发现颅骨骨折及并存的颅内血肿的位置、范围和周围脑水肿,还可显示窦腔积血和脑脊液漏。骨折需与颅缝、血管沟、蛛网膜颗粒压迹等正常解剖结构鉴别。颅缝有特定部位,呈锯齿状,有硬化边,未闭合颅缝需与外伤时颅缝分离鉴别,正常成人颅缝间宽度不超过 2 mm,婴儿不超过 4 mm。血管沟呈条形凹痕,沿血管走行,表面光滑,有硬化边。蛛网膜颗粒压迹表现为颅骨内板局限性凹陷,颅板光滑、有硬化边,典型部位在旁矢状窦和横窦。

结合病史,CT 即可明确诊断,一般不需要 MRI 检查。

二、脑挫裂伤

脑挫裂伤(contusion and laceration of brain)是指颅脑外伤所致的脑组织器质性损伤,包括脑挫伤和脑裂伤。脑挫伤(contusion of brain)是外伤引起的皮质和深层的散发小出血灶和脑水肿;脑裂伤(laceration of brain)则是脑及软脑膜血管的断裂。两者多同时发生,称为脑挫裂伤。常由于旋转力作用所致,多发生于着力点及附近,也可发生于对冲部位,如额极和颞极下面,常并发蛛网膜下隙出血,是最常见的颅脑损伤之一。

(一)临床与病理

病理改变包括脑外伤引起的局部脑水肿、坏死、液化和多发散在小出血灶等变化,可分为三期。

1.早期　伤后数日内,脑组织以出血、水肿、坏死为主要变化。镜下显示神经细胞变性消失、髓鞘崩解脱失、星形细胞变性等。

2.中期　伤后数日至数周。逐渐出现修复性病理变化。坏死区组织液化,逐渐由瘢痕组织修复。蛛网膜因出血机化增厚,并与脑粘连。镜下显示小的病灶由胶质细胞增生修复,大的病灶由肉芽组织修复。

3.晚期　经历数月至数年。小病灶由瘢痕修复,大病灶偶尔可形成囊腔。相邻脑组织萎缩。脑膜增厚并与脑粘连。

临床表现有伤后头痛、恶心、呕吐和意识障碍,有或无神经系统定位体征及生命体征的变化,多有蛛网膜下隙出血表现。病情轻重与脑挫裂伤的部位、范围和程度直接相关。

(二)影像学表现

1.CT

(1)损伤区局部低密度改变:大小与形态不一,边缘模糊,白质区明显。约有 1/3 为多发病灶。低密度区数天至数周后,有些可以恢复至正常脑组织密度,有些进一步发展为更低密度区,提示脑组织软化。挫裂伤重并且范围大者,晚期可出现脑内囊性病灶。

(2)散在点片状出血:位于低密度区内,形态常不规则,有些可融合为较大血肿。3~7 天开始吸收,1~2 个月完全吸收或遗有低密度区。

(3)蛛网膜下隙出血:较重的脑挫裂伤常合并有蛛网膜下隙出血,表现为脑池、脑沟密度增高(图 9-29),但数天后高密度即减低、消失。

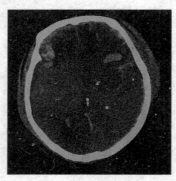

图 9-29 脑挫裂伤

CT 横断面显示双额叶多发脑挫裂伤,蛛网膜下隙出血、双额部硬膜下血肿,双侧大脑半球脑组织肿胀,左额部头皮软组织肿胀。

(4)占位及萎缩表现:挫裂伤范围越大,占位效应越明显。表现为侧脑室受压,中线结构移位,重者出现脑疝。水肿高峰期过后,占位征象逐渐减轻,后期出现脑萎缩。广泛性脑萎缩,表现为患侧半球体积变小,中线结构移向患侧;局限性脑萎缩,表现为相邻脑沟、脑池和脑室扩大,脑回变窄,蛛网膜下隙增宽。

(5)合并其他征象:如脑内血肿、脑外血肿、颅骨骨折、颅内积气等。

2.MRI 病灶信号强度变化大。脑水肿 T_1WI 为低信号,T_2WI 为高信号。点片状出血与脑出血信号变化一致。晚期,脑挫裂伤可以不留痕迹,也可以形成软化灶,T_1 和 T_2 弛豫时间延长伴有相邻部位脑萎缩。

(三)诊断与鉴别诊断

1.诊断要点 ①外伤史;②意识障碍重,时间长,有颅内压增高和局灶性脑损伤症状和体征;③CT 平扫,急性期显示脑内低密度病灶,伴有点片状高密度出血及明显占位征象;后期显示脑内软化灶伴有脑萎缩征象;④ MRI T_2WI 为高信号,T_1WI 为低信号,早期有占位征象,后期有萎缩征象。

2.诊断价值比较 CT 和 MRI 均能较好显示脑挫裂伤,对于出血部分的显示,CT 优于 MRI,对非出血部分的显示,MRI 优于 CT。

三、颅内血肿

颅脑损伤后引起颅内继发性出血,血液积聚在颅腔内达到一定体积(通常幕上出血≥20 mL,幕下出血≥10 mL),形成占位效应,产生脑组织受压和颅内压增高症状,称为颅内血肿(intracranial hematoma)。其发生率约占颅脑损伤的10%。因受伤机制不同,血肿部位、出血来源和出血量等也有所不同,临床表现也有较大差异。按血肿形成的部位不同,可分为硬膜外血肿、硬膜下血肿和脑内血肿。按其病程和血肿形成的时间不同,可分为急性、亚急性和慢性血肿。血肿常是单侧单发,也可以是双侧或单侧多发,有时可以是复合多发,即同时存在脑内、硬膜下和硬膜外血肿。

(一)硬膜外血肿

颅内出血积聚于颅骨与硬膜之间,称为硬膜外血肿(epidural hematoma),约占颅脑损伤的2%~3%,占全部颅内血肿的25%~30%,仅次于硬膜下血肿,其中急性约占85%,亚急性约占12%,慢性约占3%。

1.临床与病理　硬膜外血肿多发生于头颅直接损伤部位,常为加速性头颅伤所致,损伤局部多有骨折(约占90%),骨折线常越过脑膜中动脉或其分支,其以动脉性出血为主,也有静脉窦损伤出血或骨折处板障静脉出血。血肿常见于颞、额顶和颞顶部,也可发生于颅后窝等部位,可单发或多发,多不伴脑实质损伤。因硬膜与颅骨粘连紧密,故血肿的范围局限,形成双凸透镜形。临床表现与血肿部位相关。头外伤后原发昏迷时间较短,再度昏迷前可有中间清醒期,可有脑组织受压症状和体征,严重者出现脑疝。

2.影像学表现

(1)X线:脑血管造影根据对比剂由血管破裂处外溢,脑膜中动脉或上矢状窦及其分支受血肿压迫或推挤而离开颅骨内板,而形成局限性梭形或半月形无血管区等表现可诊断为硬膜外血肿。

(2)CT:平扫血肿表现为颅骨内板下双凸形高密度区,边界锐利,血肿范围一般不超过颅缝(图9-30)。如骨折超越颅缝,血肿也可超过颅缝。血肿密度多均匀。不均匀的血肿,早期可能与血清溢出、脑脊液或气体进入有关,后期与血块溶解有关。血块完全液化时血肿呈低密度。可见占位效应,中线结构可移位。骨窗可显示伴发骨折。血肿压迫邻近脑血管,可出现脑水肿或脑梗死,CT表现为血肿邻近脑实质局限性低密度区。怀疑大脑纵裂血肿,应用冠状面扫描。情况允许时,可以薄层扫描至颅顶,直接或者图像重组观察均有帮助。

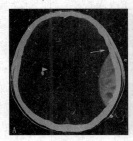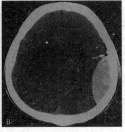

图9-30　左顶部急性硬膜外血肿

CT平扫(A、B)示左顶部颅骨内板下方梭形高密度区,边缘光滑,其前方有少量硬膜下积液(A,↑),右侧脑室体部外方见一小梗死灶(A,△);血肿前缘有一小圆形气体影(B,↑)。

（3）MRI：MRI 显示血肿形态与 CT 相似，血肿呈梭形，边界锐利。血肿信号强度变化与血肿的期龄有关：①急性期血肿：红细胞内以脱氧血红蛋白为主，T_1WI 呈等信号，T_2WI 呈低信号；②亚急性期血肿：细胞外游离正铁血红蛋白使得 T_1WI 和 T_2WI 均呈高信号；③慢性期血肿：T_1WI 信号减低，但高于脑脊液，含铁血黄素使得 T_2WI 呈明显低信号。

3.诊断与鉴别诊断

（1）诊断要点：①外伤病史；②CT 显示颅骨下双凸形高密度，边界清楚，一般不超过颅缝，可有骨折；③ MRI 显示血肿形态与 CT 相仿，急性期为等或低信号，亚急性期呈高信号。有时急性硬膜下血肿也可呈梭形，与硬膜外血肿鉴别较难，但通常硬膜外血肿范围较局限，多伴颅骨骨折，有助于区别。

（2）诊断价值比较：CT 和 MRI 均有确诊意义。对亚急性和慢性期血肿的显示，MRI 优于 CT。

（二）硬膜下血肿

颅内出血积聚于硬脑膜与蛛网膜之间的腔隙，这种情况称为硬膜下血肿（subdural hematoma）。约占颅脑损伤的 5%～6%，占全部颅内血肿的 50%～60%。根据血肿形成时间可分为急性、亚急性和慢性硬膜下血肿。

1.临床与病理　硬膜下血肿常为减速性头外伤所致，无颅骨骨折或骨折仅见于暴力部位。多为静脉、小动脉或由大脑向上矢状窦汇入的桥静脉撕裂出血。硬膜下血肿常与脑挫裂伤同时存在。血肿好发于额、额颞部，居于脑凸面硬膜与蛛网膜之间。由于蛛网膜无张力，与硬脑膜间有潜在间隙，故血肿范围较广，形状多呈新月形或半月形，甚至可覆盖整个大脑半球。

临床上，急性硬膜下血肿的病程短，症状重且迅速恶化，多数为持续性昏迷，且进行性加重，很少有中间清醒期。局灶性体征和颅内压增高症状出现早，生命体征变化明显，较早出现脑疝与去大脑强直。亚急性硬膜下血肿与急性硬膜下血肿相似，只是症状出现较晚。慢性硬膜下血肿有轻微头外伤史，经过至少 3 周时间逐渐出现颅内压增高的症状，呈慢性过程，出现类似脑内肿瘤的症状。

2.影像学表现

（1）X 线：脑血管造影可发现颅骨内板下方的无血管区，这是由于脑表面的血管及脑实质因血肿的存在，离开颅骨内板及硬膜而形成。无血管区在急性与亚急性血肿较广泛、较薄，切线位呈新月状或镰状，表现具有特征性。慢性硬膜下血肿较厚，多呈梭形或半月形。

（2）CT

1）平扫：急性硬膜下血肿表现为颅板下方新月形高密度影（图 9-31）；少数为等密度或低密度，见于贫血及大量脑脊液进入血肿内；血肿密度不均匀与血清渗出和脑脊液相混合有关。亚急性和慢性硬膜下血肿可表现为高、等、低或混杂密度；由于血块沉淀，血肿上方为低密度，下方密度逐渐升高；血肿的形态可由新月形逐步发展为双凸状，与血肿内高渗状态有关。硬膜下血肿范围广泛，不受颅缝限制，由于常合并脑挫裂伤，故占位效应显著。少数慢性硬膜下血肿，其内可形成分隔，可能是由于血肿内机化粘连所致；慢性硬膜下血肿还可以形成"盔甲脑"，即大脑由广泛的钙化壳包绕，这种征象少见。

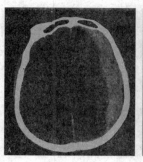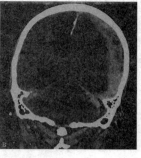

图 9-31　硬膜下血肿(急性)

CT 平扫轴位(A)及冠状位(B)示左额颞顶枕部颅骨内板下方新月形高密度影,邻近脑实质受压,脑沟变浅、消失、中线右偏;冠状位还可见左侧小脑幕下方硬膜下血肿。

2)增强扫描:可见到远离颅骨内板的皮质和静脉强化,也可见到连续或断续的线状强化的血肿包膜(由纤维组织及毛细血管构成),从而可清楚地勾画出包括等密度血肿在内的硬膜下血肿的轮廓。增强扫描适用于亚急性或慢性硬膜下血肿,特别是对诊断等密度硬膜下血肿有帮助。

等密度硬膜下血肿与脑组织密度差别不明显或者没有差别,主要表现为占位征象,同侧脑室受压,中线结构移位,甚至出现小脑幕裂孔疝。增强扫描常可借强化的皮质、脑表面静脉或血肿包膜勾画出血肿轮廓。双侧等密度硬膜下血肿由于密度变化不明显,中线结构又无显著移位,以致 CT 诊断困难。下列征象可提示诊断:①双侧侧脑室对称性变小,体部呈长条状;②双侧侧脑室前角内聚,夹角变小,呈兔耳征;③脑白质变窄塌陷,皮髓质界面内移;④皮质邻近脑沟消失。诊断困难时,可行 CT 增强扫描,必要时可行 MRI 检查。

(3)MRI:硬膜下血肿的 MRI 信号演变与硬膜外血肿相似。急性者 T_2WI 呈低信号,T_1WI 呈等信号。亚急性者 T_1WI 及 T_2WI 均可呈高信号(图 9-32)。随着时间推移,T_1WI 信号逐渐减低,但高于脑脊液,含铁血黄素使得 T_2WI 呈低信号。

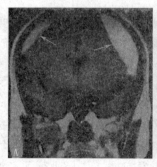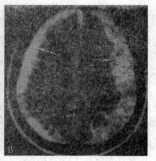

图 9-32　硬膜下血肿(亚急性)

MRI 平扫示双侧额顶部颅骨内板下方新月形异常信号,T_1WI(A)呈高信号(↑),T_2WI(B)呈不均匀高信号(↑),双侧侧脑室受压内聚,中线稍右偏。

3.诊断与鉴别诊断　根据各期硬膜下血肿的 CT 和 MRI 典型表现,一般易于诊断。有时两侧较小的慢性硬膜下血肿需与蛛网膜下隙扩大相鉴别,后者没有占位效应,脑回无受压。低密度的慢性硬膜下血肿还需与硬膜下积液鉴别,后者 CT 表现为颅骨内板下方新月形低密度区,近于脑脊液密度,MRI 信号与脑脊液相似。

对于急性硬膜下血肿,CT 和 MRI 显示效果均佳。然而,在慢性硬膜下血肿,有时 CT 显示为等密度,会给诊断带来困难;MRI 多序列成像能显示血肿的异常信号,尤其对于 CT 上表现为等密度的双侧硬膜下血肿,MRI 更有其独特的优势。

第五节 脑血管疾病

脑血管疾病是常见病和多发病,主要分为缺血性和出血性脑血管疾病,包括脑梗死、脑出血、脑动脉瘤与脑血管畸形等,影像学检查可快速、准确获得诊断。

一、脑梗死

脑梗死(cerebral infarction)是一种缺血性脑血管疾病,其发病率在脑血管病中占首位,常见的有脑大、中动脉闭塞性脑梗死和脑小动脉闭塞性脑梗死(腔隙性脑梗死)。

(一)脑大、中动脉闭塞性脑梗死

主要病因是脑的大或中等管径的动脉发生粥样硬化,继发血栓形成,导致管腔狭窄、闭塞。以大脑中动脉闭塞最多见,其次为大脑后、大脑前动脉以及小脑的主要动脉闭塞,引起病变血管供血区域的脑组织坏死。多见于 50~60 岁以上患有动脉硬化、高血压、糖尿病、高脂血症者。常于休息或睡眠时发病。

1.临床与病理 梗死发生后 4~6 小时内脑组织缺血、水肿,而后脑组织出现坏死。1~2周后脑水肿逐渐减轻,坏死脑组织液化,梗死区域出现吞噬细胞浸润,清除坏死组织;同时有胶质细胞增生和肉芽组织形成,8~10 周后形成含液体的囊腔,即软化灶。少数缺血性脑梗死在发病 24~48 小时后可因再灌注而发生梗死区域内出血,转为出血性脑梗死。临床表现依梗死部位不同而异。常见临床症状和体征包括偏瘫和偏身感觉障碍、偏盲、失语等,小脑或脑干梗死时常有共济失调、吞咽困难、呛咳等症状。

2.影像学表现

(1)X 线:脑血管造影早期可见病变血管闭塞,为特征性表现,见于 50%的病例。也可见到病变区动脉血流缓慢、循环时间延长、对比剂排空延迟、出现逆向血流或无灌注区、动静脉短路、对比剂提前进入引流静脉,以及占位征象等其他征象。

(2)CT

1)平扫:脑组织内的低密度区(图 9-33~图 9-36):脑梗死在 24 小时内,CT 检查可无阳性发现,或仅显示模糊的稍低密度区。部分病例可于早期显示动脉致密征(大脑中动脉或颈内动脉等较大动脉某一段,由于栓塞或血栓形成而密度增高);大脑中动脉闭塞的早期可出现岛带区(脑岛、最外囊和屏状核)灰、白质界面消失,此即"岛带征"。24 小时后 CT 检查可显示清楚的低密度区,特点是低密度区的范围与闭塞血管供血区域一致,同时累及皮质和髓质。低密度区的大小和形态与闭塞的血管有关:大脑中动脉主干闭塞,病灶呈三角形低密度区,基底朝向脑凸面,尖端指向第三脑室;在豆纹动脉远端的大脑中动脉闭塞,病灶多为矩形低密度区,出现基底核回避现象;大脑前动脉闭塞,表现为长条状的低密度,位于大脑镰旁;大脑后动脉闭塞,在顶叶后部及枕叶可见半圆形的低密度区,位于大脑镰旁的后部;局灶性脑皮质梗死,表现为脑回丢失。由于血管闭塞可以是多支,因此低密度的形态有时变异也

很大。脑梗死后 2~3 周,CT 扫描可出现模糊效应,即 CT 平扫病灶为等密度,分辨困难。这是因为脑水肿消失而吞噬细胞浸润,使组织密度增加,故 CT 平扫显示为等密度。脑梗死后期,坏死组织清除,可形成囊腔,CT 显示为更低密度。

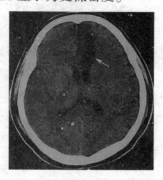

图 9-33　左侧大脑前动脉闭塞致左侧额上回脑梗死 CT 平扫
示左侧额上回长条状低密度区(↑),边界较清,有轻度占位表现

占位效应:脑梗死后 2~15 天为脑水肿高峰期,此时可有占位效应,但相对较轻,一般见于大面积梗死的病例。表现为同侧脑室受压,中线结构移位。大脑中动脉主干闭塞,偶尔可见脑疝征象。小的梗死,一般没有明显占位征象。如果占位效应超过 1 个月,应注意有无肿瘤的可能。

脑萎缩:一般在脑梗死 1 个月以后才出现,脑梗死相邻部位的脑室、脑池或脑沟扩大,患侧大脑或小脑半球变小,中线结构移向患侧,但小梗死病灶上述变化不明显。

2)增强扫描:脑梗死后可出现强化,大多数为不均匀强化,表现为脑回状、条状、环状或结节状强化,偶尔为均匀强化。梗死区域强化是由于血脑屏障破坏、新生毛细血管和血液灌注过度所致。CT 灌注成像(CTPI)对血流灌注的判断有参考意义(图 9-34),常用观察指标有脑血流量(cerebral blood flow,CBF)、脑血容量(cerebral blood volume,CBV)、平均通过时间(mean transittime,MTT)和达峰时间(time-to-peak,TTP)。

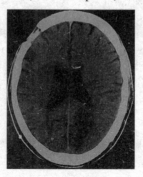

图 9-34　左侧大脑后动脉闭塞致左侧枕叶脑梗
死 CT 平扫示左侧枕叶低密度区,未见明显占位表现

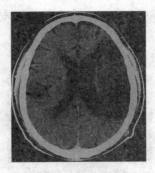

图 9-35 左侧大脑中动脉闭塞所致左侧额顶叶陈旧性脑梗死

CT 平扫示左额顶叶大片低密度区,边界清晰,密度与脑脊液相似,左侧脑室扩大,中线结构无移位。

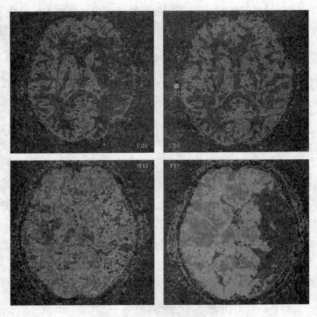

图 9-36 急性脑梗死 CT 灌注图

图像显示梗死区 CBF 和 CBV 下降,MTT 和 TTP 升高(图中蓝色代表相应灌注参数值减低,红色代表相应灌注参数值增加)。

(3)MRI 在梗死 6 小时之内,由于细胞毒性水肿,DWI 即可发现高信号;此后发生血管源性水肿、细胞死亡、髓鞘脱失、血脑屏障破坏,T_1 与 T_2 弛豫时间延长(图 9-37)。

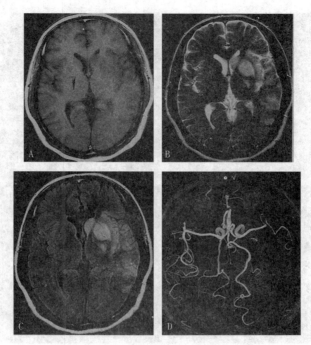

图 9-37　左侧大脑中动脉供血区脑梗死

　　MRI 平扫示左侧基底核区及颞叶异常信号灶，T_1WI（A）呈低信号，T_2WI（B）呈高信号，水抑制序列（C）仍呈高信号，病灶同时累及灰白质；脑 MRA（D）示左侧大脑中动脉分支明显减少。

　　梗死 1 天后至第 1 周末，水肿加重，占位效应明显。梗死区域仍呈 T_1WI 低信号和 T_2WI 高信号。但与以前相比（梗死第 1 天），T_1 渐渐变短，与水肿区蛋白含量升高有关。有时还可见病变动脉流空信号消失。

　　脑梗死后期，小的病灶可以消失，主要表现为局灶性脑萎缩；大的病灶形成软化灶，T_1 与 T_2 显著延长，类似脑脊液信号。

　　联合应用 DWI 和 PWI，不但能早期诊断脑梗死（图 9-38），而且可以判断脑梗死周边半暗带的存在。半暗带是指急性脑缺血后局部血流量降低，该组织恢复血供后仍可以存活的区域。DTI 可以显示脑梗死后脑白质纤维束的损害情况（图 9-39、图 9-40）。

　　通常认为当 PWI 异常信号区大于 DWI 异常信号区时，两者不匹配区域即为半暗带，但最近研究结果显示其并非完全准确。半暗带存在是可以溶栓治疗的指征之一。

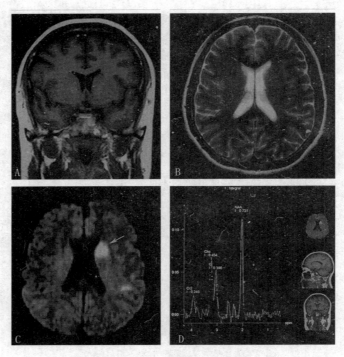

图 9-38　左基底核超急性期脑梗死

常规 MRI(A、B) 及 MRS(D) 均未见异常, DWI(C) 显示左侧基底核高信号病灶(↑)。

3.诊断与鉴别诊断

(1)诊断:脑实质内病变在 CT 上呈低密度,在 MRI 上呈 T_1WI 低信号和 T_2WI 高信号。病变范围与某一脑血管供血区域相一致,呈楔形或扇形,同时累及皮、髓质,增强扫描呈脑回状强化,为缺血性脑梗死的典型表现。急性期 CT 征象可不典型或阴性,应注意结合临床或行 MRI 检查。梗死后第 2~3 周可因模糊效应使 CT 平扫无异常发现,增强检查时大多数病例可呈脑回状强化而明确诊断。MRI 发现脑梗死比 CT 更敏感,对显示脑干、小脑的梗死更优于 CT。脑血管造影检查一般仅用于拟行溶栓治疗的病例,而不作为常规检查方法。

(2)鉴别诊断:在 CT 或 MRI 上脑梗死表现不典型时应注意与胶质瘤、转移瘤、脑脓肿及脑脱髓鞘疾病等相鉴别。脑肿瘤占位效应常较脑梗死更显著,胶质瘤多呈不规则强化,转移瘤为均匀或环形强化,均不同于脑梗死,个别鉴别困难的病例应结合临床或行动态观察。脑脓肿常呈规则的环形强化,可以鉴别。脑脱髓鞘疾病的病灶形态常更不规则,多位于侧脑室周围,呈不规则形斑片状、开环状强化或无强化,结合临床常能鉴别。

(3)诊断价值比较:①早期脑梗死(<6 小时) DWI 能显示,常规 MRI 和 CT 显示困难;②MRI显示幕下脑梗死优于 CT。

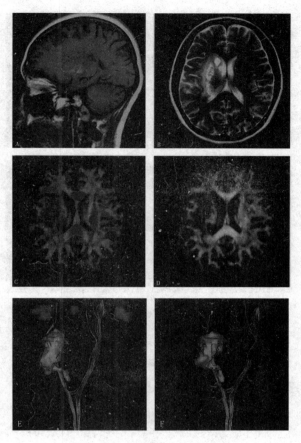

图 9-39　右侧基底核脑梗死

　　常规 MRI(A、B)显示右侧基底核病灶,DTI(C~F)显示右侧皮质脊髓束发生破坏、中断,纤维数量减少。

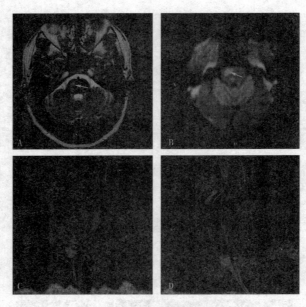

图 9-40　脑桥偏右侧脑梗死

　　常规 MRI(A)显示脑桥偏右侧病灶(↑),DWI(B)呈高信号(↑),DTI(C、D)显示同侧皮质脊髓束破坏、中断和纤维数量减少。

(二)脑小动脉闭塞性梗死(腔隙性脑梗死)

　　腔隙性梗死(lacunar infarction)是脑穿支小动脉闭塞引起的深部脑组织较小面积的缺血性坏死。主要病因是高血压和脑动脉硬化,好发部位为基底核和丘脑,也可发生于脑干、小脑等区域,可多发。

　　1.临床与病理　病理改变为局部脑组织缺血、坏死,约 1 个月形成软化灶,病灶直径 5～15 mm,大于 15 mm 者有时称为巨腔隙灶。临床表现可有轻偏瘫、偏身感觉异常等症状。梗死部位不同,临床表现各异。总体症状轻且局限,预后也好。但个别严重者可发展为多发腔隙梗死,使中枢神经系统广泛损害,病灶可进一步发展,最终导致痴呆、延髓性麻痹等。相当一部分可以没有明显的临床症状。

　　2.影像学表现

　　(1)CT:平扫基底核或丘脑区见斑点状、小片状低密度灶,边界清楚,直径为 10～15 mm,无明显占位表现,可多发。4 周左右形成脑脊液样低密度软化灶,同时可出现病灶附近脑室扩大和脑沟、脑池增宽等局部脑萎缩性变化。

　　增强扫描,梗死后 3 天～1 个月可发生均匀或不规则形斑片状强化,第 2～3 周最明显,形成软化灶后不再强化。

　　(2)MRI:病灶呈 T_1WI 低信号、T_2WI 高信号,没有占位征象(图 9-41)。MRI 对腔隙性脑梗死的检出比 CT 更敏感,能发现 CT 上难以显示的小病灶(直径<8 mm),尤其是 DWI 检查更有利于检出早期的腔隙性梗死灶。

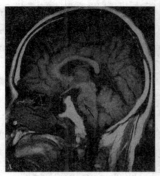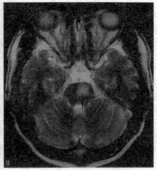

图 9-41 脑桥梗死

MRI 平扫示脑桥左侧片状异常信号区(↑),呈 T_1WI 低信号(A)、T_2WI 高信号(B),边界欠清,脑干形态无异常。

3.诊断与鉴别诊断　基底核、丘脑区或脑干小病灶,CT 呈低密度,MRI 呈 T_1WI 低信号、T_2WI 高信号,边界清楚,无明显占位表现,可多发,结合病史,可以诊断。腔隙性梗死有时需与小囊肿、血管周围间隙鉴别。

二、颅内血肿

颅内出血（intracranial hemorrhage）主要包括高血压性脑出血、动脉瘤破裂出血、脑血管畸形出血和脑梗死或脑血管栓塞后再灌注所致的出血性脑梗死等。出血可发生于脑实质内、脑室内和蛛网膜下隙,也可同时累及上述部位。年龄较大的儿童和青壮年以脑血管畸形出血多见,中年以动脉瘤破裂出血多见,而老年人则以高血压性脑出血最常见。颅内出血多起病急,病情重,仅根据临床表现常难与缺血性脑血管病相鉴别。腰椎穿刺脑脊液检查虽然能证实蛛网膜下隙出血,但对脑实质内出血的定位、定量诊断无实际帮助,且有诱发脑疝的危险,因而诊断主要依靠影像学检查。

(一)高血压性脑出血

脑出血（cerebral hemorrhage）是指非外伤性脑实质内的自发性出血,绝大多数是高血压引起动脉硬化的小血管破裂所致,也称高血压性脑出血。男女发病率相近,多见于 50 岁以上成人,冬春季易发,是中老年人常见的急性脑血管病,其病死率占脑血管病首位。

1.临床与病理　临床表现为剧烈头痛、头昏、恶心、呕吐,并逐渐出现一侧肢体无力、意识障碍等;出血部位常见于基底核、大脑半球、脑干及小脑等。脑内血肿在不同时期有不同的病理学改变:

(1)超急性期(<6 小时):血肿内红细胞完整,主要含有氧合血红蛋白,3 小时后出现灶周水肿。

(2)急性期(7~72 小时):血凝块形成,红细胞明显脱水、萎缩,棘突红细胞形成,氧合血红蛋白逐渐变为脱氧血红蛋白,灶周水肿、占位效应明显。

(3)亚急性期(3 天~2 周):亚急性早期(3~6 天)从血肿的外周向中心发展,红细胞内的脱氧血红蛋白转变为正铁血红蛋白;亚急性晚期(1~2 周)红细胞皱缩、溶解,正铁血红蛋白被释放到细胞外,血肿周围出现炎性反应,有巨噬细胞沉积,灶周水肿、占位效应减轻。

（4）慢性期（2周后）：血块周围水肿消失，反应性星形细胞增生，巨噬细胞内含有铁蛋白和含铁血黄素；坏死组织被清除，缺损部分由胶质细胞和胶原纤维形成瘢痕；血肿小可填充，血肿大则遗留囊腔，成为囊变期。血红蛋白产物可长久残留于瘢痕组织中，使该组织呈棕黄色。

2.影像学表现

（1）CT

1）急性期（包括超急性期）：脑内圆形、类圆形或不规则形高密度灶，CT值在50~80 Hu，灶周出现水肿，血肿较大者可有占位效应（图9-42A）。

2）亚急性期：血肿密度逐渐降低，灶周水肿由明显到逐步减轻；血肿周边被吸收，中央仍呈高密度，出现"融冰征"（图9-42B）；增强扫描病灶呈环形强化，呈现"靶征"。

3）慢性期：病灶呈圆形、类圆形或裂隙状低密度影，病灶大者呈囊状低密度区。

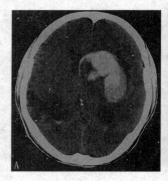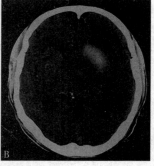

图9-42 急性、亚急性脑出血的CT表现

A.急性脑出血：左侧基底核区不规则高密度灶，灶周低密度水肿带，脑室内少量积血；B.亚急性出血：与A为同一病例，10天后复查，血肿密度逐渐降低，中央仍呈高密度，出现"融冰征"。

其他表现：①血液破入脑室，量多时将脑室填满，呈铸型；少量时出现沉淀分层，下为血液，上为脑脊液。血肿压迫室间孔、中脑导水管或第四脑室阻塞脑脊液通路，从而引发脑室扩大，甚至脑积水；②血液进入蛛网膜下隙，表现为脑沟（池）等密度或高密度影。

（2）MRI：MRI在显示出血、判定出血时间方面有独特的优势，其信号强度与血肿内成分的演变有关；可反映血肿内氧合血红蛋白（oxyhemoglobin，OxyHb）、脱氧血红蛋白（deoxy he-moglobin，DeoxyHb）、正铁血红蛋白（methemoglobin，MetHb）、含铁血黄素（hemosiderin）的演变过程。

1）超急性期：血肿内红细胞完整，含有氧合血红蛋白和类似血液的蛋白溶液，在高场强MR成像时，T_1WI呈等信号，T_2WI呈高信号；在低场强MR成像时，T_1WI可能为高信号，这可能与低场强设备对蛋白质的作用较为敏感有关。出血3小时可出现灶周水肿，血肿较大时也会出现较明显占位效应。

2）急性期：完整的红细胞内氧合血红蛋白变为脱氧血红蛋白，为顺磁性，造成局部磁场不均匀，由于磁敏感效应（susceptibility effect）加快了质子失相位，能显著缩短T_2值；血肿在T_1WI为等或略低信号，T_2WI为低信号。

3）亚急性期：早期细胞内的脱氧血红蛋白渐变为正铁血红蛋白，为顺磁性，T_1WI、T_2WI

均为周边环形高信号、病灶中心低信号或等信号；随着红细胞溶解，出现游离正铁血红蛋白，脑血肿在 T_1WI 及 T_2WI 上均为高信号(图 9-43)。

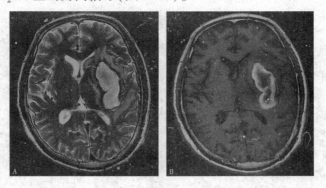

图 9-43　亚急性期脑出血的 MRI 表现

A.T_2WI 表现：左侧基底核区病灶的周边为薄层低信号，其内为高信号，病灶中心呈等或低信号，灶周有水肿，占位效应较明显；B. T_1WI 表现为环形高信号，血肿中心部位为低信号。

4)慢性期：正铁血红蛋白演变为含铁血黄素，为顺磁性物质，产生 T_2 缩短效应，血肿由游离稀释的正铁血红蛋白和周边的含铁血黄素构成，信号表现为：①T_1WI 和 T_2WI 表现为高信号血肿周围包绕一圈低信号环；②血肿充分吸收，T_1WI 和 T_2WI 均表现为斑点样不均匀略低或低信号影；③软化灶形成，T_1WI 低信号，T_2WI 高信号，周边为低信号影环绕(图 9-44)。

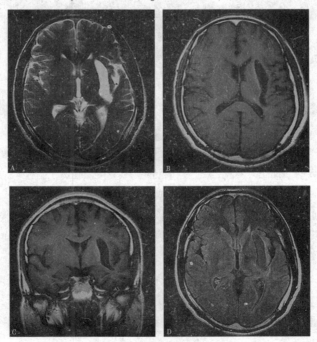

图 9-44　慢性期脑出血的 MRI 表现

A.左侧基底核区 T_2WI 高信号影，边界清楚，无灶周水肿，无占位效应；B、C. T_1WI 表现为边界清楚的低信号灶，邻近脑沟增宽，脑回变窄；D. T_2-FLAIR 呈低信号，周边为更低信号影环绕。本例为陈旧性脑出血后遗改变，形成软化灶。

　　有些高血压患者，SWI 可显示脑内微小出血灶，表现为直径 1~5 mm 大小的低信号（图9-45），而这些病灶用 CT 或 MRI 其他序列均难以显示。DWI 联合 SWI 序列诊断急性期脑出血敏感度、准确率高。

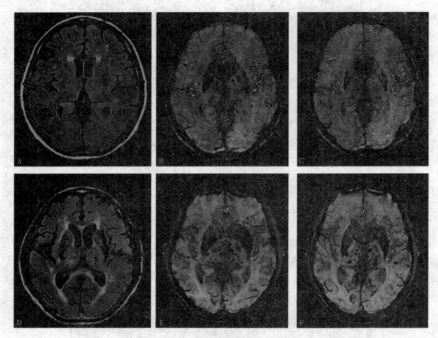

图 9-45　高血压患者脑内微小出血灶

　　SWI 检查（B、C、E、F），病灶以基底核区为主，为 1~5 mm 大小低信号，T_2-FLAIR 序列（A、D）均未能显示病灶。

　　3.诊断与鉴别诊断　高血压性脑出血多见于 50 岁以上的高血压患者，有其好发部位，CT 为高密度，MRI 信号随血肿演变而多变，结合临床较易诊断。

　　CT 是脑出血的主要检查手段，尤其在超急性期和急性期，显示直观，诊断准确率高；但吸收期血肿需与胶质瘤、脑梗死及脑脓肿等鉴别，囊变期血肿与脑梗死后遗症则很难鉴别。MRI 因其特征性信号改变对亚急性及慢性期血肿的鉴别有一定帮助。

　　高血压性脑出血与外伤性脑内血肿、动脉瘤和动静脉畸形（arteriovenous malformation，AVM）破裂形成的脑内血肿具有相似的演变规律，其辨别除外伤史外，血肿的位置对鉴别诊断有一定帮助。外伤性脑出血常与外伤着力点有关，且较浅；MRI 检查动脉瘤显示流空效应，且颅内血管瘤破裂常可见蛛网膜下隙出血；AVM 则表现为蜂窝状或蚯蚓状异常血管团，血管造影和 MRA 常可显示其引流静脉和增粗的供血动脉。SWI 对于出血中的脱氧血红蛋白、含铁血黄素成分极其敏感，能够提供出血、血管畸形及铁沉积的确切信息。

　　（二）蛛网膜下隙出血

　　蛛网膜下隙出血（subarachnoid hemorrhage，SAH）是由于颅内血管破裂，血液进入蛛网膜下隙所致。有外伤性和自发性，自发性 SAH 以颅内动脉瘤（51%）、高血压动脉硬化（15%）和 AVM（6%）最多见。以下主要叙述自发性 SAH。可发生于任何年龄，成人多发，其中 30~

40 岁年龄组发病率最高。

1.临床与病理　临床表现特点为三联征:剧烈头痛、脑膜刺激征、血性脑脊液。血液进入蛛网膜下隙后,血染脑脊液可激惹脑膜,引起无菌性脑膜炎;激惹血管可引起脑血管痉挛,使脑组织水肿,重者发生梗死、软化。随时间推移,由于阻塞蛛网膜颗粒,脑脊液回流不畅,可引起脑积水。

2.影像学表现

(1)CT:头颅 CT 平扫是临床诊断 SAH 的首选检查,SAH 的直接征象为脑沟、脑池密度增高,出血量大时呈铸型。大脑前动脉破裂,血液多积聚于视交叉池、纵裂池前部;大脑中动脉破裂,血液多积聚于一侧的外侧裂池,也可向内流;颈内动脉破裂,血液也多积聚于大脑外侧裂池;椎-基底动脉破裂血液主要积于脚间池和环池。间接征象有脑积水、脑水肿、脑梗死、脑内血肿、脑室内出血、脑疝等。使用 CTA 可对 SAH 患者进行病因学筛查。

(2)MRI:24 小时内的急性 SAH 在 T_1WI 上信号略高于脑脊液,T_2WI 信号略低于脑脊液,亚急性期可在蛛网膜下隙内出现局灶性 T_1WI 高信号影。慢性期则在 T_2WI 上出现含铁血黄素沉积形成的低信号影,较具特征性。但是常规 T_1WI 和 T_2WI 对 SAH 的敏感性较差。FLAIR 序列可抑制游离脑脊液信号,使脑沟中出血灶的显示更加清楚。SWI 序列对 SAH 显示敏感,可提高 SAH 的检出率,可作为诊断 SAH 的常规序列应用。

3.诊断与鉴别诊断　根据典型 CT 和 MRI 表现,结合头痛、脑膜刺激征和血性脑脊液三联征的临床特点,诊断 SAH 不难。当仅少量蛛网膜下隙出血时,CT 和 MRI 可无阳性发现,但腰椎穿刺脑脊液可为血性。对于急性期 SAH,CT 较 MRI 敏感,而亚急性和慢性期,则MRI 优于 CT。

三、脑血管畸形

脑血管畸形(cerebral vascular malformation)系先天性脑血管发育异常。一般分为四种基本类型:动静脉畸形(arteriovenous malformation,AVM)、毛细血管扩张症(capillary telangiectasia)海绵状血管瘤(cavernous angioma)和静脉畸形(venous malformation),其中 AVM 最多见。毛细血管扩张症一般需要病理诊断,CT 和 MRI 显示困难。

(一)动静脉畸形

AVM 可发生于任何年龄,约 72% 在 40 岁前起病,男性略多于女性。约 85% 发生于幕上,15% 发生于颅后窝,绝大多数(98%)为单发,多发者可见于 Osler-Weber-Rendu 综合征和 Wyburn-Mason 综合征。

1.临床与病理　AVM 可发生于颅内任何部位,多位于大脑半球,也可见于丘脑、基底核或脑干,直径数毫米至数厘米不等。AVM 是由粗大的供血动脉、引流静脉及畸形血管团构成,动静脉之间直接交通,无毛细血管,形成动静脉瘘,可引起盗血现象,邻近软组织因供血不足萎缩、软化。

AVM 的主要临床表现为出血、头痛和癫痫。此外尚可见颅内压增高征象、颅内血管杂音、突眼、精神症状和脑神经症状等。

2.影像学表现

(1)X 线:平片诊断价值有限。脑血管造影是诊断 AVM 最可靠、最准确的方法,典型表现为:①畸形血管团:是特征性表现,呈一团相互纠缠的迂曲扩张血管;②异常粗大的供血动脉和引流静脉：为局部血流短路的表现；③血流分流征象：对比剂随血流经畸形血管的短路大量流入静脉，血管畸形因血流量增加，显影十分清楚。

（2）CT：平扫表现为边界不清的混杂密度病灶，其中可见等或高密度点状、线状血管影及高密度钙化和低密度软化灶。无出血时病变周围无脑水肿及占位表现。周围脑组织常有脑沟增宽等脑萎缩改变。增强扫描可见点、条状血管强化影，也可显示粗大引流血管（图9-46）。少数病例平扫未见异常，增强才显示异常血管和引流血管。邻近脑室的 AVM 可突入脑室中，类似脑室内占位病变。AVM 出血位置表浅，形态不规则。出血也可进入蛛网膜下隙。出血后，畸形血管常被血肿湮没，且受到压迫而强化效果不佳；但有的病例，仍可显示强化。CTA 可准确定位病变部位、病灶大小及畸形血管的供血动脉、引流静脉。

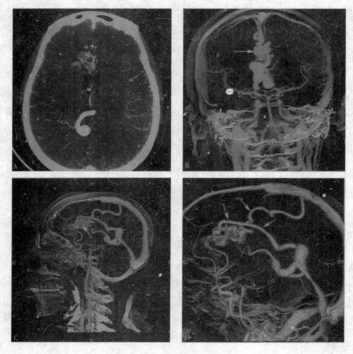

图 9-46　胼胝体 AVM

CT 增强扫描（A）和 CTA（B～D）显示胼胝体膝部和体部排列紊乱的异常血管团（B、C，↑），并可见增粗的供血动脉（D，△）和扭曲扩张的引流静脉（D，↑）。

（3）MRI：AVM 的异常血管团在 T_1WI 和 T_2WI 均表现为低或无信号区；AVM 的引流静脉由于血流缓慢，T_1WI 为低信号，T_2WI 为高信号；供血动脉表现为低或无信号区；Gd-DTPA 增强能更清楚地显示 AVM。病变区内常可见到新鲜或陈旧的局灶性出血信号，周围脑组织萎缩，其中的长 T_2 信号多为脑组织退变或胶质增生灶。MRA 可直接显示出 AVM 的供血动脉、异常血管团、引流静脉及静脉窦。SWI 表现为呈团状及索条状低信号的畸形血管团、粗大的供血动脉及引流静脉，较常规 MR 序列可发现更多的引流静脉存在，对于显示不典型、体积较小的血管畸形具有独特优势。

3.诊断与鉴别诊断　AVM 的 CT 特征性表现为脑表浅部位不规则形混杂密度病灶，增强扫描显示点状或弧线状血管影。MRI 特征性表现为毛线团状或蜂窝状血管流空影。根据上述表现,均可作出诊断。当 CT 表现不够典型或病变位置深在时,常需与脑梗死、软化灶及脑肿瘤进行鉴别。脑血管造影仍是诊断 AVM 的重要方法。但 MRI 和 CT 对颅内 AVM 的诊断有其特有的优势,它们可以显示病灶本身及其周围脑组织情况,并可反映畸形血管内血流状况,区别出血与钙化、血肿与水肿,即使是隐匿性 AVM,MRI 也常能清楚显示。对于颅后窝病灶,由于 MRI 无颅骨伪影干扰,其诊断价值明显优于 CT,但对钙化的显示 MRI 不如 CT。

(二)海绵状血管瘤

海绵状血管瘤在临床上少见,其发生率约占脑血管畸形的 7%。

1.临床与病理　海绵状血管瘤由扩张、衬有内皮细胞的窦样间隙构成,间隙排列紧密,无正常脑组织间隔,病变呈圆形或分叶状,几乎都有瘤内出血。约 80% 发生于幕上,最常见于额、颞叶深部髓质区、皮髓质交界区和基底核区,也可发生于小脑、脑干和脊髓,约 50% 病例多发。临床可无任何症状和体征,或表现为癫痫、头痛等。

2.影像学表现

(1)X 线:在进行脑血管造影检查时,脑血管造影常无异常发现,偶尔在毛细血管晚期或静脉早期病变有浅淡染色。

(2)CT:平扫表现为一边缘清楚的圆形或类圆形高密度病灶,密度可均匀一致,但多数密度不均匀。合并出血时,病灶可短时间内增大,出现明显占位征象,新鲜出血表现为病灶内均匀一致的高密度。常伴钙化,严重者可全部钙化。增强扫描无或轻度强化。

(3)MRI:在常规自旋回波序列上显示为边界清楚的混杂信号病灶,周围有完整的低信号含铁血黄素环,使病变呈爆米花状,具有特征性。增强扫描无或轻度强化。病灶内不同阶段的出血常常导致信号不均匀。病灶在 SWI 序列中显示尤为清楚,常为多发低信号灶。且对常规 MR 检查不易发现的微小病灶及伴随的脑静脉畸形的显示具有明显优势。

3.诊断与鉴别诊断　脑血管造影、CT 和 MRI 诊断海绵状血管瘤均有一定困难,但 CT 敏感性高于血管造影,可根据其结节状高密度影、周围无脑组织水肿及占位征象、钙化较明显、增强扫描无或轻度强化等作出诊断。MRI 诊断较 CT 敏感,并可帮助明确病灶内出血情况。鉴别诊断方面主要需与脑膜瘤、胶质瘤等鉴别。

(三)静脉畸形

主要包括静脉性血管瘤(venous hemangioma)和大脑大静脉畸形(malformation ofGalen-vein)。脑静脉性血管瘤较常见。大脑大静脉畸形(Galen 静脉瘤)是由于脑的大动脉和 Galen 静脉直接交通,大量血流进入 Galen 静脉,造成该静脉瘤样扩张所致。约占颅内血管畸形的 5%。

1.临床与病理

(1)静脉性血管瘤:病理上表现为大脑或小脑深部髓质内多支扩张并呈放射状排列的髓质静脉,汇入一支增粗的中央静脉,向皮质表面和静脉窦或向室管膜下引流,可同时伴有海绵状血管瘤。临床常无症状,偶因伴发的海绵状血管瘤出血引起癫痫等症状。

(2)Galen 静脉瘤:病理上分两型:一是动-静脉瘘型,即一支或多支动脉与大脑大静脉系统的深静脉间直接交通;二是 AVM 型,即丘脑或中脑 AVM 经大脑大静脉引流。两型均引起大脑大静脉显著扩张,压迫第三脑室后部,引起梗阻性脑积水。临床上动-静脉瘘型在出生时常表现为充血性心力衰竭、颅内血管杂音和脑积水;AVM 型常见于小儿,常有发育迟缓和视觉症状。两型均可出现头部血管杂音、局限性神经症状、癫痫和颅内出血所致的症状。

2.影像学表现

(1)X线:脑血管造影检查,静脉性血管瘤在动脉期、毛细血管期均无异常表现,在静脉期可见畸形的静脉血管贯穿脑实质流入静脉窦、浅静脉或深静脉。许多髓静脉呈轮辐状集中,呈所谓伞状或水母状表现,较具特征性。

Galen静脉瘤X线平片检查可显示颅内压增高征象,也可见瘤壁钙化。

(2)CT:静脉性血管瘤CT平扫可无异常表现,增强扫描可显示出有强化的点、线状髓质静脉及增粗的中央静脉影。

Galen静脉瘤的CT表现具有特征性,平扫显示四叠体池内境界清楚的圆形或三角形略高密度影,其CT值与血液相似,可有病灶边缘钙化,如供血动脉粗大,也可在平扫时显示。增强扫描病灶呈边缘清楚的均匀强化,有时可显示多支螺旋状增粗的供血动脉和引流静脉。常伴发脑积水。

(3)MRI:静脉性血管瘤MRI见扩张的髓质静脉及中央静脉可因血管流空或流入相关增强(flow-related enhancement)而显影,髓质静脉呈放射状或星芒状排列,增强扫描显示更清楚。病变血管周围可有出血信号灶。SWI可显示扩张的髓静脉及其引流静脉形成的特征性"海蛇头"征象,可作为诊断的首选检查序列。

Galen静脉瘤MRI表现为四叠体池内边界清楚的圆形或三角形信号不均匀的病灶,其中血流较快的表现为流空现象,湍流和血液淤滞表现为T_2WI呈低或等信号,T_1WI呈稍高信号,附壁血栓在T_1WI和T_2WI上均为高信号。MRA可直接显示供血动脉、扩张的大脑大静脉及引流的静脉窦。

3.诊断与鉴别诊断 静脉性血管瘤的CT表现缺乏特征性,临床不能据此确诊,但增强扫描病灶出现圆形或条形线状强化往往能提示诊断。MRI表现常具有特征性,尤其SWI常可作出明确诊断。Galen静脉瘤影像学表现较典型,根据其部位、形态,增强前后表现及脑积水表现,易于诊断。静脉性血管瘤需与脑肿瘤鉴别。较大的Galen静脉瘤需与脑膜瘤鉴别。

第十章　胸部疾病放射学诊断

第一节　肺部病变

一、肺先天性疾病

(一)肺隔离症

肺隔离症(pulmonary sequestration)为胚胎时期一部分肺组织与正常肺分离而单独发育而成,可分为肺叶内型和肺叶外型。

1.临床与病理　肺隔离症可见于各年龄组,男女发病无明显差别。多数患者无症状,常为偶然发现。如合并感染可有发热、咳嗽、咳痰、胸痛,甚至痰中带血等症状。

肺叶内型病变与邻近正常肺组织被同一脏胸膜所包裹,隔离肺组织为大小不等的囊样结构,部分为实性,与正常肺组织分界不清。囊一般不与正常支气管相通,感染时才与邻近支气管相通。囊内可有脓液,且空气可进入囊内。供血动脉多来自降主动脉,少数来自腹主动脉或其分支。静脉回流多经肺静脉,少数经下腔静脉或奇静脉。此型多见于下叶后基底段,位于脊柱旁沟,以左侧多见。

肺叶外型发生在副肺叶或副肺段,被独立的脏胸膜所包裹。病变组织多为无功能的实性肺组织,少数呈囊样改变,不易引起感染。供血动脉来自腹主动脉,静脉回流经下腔静脉、门静脉、奇静脉或半奇静脉。此型多见于肺下叶与横膈之间,偶见于膈下或纵隔内。

2.影像学表现

(1)X线肺叶内型表现为下叶后基底段圆形或椭圆形致密影,少数为分叶状或三角形,密度均匀,边缘清楚,下缘多与膈肌相连。合并感染时,病灶与邻近支气管相通,形成单发或多发含气囊腔,病灶可增大且边缘模糊,经抗感染治疗后病变可缩小,边缘变清晰,也可因纤维化而形成向外牵拉的尖角,但病变不消失。肺叶外型表现为肺下叶与横膈间的软组织密度影,通常密度均匀。

(2)CT肺叶内型表现为膈上区肺下叶基底部脊柱旁软组织密度影,密度不均,典型者呈蜂窝状,有时可见气-液平面,少数见斑点状钙化。如伴发感染,病灶可呈脓肿样改变,边缘模糊不清。肺叶外型者表现为清楚的软组织密度影,多数病灶密度均匀,少数病灶内可见多发小囊状低密度影。CT增强多数肺叶内型和少数肺叶外型病变呈不规则强化,实质部分强化明显,可显示来自体循环的供养动脉(图10-1)。

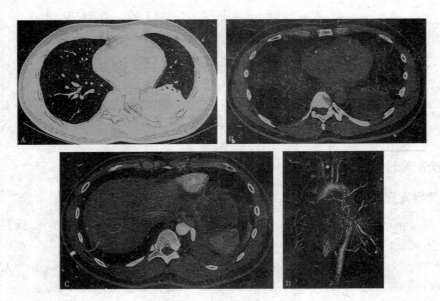

图 10-1　左下肺隔离症

A.横断位肺窗;B.横断位纵隔窗平扫;C.横断位纵隔窗增强;D.VR 图像。左下肺基底段见团片状影,边界欠清,平扫时密度不均匀,增强后可见一血管发自胸主动脉、对病变组织供血;VR 图上可清晰看到血管发自胸主动脉。

（3）MRI 肺隔离症表现为软组织肿块影,信号多不均匀,囊性区 T_1WI 上呈低信号,T_2WI 上呈高信号,实性区 T_1WI 上呈中等信号,T_2WI 上呈稍高信号。MRI 可显示病灶供血动脉的起源、病灶内血管结构及静脉引流情况。

3.诊断与鉴别诊断　肺隔离症好发于两下肺后基底段,以左下肺多见,呈三角形或类圆形,其内可见囊性结构,边缘清楚,CT 增强实质部分可强化,从而提示本病。如发现来自体循环血供则可确诊。肺隔离症继发感染时,与肺脓肿表现类似,但后者多见于上叶后段或下叶背段,很少呈囊状,结合临床病史多不难鉴别。

（二）肺动静脉瘘

肺动静脉瘘（pulmonary arterio-venous fistula）又称肺动静脉畸形,是肺部的动脉和静脉直接相通而引起的血流短路,多为先天性,其中 30%～40% 有家族性和遗传性毛细血管扩张症。

1.临床与病理　患者多无症状,常偶然发现。较大者可表现为活动后呼吸困难、心慌、气短、发绀、杵状指、胸痛及红细胞增多症等。如破裂可出现咯血。合并毛细血管扩张症时可有鼻出血、便血或血尿等症状,可见颜面、口唇、耳部和甲床血管扩张。

本病的基本病理改变是扩张的动脉经过囊壁菲薄的动脉瘤样囊腔直接与扩张的静脉相连。根据肺动静脉瘘输入血管的来源可分为两型:①肺动脉与肺静脉直接交通:为扩张的肺动脉血流直接流入扩张的肺静脉,不经过肺部毛细血管网;②体循环与肺循环的直接交通:为主动脉的分支（如支气管动脉、肋间动脉）与肺静脉直接交通。

根据肺动静脉瘘输入血管的数目可分为两型:①单纯型:输入的动脉与输出的肺静脉各1 支,交通血管呈瘤样扩张,瘤囊无分隔;②复杂型:输入的动脉与输出的静脉为多支,交通血管呈瘤样扩张,瘤囊常有分隔,可为迂曲扩张的血管,也可为相互连通的多支小血管。

2.影像学表现

(1)X线:可分为囊状肺动静脉瘘和弥漫性肺小动静脉瘘。前者表现为单发或多发结节状影,通常为单发,直径1~3 cm不等,多呈凹凸不平或浅分叶状,密度均匀,少数可见钙化,边缘光滑锐利。常可见一支或数支粗大扭曲的血管引向肺门,为输入血管。若为肋间动脉与肺静脉的交通,肋间动脉的扩张和搏动可压迫肋骨下缘产生压迹。后者表现为肺叶或肺段分布的多发葡萄状高密度影,也可仅表现为肺纹理增粗、扭曲、紊乱,甚或无阳性发现。

(2)CT:平扫表现为圆形或轻度分叶的致密影,多位于肺门附近的肺内带;部分病例可见输入的动脉血管,而增粗迂曲的引流静脉注入左心房。增强时可见病变区强化明显,供应动脉及引流静脉也更加清楚。CT增强后VR三维重组可以清晰显示供血动脉、囊状扩大的畸形血管团及引流的静脉(图10-2)。

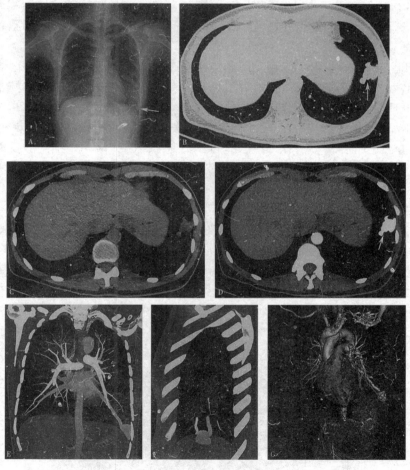

图10-2　肺动静脉瘘

A.胸部正位片;B~D.横断位肺窗、纵隔窗及增强;E、F.冠状位、矢状位增强MIP重建;G.VR三维重建。左下肺见结节状稍高密度影(↑);CT平扫可见病灶边界清晰,形态不规则,增强可见团块影明显强化,强化程度与血管一致;MIP重建图像及VR图像可见增粗的供血肺动脉、扩张迂曲的血管团及增粗的引流静脉。

（3）MRI：由于流空效应，肺动静脉瘘内的血液表现为低信号；采用梯度回波快速成像技术，其内的血液则可表现为高信号。如动静脉瘘内血流较慢，则 T_1WI 上呈中等信号，信号不均匀，T_2WI 上呈高信号。

3.诊断与鉴别诊断　囊状肺动静脉瘘表现为结节状影，有浅分叶，密度均匀，边缘清楚。CT 增强可见供血动脉及引流静脉影，MRI 呈流空信号，其影像学表现典型，诊断多无困难。弥漫性肺小动静脉瘘仅表现为肺叶或肺段分布的肺纹理增粗、紊乱时，应注意与纤维性病灶鉴别。

二、肺部炎症

（一）大叶性肺炎

大叶性肺炎（lobar pneumonia）为细菌引起的急性肺部炎症，主要致病菌为肺炎链球菌。

1.临床与病理　多见于青壮年，起病急，以突发高热、胸痛、咳铁锈色痰为临床特征。可出现叩诊浊音、语颤增强、呼吸音减弱等临床体征，有些可出现上腹痛。白细胞总数及中性粒细胞明显增高。

炎性渗出主要在肺泡，而支气管及间质很少有改变。大叶性肺炎的病理改变可分为四期：①充血期：发病后 12~24 小时为充血期，肺泡内有浆液性渗出液。渗出液中细胞不多，肺泡内仍可含气体。炎性渗液及细菌经细支气管及肺泡壁上的肺泡孔扩展到邻近肺泡而使炎症区扩大；②红色肝样变期：2~3 天后肺泡内充满大量纤维蛋白及红细胞等渗出物，使肺组织变硬，切面呈红色肝样；③灰色肝样变期：再经过 2~3 天，肺泡内红细胞减少而代之以大量的白细胞，肺组织切面呈灰色肝样；④消散期：在发病 1 周后肺泡内的纤维渗出物开始溶解而被吸收、消失，肺泡重新充气。

2.影像学表现

（1）X 线：X 线片表现与病理分期密切相关，通常 X 线征象较临床症状出现要晚。①充血期由于很多肺泡尚充气，往往无明显异常的 X 线征象；②实变期（红色及灰色肝样变期）表现为大片状均匀的致密阴影，形态与肺叶的轮廓相符合。实变肺组织内可见透亮的含气支气管影，称为空气支气管征。叶间裂一侧的病变界限清楚，其他部分的边缘模糊不清。病变多局限在肺叶的一部分或某个肺段（图 10-3）；③消散期表现为实变影密度降低，病变呈散在、大小不一的斑片状影。最后肺组织逐渐恢复正常，少数病变可因长期不吸收而演变为机化性肺炎。

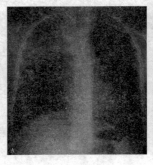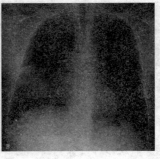

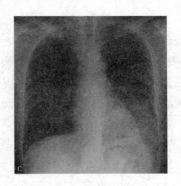

图 10-3　大叶性肺炎

A~C.胸部正位片。A.右上叶大叶性肺炎,可见空气支气管征;B.右中叶大叶性肺炎,水平裂清晰,心影右侧缘模糊;C.左下叶大叶性肺炎,左下肺大片状高密度影,边缘模糊,左心缘显示清晰。

（2）CT:实变呈大叶性或肺段性分布,其内可见空气支气管征,邻近胸膜的病变边缘平直,其余模糊;实变的肺叶体积通常无变化(图 10-4)。消散期病变呈散在、大小不一的斑片状影,进一步吸收后仅见条索状阴影或病灶完全消失。

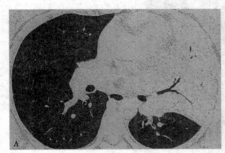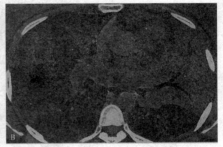

图 10-4　大叶性肺炎

A、B.CT 平扫肺窗及纵隔窗。左肺上叶实变,可见典型的"空气支气管征"。

3.诊断与鉴别诊断　大叶性肺炎临床症状较典型,实变期的影像学表现也较具特征性,所以诊断一般不难。X 线胸片上,上叶大叶性肺炎应与干酪性肺炎等鉴别,中叶大叶性肺炎应与中叶肺不张等鉴别,下叶大叶性肺炎应与胸膜炎等鉴别。

(二)支气管肺炎

支气管肺炎(bronchopneumonia),又称小叶性肺炎。病原体可为细菌或病毒,以细菌较常见。常见的致病菌为肺炎链球菌、葡萄球菌等。多见于婴幼儿及老年人。

1.临床与病理　该病临床表现较重,多有高热、咳嗽、咳痰,并伴有呼吸困难、发绀及胸痛等;肺部听诊有中、小水疱音。发生于极度衰竭的老年人时,因机体反应性低,体温可不升高,血白细胞计数也可不增多。

病变以小叶支气管为中心,经过终末支气管延及肺泡,在支气管和肺泡内产生炎性渗出物。病变范围为小叶性,呈散在性两侧分布,也可融合成片状。由于细支气管炎性充血水肿及渗出,易导致细支气管不同程度的阻塞,可出现小叶性肺气肿、小叶性或节段性不张。

2.影像学表现

（1）X线：病变多见于两下肺内、中带区域。病灶沿支气管分布，呈斑点状或斑片状密度增高影，边缘较淡且模糊不清（图10-5），病变可融合成片状或大片状。支气管炎性阻塞时可见三角形肺不张致密影，相邻肺野有代偿性肺过度充气表现。经治疗后炎症可完全吸收消散，肺部恢复正常。久不消散的可引起支气管扩张，融合成片的炎症长期不吸收可演变为机化性肺炎。

（2）CT：病灶呈弥漫散在的斑片影，典型者呈腺泡样形态，边缘模糊，或呈分散的小片状实变影（图10-6），或融合成大片状。小片状实变影的周围常伴阻塞性肺气肿或肺不张，阻塞性肺不张的邻近肺野可见代偿性肺过度充气。由于支气管炎及支气管周围炎，肺纹理显示增粗且模糊。

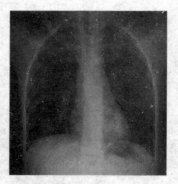

图10-5 支气管肺炎（胸部正位片）两肺野中内带沿肺纹理分布多发小斑片状模糊影，两下肺为著

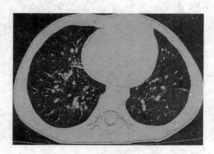

图10-6 支气管肺炎（CT肺窗）

两下肺可见散在小片状密度增高影，两肺纹理模糊不清。

3.诊断与鉴别诊断 支气管肺炎好发于两下肺的内、中带，病灶沿支气管分布，呈多发散在小的斑片状影，常合并阻塞性小叶性肺气肿或小叶肺不张，是本病较典型表现。结合临床多见于婴幼儿及年老体弱者，有相应的临床症状和体征，多可作出诊断。细菌、病毒及真菌等均可引起支气管肺炎，仅根据影像学表现难以鉴别支气管肺炎的病原体性质。

（三）支原体肺炎

支原体肺炎（mycoplasmal pneumonia）是支原体引起的以间质改变为主的肺炎。支原体由口、鼻的分泌物经空气传播，引起散发性、甚或流行性的呼吸道感染，多发生于冬春及夏秋之交。

1.临床与病理　多数患者症状较轻,有疲乏感,低热、咳嗽,有时咳少量白色黏液痰。部分患者体温可达38℃以上,有胸痛。少数重症患者有高热及呼吸困难。5岁以下儿童症状多轻微。实验室检查支原体抗体呈阳性,发病后2~3周血冷凝集试验比值升高(可达1∶64)。

支原体侵入肺内可引起支气管、细支气管黏膜及其周围间质充血、水肿,多核细胞浸润,侵入肺泡可产生浆液性渗出性炎症。病变范围可从小叶、肺段到大叶。严重的感染可引起肺实质的广泛出血和渗出。

2.影像学表现

(1)X线:病变多见于两下肺,早期主要是肺间质性炎症改变,表现为肺纹理增多及网状影。当肺泡内渗出较多时,则出现斑点状模糊影。多数呈节段性分布,少数为小斑片状影或大叶性实变影(图10-7)。典型的表现为自肺门向肺野外围伸展的大片状扇形影,其外缘逐渐变淡而消失。若病变区支气管内分泌物阻塞可有区域性肺不张,表现宽或窄的带状影。少数患者的病灶可呈分散的多发斑片状模糊影。病变多在2~3周内消失,少数治疗不及时者可发展成肺脓肿。

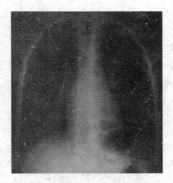

图10-7　支原体肺炎(胸部正位片)两下肺可见斑片状实变影,边缘模糊,以右下肺为著

(2)CT　早期主要表现为肺间质炎症,病变区的肺纹理增粗而模糊。由于支原体肺炎渗出性实变影较淡,CT可较清晰地显示其内的肺纹理(图10-8)。

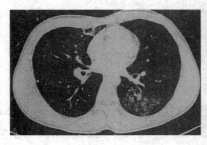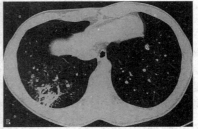

图10-8　支原体肺炎(CT肺窗)

两下肺、右中肺内侧段散在分布小片状密度增高影,边缘模糊不清。

3.诊断与鉴别诊断　根据影像学表现,结合临床症状轻、肺部体征少、白细胞计数不高和支原体抗体阳性等,诊断多不难。需与细菌性肺炎、过敏性肺炎、病毒性肺炎及继发性肺结核等鉴别。鉴别困难时,可行冷凝集试验或支原体抗体检查。

(四)间质性肺炎

间质性肺炎(interstitial pneumonia)系肺间质的炎症,病因有感染性与非感染性之分。感染性间质性肺炎可由细菌或病毒感染所致,以病毒感染多见。

1.临床与病理　除原发的急性传染病症状外,常同时出现气急、发绀、咳嗽等,体征较少。在婴幼儿,由于肺间质组织发育良好,血供丰富,肺泡弹力组织不发达,故当间质发生炎症时,呼吸急促等缺氧症状比较显著。

病理特征为炎症主要累及支气管和血管周围、肺泡间隔、肺泡壁、小叶间隔等肺间质,肺泡则很少或不被累及。肺间质内有水肿和淋巴细胞的浸润,同时炎症沿间质内的淋巴管蔓延可引起局限性淋巴管炎和淋巴结炎。终末细支气管炎可引起细支气管部分或完全性阻塞,导致局限性肺气肿或肺不张。慢性者除炎症浸润外多有不同程度的纤维结缔组织增生。

2.影像学表现

(1)X线:病变好发于两肺门区附近及肺下野。累及支气管及血管周围的间质时,可见纤细条纹状密度增高影,边界清楚或略模糊,走行僵直,可数条相互交错或两条平行;累及终末细支气管以下肺间质时,显示为短条状,相互交织成网状的密度增高影,其内可见间质增厚所构成的大小均匀而分布不均匀的小结节状密度增高影(图10-9)。有时肺野内可见广泛的细小结节状影,大小一致,分布不均。由于肺门周围间质炎症浸润,以及肺门淋巴结炎,可引起肺门影增大,密度增高,结构不清。间质性肺炎的吸收消散较肺泡炎症缓慢,在消散过程中,肺内粟粒状影先消失,然后紊乱的条纹状影逐渐减少、消失。少数病例可导致慢性肺间质纤维化或并发支气管扩张等。

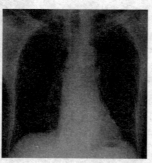

图10-9　间质性肺炎(胸部正位片)

两肺纹理紊乱,多发条索状影交织成网格状,以两下肺明显。

(2)CT:可见两侧肺野弥漫分布的网状影,以下肺野明显。HRCT可见小叶间隔增厚。部分患者可见多发弥漫分布的小片状或结节状影,边缘模糊。部分患者可见小叶肺气肿或肺不张征象。在急性间质性肺炎早期阶段,由于肺泡腔内炎症细胞浸润伴少量渗出液,肺泡内尚有一定的气体,可见磨玻璃样密度影(图10-10)。肺门和气管旁淋巴结可肿大。

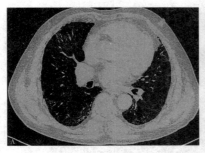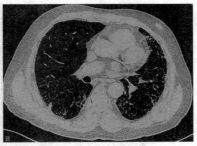

图 10-10　间质性肺炎(CT 肺窗)

　　A.早期可见斑片状磨玻璃样密度增高影,部分呈网格状;B.后期呈蜂窝状改变,以两下肺及肺外带明显。

　　3.诊断与鉴别诊断　间质性肺炎主要表现为肺纹理增多,网状及小结节状影,肺气肿,且多呈对称性,易诊断。但由于其病因很多(如结缔组织疾病、尘肺、结节病等),影像学表现相似,应注意鉴别。

(五)严重急性呼吸综合征

　　严重急性呼吸综合征(severe acute respiratory syndrome, SARS)又称传染性非典型肺炎,是由 SARS 冠状病毒引起,主要通过近距离空气飞沫和密切接触传播的一种急性呼吸道传染病。

　　1.临床与病理　首发症状多为发热,可伴胸痛和全身关节、肌肉酸痛,多有咳嗽,为干咳少痰,肺部体征不明显。

　　SARS 引起急性肺部损害的机制复杂。病理学上除有水肿、炎性细胞浸润等非特异性炎症表现外,还主要表现为肺泡上皮的大量脱落,肺泡间隔明显增宽和破坏,以及肺泡腔内渗出物的显著机化;并可见透明膜形成、间质单核细胞浸润,肺毛细血管高度扩张、充血、通透性明显增加。肺泡间隔炎性细胞浸润、肺泡腔广泛水肿积液,临床上易引起急性呼吸窘迫综合征(ARDS)。

　　2.影像学表现

　　(1)X 线:病变初期多为局灶性,表现为小片状或较大的片状磨玻璃样密度影。病灶多为单发,也可多发。进展期病变加重,早期的小片状影变为大片状、多发或弥漫性,病变由单侧肺发展为双侧,由单个肺野发展到多个肺野。病灶相当于肺叶或肺段的形态,或呈大小不一的类圆形。病灶常多发且多变,各种形态的病灶可同时存在。一般在发病 2~3 周后为恢复期,病变吸收缩小,密度逐渐减低或消失。在肺内病变吸收过程中可合并肺间质增生,部分可发展为肺间质纤维化。成人 SARS 的肺部病灶变化很快,且新旧病灶可交替及反复(图10-11)。

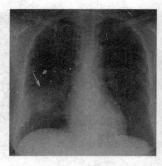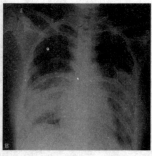

图 10-11　严重急性呼吸综合征(SARS)

A、B.胸部正位片。A 为发热后 3 天,右下肺可见团片状密度增高影,边缘模糊(↑);B 为发病后 1 周,两肺可见广泛的实变影,边界不清,以两下肺野明显。

(2)CT:可显示磨玻璃影中较细的肺血管分支、小叶间隔及小叶内间质增厚,表现为胸膜下的细线影和网状结构。磨玻璃影中如果出现较为广泛的网状影则形成"铺路石征"。密度较高的磨玻璃样密度影中则仅能显示或隐约见有较大的血管分支及明显增厚的小叶间隔。少数可见病变内有空气支气管征。

3.诊断与鉴别诊断　SARS 表现为肺野外带的小片状磨玻璃影,早期单发多见,迅速发展为多叶或两肺的弥漫性磨玻璃影或实变影,结合临床有高热、病情重、进展快等表现,实验室检查白细胞总数不增高或降低,有 SARS 患者密切接触史,以及血清学和病原学检查,多可诊断。由于 SARS 的影像学表现与肺部其他炎性病变表现有相似之处,尚需与细菌性肺炎、其他病毒性肺炎、支原体肺炎等鉴别。

(六)肺脓肿

肺脓肿(lung abscess)是多种化脓性细菌所引起的破坏性疾病。早期肺实质呈化脓性肺炎,继之发生液化坏死形成脓肿。按病程及病变演变的不同分为急性肺脓肿与慢性肺脓肿。

1.临床与病理　急性肺脓肿发病急剧,有高热、寒战、咳嗽、胸痛等症状。发病后一周左右可有大量脓痰咳出,有腥臭味,有时痰中带血。全身中毒症状较明显,有多汗或虚汗。白细胞总数显著增多。由厌氧菌引起的肺脓肿起病比较隐匿,呈亚急性或慢性发展过程,多数患者仅有低热、咳痰。慢性肺脓肿临床上以咳嗽、脓痰或脓血痰、胸痛、消瘦为主要表现,白细胞总数可无明显变化。

感染途径可为吸入性、血源性或直接蔓延,吸入性最常见。带有化脓性细菌的分泌物或异物进入终末细支气管或呼吸性支气管,细菌在其内生长和繁殖,引起炎症和坏死,然后坏死物质开始液化并穿破细支气管进入肺实质,引起肺组织坏死及反应性渗出。如坏死与支气管相通,则坏死液化物可排出,有空气进入其内而形成空洞,其周围常有较厚的炎性浸润。肺脓肿多靠近胸膜,可因肺部炎症的刺激而有少量无菌性渗液或局部胸膜受累。若急性期经有效的抗感染治疗,脓液顺利排出,空洞逐渐缩小而闭塞,周围炎症吸收消退,则可留有少许纤维索条影或薄壁空洞。若脓肿引流不畅,治疗不及时,可迁延不愈,洞壁有大量肉芽组织和纤维组织增生,当洞壁发生纤维化增生则形成慢性肺脓肿。

2.影像学表现

(1)X 线:急性化脓性炎症阶段,可见较大片状致密影,密度较均匀,边缘模糊。实变中如有坏死、液化则局部密度减低。坏死物排出后可形成空洞,空洞内壁多光滑,可见气-液平面(图 10-12)。病变好转表现为空洞内容物及气-液平面逐渐减少、消失,痊愈后可以不留痕迹,或有少量的纤维索条影。若坏死的肺组织多,肺脓肿愈合后可见患侧肺体积缩小。还可伴邻近胸膜增厚或少量胸腔积液也可因脓肿破入胸腔而引起脓胸或脓气胸。当急性肺脓肿逐渐向慢性过渡时,空洞外缘逐渐变清楚。少数空洞的引流支气管完全阻塞,致液化物滞留干涸,表现为团状致密影,其内没有或只有很小的空洞。

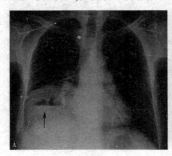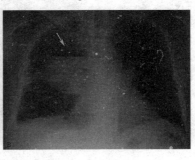

图 10-12 肺脓肿(胸部正位片)

A.右下肺见一团片状密度增高影,厚壁,下缘模糊,其内可见一宽大气-液平面(↑);B.右上肺见团片状密度增高影,上壁薄,边缘尚清,其内可见一宽大气-液平面(↑)。

(2)CT:病变早期表现为较大片状高密度影,多累及一个肺段或两个肺段的相邻部分。肺窗上病灶胸膜侧密度高而均匀,肺门侧密度多较淡且不均匀,病灶邻近叶间胸膜处可边缘清楚锐利。其内可见空气支气管征。病灶坏死液化呈低密度影,有空洞者其内可见气-液平面。新形成的空洞内壁多不规则,慢性肺脓肿洞壁增厚,内壁清楚。增强扫描可显示病灶内未坏死部分有不同程度的强化,脓肿壁可见明显的环形强化(图 10-13)。慢性肺脓肿周围可有纤维索条影和胸膜增厚,可有支气管扩张及肺气肿表现。部分可见肺门和/或纵隔淋巴结肿大。血源性肺脓肿多为两肺多发结节状或斑片状密度增高影,边缘模糊,其内液化坏死呈低密度或出现空洞。

3.诊断与鉴别诊断 在肺脓肿形成空洞之前,需与大叶性肺炎进行鉴别。后者按肺叶分布,肺脓肿则可跨叶分布,CT 增强时显示中央相对低密度和强化明显的脓肿壁,有助于肺脓肿诊断。慢性肺脓肿应与肺结核空洞、肺癌空洞鉴别。前者多无气-液面,周围常有卫星灶,同侧和/或对侧伴有结核灶;后者洞壁厚薄不均,内壁呈结节状凹凸不平,外缘可呈分叶状,常见毛刺征。多发性肺脓肿需与转移瘤鉴别。

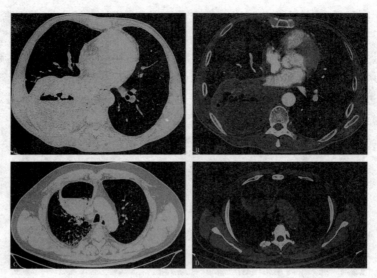

图 10-13　肺脓肿

　　A.CT(肺窗);B.CT 增强(纵隔窗),右下叶可见团块状影,壁厚,边界尚清晰,其内可见多个气-液平面,团块边缘可见强化,液化坏死区无强化;另一例患者 CT 肺窗(C)和纵隔窗(D)示右上肺团块影,边界尚清晰,壁薄,其内可见宽大气-液平面。

三、肺结核

　　肺结核(pulmonary tuberculosis)是由结核分枝杆菌在肺内引起的一种常见的慢性传染性疾病。诊断主要以临床症状、痰检、胸部 X 线或 CT 检查等为依据。X 线及 CT 检查在发现病变、鉴别诊断及动态观察方面具有重要作用。

　　临床表现与结核菌数量、毒力及机体免疫反应和变态反应状态有关,也与病变的发展阶段有关。有的可无任何临床症状,有的出现咳嗽、咯血及胸痛,有的出现明显的全身中毒症状,如低热、盗汗、乏力、食欲减退和明显消瘦等。但以上症状和体征均缺乏特征性。痰检找到结核菌或痰培养阳性及纤维支气管镜检查发现结核性病变是诊断肺结核的可靠依据。结核菌素反应阳性有助于小儿肺结核的诊断。肺结核可伴有肺外结核,如颈淋巴结、骨与关节及脑膜结核等。

　　肺内病变可分为:①渗出性病变:炎性细胞和渗出液充盈肺泡和细支气管所致,其发展过程可为好转愈合或进展恶化。病灶演变不仅与治疗有关,还取决于病菌的数量和毒力,以及患者的抵抗力。渗出性病灶可以自行缓慢地吸收或经治疗后较快地吸收,但较一般急性肺炎为慢,并可残留少许纤维化改变;②增生性病变:渗出性病灶如早期不吸收,可很快形成结核结节,即结核性肉芽组织,成为增生性病灶,该病灶则须经纤维化才能愈合;③变质性病变:渗出性病灶如迅速发展或相互融合而干酪化即形成肺段或肺叶范围内的干酪性肺炎。干酪性改变易产生液化,形成空洞,并沿支气管播散,多需钙化才能愈合。渗出性、增生性及变质性病变常同时存在于同一病灶内,且以其中某一种为主。

　　结核病分类:

　　1.原发性肺结核　包括原发综合征和胸内淋巴结结核。

　　2.血行播散性肺结核　包括急性、亚急性和慢性血行播散性肺结核。

3.继发性肺结核　包括浸润性肺结核、结核球、干酪性肺炎、慢性纤维空洞性肺结核和毁损肺。

4.气管、支气管结核　包括气管、支气管黏膜及黏膜下层的结核病。

5.结核性胸膜炎　包括干性、渗出性胸膜炎和结核性脓胸等疾病的类型。

（一）原发性肺结核

原发性肺结核（primary pulmonary tuberculosis）为机体初次感染结核菌所引起的肺结核病。最常见于儿童，少数可见于青年。

1.原发综合征　结核分枝杆菌经呼吸道吸入后，在肺实质内产生急性渗出性炎症，大小多为0.5~2 cm，这种局限性炎性实变称为原发病灶。原发病灶内的结核分枝杆菌可经淋巴管向局部淋巴结蔓延，引起结核性淋巴管炎与淋巴结炎。肺部原发灶、局部淋巴管炎和所属淋巴结炎三者合称为原发综合征（primary complex）。原发病灶可融合或扩大，甚至累及整个肺叶，其附近的胸膜如被病变所累及，则形成纤维蛋白性胸膜炎。

（1）X线：原发病灶表现为云絮状或类圆形密度增高影，也可表现为肺段或肺叶范围的片状或大片状密度增高影，边缘模糊不清，可见于肺的任何部位，多见于上叶或下叶上部靠近胸膜处。肺门或纵隔肿大淋巴结表现为突出于正常组织轮廓的结节影。自原发病灶引向肿大淋巴结的淋巴管炎，表现为一条或数条较模糊的条索状密度增高影。典型的原发综合征显示原发病灶、淋巴管炎与肿大肺门淋巴结连接在一起，形成"哑铃状"（图10-14），但这种表现在临床上并不多见。有的患者原发病灶范围较大，常可掩盖淋巴管炎及淋巴结炎。

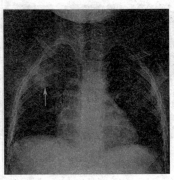

图10-14　原发综合征（胸部正位片）右上肺可见斑片状模糊影，与右肺门增大软组织影相连接，呈典型"哑铃状"（↑）

（2）CT：可清楚显示原发病灶、引流的淋巴管炎及肿大的肺门淋巴结，也易于显示肿大淋巴结压迫支气管等所引起的肺叶或肺段不张，并能敏感地发现原发病灶邻近的胸膜改变。

2.胸内淋巴结结核　原发综合征虽为原发性肺结核的典型表现，但原发病灶的病理反应一般较轻，易被吸收；由于淋巴结内干酪样坏死较严重，其吸收愈合的速度较原发病灶缓慢。当原发病灶完全吸收时，纵隔和/或肺门淋巴结肿大则成为原发性肺结核的主要表现，称为胸内淋巴结结核（tuberculosis of intrathoracic lymph node）。如淋巴结肿大伴有周围组织渗出性炎性浸润，称为炎症型；如淋巴结周围炎吸收，在淋巴结周围有一层结缔组织包绕，称为结节型。肿大淋巴结有时压迫支气管而引起肺不张，以右上叶或右中叶多见。

（1）X线：炎症型表现为从肺门向外扩展的高密度影，略呈结节状，其边缘模糊，与周围肺组织分界不清。若肿大的淋巴结隐匿于肺门影中,往往显示不清,如累及气管旁淋巴结,可见上纵隔影一侧或两侧呈弧形增宽,边缘轮廓模糊不清,以右侧较易辨认(图10-15)。数个相邻淋巴结均增大可呈分叶状或波浪状边缘。结节型表现为肺门区突出的圆形或卵圆形边界清楚的高密度影,右侧肺门多见。

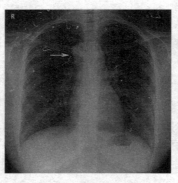

图10-15　胸内淋巴结结核(胸部正位片)右上
纵隔旁可见软组织影突向肺野,边界清晰(↑)

　　(2)CT:可显示纵隔内和/或肺门淋巴结肿大,显示淋巴结的内部结构与周围浸润情况。大部分淋巴结平扫时呈等密度影,与周围组织分界不清,增强后可出现典型的环形强化影(图10-16)。

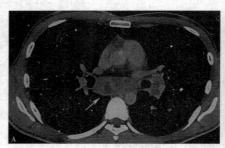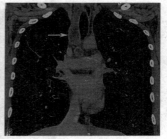

图10-16　胸内淋巴结结核

　　A.CT横轴位增强;B.CT冠状位重组。纵隔及左肺门可见软组织密度影,增强后呈环形强化,中间呈低密度液化区(↑)。

　　(3)MRI:易显示纵隔内及肺门淋巴结肿大,增生性病灶表现为中等信号的结节影,边缘清楚。增强后也可见周边环形强化影。

(二)血行播散性肺结核

　　血行播散性肺结核(hematogenous disseminated pulmonary tuberculosis)为结核分枝杆菌进入血液循环所致。可来自原发病灶、气管支气管及纵隔淋巴结结核的破溃,或泌尿生殖器官、骨关节等结核病灶的进展融解,使干酪样坏死物破溃进入血管等。根据结核分枝杆菌侵入血液循环的途径、数量、次数和机体的反应,又可分为急性粟粒型肺结核和亚急性或慢性血行播散性肺结核。

　　1.急性粟粒型肺结核　急性粟粒型肺结核(acute miliary pulmonary tuberculosis)是大量

结核分枝杆菌一次或短时间内数次侵入血液循环所引起。

（1）X 线：初期仅见肺纹理增多，约在第二周才出现典型粟粒样结节。表现为广泛均匀分布于两肺的粟粒大小的结节状密度增高影。其特点为病灶分布均匀、大小均匀和密度均匀，即"三均匀"表现（图 10-17）。由于病灶数量多且分布密集，两肺野可呈磨玻璃样改变。分布密集的粟粒样结核可将肺纹理遮盖，使正常的肺纹理不易辨认。大小一致的粟粒样致密影，其直径为 1~2 mm。境界较清楚，若为渗出性病灶则其边缘不清。晚期粟粒状密度增高影常有融合的倾向。

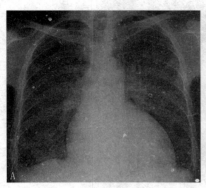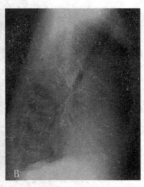

图 10-17　急性粟粒型肺结核（胸部正侧位片）

两肺野呈磨玻璃样改变，可见分布均匀、大小均匀、密度均匀的粟粒状影。

（2）CT：易显示粟粒样结节，尤其 HRCT 可清晰显示弥漫分布的粟粒性病灶，更好地显示粟粒样结节"三均匀"的特点（图 10-18）。

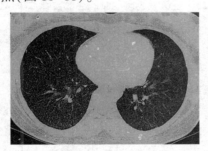

图 10-18　急性粟粒型肺结核（CT 肺窗）

两肺可见分布均匀、大小均匀、密度均匀的粟粒状影，边界清晰。

2.亚急性或慢性血行播散性肺结核　亚急性或慢性血行播散性肺结核（subacute or chronichematogenous disseminated pulmonary tuberculosis）是由于较少量的结核分枝杆菌在较长时间内多次侵入血液循环所致。

（1）X 线：病灶大小不一，从粟粒大小至直径 1 cm 左右；密度不均，渗出增生性病灶，密度较高，边缘较清楚，钙化灶密度更高，边缘锐利；分布不均，老的硬结钙化病灶大都位于肺尖和锁骨下，新的渗出增生性病灶大都位于下方。此即"三不均匀"，与急性粟粒型肺结核的"三均匀"不同。少数病例的粟粒病灶融合，产生干酪样坏死，形成空洞和支气管播散，X 线的表现更多样而复杂（图 10-19）。

（2）CT：在显示病灶分布、大小、密度方面较 X 线更加敏感，也可显示细小的钙化灶及结节的融合情况（图 10-20）。

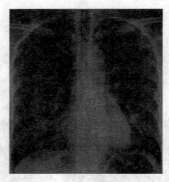

图 10-19 亚急性或慢性血行播散性肺结核（胸部正位片）

两肺透亮度降低，呈磨玻璃样表现，可见大小不一、密度不一、分布不均匀的结节影。

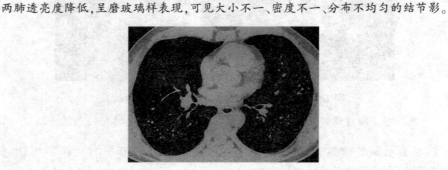

图 10-20 亚急性或慢性血行播散性肺结核（CT 肺窗）

两肺可见大小不一、密度不一、分布不均匀的粟粒状及小结节影。

（三）继发性肺结核

继发性肺结核（secondary pulmonary tuberculosis）是肺结核中最常见的类型，大多见于成人。多为静止的原发病灶重新活动，即内源性感染。偶为外源性再度感染，即结核分枝杆菌再次从外界吸入肺部，但是由于机体已产生特异性免疫力，结核菌不再引起淋巴结广泛干酪性病灶，故肺门淋巴结一般不大。病变趋向局限于肺的局部，多在肺尖、锁骨下区及下叶背段。

1.X 线　继发性肺结核的 X 线平片表现与病变性质有关。

渗出浸润为主型：病灶大多呈斑片状或云絮状，边缘模糊，好发于上叶尖后段和下叶背段，以尖后段最多见（图 10-21A）。病灶可单发或多发，局限于一侧或两侧肺尖和锁骨下区。空洞可为薄壁、张力性、干酪厚壁和纤维空洞等。其他肺野有时可见较广泛的或散在的播散灶，表现为大小不等的斑点状和斑片状影（图 10-21B）。

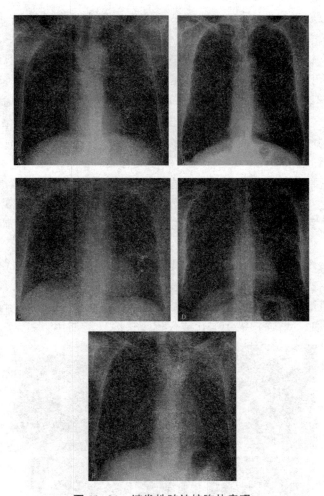

图 10-21　继发性肺结核胸片表现

A.两上肺可见斑片状模糊影,边缘模糊;B.两上肺可见斑点状、小结节状高密度影及小片状模糊影;C.右上肺见斑片状密度增高影,边缘模糊,其内可见无壁小空洞;D.左上肺可见片状模糊影,其内可见一空洞形成,壁较厚,内壁光滑;E.左上肺斑片状及条索状影,内见多发小空洞,邻近胸膜增厚,左肺门上提,左下肺纹理呈垂柳状。

干酪为主型:包括结核球和干酪性肺炎。结核球为干酪性病变被纤维组织所包围而成的球形病灶,也可因空洞的引流支气管阻塞,其内为干酪样物质所充填而成,呈圆形或椭圆形。好发于上叶尖后段与下叶背段。多为单发,少数多发,大小多为 2~3 cm。结核球轮廓较光滑,少数可呈浅分叶状;密度较高且较均匀,但其内的干酪样物质可液化并经支气管排出后形成空洞,形态不一,以厚壁多见。部分结核球内可见成层的环形或散在的斑点状钙化。近胸膜的结核球,在病灶与胸膜间有时可见索条状粘连带。结核球邻近的肺野可见散在的增生性或纤维性病灶,称为卫星病灶。干酪性肺炎为大量结核分枝杆菌经支气管侵入肺组织而迅速引起的干酪样坏死性肺炎,表现为肺段或肺叶实变,轮廓较模糊,与大叶性肺炎相似,但以上叶多见。肺叶体积常因肺组织广泛破坏而缩小。有时在同侧和/或对侧肺内,可见经支气管播散的小结节或斑片状边缘模糊阴影(图 10-21C)。

空洞为主型:以纤维厚壁空洞、广泛的纤维性病变及支气管播散病灶组成病变的主体。该型患者痰中可查出结核分枝杆菌,是结核病的主要传染源。锁骨上下区可见不规则慢性纤维空洞,周围伴有较广泛的条索状纤维性改变和散在的新老不一的病灶(图 10-21D)。在同侧和对侧肺内多可见斑点状的支气管播散病灶。由于广泛的纤维收缩,常使同侧肺门上提,肺纹理垂直向下呈垂柳状(图 10-21E),可合并支气管扩张。未被病变所累及的肺组织呈代偿性肺过度充气表现。多可见病灶邻近胸膜增厚粘连。广泛纤维化及胸膜增厚引起同侧胸廓塌陷,邻近肋间隙变窄,纵隔向患侧移位,肋膈角变钝,同时可伴有横膈幕状粘连。

2.CT　继发性肺结核 CT 表现同样与病变性质有关。

渗出浸润为主型:表现为结节状或呈不规则斑片状影,边缘模糊,密度不均匀,部分病灶内可见小空洞。增生性病灶密度较高,边缘清楚,病灶内或周围可见不规则钙化灶。浸润性病变常与纤维化并存,可伴有邻近的支气管扩张,有时也可见局限性肺气肿表现(图 10-22A)。

干酪为主型:表现为上肺大叶性实变,其内可见多个小空洞,下肺常可见沿支气管分布的播散病灶(图 10-22B、C)。结核球呈圆形或类圆形,多数密度不均,其内常可见钙化,有时可见小空洞;边缘清楚,部分可呈浅分叶状,少数可见毛刺征或胸膜凹陷征,周围常可见卫星病灶(图 10-22D、E);增强扫描无强化或仅出现边缘环形强化。

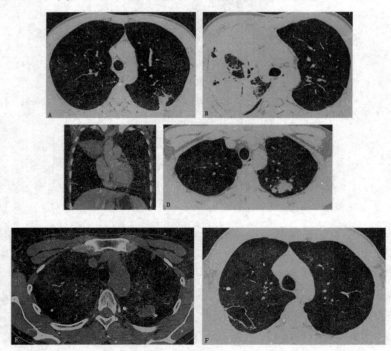

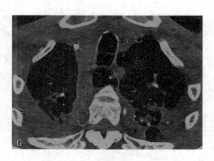

图 10-22　继发性肺结核 CT 表现

A.浸润性肺结核:左上肺见斑片状实变影,周围可见条索状及结节状影;B、C.干酪性肺结核:右上肺见大片状实变影,边界模糊,内见多发小空洞,周围可见多发小片状模糊影;D、E.结核球:右上肺见团块状影,其内可见斑片状钙化灶,周围可见卫星灶;F.右上肺见一薄壁空洞,周围见卫星灶;G.两上肺见斑片状及条索状影,内可见钙化灶,邻近胸膜增厚明显。

空洞为主型:空洞病灶周围有较多的索条状致密影,常见钙化,肺纹理粗乱扭曲,可见支气管扩张(图 10-22F)。病变同侧和对侧肺野可见新旧不一的结节状支气管播散病灶,典型者出现"树芽征"。纵隔向患侧移位,常伴明显胸膜增厚及相应部位的胸廓塌陷(图 10-22G)。

3)MRI:渗出及干酪性病变一般呈较高信号,增生病灶可呈中等信号,纤维化病灶呈低信号,钙化呈低信号。结核球在 T_1WI 及 T_2WI 上多为中等信号,如出现空洞,则为低信号。空洞为主型时肺组织大量纤维化,T_1WI 及 T_2WI 上均呈较低信号或低信号,空洞内气体呈极低信号。

(四)气管支气管结核

气管支气管结核(tracheobronchial tuberculosis,TB)是由于结核分枝杆菌侵入气管或支气管黏膜、黏膜下层、肌层及软骨而引起的,是结核病的一种特殊类型,常同时并发活动性肺结核,主要好发于青年女性,男女比例约为 1:2~1:3。其感染途径主要为:①肺结核病灶或空洞中结核分枝杆菌随患者排痰直接感染支气管黏膜;②结核分枝杆菌通过血行途径感染支气管黏膜;③结核分枝杆菌通过结核空洞向周围支气管黏膜播散;④结核性淋巴结炎穿破邻近支气管壁。

1)X 线:在病变初期可无异常表现,或仅表现为肺纹理稍增多、紊乱。随着病变进展,支气管狭窄程度加重甚至闭塞,主要表现为支气管管腔不规则性或向心性狭窄、扭曲,其远端可见肺不张、阻塞性肺炎或局限性肺气肿(图 10-23),而病变支气管肺门端无明显肿块影,沿支气管播散可出现结节影。

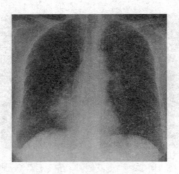

图 10-23　气管支气管结核

右中下肺近肺门区见斑片状模糊影,边界不清,周围见多发小结节状模糊影。

2)CT:可清楚地显示病变支气管的部位、累及范围、程度,以及纵隔、肺门、肺内病变。主要表现为支气管壁不规则增厚,内可见多发钙化,管腔不同程度狭窄,且病变支气管范围较广,可累及多支;增强后管壁可见较明显强化,而管腔内增厚的纤维组织和干酪样坏死无强化(图 10-24)。常合并:①阻塞性肺气肿:由于病变支气管狭窄,其远端肺组织出现过度充气,形成肺气肿,与正常肺组织分界清晰;早期可由于支气管远端内有黏液栓或干酪样物质堵塞,肺气肿组织内出现条状或指套状高密度影;②阻塞性肺炎:表现为大片状实变影,其内可见多发无壁透亮区;③阻塞性肺不张:阻塞性肺炎严重时可出现阻塞性肺不张,呈楔形肺段性实变影;④结核性支气管播散灶:表现为以小叶为中心的多发小结节影,呈"树芽征"。

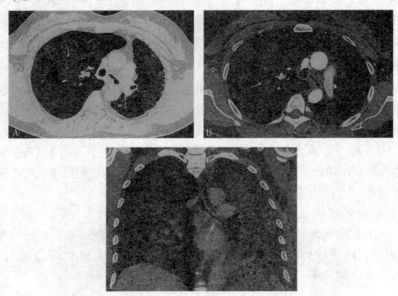

图 10-24　气管支气管结核

A、B.左主支气管壁不规则增厚,内缘凹凸不平,呈小结节状突起,管腔不同程度变窄,增强后管壁强化较明显;C.左下肺支气管壁增厚并钙化,壁内缘不光滑,管腔不规则狭窄(↑)。

(五)结核性胸膜炎

结核性胸膜炎(tuberculosis pleuritis)作为结核病的一种表现形式,可见于原发性或继发性结核。胸膜炎可与肺结核同时发生,也可单独发生。结核性胸膜炎多系邻近胸膜的肺内结核灶直接蔓延所致,也可以是弥散至胸膜的结核菌体蛋白引起的过敏反应。临床上分为干性及渗出性结核性胸膜炎,本章主要叙述渗出性结核性胸膜炎。

渗出性结核性胸膜炎多发生于初次感染的后期,此时机体对结核分枝杆菌处于高敏状态,易产生渗液,其他类型结核也可发生。多为单侧发生,液体一般为浆液性,偶为血性。胸腔积液通常为游离性,也可以为局限性。病程较长者,有大量纤维素沉着,引起胸膜增厚、粘连或钙化,也易引起包裹性胸腔积液。

1)X线:游离性胸腔积液:液体可随体位变化而在胸膜腔自由移动和分布。立位检查,少量积液时可见肋膈角变钝。中等量积液后前位胸片上,液体影越向上越淡。液体上缘呈凹面向上的弧线影,外高内低。大量积液时,整个一侧胸腔呈致密影,或仅于肺尖见到部分肺组织。患侧肋间隙增宽,纵隔向健侧移位。

肺底积液:在立位胸片似患侧横膈升高,但"膈顶"的最高点在外1/3,卧位摄片可见病变呈均匀一致性密度增高影,正常横膈清晰可见。

叶间积液:在侧位上表现为叶间裂区密度均匀的梭形致密影。

包裹性积液:切线位投照时,表现为扁丘状或半圆形均匀密度增高影,其基底紧贴胸壁内缘,内侧突向肺野,边界清楚。

2)CT:少量游离性积液表现为沿后胸壁的弧线状均匀致密影,当积液量增加时,可呈半月形(图10-25)。较大量的胸腔积液可将肺压迫向内形成不同程度的肺不张。

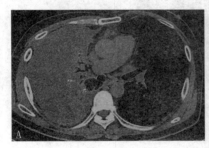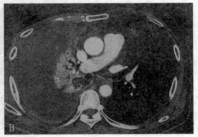

图10-25　渗出性结核性胸膜炎

A、B.CT平扫及增强:右侧胸腔可见弧形液性密度影,增强后胸膜光滑,未见软组织结节。

3)MRI:积液在T_1WI上呈低信号、中等信号或高信号影,这与积液内蛋白含量或有无出血有关:蛋白含量越高,T_1WI上信号就越高。血性胸腔积液由于亚急性期大量游离稀释的正铁血红蛋白形成,T_1WI上呈明显高信号。各种性质积液在T_2WI上均表现为高信号。

四、肺真菌病

肺真菌病是因人体抵抗力低下而真菌侵入所引起的肺部疾患。

(一)肺曲菌病

肺曲菌病(pulmonary aspergillosis)为肺部最常见的真菌病,主要致病菌为烟曲菌。在免疫功能低下患者,曲菌入侵肺部而发生肺曲菌病,可分为局限型和侵袭型。

1.临床与病理　临床症状表现多样,与吸入曲菌量有关,也与机体对曲菌发生的变态反应有关。有的无临床症状;有的起病急,有发热、咳嗽、咳痰、咯血等症状;有的起病缓慢,有低热、夜间盗汗、咳嗽、咳带血脓痰,病情时好时坏。

局限型者常继发于支气管囊肿、结核空洞等肺内空洞或空腔病灶,在曲菌的繁殖过程中,菌丝、纤维素、细胞碎屑及黏液互相混合而形成曲菌球。发生于支气管者则由于过敏反应,支气管分泌物增多,曲菌菌丝又使黏液变稠而不易排出,滞留于支气管内而形成黏液嵌塞。侵袭型者为曲菌引起的肺部炎症、化脓及肉芽肿性病变,病变范围较广泛。

2.影像学表现

(1)X线:肺曲菌病以曲菌球最具特征,表现为位于肺部空洞或空腔内的圆形或类圆形致密影,其大小多为 3~4 cm,密度较均匀,边缘较光整。曲菌球可有钙化,呈斑点状或边缘钙化。由于曲菌球体积小于空洞(腔)的内腔,因此在曲菌球与空洞(腔)壁之间可见新月形空隙,称为空气新月征(图10-26)。由于曲菌球易继发于肺结核的空洞内,故两上肺尖后段多见,洞壁多较薄。支气管黏液嵌塞多见于两肺上叶,表现为柱状致密影,沿肺段或亚肺段支气管分布,由于支气管内黏液物质的阻塞,可引起远侧肺组织的实变和不张。侵袭型曲菌病主要表现为一侧或两侧肺野的单发或多发斑片状影,也可表现为肺叶或肺段的实变影,病灶坏死可形成脓肿,少数可见空洞形成。

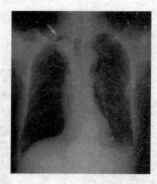

图10-26　肺曲菌病(胸部正位片)

右上肺可见一空洞,其内可见一球状影,上缘可见弧形透亮区(空气新月征,↑)。

(2)CT:表现为薄壁空洞或空腔内的孤立球形灶,边缘光滑锐利,大小数毫米至数厘米不等,通常可见空气新月征。在仰、俯卧位扫描时,曲菌球总处于近地侧(图10-27)。部分曲菌球也可表现为不规则形,其周围有气体环绕。曲菌球呈软组织密度,有时可见钙化,增强检查无强化。支气管黏液嵌塞表现为柱状致密影。侵袭型曲菌病感染早期,有的患者肺部出现结节或肿块状实变影,其周围可出现晕征(halo sign),即在结节或肿块状病灶周围可见环绕的磨玻璃样密度影,其密度介于结节(肿块)与正常肺组织之间,形似晕轮,为周围出血所致。其他表现可有小叶实变或小叶融合影,多发病灶伴空洞形成或肺门淋巴结肿大。

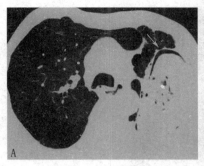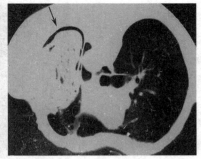

图 10-27 肺曲菌病

A.仰卧位 CT；B.俯卧位 CT。左肺可见空洞影,其内可见曲菌球,曲菌球上方可见条状低密度影(空气新月征)。

3.诊断与鉴别诊断　曲菌球为本病特征性表现,其形态规则,密度较均匀,边缘光整,具有活动性,可见空气新月征。念珠菌也可在原已存在的空腔内繁殖,形成的菌丝块可表现为类似征象。结节(肿块)的晕征对侵袭型肺曲菌病的诊断具有重要意义。肺曲菌病的支气管黏液嵌塞多见于两肺上叶,且多见于近侧支气管,有时其远侧肺组织表现为肺不张。当两肺多发球形病变时,应与血源性肺脓肿鉴别。慢性曲菌感染可形成纤维结节性病变,并可产生空洞,需与肺结核鉴别。

(二)肺隐球菌病

肺隐球菌病(pulmonary cryptococcosis)是由新型隐球菌感染所引起,呈亚急性或慢性感染。此菌为土壤、牛乳、鸽粪和水果等的腐生菌,感染途径为吸入性。除产生肺部病变之外,常侵犯脑和脑膜。

1.临床与病理　多数患者没有明显症状,可有轻度咳嗽、低热、少量黏稠痰。侵犯中枢神经系统,可引起慢性脑膜炎、脑膜脑炎,颅内压可增高。本病多见于 40~60 岁。

正常人吸入孢子,常很快被消灭,吸入孢子较多或机体抵抗力低下时才引起感染。病理改变取决于机体免疫状态。免疫功能正常者,肺内发生局灶性或广泛性的非干酪性肉芽肿,可为小肉芽肿。而免疫功能低下的患者则肺内发生炎症,肺泡腔内充满黏稠液体。病灶中心可发生坏死而形成空洞,但化脓、纤维化及钙化少见。长期接受激素、抗肿瘤药或广谱抗生素治疗的患者易发生本病。

2.影像学表现

(1)X 线:两肺出现单发或多发大小不等的斑片状、圆形或结节状炎性浸润影,边缘较清楚,有时只见支气管周围炎症。慢性肺部病灶可为孤立性小空洞,周围无炎症反应,有时可见钙化。肺门和纵隔淋巴结一般无肿大。免疫功能低下的患者或晚期病变可有播散,表现为广泛的肺实变影,甚至发生血行播散,肺内出现粟粒性病灶(图 10-28)。

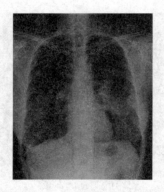

图 10-28　肺隐球菌病(胸部正位片)两肺可见多发斑片状及团片状影,边缘模糊

（2）CT:表现为两肺单发或多发的斑片状、结节状及团块状实变影,部分病灶可见空洞,典型表现者结节周围可见环形"晕征"（图 10-29）。

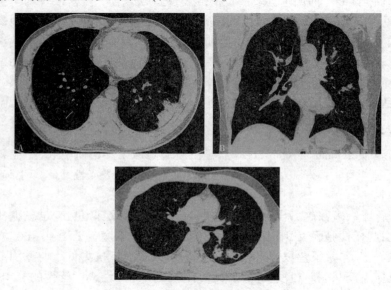

图 10-29　肺隐球菌病(胸部 CT 肺窗)

A.左下肺可见一楔形团块状影,边缘模糊,周围可见晕征;B.CT 冠状位:左上肺可见多发结节、结片状影,周围可见晕征;C.左下肺可见结节影,周围可见晕征,其中一个结节可见空洞。

3.诊断与鉴别诊断　本病影像学表现缺乏特征性,常难与其他感染性病变鉴别。因为本病较易同时侵犯中枢神经系统,故在上述肺部改变伴有脑和脑膜症状时,提示本病的可能性。若在痰中找到新型隐球菌孢子,有助于诊断。

五、肺寄生虫病

(一)血吸虫病

血吸虫病（schistosomiasis）是人体与疫区污染的水接触后感染血吸虫引起的病变。

1.临床与病理　轻者可无明显临床表现,重者可出现咳嗽、咳痰,咯血、发热、寒战、胸闷等。晚期可有腹痛、腹泻,肝大、脾大,甚至有肝硬化和腹腔积液。实验室血常规检查白细胞、嗜酸性粒细胞增多。发病后两周在粪便中可查到血吸虫卵或毛蚴。

血吸虫尾蚴从皮肤或黏膜进入体内,经静脉到达肺毛细血管。尾蚴在毛细血管内移动时,引起肺组织充血、出血、白细胞浸润。约在感染后 1 个月,虫卵进入肺内,引起肺小动脉栓塞,产生血管内膜炎及组织坏死。虫卵内毛蚴的毒素也可引起组织坏死、炎症浸润、嗜酸性脓肿及肉芽肿结节。结节可纤维化,虫卵可钙化。

2.影像学表现　X 线和 CT:①肺纹理及肺门改变:两肺纹理增多、增粗;两肺门影增大、结构不清;②结节影:为肉芽肿表现,多为 1~3 mm,也可达 5 mm 左右;结节密度不一,沿肺纹理分布,在两肺中下野中内带较多,一般在 1~2 个月内吸收;③片状影:呈斑片状或大片状影,少数可发展为不规则肿块状;④胸膜病变:部分患者可见少量胸腔积液或叶间胸膜增厚;⑤肺动脉高压:虫卵可引起肺动脉分支栓塞,导致肺动脉高压,引起左、右肺动脉与主肺动脉扩张。

3.诊断与鉴别诊断　本病的诊断根据是具有疫区污染水接触史,病变的出现与消散具有一定的规律性。血吸虫病的肺部粟粒样结节病变应与急性粟粒型肺结核、尘肺及肺转移瘤鉴别。急性粟粒型肺结核的临床症状明显,且病灶有“三均匀”的特点;尘肺有职业接触史;肺转移瘤多有原发肿瘤病史。

(二)肺吸虫病

肺吸虫病(paragonimiasis)是因生食或食入未煮熟含有肺吸虫囊蚴的螃蟹、蛤蜊或蝲蛄,导致肺吸虫幼虫在肺内生长。

1.临床与病理　一般临床症状轻微,可有咳嗽、白色黏痰,也可伴有低热、乏力与食欲减退等,有时咯血或咳果酱样痰。在痰中可查到嗜酸性粒细胞、夏柯-莱登结晶或肺吸虫卵。

肺吸虫囊蚴在肠道发育为幼虫,穿透肠壁、膈进入胸腔和肺,并在肺内发育为成虫。成虫在肺内穿行,引起组织出血,形成窟穴或隧道样腔隙。病变周围有炎性渗出,形成脓肿或包围虫体的单房或多房囊肿,也可形成结节状肉芽组织。病变可逐渐吸收缩小,也可逐渐发生纤维化或钙化。可出现渗出性胸膜炎及胸膜增厚。

2.影像学表现　X 线和 CT:①肺浸润影:为破坏出血表现,呈片状或圆形、椭圆形,密度较淡,边缘模糊,大小为 1~3 cm,多发生在中下肺野;②囊状影:在肺门周围及肺野的浸润影内可见单房或多房性囊状影,周围可见条索状影伸向邻近肺野,此为肺吸虫的特征性表现(图 10-30);③结节:呈境界清楚的圆形或椭圆形影,中心密度减低,周围有条索状影,可为单发,也可聚集成团块状;④硬结、钙化:大小不等的高密度结节状影,可呈环状、点状或片状钙化,边缘清楚;部分病灶呈纤维索条状致密影;⑤胸膜病变:少量胸腔积液与胸膜增厚较常见,也可合并心包积液。

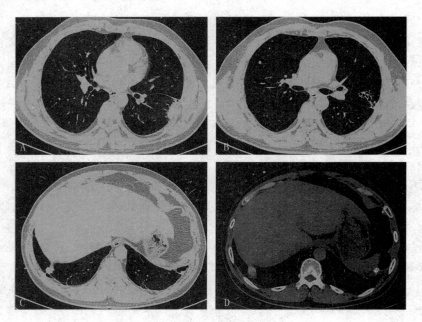

图 10-30　肺吸虫病

A.见斑片状、片状影,边缘模糊;B.见多房性囊状影,周围可见条索状影伸向邻近肺野,呈轨道征;C、D.见索条影、胸膜增厚及结节内钙化灶。

3.诊断与鉴别诊断　肺吸虫病影像学表现无特异性,与肺结核较难鉴别。如患者有食用未熟螃蟹、蛤蜊或蝲蛄史,肺吸虫皮内试验与补体结合试验阳性、痰内查到虫卵即可确诊。

(三)肺棘球病

肺棘球蚴病(pulmonary hydatid disease)也称肺包虫病,多发生于牧区,因食入犬绦虫卵污染的食物,引起犬绦虫蚴寄生在肺内所致,可分为细粒棘球蚴病和泡状棘球蚴病,其中前者占绝大多数,在此仅介绍前者。

1.临床与病理　患者一般无症状,合并感染时可有咳嗽、咳痰、咯血及胸痛。巨大囊肿者引起呼吸困难,囊肿破裂可咯出囊壁碎片;有时在痰或胸腔积液内可检出包虫毛钩或头节。囊肿感染可出现肺脓肿症状。Casoni 皮内试验和补体结合试验阳性。

包虫囊内含有毛钩和头节,胚层向囊内长出多个生发囊,其内有头节,头节脱落形成多个子囊。囊肿外囊破裂与支气管相通后,气体可进入内、外囊之间。囊内容物完全咳出则形成薄壁空腔。

2.影像学表现　X 线和 CT:肺包虫囊肿呈圆形或椭圆形囊性肿物,常位于两肺下野;常为单发,也可多发;其大小 1~10 cm 不等,密度均匀,边缘光滑清楚。少数囊肿边缘可有环形钙化。

囊肿破裂可有不同的影像学表现:①外囊破裂后,少量空气进入内、外囊之间,于囊肿上部可见新月形透亮带;②内、外囊同时破裂,囊内容物经支气管部分排出,空气进入囊内出现气-液平面;③内、外囊完全分离,内囊陷落、浮于液平面上,致气-液平面凹凸不平,称为"水上浮莲征",为包虫囊肿破裂典型影像学征象;④如囊肿破裂后,囊内容物完全咳出,则形成环形薄壁空腔,继而可完全闭合;⑤当囊肿部分破裂后继发感染,部分囊壁边缘变模糊,或呈片状影,失去原来形态;⑥靠近肺表面的囊肿破入胸腔,可形成气胸、液气胸。

3.诊断与鉴别诊断　肺细粒棘球蚴病为囊性病变,边缘光滑,CT 增强扫描无强化,表现无特征,难与其他肺囊性病变鉴别;但囊肿破裂后的表现具有特征性,常可提示诊断。有牧区居住和与家畜接触史,包虫皮肤试验与补体结合试验阳性可有助诊断。

六、肺肿瘤

肺肿瘤根据其起源和性质,可分为肺原发肿瘤与肺转移瘤。

(一)肺部恶性肿瘤

1.肺癌(lung cancer)　肺癌是肺内最常见的原发性恶性肿瘤,起源于支气管及肺实质,近年来已经成为癌症死亡的主要原因。

(1)临床与病理:肺癌早期多无症状,发展到一定阶段可出现咯血、刺激性咳嗽、胸痛,间断性痰中带少量鲜血是肺癌的重要临床表现。部分患者可无任何临床症状而在胸部影像学检查时偶然发现。当肿瘤发生转移后,出现相应的临床症状和体征。

根据肺癌的发病部位,分为中央型、周围型和弥漫型。根据肺癌的组织发生,分为鳞状上皮癌(鳞癌)、腺癌、鳞腺癌、大细胞癌、小细胞癌、类癌等。

中央型肺癌是指发生于肺段或肺段以上支气管的肺癌,主要为鳞癌、小细胞癌、大细胞癌及类癌,少数为腺癌。其生长方式有管内型、管壁型及管外型,可单独或同时存在。肿瘤生长使支气管狭窄或阻塞,可引起阻塞性肺气肿、阻塞性肺炎及阻塞性肺不张等继发改变。

周围型肺癌是指发生于肺段以下支气管的肺癌,组织学类型以肺腺癌多见,也可见鳞癌、小细胞癌、大细胞癌及类癌。肿瘤内可形成瘢痕或坏死,坏死物经支气管排出后形成空洞者称空洞型肺癌。肺上沟瘤特指发生在肺尖部的周围型肺癌,又称为肺尖癌。

弥漫型肺癌是指肿瘤在肺内弥漫性分布,以肺腺癌多见。其中,多发结节型为癌组织沿淋巴管蔓延,呈多发粟粒样结节灶;肺炎型为癌组织沿肺泡壁蔓延,呈单叶或多叶肺炎样实变。

肺癌常见的转移部位有肺门及纵隔淋巴结。肿瘤血行转移在肺内形成多发结节,转移至胸膜引起胸腔积液和胸膜结节,转移至胸壁引起胸壁肿块及肋骨破坏,转移至心包引起心包积液。肺癌在肺外的常见转移部位是脑、肝脏、肾上腺和骨骼等。

(2)影像学表现

1)中央型肺癌

X 线　A.直接征象:小癌灶在胸片上可无任何异常。肿瘤增大后可出现肺门区边界较清的不规则软组织肿块影,为肺癌的直接征象或瘤体与肺门淋巴结的融合影。

B.间接征象:当癌灶局限于支气管内时,阻塞性肺气肿可为最早的间接征象,表现为肺叶体积增大,透亮度增加,肺纹理稀疏,纵隔、横膈及叶间裂移位。阻塞性肺炎为局限性斑片状影或肺段、肺叶实变影。支气管完全阻塞时发生肺不张,可发生于一个肺段、肺叶或一侧肺,其体积缩小、密度增高,周围结构向病变处移位。右上叶不张时,肺叶体积缩小,水平裂上移,呈凹面向下,其与肺门肿块的下缘相连,形成反置或横置的"S"状,称为"反 S 征"或"横 S 征"(图 10-31)。

阻塞性支气管扩张伴黏液栓时可表现为带状或条状致密影,有时呈指套状表现,称为"指套征"。

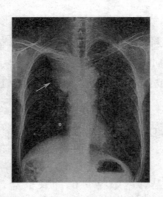

图 10-31 右上肺中央型肺癌正位胸片上,右上叶肺不张与肺门肿块下缘相连,呈"反 S 征"(↑)

C.转移征象:转移到邻近的肺门淋巴结引起肺门影增大。纵隔淋巴结转移引起纵隔影增宽。左侧喉返神经受侵可出现声音嘶哑;膈神经受侵可导致横膈矛盾运动。其他转移表现包括肺内结节、胸腔积液、肋骨破坏及心包积液等。

CT A.直接征象:当肿瘤局限于支气管内时,薄层 CT 或 HRCT 可见支气管壁不规则增厚及腔内、外结节,引起支气管狭窄甚至截断,范围较局限,管腔形态不规则,狭窄段常呈楔形。当病变进展时可见肺门肿块,多平面重组(MPR)及三维容积重组能够显示肿瘤的部位、范围及狭窄远端的情况(图 10-32)。支气管仿真内镜可显示支气管内病变的表面。

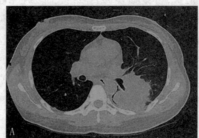
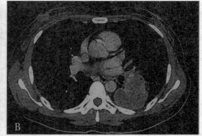
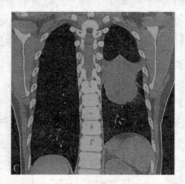

图 10-32 左下肺中央型肺癌

A.CT 平扫肺窗轴位示左下肺肿块影,左肺下叶支气管局部截断;B.CT 增强扫描纵隔窗轴位示左下肺肿块不均匀强化,其内可见小片状无强化坏死区;C.CT 平扫肺窗冠状位重组像在左下肺肿块周围可见胸膜粘连、牵拉。

B.间接征象:阻塞性肺气肿表现为肺叶范围的密度减低区;阻塞性肺炎表现为小片状、

肺段或肺叶实变影,肺体积常缩小,可合并支气管血管束增粗、模糊;阻塞性肺不张可见肺门区肿块影突出于肺不张的外缘。增强扫描可见肺不张内的肿块轮廓,且可显示肺不张内条状或结节状低密度影,为支气管腔内潴留的不强化黏液,即"黏液支气管征"。阻塞性支气管扩张可表现为柱状或带状略高密度的"指套征"。

C.转移征象:胸内淋巴结转移引起肺门及纵隔淋巴结肿大,以气管隆痊下、主动脉弓旁、上腔静脉后、主肺动脉窗、气管旁及两肺门区淋巴结多见,增强扫描显示更为明显,可显示邻近结构的侵犯,如肺静脉、上腔静脉内瘤栓等。

MRI 当癌灶较大时,MRI 平扫即可显示肿块的形态、大小、信号,以及支气管狭窄等征象,还可显示邻近支气管、血管受累及纵隔淋巴结肿大等征象,有助于临床分期。

2)周围型肺癌

X 线 A.形态与密度:2 cm 以下者多为结节状影,也可为小片状磨玻璃影。较大者多呈分叶状(图 10-33A),密度较均匀,也可形成厚薄不均的厚壁空洞,内壁不规则。

B.边缘与邻近结构:多数癌灶边缘毛糙,少数可边缘清楚光滑。常有胸膜凹陷征,表现为肿瘤与胸膜间的线形或幕状影;肿瘤侵犯支气管引起阻塞性肺炎,表现为肿瘤周围的斑片状阴影;侵犯邻近的胸膜时可出现局部胸膜增厚。

C.侵袭与转移:肺尖癌易侵犯邻近结构,常引起 1~3 胸椎及肋骨破坏;转移者常表现为肺内多发结节或弥漫粟粒样结节影;癌性淋巴管炎表现为局部的网状及小结节状影。其他类型转移可见肺门和纵隔淋巴结肿大、胸腔积液、胸膜结节、心包积液及骨转移等。

CT A.形态与密度:可呈类圆形或不规则形(图 10-33B),表现为实性结节、部分实性结节或磨玻璃结节(GGN)。GGN 多见于贴壁生长为主的肺腺癌,肿瘤细胞沿肺泡壁生长,内可见血管影;但 GGN 也可为癌前病变如非典型腺瘤样增生(AAH)等其他良性病变;如 GGN 形态不规则伴小泡征、空气支气管征或薄壁囊腔时,多提示为肺腺癌可能;部分实性结节则恶性比例增高;直径 5 mm 以下实性结节绝大多数为良性。增强扫描后实性癌灶的 CT 值增加 15~80 Hu,呈均匀或不均匀强化。

B.边缘与邻近结构:多数边缘较清楚,多伴有分叶征与毛刺征(图 10-33B、图 10-34);靠近胸膜或叶间裂者可出现胸膜凹陷征,呈线形或三角形影,结节或肿块相应部位可形成明显凹陷(图 10-34);靠近肺门附近者可见肿瘤周围的肺血管向病灶集中,成为血管集束征。

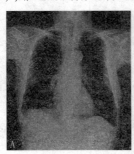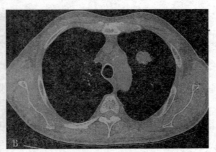

图 10-33 左上肺周围型肺癌

A.正位胸片示左上肺肿块影,边缘呈分叶状;B.CT 平扫肺窗轴位示分叶状肿块,边缘毛糙,可见"毛刺征"。

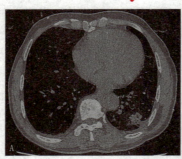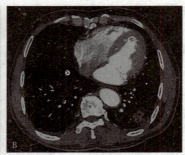

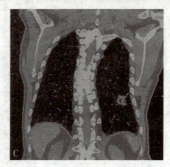

图10-34　左下肺周围型肺癌

A.CT平扫肺窗轴位示左下肺肿块影,边缘毛糙,可见胸膜凹陷,内可见空气支气管征;B.CT增强扫描纵隔窗轴位示肿块不均匀强化;C.CT平扫肺窗冠状位重组像在肿块周围可见"毛刺征"及胸膜牵拉。

C.侵袭与转移:肺上沟瘤易引起肺尖胸膜和邻近肋骨及胸椎侵犯和破坏。肺内血行转移可形成多发结节或肿块影。侵犯淋巴道可形成癌性淋巴管炎,表现为支气管血管束增粗,可见小结节及不规则细线、网状影。淋巴结转移引起肺门及纵隔淋巴结肿大。胸膜转移表现为胸膜结节和胸腔积液。

MRI　肺上沟瘤的冠状及矢状面成像有助于判定臂丛神经受侵,横断面则用于检查脊椎受侵及肿瘤向椎间孔延伸的形态。MRI有助于判断肺门及纵隔淋巴结肿大和肺血管受侵。

3)弥漫型肺癌

X线:表现为两肺多发弥漫分布的结节或斑片状影,也可呈两肺多发的肺段、肺叶范围的实变影。结节的大小为粟粒大小至3 cm不等,以两肺中下部分布较多。

CT:显示两肺弥漫分布的粟粒性结节更为敏感和清晰;如出现肺段、肺叶实变影,其内可见空气支气管征,特点是不规则狭窄、扭曲及僵硬感,细小分支消失截断;病变内或周边还可见大小不一的小气腔或蜂窝影。增强扫描在实变影中可出现血管强化影,称"血管造影征"。

(3)诊断与鉴别诊断

1)中央型肺癌:支气管壁增厚,可合并支气管腔内结节及腔外肿块,即肺门区肿块是诊断的重要依据。需与支气管结核鉴别,后者支气管壁不规则增厚,管腔狭窄范围较长。阻塞性肺炎应与普通肺炎或肺结核鉴别。阻塞性肺不张应与其他原因引起的肺不张鉴别。

2)周围型肺癌:典型者可见毛刺征、分叶征、胸膜凹陷征、血管集束征及小泡征等。需与肺结核球、错构瘤和炎性肌成纤维细胞瘤鉴别。GGN 表现的周围型肺癌需与 AAH 和局灶性肺炎鉴别,部分表现为实性结节的肺癌需与肺炎等鉴别。

3)弥漫型肺癌:当表现为两肺多发斑片影及肺叶、肺段实变时,与肺炎鉴别困难。如病变经抗感染治疗不吸收,且有淋巴结肿大,应考虑该类型肺癌可能,可行穿刺活检确定诊断。

2.其他恶性肿瘤　包括癌肉瘤、恶性间叶组织肿瘤及肺原发恶性淋巴瘤等,其发病率均远小于肺癌。以下主要讨论癌肉瘤及纤维肉瘤。

1)癌肉瘤

临床与病理:由恶性上皮成分和间叶成分共同组成。平均发病年龄为 60 岁,男性多于女性。主要临床症状为咳嗽、抨血、呼吸困难、胸痛。

影像学表现:可分为中央型与周围型,后者多见。呈体积较大的软组织肿块影,大于 5 cm 者中央常有坏死空洞,常侵犯胸壁及胸膜,钙化少见。增强扫描瘤周呈不规则斑片状或环形强化,中央区域强化不明显。其恶性程度高,常发生远处转移及短期随访肿块明显增大。

诊断与鉴别诊断:影像学表现无特异性,确诊需病理检查。需与肺癌及其他恶性间叶肿瘤鉴别。CT 上发现肺野周围、胸膜下较大的边缘清楚、密度均匀或欠均匀肿块,且年龄较大、增强后呈不均匀强化者应考虑本病可能。

2)纤维肉瘤

临床与病理:多见于青壮年,男性好发。可来源于肺实质、支气管壁及血管的纤维基质。早期无症状,侵犯支气管时出现咳嗽、胸闷、咳血丝痰或咯血、胸痛等症状。

影像学表现:多见于双下肺野,呈类圆形团块影,体积多较大,边界清晰光滑,可有分叶、钙化,中心可见坏死或空洞,无毛刺征;增强扫描多呈不均匀强化。

诊断与鉴别诊断:影像学表现无特异性,确诊依赖于病理。

(二)肺转移瘤

1.临床与病理　初期可无任何症状,后可表现为咳嗽、呼吸困难、胸闷、咯血、胸痛等。多数患者先有原发肿瘤的临床症状及体征,但也可缺乏原发肿瘤的临床表现。

肺转移瘤的来源以血行转移最为常见,瘤栓浸润并穿过肺小动脉及毛细血管壁,在周围间质及肺泡内生长,形成肺转移瘤。淋巴转移是肿瘤细胞侵入周围淋巴管,形成多发的小结节病灶,常发生于支气管血管周围间质、小叶间隔及胸膜下间质,并通过淋巴管在肺内播散。肿瘤直接侵犯肺组织多见于胸膜、胸壁及纵隔的恶性肿瘤。

2.影像学表现

(1)X 线:血行转移表现为两肺多发大小不等、边缘清楚的结节及肿块影,以两侧中下肺野常见(图 10-35A)。少数可单发,部分表现为多发空洞影。小结节及粟粒灶多见于甲状腺癌、肝癌、胰腺癌及绒毛膜上皮癌转移;多发及单发较大的肿块见于胃癌、结肠癌、骨肉瘤及精原细胞瘤等转移。成骨肉瘤的肺转移可有钙化。淋巴转移表现为网状及多发小结节影。

(2)CT:血行转移表现为多发或单发结节灶,大小不一,多呈圆形或类圆形,边缘清楚光滑,随机分布,以中下肺野多见(图 10-35B);伴出血时可出现晕征,即磨玻璃影环绕结节,边缘模糊。淋巴转移表现为支气管血管束增粗,常伴有小结节影,小叶间隔呈串珠状改变或不规则增粗,小叶中心及胸膜下也见小结节灶。常合并胸腔积液,约半数有纵隔及肺门淋巴结肿大。

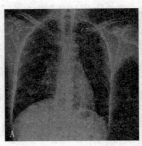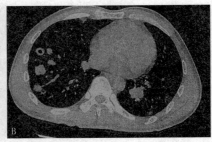

图 10-35　双肺多发转移瘤

A.正位胸片示双肺多发类圆形大小不一转移灶；B.CT 平扫肺窗轴位示大小不一结节，部分边缘可见晕征，部分内可见空洞形成。

3.诊断与鉴别诊断　同时具有原发恶性肿瘤及肺内结节影或间质病变时，诊断不难。结节病灶需与肺结核、肺炎、霉菌病、尘肺、结节病等鉴别；支气管血管束增粗需与间质性肺水肿鉴别；小叶间隔结节状增厚需与结节病、尘肺等鉴别。

(三)肺良性肿瘤

1.错构瘤　错构瘤(hamartoma)是由内胚层与间胚层发育异常而形成。

(1)临床与病理：多无任何症状，体检时偶然发现；较大者可引起咳嗽、咯血及气短等压迫症状。中央型错构瘤可压迫气管，出现咳嗽、咳痰、发热及胸痛等阻塞性肺炎症状，也可导致肺不张。

发生于肺段以下支气管和肺内者称为周围型错构瘤，组织学上主要由软骨组织构成，并含纤维结缔组织、平滑肌和脂肪组织等。发生在肺段和肺段以上支气管内者称为中央型错构瘤，脂肪组织含量较多。以周围型更多见。

(2)影像学表现

1)X 线：周围型错构瘤表现为肺内孤立结节影，边缘清晰光滑，可呈分叶状，部分可见钙化，典型者呈"爆米花"样。中央型错构瘤可见阻塞性肺炎及阻塞性肺不张等表现。

2)CT：周围型错构瘤多呈圆形或类圆形，直径多小于 2.5 cm；边缘清晰光滑，也有分叶征，但无毛刺征；其内可见斑点状或"爆米花"状钙化(图 10-36A)，部分含脂肪密度，CT 值为 -90~-40 Hu(图 10-36B)。增强后大多无明显强化或仅轻度强化。中央型错构瘤可见主支气管或叶支气管腔内结节状病灶，边缘光滑，有时可显示脂肪密度；远端肺组织可出现阻塞性肺炎或阻塞性肺不张。

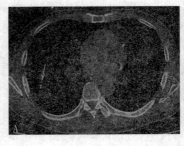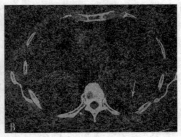

图 10-36　肺错构瘤

A.CT 示右肺结节内见钙化影(↑)；B.CT 示左肺结节内见脂肪密度影(↑)。

（3）诊断与鉴别诊断：典型的周围型错构瘤可出现钙化及脂肪密度，诊断不难。有时需与周围型肺癌鉴别，后者无脂肪密度，钙化少见。中央型错构瘤需与中央型肺癌鉴别，后者多引起支气管壁不规则增厚，可伴肺门肿块及淋巴结转移。

2.炎性肌成纤维细胞瘤　炎性肌成纤维细胞瘤（inflammatory myofibroblastic tumor，IMT）是以分化的肌成纤维细胞增生为主，伴有大量浆细胞和/或淋巴细胞的软组织肿瘤。过去曾有多种名称，如炎性假瘤、浆细胞肉芽肿、纤维黄色肉芽肿、肌成纤维细胞瘤、黏液样错构瘤、假肉瘤、炎症性纤维肉瘤、组织细胞瘤、浆细胞瘤等。2002 年 WHO 将其定义为间叶组织肿瘤，是一种真性肿瘤。该病可以发生于多种部位，如肺部、腹部、周围神经、软组织等，以肺部最为常见，其次为腹部，发生于肺部者称为肺炎性肌成纤维细胞瘤。

（1）临床与病理：发病年龄以 40 岁以下多见，男性居多。较常见的症状为咳嗽，而痰中带血较少见，也可无任何临床症状。本病病因不明，可能与下呼吸道感染或自身免疫性疾病有关，部分患者有肺梗死病史或肺部放疗史。

大体病理上，肿瘤呈圆形或椭圆形，边缘是否清楚取决于其周围有无假性包膜，无假性包膜者周围可有增生性炎症和渗出性炎症，边缘不甚清楚。组织学上表现多种多样，镜下可见梭形细胞（主要为肌成纤维细胞）排列成束状或席纹状结构，伴有大量炎细胞浸润；部分病例可有侵袭性，可侵犯邻近支气管、纵隔、横膈、胸膜、胸壁；术后可复发或转移。

（2）影像学表现

1）X 线：可发生在两肺的任何部位。以周围肺实质及胸膜下常见，其形态可呈圆形、类圆形或不规则形，有的可表现为分叶状；病灶直径多为 3~6 cm，一般呈中等密度，密度均匀；边缘清楚或模糊，有的周围还可出现类似周围型肺癌的毛刺样表现；位于肺周边部的病灶，可见邻近胸膜局限性增厚、粘连（图 10-37）。

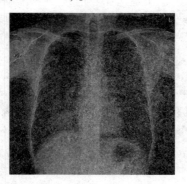

图 10-37　肺炎性肌成纤维细胞瘤（X 线胸部正位片）示右下肺团块影，边界清晰

2）CT：多表现为圆形或类圆形软组织影，密度较均匀，少数可见不规则钙化、小空洞或空气支气管征。多数边缘清楚、光滑，少数可有毛糙或毛刺样改变。周围肺组织受压，肺血管纹理移位，有时可见不规则索条状影。部分患者在肿块胸膜缘可见尖角样粘连带。增强扫描大多数肿块可见较明显的均匀强化，少数表现为肿块不强化或肿块周围强化（图 10-38）。患者可有同侧肺门及纵隔淋巴结肿大。

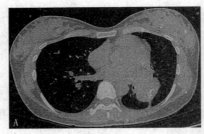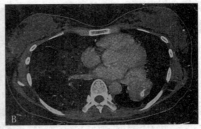

图 10-38　肺炎性肌成纤维细胞瘤（CT）

A.CT 平扫肺窗示左下肺肿块影,边界光滑,内可见钙化影;B.CT 增强纵隔窗示肿块明显均匀强化,胸膜侧可见尖角样粘连带。

（3）诊断与鉴别诊断:肺炎性肌成纤维细胞瘤在影像学检查中的表现缺乏特征性。病灶多数轮廓光滑,周围血管纹理受压移位,肿块胸膜缘可见尖角状粘连带,增强检查肿块有强化。需与结核球、周围型肺癌及球形肺炎等鉴别。

3.其他良性肿瘤　肺内的其他良性肿瘤均少见。

（1）临床与病理:肿瘤可发生在大支气管内或肺内,包括脂肪瘤、软骨瘤、纤维瘤、平滑肌瘤、血管瘤等。支气管内肿瘤可有咳嗽、咯血、发热及胸痛等症状。肺内肿瘤一般无临床症状,较大时可引起胸闷、气短等压迫症状。

（2）影像学表现:发生在主支气管及肺叶、肺段支气管的肿瘤可引起阻塞性肺炎和肺不张。CT 显示支气管内结节影。肺内的肿瘤呈孤立结节病灶,圆形或类圆形,可有浅分叶。软骨瘤可发生钙化。

（3）诊断与鉴别诊断:肺内的良性肿瘤需与周围型肺癌鉴别。肺癌有边缘模糊、分叶征、胸膜凹陷征及生长速度快等特点。支气管内的肿瘤与中央型肺癌鉴别困难,需行支气管镜检查。

七、肺尘埃沉着病

肺尘埃沉着病（pneumoconiosis）,又称尘肺,是指在职业活动中长期吸入生产性矿物性粉尘并在肺内潴留而引起的以肺组织弥漫性病变为主的疾病。

高危人群主要为煤炭、冶金、建材、铸造、石粉加工、玻璃制造等工人。

尘肺的诊断原则:根据可靠的生产性矿物性粉尘接触史,以 DR 后前位胸片表现为主要依据,结合工作场所职业卫生学、尘肺流行病学调查资料和职业健康监护资料,参考临床表现和实验室检查,排除其他类似肺部疾病后,对照尘肺诊断标准片,方可诊断。劳动者临床表现和实验室检查符合尘肺的特征,没有证据否定其与接触粉尘之间必然联系的,应当诊断为尘肺。

尘肺诊断标准（GBZ70—2015）的附录包括正确使用本标准的说明、小阴影形态、密集度、分布范围的判定及附加符号、胸片质量与质量评定、尘肺 X 射线诊断标准片、高千伏胸片X 线摄影的技术要求、数字化摄影胸片的技术要求及尘肺诊断读片要求等内容。

尘肺的检查方法:首选后前位高千伏 X 线胸片或 DR 胸片,并作为硅肺分期的主要手段。螺旋 CT 检查尤其是 HRCT 在显示的结节数目和分布、早期肺气肿、肺门淋巴结增大、肺纤维化病变及胸膜改变等均具有优势。

尘肺的基本影像学表现:包括小阴影、大阴影、小阴影聚集和胸膜斑四种,其与肺内粉尘聚集量、纤维化程度相关。

(1)小阴影:直径或宽度不超过 10 mm 的阴影,是最常见和最重要的影像学表现。按形态分为圆形和不规则形,前者见于硅肺,后者见于石棉肺、非典型硅肺及其他尘肺。

(2)大阴影:直径或宽度大于 10 mm 的阴影,多对称出现于两肺上、中区。八字形或长条形大阴影常见于典型硅肺(图 10-39)。

(3)小阴影聚集:出现局部小阴影明显增多聚集成簇的状态,但尚未形成大阴影。

(4)胸膜斑:除肺尖部和肋膈角区之外出现的厚度大于 5 mm 的局限性胸膜增厚,或局限性钙化胸膜斑块,多见于石棉肺。

其中,密集度是指一定范围内小阴影的数量,划分为 4 大级,每大级再划分为 3 小级。肺区是指将肺尖至膈顶的垂直距离等分为三,用等分点的水平线将左右肺野各分为上、中、下三个肺区,共 6 个肺区。

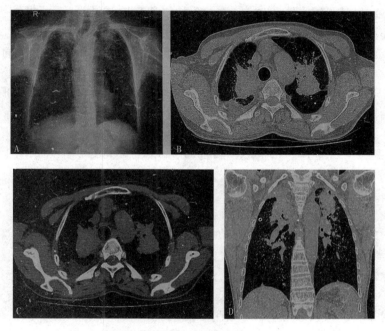

图 10-39　Ⅲ期尘肺

A.正位胸片:双上肺见大片状团块影,呈对称"八"字形;两下肺见多发小结节。B~D.CT 肺窗、纵隔窗横断位及肺窗冠状位重建,双肺上叶对称性大阴影形成,大阴影纵轴与胸膜平行呈对称"八"字形,双肺弥漫分布多发小结节,纵隔淋巴结增大,双侧胸膜增厚。

(一)硅肺和混合硅肺

硅肺(silicosis)是长期吸入含有游离二氧化硅粉尘所引起的肺部弥漫性病变,是尘肺中最多见且危害最大的一种,多见于采矿、玻璃、陶瓷、石英制粉等工作。若同时吸入其他粉尘则引起混合硅肺,如煤硅肺、铁硅肺。

1.硅肺

(1)临床与病理:早期可无任何症状,或因伴有气管和支气管炎而产生咳嗽。晚期可有呼吸困难、发绀、咯血。最后因肺源性心脏病而致心肺功能衰竭。

基本病理改变是慢性进行性肺间质纤维化及矽结节形成。多个小结节可以融合形成大结节或融合团块，后者周围可有肺气肿，为典型硅肺晚期常见的病理改变。接触含硅的混合粉尘引起混合性硅肺，以间质纤维化为主。通常粉尘中游离二氧化硅含量越高，肺内改变越以结节为主，矽结节越为致密清楚；反之间质性纤维化改变越明显。

（2）影像学表现

1）X 线：①肺纹理改变：早期肺纹理增多、增粗，分支交叉呈网状纹理，交叉处见极小的颗粒；随病程进展，肺纹理扭曲变形、紊乱及中断；晚期矽结节增多，肺气肿加剧，肺纹理反而减少；②矽结节及其融合：典型表现为直径约 3 mm，轮廓清楚，致密孤立的结节影；随着病变的发展，矽结节增大增多，融合成致密而均匀的大结节影，常见于两上肺野外带。典型大结节影在两肺对称呈翼状，也可单侧出现；③肺门改变：肺门影增大增浓；晚期可见肺门上提或外移，或由于肺气肿致周围肺纹理减少而呈残根状。肺门淋巴结可见蛋壳样钙化；④肺气肿：可为弥漫性或局限性；⑤胸膜改变：早期为肋膈角变钝或消失，后期见胸膜增厚及钙化；⑥合并结核：并发的结核病灶大多位于肺尖或锁骨上下区。

2）CT：有助于显示小的矽结节影、网状或线状影、肺气肿、肺门淋巴结的蛋壳样钙化及胸膜改变等。

（3）诊断与鉴别诊断：职业病史（工种、工龄）对诊断硅肺十分重要。肺部出现弥漫性病变而临床症状相对较轻，也为硅肺的特征。明确的职业史及矽结节分布特点均有助于与粟粒型肺结核及结节病相鉴别。

2.煤工尘肺　煤工尘肺（coalworker pneumoconiosis）是指煤矿工人长期吸入生产环境中的粉尘所引起的尘肺。

（1）临床与病理：主要症状为劳动时气急、咳嗽、咳痰、胸痛。

采煤工主要接触煤尘，游离二氧化硅含量少，所患尘肺有典型的煤尘灶。煤尘肺在肺内只引起弥漫的间质性纤维改变，可见到数量不等、大小不一的煤斑，并伴有散在的局限性肺气肿，即单纯煤尘肺。煤硅肺则兼有煤尘肺和硅肺两种病理特征。

（2）影像学表现

1）X 线：可见广泛的纤维索条及网状阴影，肺野呈磨玻璃样。混合矽结节的直径较小，形态不规则，密度较低，边缘不锐利。大阴影仅见于煤硅肺。

2）CT：①间质纤维化：HRCT 示两肺广泛不规则索条状或网状影，肺纹理扭曲、紊乱；随肺气肿的发展，肺纹理可减少；②小结节影：以两肺中、下野为主；混合矽结节的直径较小，形态不规则，密度低，边缘不锐利，一般结节不融合；③其他改变：可有局限性肺气肿的表现，而胸膜改变不如硅肺明显。

（3）诊断与鉴别诊断：煤工尘肺的影像学表现以肺间质纤维化和混合矽结节形成为主，两肺纹理呈条索状或网织状，肺野呈磨玻璃样密度，伴有散在的小结节影，可有广泛的局灶性肺气肿，病程发展较缓慢，结合职业史，多可诊断。

3.硅酸盐肺　硅酸盐是二氧化硅与镁、钙、钠、铁等结合的矿质化合物，以纤维形和非纤维形两种形态存在。前者包括石棉和滑石，可引起严重的尘肺，尤以石棉麻最为重要。非纤维形或不定型硅酸盐包括云母、瓷土、漂白土、霞石和水泥等，则很少引起尘肺。

（1）石棉肺（asbestosis）：石棉肺是吸入石棉粉尘后肺部产生的纤维化改变。

1)临床与病理:临床症状出现较早且较重,主要为咳嗽、咳痰、气急、胸痛,常伴杵状指,易并发肺炎、支气管扩张及胸膜和肺的恶性肿瘤。

微小而较长的石棉纤维吸入肺内后,引起细支气管损伤,其周围水肿和肺泡内出血。随之在细支气管周围、小叶间隔内引起纤维化,继续发展可导致不同程度肺纤维化,但不形成结节。病变多从下叶向上发展,下叶常并有支气管扩张。石棉肺的胸膜改变较显著,如胸膜斑形成、胸膜纤维化、胸腔积液和间皮瘤等,其中以胸膜斑较为特殊。

2)影像学表现

X线:①胸膜改变:胸膜斑、胸膜钙化和胸腔积液,可单独存在,也可合并发生。胸膜斑的出现对石棉肺的诊断有重要意义;②肺部改变:早期两下肺纹理广泛增多伴有较细长的索条状纤维改变;中、上肺可见轻度肺气肿,下肺野呈磨玻璃样密度,有时可见小阴影;严重时两肺可出现蜂窝状阴影;③其他表现:常见两侧或单侧支气管肺炎,不易吸收而转为慢性肺炎,可伴支气管扩张。

CT:①胸膜下弓形线影:在胸膜下 1 cm 以内常可见与胸壁内面平行的弓形线样影,多在胸膜下 0.5 cm 以内;②小叶间隔增厚及小叶内线样影:小叶间隔增厚为胸膜下长 1~2 cm 的线形影,多垂直于胸膜面,以两肺下叶多见;小叶内线样影位于胸膜下 1 cm,呈分支状,不与胸膜面接触;③胸膜下宽带状影及肺实质索带影:胸膜下宽带影长 2~20 cm;肺实质索带长 2~5 cm,与血管走行方向不同,终止于胸膜增厚部位,常见于肺底;④肺纤维化:为多发索条、网状影及蜂窝影,以胸膜下部位常见;⑤胸膜改变:胸膜斑为宽 2~3 cm 光滑的条状或斑块状影,可有钙化。

3)诊断与鉴别诊断:患者具有长期的石棉接触史,影像改变以胸膜改变为特点。应注意不少患者只有明显的胸膜改变或为胸膜及肺实质改变,仅肺实质改变者极少见。

(2)滑石肺:滑石肺是吸入二氧化硅和镁结合的硅酸盐粉尘后引起的肺内弥漫性的间质纤维化改变。

1)临床与病理:症状一般在接触滑石粉尘 15 年左右才发生,主要是劳动时气急,咳嗽、咳痰、胸闷和全身无力等症状,症状较轻且出现较晚。

肺部改变比较复杂,在肺内引起弥漫的间质性纤维改变,而无较大结节。胸膜改变也较明显,可见胸膜斑,以及直径约 2 mm 的肉芽肿,与肺气肿交叉存在,两下肺明显。

2)影像学表现

X线:两肺中、下部肺纹理增粗,伴有条索状和细网状阴影,以及胸膜增厚粘连。有时可见条片状钙化的胸膜斑,且可以很广泛,而肺内无明显纤维化改变。淋巴结可有钙化。两肺中、下野还可见散在斑点状小结节影,直径约为 2 mm。少见大块纤维化。

CT:可显示小结节影、肺间质改变和胸膜斑。

3)诊断与鉴别诊断:本病缺乏特征性,但结合职业史多可提示诊断。

(二)有机粉尘尘肺

有机粉尘尘肺,多因吸入植物性纤维粉尘所致。呼吸道对粉尘的过敏反应是致病的重要因素。随粉尘进入肺内的微生物,尤其是真菌,也与发病有关。

棉尘肺不仅见于棉纺织工人,也可见于亚麻、大麻和黄麻等纺织工业的工人,多发生于初步处理棉、麻等原料的清梳车间人员，而粗纺车间、细纺车间及织布车间人员则很少发生。

1.临床与病理　典型症状为逐渐产生气急、咳嗽、胸闷，于每星期休息日后上班出现，其后即逐日减轻而消失。在下次休息日后上班时又出现症状，随着有害棉尘的长期吸入而加重。

棉尘肺的病因尚未完全明了，目前认为粉尘中含有组胺或组胺类似物是引起患者支气管痉挛的主要因素。肺部改变主要是慢性支气管炎和中等程度的肺气肿，无硅肺那样的特殊性纤维结节。

2.影像学表现　X线早期胸片表现正常；中、晚期表现为慢性支气管炎和肺气肿征象，可有轻度间质纤维化，但无特征性。

3.诊断与鉴别诊断　本病影像学表现缺乏特征性，棉尘接触史和典型的早期临床症状结合才能作出棉尘肺诊断。

八、特发性肺纤维化

本病为原因不明的弥漫性纤维性肺泡炎，为肺泡壁损害所引起的非感染性炎性反应。近年来认为系免疫性疾病，可能与遗传有关。

1.临床与病理　本病多见于中年，男、女性别无明显差别。多数起病隐匿，初期无任何症状，后主要表现为进行性呼吸困难和干咳，最终出现缺氧及肺心病，进展速度因人而异。本病易合并肺部感染，可有发热、咳嗽及咳痰。反复感染可加快肺纤维化的发展。肺功能检查呈限制性通气障碍及低氧血症。

急性期肺泡内皮细胞和基底膜受损，肺末梢气腔和间质内蛋白样物质渗出，常伴有透明膜形成，继而淋巴细胞和单核细胞渗入肺间质及气腔。肺泡内皮细胞再生覆盖在渗出物表面并使其整合入肺间质，肺泡壁增厚，胶原纤维扭曲、紊乱而机化。随着病变发展，肺纤维化逐渐加重。晚期肺泡壁、小叶间隔及胸膜下等部位广泛纤维化，使肺组织严重破坏，肺体积缩小变硬，毛细血管网和气道的终末部分被破坏。在范围较大的纤维化区域，可有直径数毫米至 2 cm 不等的囊样含气腔隙，为终末气道的代偿性扩张。

2.影像学表现

（1）X 线 ：早期表现可正常或仅两肺中下野细小网织影。随着病变发展可出现不对称性、弥漫性网状、条索状及结节状影，可扩展至上肺野。

病变晚期结节状影增大，伴广泛厚壁囊状影，称为蜂窝肺（图 10-40）。并发阻塞性肺气肿时，可见肺野透亮度增强。若气囊破裂可发生自发性气胸。肺纤维化严重时可发生肺动脉高压和肺源性心脏病。

（2）CT：①磨玻璃样密度及实变影：病变早期，两下肺后外基底段可见小叶状稍高密度影，其内可见含气支气管影，支气管血管束增粗；②线样影：呈与胸膜面垂直的细线影，长 1～2 cm，宽约 1 mm，多见于两肺下叶，也可见于其他部位。两肺中内带小叶间隔增厚则表现为分支状细线影；③胸膜下弧线影：为胸膜下 0.5 cm 以内的与胸壁内面弧度一致的弧线样影，长 5～10 cm，边缘较清，多见于两下肺后外部；④蜂窝状影：为数毫米至 2 cm 大小不等的圆形或椭圆形含气囊腔，壁较薄，与正常肺分界清楚；主要分布于两肺基底部胸膜下区（图 10-41）；⑤小结节影：在线样或蜂窝状影的基础上，可见少数小结节影，边缘较清；⑥小叶中心型肺气肿：表现为散在的、直径 2～4 mm 的圆形含气区，无明确边缘，多见于肺外围部；有时胸膜下可见直径 1～2 cm 的圆形或类圆形肺气囊；⑦支气管扩张：主要为中小支气管扩张，多为柱状扩张,可伴支气管扭曲、并拢。

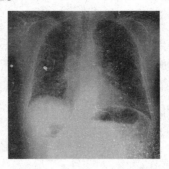

图 10-40　特发性肺间质纤维化

胸部正位,显示两肺弥漫网格影,呈蜂窝状改变。

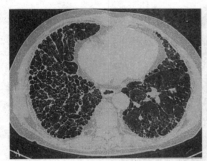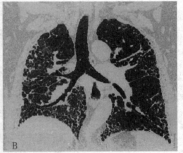

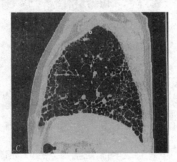

图 10-41　特发性肺间质纤维化

胸部 CT,显示两肺多发蜂窝影,以基底部和胸膜下分布为著,伴牵拉性支气管扩张。

3.诊断与鉴别诊断　特发性肺纤维化影像学表现无特异性,但病变的分布主要在两肺下部的外围区,即使肺中央部受累,也表现为从胸膜下至肺门逐渐减轻的规律,则提示本病的可能。需与本病鉴别的主要有:①肺类风湿性病:表现为渐进性肉芽肿及胸腔积液;②硬皮病:有皮肤的改变,以及在食管造影见其张力减低或狭窄等表现。

第二节　胸膜及胸壁病变

胸膜病变是指起源于胸膜或累及胸膜的病变,分为原发性与继发性,主要包括炎症、损伤、肿瘤、尘肺及结缔组织病引起的胸膜病变等。胸壁病变包括骨及软组织病变。

一、胸膜炎

胸膜炎（pleurisy）可由感染（细菌、病毒及真菌）、肿瘤、免疫疾病（风湿热、类风湿关节炎、系统性红斑狼疮）及化学和物理等原因引起。其中感染是常见病因，以结核最多见。

结核性胸膜炎在前已进行叙述，本节仅叙述化脓性胸膜炎。

化脓性胸膜炎（purulent pleurisy）多数为邻近脏器感染灶的直接蔓延所致，少数由远处感染灶经血液循环到达胸膜发病。

1.临床与病理　急性期可有高热、气急、胸痛等症状，慢性期中毒症状减轻，多有消瘦、衰弱、患侧胸廓塌陷及呼吸运动受限等表现。

化脓性胸膜炎常为肺脓肿、大叶性肺炎、节段性肺炎等累及胸膜所致。胸膜腔受累后可引起胸腔积脓（脓胸）和/或胸膜增厚、粘连，甚至钙化，可继发胸廓塌陷。

2.影像学表现

（1）X线：急性期主要表现为胸腔游离积液或包裹性积液，部分患者并发支气管胸膜瘘，可见气-液平面。慢性期主要表现为胸膜增厚、粘连，甚至钙化，患侧肋间隙变窄，纵隔向患侧移位，横膈上升（图10-42）。

（2）CT：胸腔积脓的密度较胸腔积液的密度稍高，邻近的肺实质受压移位。脓肿壁厚而较均匀，内壁较光滑，内部可见气体（图10-43）。增强检查可见脏、壁两层胸膜明显强化，而脓液无强化。慢性期脓腔较小，而胸膜增厚明显，可见钙化。

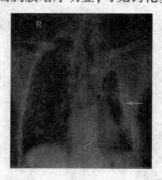

图10-42　左侧胸膜增厚、粘连和钙化

正位胸片示左侧胸膜局限性增厚，可见线条状、斑片状钙化（↑）；左侧肋膈角消失，肋间隙变窄。

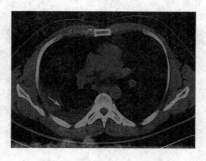

图10-43　化脓性胸膜炎

CT平扫示右侧胸膜腔内可见水样密度影，伴有气体影（↑）。

（3）MRI：脓胸表现为 T_1WI 低信号，信号强度略高于水；T_2WI 上呈高信号；DWI 呈显著高信号，有别于其他胸腔积液。增强表现与 CT 相类似。化脓性胸膜炎急性期还可见胸壁水肿，表现为胸壁各层次结构模糊，T_2WI 上呈高信号。

3.诊断与鉴别诊断　脓胸容易形成分隔包裹及胸膜肥厚，结合典型临床表现不难诊断。

脓胸主要需与周围性肺脓肿鉴别，后者边缘不清楚，常伴邻近肺内渗出性病变，脓肿壁厚薄可不均匀，脓腔内可呈分房状。

二、气胸与液气胸

气胸（pneumothorax）是指脏胸膜或壁胸膜破裂，导致气体从肺部或其他途径进入胸膜腔造成积气状态。胸膜腔内气体与液体并存时，称为液气胸。

1.临床与病理　气胸及液气胸的临床症状与患者有无肺的基础疾病、气胸发生的速度及积气、积液量的多少等因素有关，主要表现为突发性呼吸困难及胸痛等。

脏胸膜破裂主要是胸膜下肺大疱破裂或胸膜下肺病灶坏死溃破等引起。少数患者并无明显的肺部病变，突然用力（剧烈咳嗽等）时肺内压升高，导致肺泡及脏胸膜破裂而形成气胸，称为自发性气胸。若胸膜裂口呈活瓣样，气体只进不出或易进难出，则形成张力性气胸；壁胸膜破裂主要是胸壁外伤所致，气体从外伤通道进入胸膜腔，称为外伤性气胸。液气胸多由外伤引起，也可以是医源性（如手术或胸腔穿刺抽液时漏入气体引起）。胸膜粘连带撕裂、支气管胸膜瘘和食管胸膜瘘也可引起气胸或液气胸。

2.影像学表现

（1）X 线：气胸典型表现为外凸弧形条带状均匀低密度影，无肺纹理，其内侧为压缩的肺组织，压缩肺组织密度高于正常肺组织（图 10-44）。少量气胸时，气体多积聚于肺尖，形成圆拱形气胸带，需仔细观察，以防漏诊；大量气胸时，肺向肺门回缩，呈圆球形高密度影。大量气胸或张力性气胸时，患侧肋间隙增宽，纵隔及心影向健侧移位。液气胸在立位检查时表现为横贯胸腔的液平面，液体呈均匀高密度影，其上方为气体。同侧肺被压缩，肋膈角消失。

（2）CT：脏胸膜线呈弧形细线样致密影，与胸壁平行，并向胸壁方向凸出，其外侧为无肺纹理的透亮区，内侧为压缩的肺组织（图 10-45）。CT 易发现少量的气胸及液气胸。

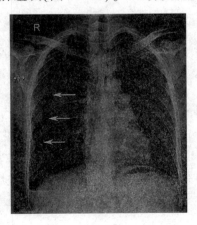

图 10-44　右侧气胸

正位胸片示右侧胸腔弧形条带状透亮影，内无结构，其内侧缘可见脏胸膜线（↑）。

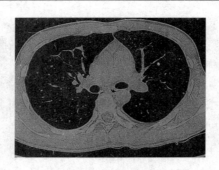

图 10-45　右侧气胸

CT 平扫示右侧胸壁下方弧形带状透亮影,肺组织轻度受压,内见少许索条状高密度影。

(3)MRI:很少用于气胸及液气胸的诊断,但在了解胸腔液体成分上稍优于 CT,如血性胸腔积液在 T_1WI 与 T_2WI 上均可呈高信号影。

3.诊断与鉴别诊断　气胸主要需与肺表面较大的肺大疱鉴别,后者可类似张力性气胸表现,体积可逐渐增大,但增大的速度很慢,位置固定,一般不随体位而变化。

三、胸膜肿瘤

胸膜肿瘤(pleural tumor)分原发性和继发性,原发性胸膜肿瘤主要是间皮瘤和纤维性肿瘤,继发性胸膜肿瘤主要是转移性肿瘤。

(一)原发性胸膜肿瘤

原发性胸膜肿瘤是原发于胸膜的肿瘤,起源于胸膜的间皮细胞与纤维细胞。

1.临床与病理　局限性胸膜纤维性肿瘤可无临床症状,胸膜间皮瘤可表现为胸痛(多为剧痛)、呼吸困难、咳嗽,部分病例可出现肺性肥大性骨关节病。

胸膜间皮瘤可以起源于脏胸膜或壁胸膜,以前者多见。局限性纤维性肿瘤(localized fibroustumor,LET)起源于胸膜纤维细胞,多为良性,约 1/3 为恶性。弥漫性胸膜间皮瘤(diffuse meso-thelioma of pleura, DMP)均为恶性。胸膜肿瘤发病原因不明,部分弥漫性胸膜间皮瘤的发生与接触石棉有关。

2.影像学表现

(1)X 线:局限性者病变较大时可以显示突入肺野的结节或肿块影,瘤底部一般较宽平,贴附于胸膜上。弥漫性者可表现为胸膜较广泛的结节或不规则增厚,甚至仅表现为胸腔积液。

(2)CT:局限性者可见于胸膜的任何部位,多见于肋胸膜,多呈类圆形,密度均匀,偶可见钙化及坏死,边缘光滑锐利,与胸膜可呈锐角或钝角,少数带蒂。增强扫描多呈均匀一致强化。弥漫性者表现为胸膜较广泛的结节或不规则增厚,厚度常超过 1 cm,甚至达 2 cm 以上,以胸膜腔下部受累多见,常累及纵隔胸膜和叶间胸膜(图 10-46);多伴胸腔积液,部分病例可见纵隔淋巴结肿大、椎体或肋骨破坏征象。

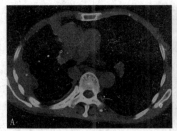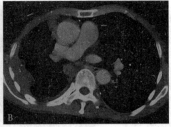

图 10-46　弥漫性胸膜间皮瘤

A.CT 平扫,右胸壁不规则结节样增厚,病灶厚度约 2.5 cm;B.CT 增强,胸膜结节强化较均匀。

(3)MRI:局限性者形态多规则,信号均匀。弥漫性者呈不规则大片状或不规则锯齿状,T_1WI 上呈略高信号,T_2WI 上呈均匀或不均匀高信号,信号强度低于胸腔积液。

3.诊断与鉴别诊断　局限性胸膜纤维性肿瘤临床上无症状,呈光整结节影,动态观察无变化。瘤灶大时需与肺外周病变及肉瘤鉴别。弥漫性胸膜间皮瘤多表现为较为广泛的不规则结节,伴胸腔积液,结合临床症状重、进展快,也多可诊断,但需与胸膜多发转移瘤鉴别。

(二)胸膜转移瘤

胸膜转移瘤(metastatic tumor of pleura)是其他部位肿瘤细胞沿血行或淋巴途径达胸膜所致。

1.临床与病理　临床主要症状为持续性胸痛,进行性加重。伴胸腔积液者,可有胸闷及呼吸困难。

主要病理改变为胸膜散在多发转移性结节,伴血性胸腔积液。原发肿瘤主要包括肺癌、乳腺癌、胃肠道恶性肿瘤及卵巢癌等。

2.影像学表现

(1)X 线:X 线胸片多难以发现小的转移病灶。若胸腔积液量多,则可掩盖病变。

(2)CT:表现为胸膜多发散在结节或不规则结节状增厚,可伴纵隔淋巴结肿大;增强检查可见结节明显强化。部分病例仅见大量胸腔积液而无明显结节灶。

(3)MRI:表现为胸膜多发大小不等的结节或不规则结节状增厚。TWI 上,等高信号的结节在高信号的胸腔积液衬托下显示清晰;增强扫描结节可明显强化。

3.诊断与鉴别诊断　源于肺癌等肺部恶性病变的胸膜转移瘤,一般同时可见肺部原发肿瘤征象,诊断不难。源于其他部位恶性肿瘤的胸膜转移瘤,需与弥漫性胸膜间皮瘤鉴别。原发肿瘤不明者,可依据胸腔积液细胞学检查和/或胸膜活检而确定诊断。

四、胸壁病变

胸壁病变主要包括除乳腺外的胸壁软组织及骨骼的肿瘤性和非肿瘤性病变。非肿瘤性病变主要为胸壁感染及外伤等,临床表现典型,诊断不难。本节仅介绍肿瘤性病变。

1.临床与病理　胸壁肿瘤常表现为胸壁肿块,肿块较小者常无自觉症状,肿块体积较大者或恶性肿瘤可有局部胸痛、咳嗽、胸闷及气促等症状。

胸壁软组织肿瘤主要包括脂肪瘤、血管瘤、神经源性肿瘤及纤维性肿瘤。良性骨肿瘤主要包括骨软骨瘤及内生软骨瘤等,恶性骨肿瘤以转移瘤常见,其次为多发性骨髓瘤、软骨肉瘤等。

2.影像学表现

(1)X线：胸壁软组织肿瘤多呈圆形或类圆形，类似肺内肿块。切线位上肿块与胸壁钝角相交，内缘光滑，为胸壁肿瘤的定位诊断征象。良性肿瘤可引起肋骨压迫性吸收。恶性肿瘤可侵犯邻近肋骨及肺组织，导致瘤-肺界面模糊；骨性肿瘤表现为以肋骨或胸骨为中心同时向胸壁内外生长的肿块，多呈梭形或球形。良性骨肿瘤呈膨胀性骨破坏，边缘清楚，可有硬化缘，周围无软组织肿块。恶性骨肿瘤表现为溶骨性破坏，伴有周围软组织肿块。

(2)CT：胸壁脂肪瘤呈均匀脂肪密度肿块（图10-47），瘤内如见软组织密度成分，需考虑脂肪肉瘤。神经源性肿瘤平扫密度较低，CT值近于水，与肿瘤内含丰富的脂质成分、有黏液基质或囊变等因素有关。增强后瘤体可出现中度强化，囊变部分无强化。肋骨、胸骨转移瘤可多发，常表现为虫蚀状、斑片状或不规则溶骨性骨质破坏，周围无硬化缘，可伴有软组织肿块，但无骨膜反应。肋骨骨髓瘤CT表现类似转移瘤，但伴发软组织肿块更常见，而且多发病灶间骨质多有骨质疏松。肋骨是骨纤维异常增生症的好发部位，单发或多发，病变范围较大，甚至累及肋骨全长，病灶轻度或高度膨胀，内部密度不均匀，可见粗大条纹、斑点状钙化或骨化，或呈磨玻璃样密度影，常伴骨骼畸形。

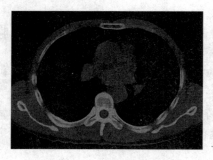

图 10-47 胸壁脂肪瘤

CT 示右侧后胸壁见一类圆形脂肪密度灶，边界清晰，CT 值-150 Hu。

(3)MRI：对脂肪瘤、血管瘤、神经源性肿瘤的诊断具有较大价值。但是对于其他软组织肿瘤及骨肿瘤的定性诊断价值有限。

2.诊断与鉴别诊断　部分胸壁软组织肿瘤与胸膜关系密切，易误诊为胸膜肿瘤、后纵隔肿瘤。除了脂肪瘤、血管瘤及部分骨肿瘤具有典型表现外，良、恶性肿瘤之间影像学表现多有重叠，定性困难。一般而言，伴有胸腔积液者多提示恶性。短期随访发现瘤体增大迅速者，也提示恶性。

第十一章　腹部疾病放射学诊断

第一节　胃及十二指肠病变

一、胃炎

1.慢性胃炎

（1）临床表现：慢性胃炎的病程迁延，大多无明显临床症状。部分患者有消化不良的表现，包括上腹饱胀不适、无规律性腹痛、嗳气、反酸、恶心、呕吐等，并无特异性。

（2）X线片表现：部分慢性胃炎患者的钡剂造影检查可无阳性表现。部分出现黏膜层增厚和黏膜皱襞增厚，表现为整个胃的黏膜增宽，可达1 cm以上，且排列走向异常（图11-1）。胃小区不同程度增大，且大小不一、形态不规则。

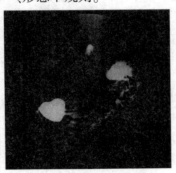

图11-1　慢性胃炎

黏膜皱襞增厚，排列走向异常

（3）鉴别诊断

1）消化性溃疡：以上腹部周期性、规律性疼痛为主，钡剂造影典型溃疡可见龛影，不典型需要内镜检查鉴别。

2）胃癌：胃壁僵硬，蠕动减弱，黏膜中断破坏，可见不规则充盈缺损或龛影。

2.慢性胃窦炎

（1）临床表现：胃窦炎的胃肠道症状较明显，有时颇似消化性溃疡，可有反复小量的上消化道出血，为发生急性糜烂所致。

（2）X线片表现：钡剂造影检查可发现胃窦部黏膜皱襞增粗，呈横行或纵横交叉排列，以至于胃壁轮廓呈锯齿状，但其形态是规则的，锯齿边缘也很光滑，有时还可见息肉样病变（图11-2）。胃窦部易激惹，出现不规则痉挛性收缩。

293

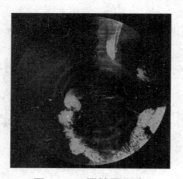

图 11-2　慢性胃窦炎

胃窦部黏膜皱襞增粗,局部息肉样病变

(3)鉴别诊断:慢性胃窦炎需要与胃窦部溃疡鉴别,胃窦部溃疡可见龛影,黏膜纠集,与胃窦炎黏膜增粗不同。

3.化学腐蚀性胃炎

(1)临床表现:吞服腐蚀剂后最早出现的症状为口腔、咽喉、胸骨后及中上腹部剧烈疼痛,常伴吞咽疼痛、咽下困难、恶心呕吐。严重者可出现食管、胃壁穿孔症状,患者可出现虚脱或休克。

(2)X线片表现:急性期一般不宜做上消化道钡餐检查,急性期过后,钡餐检查可表现为胃窦黏膜增粗、紊乱,食管狭窄,胃腔变形,胃窦部狭窄或幽门梗阻。

(3)鉴别诊断:需与急性化脓性胃炎鉴别,急性化脓性胃炎起病急,以败血症和急性腹膜炎为主要表现,患者有寒战、发热、上腹明显压痛,随着病情的发展可出现胃穿孔和腹膜炎表现,外周血白细胞增加,以中性粒细胞升高为主。

二、胃息肉

1.临床表现　胃息肉为黏膜组织增生,并向胃腔内突出的肿块,其病变可能是肿瘤性的、炎症性的,也可以是再生性或错构瘤性的,临床症状较少见,偶有腹痛、腹胀、嗳气、黑便等一。

2.X线片表现　气钡双对比造影对微小息肉、多发息肉有很大作用。胃息肉可发生在胃的任何部位,胃窦部最常见,其次胃体部,可单发或多发。一般表现为孤立圆形、类圆形软组织充盈缺损,表面光整或呈乳头状改变,周围黏膜正常(图 11-3),位置固定不变,带蒂者可移动。也可多发呈簇状或散在分布,其大小差异较大。

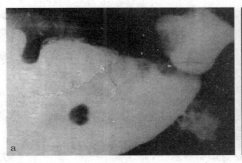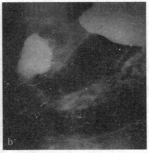

图 11-3　胃息肉

a.胃充盈相示胃体部充盈缺损;b.气钡双重造影示胃体部充盈缺损,边缘光滑

3.鉴别诊断

(1)胃黏膜巨大肥厚病:表现为黏膜皱襞粗大,典型者呈脑回样改变,形状可随蠕动改变而变化。

(2)息肉型胃癌:表现为形态不规则的充盈缺损,质硬、触之不变形,邻近胃壁僵硬,蠕动消失。

三、胃及十二指肠憩室

1.胃憩室

(1)临床表现:胃憩室是一种少见病,多无症状,也可引起上腹部不适,当发生溃疡、出血或穿孔等并发症时,可出现相应的症状。

(2)X 线片表现:胃憩室一般呈圆形或类圆形囊袋状,其边缘锐利,轮廓光整,突出于胃腔外,可见胃黏膜伸入其中。如憩室内发生炎症,囊袋形态可不规则,边缘毛糙,其内钡剂充盈不均。

(3)鉴别诊断:胃憩室囊袋轮廓光整,可见胃黏膜进入囊袋内,较易与胃良性溃疡鉴别。但憩室有炎症时,轮廓不光整,有时会与穿透性溃疡相混淆,一般穿透性溃疡见不到黏膜伸入溃疡内。

2.十二指肠憩室

(1)临床表现:十二指肠憩室比较常见,多发生十二指肠降部,一般不引起症状,只有其继发并发症时,才会出现上腹不适、脐周隐痛、进食后饱胀、嗳气、恶心、呕吐等症状。

(2)X 线片表现:在钡剂造影检查中,典型十二指肠憩室呈突向腔外的圆形或椭圆形囊袋状影,轮廓光滑,有狭颈,可见十二指肠黏膜伸入其中。

(3)鉴别诊断:十二指肠憩室 X 线造影检查,典型表现诊断不难,当继发炎症、脓肿、溃疡、穿孔和瘘管等并发症时,需要结合临床症状及内镜检查明确。

四、胃及十二指肠静脉曲张

1.胃静脉曲张

(1)临床表现:通常伴有食管静脉曲张,多是门静脉曲张的并发症之一,所以它伴有门脉高压的其他临床表现,如肝大、脾大、脾功能亢进、腹腔积液等,患者出现咯血或黑便。同时大出血可引起肝组织严重缺氧,容易导致肝性脑病。但有少数人并无明显临床症状。

（2）X线片表现：胃底静脉曲张的X线片表现为形态多样、边缘光滑的充盈缺损。如果黏膜下曲张的静脉呈葡萄状，可表现为许多直径为 1~2 cm 的圆形、椭圆形或弧形的透亮影。肿块型胃底静脉曲张有时需要与胃底贲门部的癌肿相鉴别。一般来说癌肿形成的软组织肿块影形态极不规则，周围黏膜破坏，附近胃壁僵硬。

（3）鉴别诊断

1）胃底贲门部的肿瘤：肿瘤软组织肿块形态不规则，周围黏膜破坏，附近胃壁僵硬，如侵及贲门区可引起梗阻症状。而静脉曲张仅有黏膜皱襞增粗，胃壁柔软。

2）胃黏膜巨大肥厚：钡剂造影检查表现为黏膜明显增粗、扭曲、紊乱和息肉样改变，往往见于全胃，单发胃底少见。

2.十二指肠静脉曲张

（1）临床表现：典型的十二指肠静脉曲张可出现弥漫性黏膜皱襞增厚，几乎总是伴有食管静脉曲张，还可并发胃肠道出血。

（2）X线片表现：单独的十二指肠静脉曲张可表现为孤立的充盈缺损。

（3）鉴别诊断：上消化道造影检查定性困难，需与十二指肠溃疡、十二指肠息肉及十二指肠黏膜下肿瘤鉴别，定性检查有赖于内镜检查。

五、胃及十二指肠溃疡

1.胃溃疡

（1）临床表现：胃溃疡通常是指胃的慢性消化性溃疡，好发于胃小弯角切迹附近。反复发作性上腹部疼痛为主要症状，有时可反射至背部。疼痛可为钝痛、胀痛、刺痛，疼痛时间多在餐后半小时至 2 小时内，进食后可缓解。此外，食欲缺乏、暖气、反酸、恶心、呕吐等也较常见。严重者可并发急性胃肠道出血，咯血呈咖啡色，便血呈柏油样。

（2）X线片表现：胃溃疡的直接征象是龛影。切线位观察，龛影凸出于胃内壁轮廓之外，腔外龛影呈乳头状、半圆形或锥形。边缘大部光滑整齐，密度均匀，底部平坦。正面观察，龛影的轮廓锐利，呈圆形或椭圆形钡斑，其边缘光滑整齐。

因溃疡四周胃壁各层均有水肿、炎症细胞浸润和纤维组织增生，形成溃疡周围组织肿胀、增厚、隆起，龛影口部常常有一圈黏膜肥厚所造成的透明带，此为良性溃疡的特征，依其范围可表现如下。①黏膜线：为溃疡口部一条宽 1~2 mm 光滑整齐的透亮线；②项圈征：为龛影口部宽 0.5~1 cm 边界光整的透亮区；③狭颈征：龛影口部明显狭小，使龛影犹如具有一个狭长的颈。

（3）鉴别诊断：溃疡性胃癌：恶性溃疡的龛影位于胃轮廓之内，边缘可见指压迹、裂隙征、尖角征，龛影周围黏膜线局限、长短不一、粗细不均匀；而良性溃疡的龛影位于胃轮廓外，龛影边缘可见狭颈征黏膜线，环堤周围黏膜线边缘光整、密度均匀、宽度相等，龛影周围黏膜均匀纠集、直达龛边。

2.十二指肠溃疡

（1）临床表现：十二指肠溃疡好发于球部，其次是球后。好发于青壮年，男性多于女性。中上腹周期性、规律性疼痛、伴暖气、反酸。疼痛多在餐后 3~4 小时出现，持续至下次进餐。疼痛也可于晚间睡前或半夜出现。当溃疡发生并发症时，可出现呕咖啡样物、黑粪、梗阻、穿孔等相应临床表现。

（2）X线片表现：十二指肠球部溃疡的主要征象是龛影和畸形。球部龛影通常需用充盈加压法或双对比造影法才能显示。正位像表现为球部类圆形或米粒状钡斑，其边缘光滑整齐，周围常有一圈透亮带，或放射状黏膜纠集。切线位，球部溃疡呈突出腔外的小锥形、乳头状或半圆形龛影。畸形是球部溃疡常见而重要的征象。

（3）鉴别诊断

1）与愈合性溃疡鉴别：愈合性溃疡一般无龛影，如有点状钡斑，系瘢痕形成的浅凹陷所致，其轮廓模糊而较浅淡，纠集的黏膜尖端靠拢、交叉，以及原有临床症状消失等，与活动性溃疡不同。

2）与正常的黏膜沟加以鉴别：黏膜沟一般较深，走行有一定的规律，边缘锐利整齐，且较浓密线状溃疡形成的线状沟比较浅淡，边缘多呈锯齿状，或串珠状，形状和位置固定，与正常黏膜沟不同。

3）腹部器官的炎症，如十二指肠炎、十二指肠周围炎、胆囊炎和阑尾炎等，皆可引起壶腹部变形。炎症所致痉挛过后壶腹部仍可充盈，呈正常形态，无恒定变形和假憩室，不难与十二指肠溃疡鉴别。

六、胃及十二指肠肿瘤

1.胃癌

（1）临床表现：早期胃癌指癌组织仅侵及黏膜和黏膜下层，未浸润肌层，且不论其是否已有淋巴结转移。它可分为：①隆起型：癌肿隆起高度>5 mm；②浅表型：癌灶比较平坦，不形成明显的隆起或凹陷，又可分为三个业型：浅表隆起型、浅表凹陷型、浅表平坦型；③凹陷型：癌灶凹陷深度>5 mm，形成溃疡。进展期胃癌指癌组织越过黏膜下层，侵及肌层以下者，分为以下几型。①结节蕈伞型：肿瘤呈结节或息肉状向胃腔内生长；②盘状蕈伞型：肿瘤边缘高起外翻呈盘状，中央有溃疡；③局部溃疡型：溃疡较深，边缘隆起，周围浸润不明显；④浸润溃疡型：溃疡底盘较大，向壁内浸润明显，切面界限不清；⑤局部浸润型：肿瘤向周围扩展呈浸润性生长，表面可有糜烂或浅溃疡；⑥弥漫浸润型：又称皮革胃，肿瘤在胃壁内浸润性生长，累及胃大部或全胃。

胃癌可发生于胃的任何部位，以胃窦幽门区相对多见。早期多无明显症状，典型的临床症状表现为胃肠道梗阻，出现腹部饱胀、隐痛、自动限制饮食、呕吐宿食。随着病情发展，可发生吞咽困难、消瘦、贫血、上腹部扪及肿块。

（2）X线片表现

1）早期胃癌的X线征象：①在充盈相或双对比相中可发现：腔壁张缩异常，腔壁平直，腔壁内凹，毛糙，复线征等；②隆起型早期胃癌：充盈相可显示病灶所在胃壁轮廓毛糙不整，形态较僵硬；加压X线片上可显示胃腔内有不规则充盈缺损，可合并有小的不规则龛影；③凹陷型早期胃癌：主要分析凹陷病灶的特征（境界、表面和深度），以及周围纠集的黏膜皱襞形态。凹陷病变形态通常不规则，呈星芒状。凹陷病变周围纠集的黏膜皱襞可有锥状、杵状、中断或融合等改变。

2）进展期胃癌的X线征象：影像学通常把进展期胃癌分为蕈伞型、溃疡型、浸润型和混合型。蕈伞型胃癌X线特征为癌肿向腔内生长形成腔内较大菜花样肿块，表面凹凸不平，充盈相上显示为分叶状充盈缺损，如癌肿表面有溃疡，则加压相时在充盈缺损影中见钡影残留。溃疡型胃癌 X 线特征为存在于癌肿中的恶性溃疡，大而浅，形态不规则的龛影，其底部位于胃轮廓之内，充盈加压可见环堤征、裂隙征。

龛影周围纠集的黏膜中断破坏。邻近胃壁表现为僵硬、蠕动消失等。浸润型癌：弥漫型呈皮革样胃，双对比相时显示胃黏膜皱襞消失或呈颗粒样增生改变。局限浸润型则表现为病变段胃壁的局限性增厚、僵硬和黏膜皱襞变平、增粗、破坏。

（3）鉴别诊断：胃癌的影像学表现多样，主要是在癌（恶性）与非癌（良性）之间鉴别。

1）早期胃癌的鉴别诊断：①隆起型早期胃癌的鉴别诊断：实际上就是识别是否为胃良性息肉的问题。胃息肉大于 10 mm 者，一半以上为恶性，大于 20 mm 者大多为恶性；病灶基底的宽径大于其高度时，恶性的可能性大；表面不光整，凹凸不平，尤当视为恶性或局部有恶变；②凹陷型早期胃癌的鉴别诊断：早期胃癌均有向平面扩散而不向纵深发展的特点，龛影周围黏膜皱襞变僵或中断、近端变窄或呈杵状，甚而发生相邻的两条皱襞彼此融合，这颇能表明其为向平面扩散而显示不均衡发展的特征。同时，如果龛影周围的胃小区和胃小沟有明显破坏表现，或在其附近有不规则小结节影或邻近一小段胃壁略有僵硬，也具有鉴别为恶性病变的意义。

2）进展期胃癌的鉴别诊断：①息肉型进展期胃癌的鉴别诊断：需与腺瘤性息肉、绒毛状腺瘤及胃平滑肌瘤相鉴别。良性胃腺瘤大都体积较小而表面光滑，且其中多数有蒂柄。细致观察瘤体附着处的胃壁是否柔软，并适当加压以判明瘤体所形成的充盈缺损影是否有一定程度的变形。如有变形，就表明该病灶的质地较柔软。此外，经手法推挤与改变体位能观察到瘤体能向各个方向移动，即提示附有蒂柄，对鉴别诊断很有帮助。平滑肌瘤如顶部无继发溃疡，则其表面光洁，双对比相常能显示上覆的受不同程度推挤然仍完好的黏膜结构，偶有溃疡，则其龛影常较小而规则，且不偏心；②溃疡型与溃疡浸润型进展期胃癌的鉴别诊断：良性溃疡龛影的口部较为光滑，黏膜皱襞辐辏基本匀称，无指压痕及裂隙片。腔内龛影是癌性溃疡的 X 线征象，溃疡龛影周围黏膜皱襞的辐辏是否基本匀称，是否有指压痕及裂隙征，这对二者的鉴别具有一定价值；③浸润型进展期胃癌的鉴别诊断：硬化和环状狭窄是浸润型进展期胃癌的主要特征之一，后者通常发生于幽门处而逐渐侵犯近端，当其尚在胃窦的局部范围时，需与僵直性胃窦炎相鉴别。仔细观察胃黏膜皱襞的形态变化，以及是不是蠕动波中断、消失，即所谓"蠕动跳跃性"表现，应作为鉴别的要点。胃窦炎常示黏膜皱襞增粗、扭曲而无破坏表现；反之，则应考虑为癌。

2.十二指肠癌及壶腹周围癌

（1）临床表现：十二指肠癌大多为乳头状腺癌，壶腹周围癌来源有胆总管末端开口，胰管开口及十二指肠壁的黏膜。临床症状表现为反复发作的恶心、呕吐，食后饱胀及黑便。壶腹周围癌还出现阻塞性黄疸。

（2）X 线片表现：X 线诊断价值有限，晚期可引起十二指肠狭窄梗阻，肿瘤有时可使十二指肠圈呈倒"3"征，低张十二指肠双对比造影能显示肿瘤形成的充盈缺损，黏膜破坏，大而不规则的溃疡。

（3）鉴别诊断：壶腹周围癌黄疸出现较早，壶腹周围十二指肠和远端胆总管被胰腺隔开，十二指肠癌不侵犯壶腹，黄疸的比例及程度较低，内镜逆行胰胆管造影（ERCP）可明确肿瘤来源和性质。

3.胃十二指肠类癌

(1)临床表现:发生胃十二指肠的类癌较少见,瘤体通常较小,有穿过肠壁侵犯肠系膜,形成肿块远大于胃肠壁内原发病灶的倾向。早期通常没有临床症状,仅肝转移者可出现面部潮红、腹泻、支气管痉挛等类癌综合征症状。

(2)X线片表现:胃类癌大多发生在胃窦部小弯侧,十二指肠类癌多位于十二指肠第一部或第二部。胃肠钡剂造影双对比相上可显示区域分布的直径2~3 mm小结节聚集。

4.胃及十二指肠淋巴瘤

(1)临床表现:胃肠道淋巴瘤可分为原发性及继发性。胃肠道恶性淋巴瘤多见于成人,常见临床表现有上腹部疼痛、食欲缺乏、恶心、便血等。较为特征的是实质性肿块较大,但通常不引起胃肠道狭窄。

(2)X线片表现:胃钡剂造影检查发现中、晚期胃淋巴瘤不难,X线上表现为溃疡、息肉样肿块、胃壁浸润、黏膜皱襞增粗,胃壁受浸润但并不僵硬,胃腔变小不明显,仍可见蠕动波。

(3)鉴别诊断:早期淋巴瘤于胃双对比造影上可显示黏膜上较浅的溃疡及局限性黏膜皱襞增粗,与早期胃癌鉴别有赖于内镜活检。中晚期淋巴瘤X线上表现为溃疡、息肉样肿块、胃壁浸润及黏膜皱襞增粗。它们分别需要与胃癌、炎症及良性溃疡鉴别。胃淋巴瘤溃疡周边隆起大多光滑而规则,胃淋巴瘤息肉样肿块常较大,直径大于5.0 cm,突入胃腔。胃淋巴瘤的壁内侵犯范围较广,可达全胃,胃壁受浸润但并不僵硬,胃腔变形不明显,可见蠕动波。

七、肥厚性幽门狭窄

1.临床表现　肥厚性幽门狭窄是由于胃幽门环状肌高度肥厚引起,本病为新生儿常见的消化道畸形。进行性加重的呕吐为本病的主要症状,在右上腹肋缘下腹直肌外缘处可触及肿块,为肥厚的幽门肌。

2.X线片表现　腹部平片可见胃充气扩张。钡餐检查表现为胃扩张,钡剂通过幽门管延迟,幽门管呈细长线样征。

3.鉴别诊断　儿童肥厚性幽门狭窄主要需与幽门痉挛、幽门前瓣膜疾病鉴别,幽门线状征为该病特征性表现,幽门痉挛用解痉剂后呕吐很快消失。

八、胃扭转

1.临床表现　根据扭转方式不同分为3型:①器官轴型或纵轴型,绕胃纵轴(贲门与幽门连线)向上翻转,致胃大弯向上,胃小弯向下;②网膜轴型或横轴型,绕横轴向左或向右翻转,致胃窦、胃体向左上方,胃底向右下移位;③混合型,兼有上述两型。急性胃扭转可表现为上腹部阵发性绞痛,有严重的恶心,后期还可出现腹膜炎的症状和体征。慢性为扭转可有发作性餐后紧压感、左上腹烧灼感、疼痛、嗳气、恶心和呕吐等。

2.X线片表现　急性胃扭转腹部平片可见胃显著扩大,可见两个液平。钡剂造影见食管下端梗阻,梗阻端尖削。绕胃纵轴旋转型胃扭转的钡剂造影可见食管和胃交界处位置减低,胃窦的位置升高,胃大弯翻向上,形成凸面向上的弧形,而胃小弯向下。绕胃横轴旋转型胃扭转较少见,扭转角度较小时,正位见胃体和胃窦前后重叠,扭转角度较大时,正位可见胃窦位于胃体左侧。

3.鉴别诊断

(1)先天性肥厚性幽门狭窄:典型幽门管呈细线状,可见平行细线条状影,即"双轨征",

为钡剂通过肥厚的幽门肌皱襞隙所致。

（2）贲门弛缓（胃食管反流）：钡餐 X 线检查见贲门敞开,当卧位扪压腹部时,钡液即从胃反流到食管内。

（3）水平横胃:与胃扭转鉴别困难。十二指肠球部常水平弯向胃窦后方,球顶指向脊柱,这与胃扭转时的球顶向下显然不同,也是两者的鉴别要点之一。

九、十二指肠淤积综合征

1.临床表现　十二指肠淤积综合征是指由于肠系膜根部的血管压迫十二指肠水平段,或者是由于十二指肠动力功能异常或迷走神经功能障碍所引起的梗阻,一般表现为上腹部饱胀感、恶心呕吐、嗳气等,症状可因体位的改变而减轻,如俯卧、胸膝卧位。

2.X 线片表现　可见十二指肠的上部和降部明显扩张,在十二指肠水平段横跨脊柱的部位可见一条于肠腔垂直的线状透亮影压迫其上。十二指肠的黏膜皱襞完整,十二指肠蠕动亢进,并可出现逆蠕动,有时见钡剂反流入胃腔内。

第二节　小肠、结肠及直肠病变

一、克罗恩病

1.临床表现　为好发于青壮年的消化道慢性非特异性肉芽肿性炎性病变。主要表现为腹痛、腹泻、发热,伴消瘦、贫血、大便隐血阳性等,可有肠梗阻、局限性腹膜炎等并发症。

2.X 线片表现　病变以回肠末端和结肠多见。呈单发或多发,节段性,受累肠段与正常分界清楚。早期黏膜及黏膜下层充血、水肿,X 线片表现为肠黏膜皱襞增粗、变平,病变进一步发展,黏膜下层大量肉芽组织增生,肠壁增厚、肠间距增宽,黏膜面出现卵石样或息肉样充盈缺损,如有溃疡形成则出现大小不一的纵行龛影。病变轮廓不对称,呈一侧僵硬凹陷,相对侧肠轮廓外膨,形成假憩室样囊袋状征象（图 11-4）。后期肠壁纤维化,黏膜皱襞消失,肠腔呈线状不规则狭窄,狭窄段以上肠管不同程度扩张。本病并发脓肿形成时,平片局部可见软组织密度影,其内可见蜂窝状透光区,钡餐造影可见不规则钡影进入其中;并发瘘管形成时可见病变区钡影通向另一肠曲或腹壁;并发肠梗阻时则见肠曲单发或多发狭窄,其近段肠管扩张。

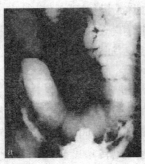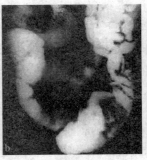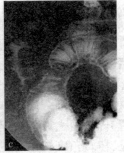

图 11-4　小肠克罗恩病

a、b.肠腔多发、节段性管腔狭窄,呈细线状,肠壁边缘毛糙,呈毛刷状改变;c.回肠局部狭窄,管壁边缘有多个小尖刺状钡斑突出。

3.鉴别诊断 本病为好发于回肠末端的特征与 X 线节段性非对称性病变,卵石征及纵行溃疡,肠管狭窄及内外瘘形成等。本病需与肠结核相鉴别,两者鉴别较困难。肠结核主要以激惹、痉挛收缩为主,病变为移行性,无假憩室样改变及卵石征,肠外形常不固定,较少形成瘘管与窦道。

二、肠结核

1.临床表现 本病好发于青壮年,常继发于肺结核,由咽下含结核菌的痰液引起。主要表现为腹痛,以右下腹为主,伴腹泻、便秘或二者交替出现。还可出现恶心、呕吐及低热、盗汗、食欲缺乏等结核中毒症状。

2.X 线片表现 肠结核好发于回盲部,分为溃疡型和增生型,以溃疡型多见,消化道造影为主要检查方法。

溃疡型肠结核早期常表现为肠管痉挛、收缩、张力高,有激惹征象,造影剂经过病变肠段时快速通过,多次观察该段肠管始终未见充盈或收缩呈细线状,称"跳跃征"。病变肠段黏膜增粗、紊乱,溃疡形成时可见斑点状小龛影,充盈的肠管边缘呈不规则锯齿状(图 11-5a)。溃疡穿破肠壁可形成脓肿或瘘管。

增生型肠结核主要表现为盲肠和升结肠的狭窄、缩短和僵直,黏膜紊乱、增粗,呈小息肉样改变,回盲瓣增生、肥厚,使盲肠内侧壁凹陷变形、末端回肠扩大及小肠排空延迟、末端回肠受累时表现为短段的狭窄与僵直,黏膜皱襞紊乱和息肉样改变,甚至可出现不全梗阻征象(图 11-5b、c)。

本病后期可并发肠粘连,肠管排列紊乱、聚集,不易分开,部分肠道轮廓可出现尖角。

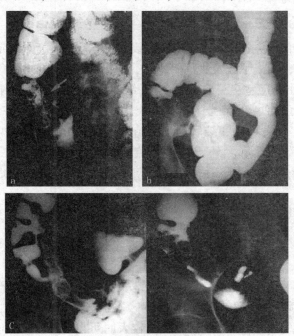

图 11-5 回盲部肠结核

a.回肠末端及盲肠黏膜皱襞紊乱,管腔缩窄变形;b.盲肠、升结肠见充盈缺损,管腔狭窄如线状;c.回肠末端多发息肉样充盈缺损,回盲部管腔变形。

3.鉴别诊断　依上述 X 线征象,结合临床表现,本病诊断不难。主要需与克罗恩病鉴别,有时鉴别困难需病理确诊,干酪样坏死为本病鉴别要点。增生型肠结核需与肿瘤鉴别,后者充盈缺损较大,境界清楚局限,而肠结核充盈缺损小而局限,伴管腔不规则缩窄、缩短。

三、溃疡性结肠炎

1.临床表现　本病是一种非特异性大肠黏膜的慢性炎性病变,青壮年多见,大多起病缓慢,发作期与缓解期交替。主要表现为腹痛、腹泻伴里急后重,大便不成形,带黏液或脓血。

2.X 线片表现　本病一般由直肠向上连续发展,直肠、乙状结肠及左半结肠的病变较明显,病变的对称性、连续性、一致性为其特点。平片诊断价值有限,疑中毒性巨结肠时,腹部平片可见结肠高度扩张、积气积液并可见长液平。

急性症状减轻后可行钡剂灌肠检查。早期病变主要为结肠黏膜层充血、水肿、白细胞浸润,形成无数微小脓肿,微小脓肿融合扩大形成溃疡。X 线片表现为结肠黏膜增粗、紊乱,结肠袋变少、变浅,肠腔变窄,边缘见细小毛刺状突起或"T"形龛影,溃疡之间的肠黏膜呈颗粒状、息肉状改变。本病晚期改变主要为肠壁纤维化,X 线可见肠腔狭窄,肠管缩短,狭窄的肠管光滑而僵硬,无结肠袋及黏膜纹可见。

3.鉴别诊断

(1)与结肠克罗恩病相鉴别:病变呈不对称节段性,黏膜呈卵石征,晚期窦道形成。溃疡性结肠炎 X 线片表现为以左半结肠为重的多发细小溃疡。

(2)与家族型息肉综合征鉴别:本病有家族史,除无数大小不等的息肉外,一般无结肠炎表现,临床以便血为主。

四、小肠和结肠憩室

1.临床表现　指小肠或结肠肠壁局限性囊袋状突出,多见于中老年人。多数无症状,并发憩室炎时可有腹痛、恶心、呕吐及腹泻等不适,还可并发肠梗阻、憩室穿孔或出血等。

2.X 线片表现　小肠憩室多见于空肠上段,结肠憩室多见于乙状结肠中上段及降结肠。憩室可单发或多发,直径数毫米到数厘米。X 线片价值不大,巨大憩室局部有略呈圆形的小泡影,其内可见液平。钡餐检查和结肠钡灌肠造影:充盈相肠管旁系膜侧可见圆形、边缘光滑的囊状阴影突出于肠腔轮廓之外,其内黏膜皱襞通过颈部与肠腔黏膜相延续为其特点。并发憩室炎时,憩室外形多不光整,粘连、固定,其内黏膜皱襞增粗,附近肠管可有痉挛、激惹或变细表现。

3.鉴别诊断　消化道造影显示突出于肠腔轮廓之外的囊袋状影,其内黏膜与肠腔黏膜相续为本病诊断要点。

五、小肠肿瘤

1.良性肿瘤　小肠良性肿瘤依其发病率依次为腺瘤、间质瘤、血管瘤、脂肪瘤。其他少见良性肿瘤包括纤维瘤、神经源性肿瘤、畸胎瘤等。

(1)临床表现:肿瘤较小时可无症状,肿瘤较大时可出现腹痛、腹部肿块、便血、贫血等,并发肠梗阻或肠套叠则引起剧烈腹痛、恶心、呕吐及肛门停止排便排气等。

(2)X 线片表现:小肠腺瘤多发生于近端小肠。钡餐造影:肠腔内可见圆形、椭圆形充盈缺损,带长短不一的蒂,可活动,其表面可有点状溃疡,肠壁柔软、蠕动正常。

　　小肠间质瘤起源于肠道间质组织,可向壁内或壁外发展,多为单发,边界清晰。以往被诊断为平滑肌瘤或平滑肌肉瘤,目前多数人认为它是一种具有潜在恶性的肿瘤,主要依靠肿瘤大小、镜下核分裂象多少来判断良恶性,X线诊断较困难。肿瘤向腔内生长时,该处黏膜变平,钡餐造影时可见圆形、椭圆形充盈缺损,切面观呈偏心性半月形充盈缺损,其内可有龛影,局部管腔变窄。肿瘤向壁外生长为主时,可造成附近肠管受推压移位,梗阻相对轻。

　　2.小肠恶性肿瘤

　　(1)临床表现:包括腺癌、恶性间质瘤、恶性淋巴瘤、纤维肉瘤、类癌、转移癌等,以前三者多见。常见症状为腹痛、恶心呕吐、少量胃肠出血及腹块,可并发肠梗阻和肠套叠。

　　(2)X线片表现:腺癌多发生于十二指肠及近端小肠,肿瘤可呈息肉样突向肠腔或浸润肠壁形成环形狭窄。钡餐造影表现为局限性不规则充盈缺损,呈息肉状、菜花状,可有大而不规则溃疡,局部肠管环状狭窄,黏膜破坏消失,肠壁僵硬。局部扪及肿块并有压痛。本病与正常肠管分界明确,肿瘤较大时造成梗阻。

　　小肠淋巴瘤起源于肠壁黏膜下淋巴组织。回肠远端多见。侵犯肠管的范围往往较长,以管壁增厚、僵硬为主,梗阻程度相对较轻,常伴肠系膜及腹膜后淋巴结肿大,甚至融合成团。

六、结肠息肉和息肉综合征

　　1.结肠息肉　结肠息肉为隆起于结肠黏膜上皮表面的局限性病变,可以是广基底的、短蒂或长蒂的。若结肠内有为数甚多的息肉存在即称息肉综合征。

　　(1)临床表现:本病多见于儿童,好发于直肠和乙状结肠,可单发或多发,单发多见。可无任何不适,或表现为无痛性便血,不与粪便混合。当息肉继发感染时,可出现黏液脓血便,息肉还可诱发肠套叠。

　　(2)X线片表现:结肠气钡双重造影显示较佳,呈圆形或椭圆形充盈缺损,可呈分叶状,边缘光整。可带蒂或不带蒂,带蒂的息肉可在一定范围内活动。

　　结肠息肉有癌变的可能,当出现息肉短期内迅速增大,形态由原来的圆形、椭圆形变为不规则形,息肉的蒂缩短或消失等征象时,高度提示癌变可能。

　　2.结肠息肉综合征

　　(1)大肠多发性息肉症:是一种常染色体显性遗传疾病,具有较高的恶变倾向。大肠息肉分布范围极其广泛,往往从盲肠到直肠布满息肉。多数出现便血、腹痛、腹泻和黏液便表现。钡剂灌肠检查:充盈相可见整个大肠内有无数大小不等的充盈缺损,结肠袋正常,无激惹征象;气钡双对比显示为许多彼此靠近、密度增加的环形阴影。

　　(2)Peutz-Jeghers综合征(简称P-J综合征):是一种常染色体显性遗传疾病,主要为息肉伴色素沉着。雀斑样色素沉着多分布于唇颊黏膜、口腔周围皮肤、鼻黏膜及指(趾)、足底等。多发性息肉以小肠,尤其空肠最多见,结肠即使受累也较小肠病变轻。病变部位常出血,临床引起贫血、黑便或便血。病理上属腺瘤性息肉,有恶变倾向。

　　(3)Gardner综合征:家族性直肠结肠多发性息肉症,是一种常染色体显性遗传疾病,伴骨瘤和软组织肿瘤,骨瘤主要发生于颅骨和面骨,软组织肿瘤多为皮脂囊肿、脂肪瘤和纤维瘤等。多发性息肉多见于结肠,病理主要是腺瘤,也有恶变倾向。

七、结肠及直肠恶性肿瘤

1.临床表现　为常见的消化道肿瘤，多发生于直肠和乙状结肠，40～50 岁男性多见，结肠癌主要表现为腹痛、腹部肿块、腹泻或便秘、便血，少数可并发肠梗阻。直肠癌常表现为便血、粪便带血及里急后重感。

2.X 线片表现　结肠、直肠癌大体病理可分为增生型、浸润型、溃疡型三型。主要采用结肠气钡双重造影。

（1）增生型：主要表现为充盈缺损，呈不规则类圆形或分叶状，局部黏膜纹破坏、变平或不规则粗大突起，部分可出现浅表溃疡，病变处肠壁僵硬、结肠袋消失。肿块较大时可并发其近段肠梗阻征象。病变区可扪及肿块。

（2）浸润型：病变区肠管狭窄，常累及一小段肠管，狭窄可偏于一侧或环绕整个肠壁，形成环状狭窄，其轮廓可光滑整齐也可不规则，肠壁僵硬，黏膜破坏消失，病变区界限清晰，常引起梗阻。

（3）溃疡型：多为位于腔内的较大龛影，形态多不规则，边界多不整齐，具有一些尖角，龛影周围有不同程度的充盈缺损，黏膜破坏中断，肠壁僵硬，结肠袋消失。

3.鉴别诊断　X 线所见的不规则充盈缺损，不规则龛影或不规则狭窄伴肠壁僵硬、黏膜皱襞中断破坏等征象，结合临床腹部肿块、便血等表现，不难做出结肠直肠癌的诊断。

八、阑尾疾病

1.慢性阑尾炎

（1）临床表现：本病可由急性阑尾炎演变而来，也可开始就为慢性起病，病理主要为阑尾不同程度的肉芽组织增生及纤维化，阑尾腔狭窄、闭塞。主要症状为右下腹痛，呈间歇性或持续性隐痛，局部可有压痛。

（2）X 线片表现。消化道造影：阑尾部分显影或不显影、阑尾腔边缘粗糙不规则或狭窄、阑尾扭曲固定、阑尾与回盲部粘连、阑尾淤积、钡剂排空迟缓。

2.阑尾周围脓肿

（1）临床表现：阑尾穿孔后可形成阑尾周围脓肿，通常在阑尾附近，邻近盲肠及末端回肠。

（2）X 线片表现：腹部平片可见右下腹软组织块影，充气的盲肠及邻近回肠被推压移位，软组织内可见气体形成的透亮区或液平面。钡餐造影可见回盲区肠管激惹痉挛，肠腔缩小、盲肠缩短；钡剂灌肠盲肠基底部内缘有外压表现，阑尾多不显影。

九、结肠气囊肿症

1.临床表现　本病病理上为结肠浆膜下或黏膜下多个含气囊肿，乙状结肠多见，可多发。一般无症状，偶可有腹痛、腹泻、便血等。

2.X 线片表现

（1）腹部平片：气囊较小时常无阳性发现。若气囊较多较大，表现为多发的大小不一的圆形、类圆形透光区，散在或聚集成串珠状沿肠壁排列，肠道充气时可衬托出肠壁轮廓。气体破裂后出现无痛性自发气腹。

（2）钡剂灌肠造影：呈多发圆形、类圆形光滑的充盈缺损，宽基底，密度低可变形，管壁柔软。

3.鉴别诊断　当患者出现无痛性自发性气腹、X 线检查见沿结肠边缘的囊状、波浪状透光区,应该考虑本病。需与结肠多发息肉鉴别,气囊肿症的息肉样充盈缺损因小囊含气密度更低,且形态可变,可资鉴别。

第三节　急腹症

一、胃肠道异物

1.临床表现　大多有误咽病史,部分为自杀或主动吞食。多数患者无自觉症状,少数表现为腹痛、胸痛、恶心、呕吐、腹胀等,并发穿孔或梗阻则引起相应急腹症表现。

2.X 线片表现　异物可分为透 X 线及不透 X 线两种。

(1)腹部透视或平片:可以显示不透 X 线异物的致密阴影的形态,并可大致推测所在部位(图 11-6)。较大的异物可停留于胃肠道生理性狭窄或固定弯曲处,如幽门区、回盲部,造成不同程度的梗阻,腹部平片可见其近段胃肠道扩张、积气积液、蠕动增强。并发穿孔也常发生于上述区域,表现为急性腹膜炎征象,如腹腔积液、腹腔游离气体,腹脂线模糊、麻痹性肠郁张等。部分患者还可并发腹腔及腹膜后脓肿。

(2)消化道造影:对于腹部平片无阳性发现,又有明确的病史和临床表现,高度怀疑胃肠道透 X 线异物的患者,可行消化道造影,在相应部位可见透光的充盈缺损。对并发消化道出血的患者还可提示出血部位,表现为该处黏膜的中断、增粗或龛影。

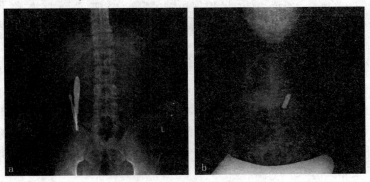

图 11-6　胃肠道异物

a.右中腹部不透 X 线异物;b.左上腹部不透 X 线异物

3.鉴别诊断　本病多有明确的病史,不透 X 线异物的诊断不难。对于透 X 线异物,需结合临床症状及肠道造影表现,必要时可行 CT 检查助诊。

二、胃肠道穿孔

1.临床表现　胃肠道穿孔是常见的急腹症,多继发于胃肠溃疡、创伤破裂、炎症和肿瘤等其他疾病。患者在相关病史的基础上,腹痛突然加剧,呈持续性,伴恶心、呕吐等症状,体检可有局限性或弥漫性压痛、反跳痛等腹膜炎体征,血常规检查白细胞总数和中性粒细胞升高。

2.X线片表现　一般用透视或腹部立位平片。

（1）腹腔游离气体为本病特征性 X 线片表现，立位片表现为膈下弧形或新月形透光区；胃后壁穿孔引起小网膜囊内积气表现为中腹部透光区或液气平面；当肠壁间存在游离气体时，在肠壁内外气体的衬托下肠曲的外廓特别清楚；腹膜间位器官穿孔可引起腹膜后积气。

（2）胃肠道内容物进入腹腔可引起腹膜炎，表现为腹腔积液及气液平，相邻腹脂线模糊，肠曲反应性肠郁张、肠麻痹等。

（3）并发腹腔脓肿，多为位于腹腔间隙或隐窝的软组织密度影，其内可有积气或液平，相邻器官受压移位。

3.鉴别诊断　在相关病史的基础上，腹痛突然加剧，并呈持续性，X 线检查见腹腔游离气体，即可诊断本病。需与急性胰腺炎、绞窄性肠梗阻等其他急腹症鉴别，气腹为鉴别要点。其他可出现气腹的情况包括手术后、腹膜透析后或腹腔产气菌感染等，结合病史可鉴别。

三、肠梗阻

1.急性机械性小肠梗阻

（1）临床表现：是小肠梗阻最常见的一种，多因肠粘连、小肠炎性狭窄、肠腔内肿瘤等引起。临床表现为腹痛、恶心呕吐、停止排气及腹胀等，体征有腹膨隆、压痛、肠形，肠鸣音高亢、气过水声等。

（2）X线片表现：腹部平片有以下作用。

1）判断是否存在梗阻：小肠梗阻表现为小肠扩张积气、积液，常见中上腹呈层层排列的阶梯状液平，在肠腔内气体的衬托下显示鱼肋状黏膜皱襞，结肠内气体少或消失。

2）梗阻部位的判断：一般而言，如果积气扩张的肠曲少，液平面少，扩张的肠曲和液平面位置高，肠腔内皱襞显著，提示梗阻的部位。如果扩张的肠曲多，液平面多，遍布全腹，则提示梗阻部位低。

3）判断完全性还是部分性梗阻：梗阻点以下肠腔内无积气和液平，结肠内气体少或无，提示完全性小肠梗阻；结肠内较多气体，梗阻点以上肠曲扩张较轻，则多为不全性肠梗阻。

造影表现：钡剂可加重肠梗阻需慎用，碘水造影较常用，对比剂一般 1~3 小时到达梗阻点，但 3 小时内不能通过梗阻部位，且愈近梗阻点肠曲扩张愈明显。部分性肠梗阻者，6 小时可见梗阻点以下肠曲显影。完全性肠梗阻则 6 小时后仍不见梗阻点以下肠曲显影。

2.绞窄性肠梗阻

（1）临床表现：由于肠系膜血管发生狭窄，血循环障碍，引起小肠坏死。常见的原因是小肠扭转、粘连带压迫和内疝。

（2）X线片表现：除单纯性小肠梗阻的 X 线片表现如小肠扩张、积气积液等基本征象外，还有以下特殊征象。①假肿瘤征；②咖啡豆征；③多个小跨度蜷曲肠袢；④长液面征；⑤空回肠换位征；⑥结肠内一般无气，梗阻时间过长者可有少量气体。

3.麻痹性肠梗阻

（1）临床表现：常见于腹部手术后、腹膜炎、胸腹部外伤等。临床表现及体征也为腹痛、腹胀、呕吐和停止排便、排气，但腹部相对稍软，肠鸣音减弱或消失。

（2）X线片表现：特点是胃、小肠和大肠均积气、扩张，其中结肠积气显著，可见少量液平。合并腹膜炎时肠间隙增宽，腹脂线模糊。碘水造影一般 3~6 小时对比剂可进入结肠。

4.血运性肠梗阻

(1)临床表现:本病由肠系膜血管阻塞所致,可因肠系膜血管血栓形成、栓塞和损伤引起,常继发于腹腔感染和风湿性心脏病。临床表现多为腹痛、呕吐血性物、腹泻及血便,重者出现休克。

(2)X 线片表现

1)肠曲充气扩张,扩张的范围与肠系膜上动脉的分布一致,出现脾曲截断征,即脾曲以上大小肠积气、积液及扩张,以下的大肠无积气积液。

2)受累肠壁肿胀增厚、僵直、黏膜皱襞增粗。

3)假肿瘤征。

4)肠壁坏死征象,肠壁内见弧线或线状透亮影。

5)门静脉积气及腹腔积液征。

5.急性大肠梗阻

(1)临床表现:主要包括乙状结肠扭转和盲肠扭转,前者多见。乙状结肠扭转多见于老年人,主要与乙状结肠过长而肠系膜根部过短有关。可分为非闭袢性和闭袢性乙状结肠扭转两种。临床表现为不同程度的持续性下腹痛,阵发性加剧,伴腹胀,无粪便排出。

(2)X 线片表现。腹部平片:非闭袢性乙状结肠扭转,扭转处以上结肠扩张程度一般较轻,横径在 7～8 cm;闭袢性乙状结肠扭转,乙状结肠显著扩张,横径可超过 10 cm,立位时可见两个较宽的液平,扩大的乙状结肠呈马蹄形,其圆顶部可达中上腹部。

钡剂灌肠:完全性梗阻时,钡剂充盈乙状结肠下部,向上逐渐变细,并指向一侧,呈鸟嘴状。如果梗阻不完全,可有少量钡剂进入扭曲的肠袢,呈螺旋状变细的肠管。

四、肠扭转

1.临床表现　小肠扭转是临床较少见的急腹症,因一段肠袢沿其系膜长轴旋转造成的闭袢性肠梗阻,肠系膜血管同时受压,属严重的绞窄性肠梗阻。常表现为突发剧烈腹部绞痛、阵发性加剧,伴恶心、呕吐、停止排便排气,部分患者可有腹膜炎及休克体征。

2.X 线片表现

(1)肠袢扩张、积气积液,位置和排列紊乱,可排列多种特殊形态,如花瓣形、香蕉串形、同心圆形、"8"字形、咖啡豆征等。

(2)假肿瘤征:在充气肠曲的衬托下,显示一团球状的软组织密度影,为绞窄性梗阻闭袢内充满血性液体造成,常位于下腹部。

(3)空回肠换位征,见于全部或大部小肠扭转,环状皱襞分布较稠密的空肠位于下腹偏右,而环状皱襞分布较少的回肠位于上腹偏左,表示空回肠调换了位置。

(4)磨玻璃样阳性稀少征,见于长段闭袢性肠梗阻,由于闭袢及闭袢外肠管痉挛,或者梗阻晚期肠腔及腹腔内充满液体,形成小肠无气,呈磨玻璃样 X 线片表现。

(5)肠壁增厚、腹腔积液征、门静脉及肠壁间积气等腹膜炎表现。

3.鉴别诊断　本病在绞窄性肠梗阻的基础上出现一些特殊 X 线征象,如扩张且积气积液的肠袢排列成多种特殊形态、空回肠换位征,CT 检查可见典型的"漩涡征"和"鸟嘴征",诊断并不困难。

五、肠套叠

1.临床表现　肠套叠指肠管向远端或近端的肠腔内套入。临床表现主要为腹痛、呕吐、腹部肿块、便血等。多见于婴幼儿,成人少见,常由憩室、息肉或肿瘤等肠壁器质性病变继发。

2.X线片表现　可分为回结肠型、小肠型、结肠型三型。腹部平片右中下腹可见软组织块影,不同程度肠梗阻表现,肠管扩张及气液平面。钡灌肠检查时,套叠头部在钡剂对比下显示为充盈缺损影,不同切面头部可呈杯口状、球形、哑铃形,或钡剂进入套鞘内呈钳状,钡剂排出后附着于黏膜皱襞的钡剂呈螺旋弹簧状。

空气灌肠压力整复法可达到治疗肠套叠的目的,常用于24小时内急性肠套叠,排除了肠坏死和肠穿孔等腹膜炎表现。脱套成功的标准为:钡剂或空气进入小肠,盲肠充盈良好,疼痛及腹胀减轻,腹部包块及血便消失。

3.鉴别诊断　单纯肠套叠临床症状典型者诊断不难,不典型肠套叠以肠梗阻为主要表现者,需注意与其他原因所致肠梗阻鉴别,平片鉴别困难,钡剂灌肠后见梗阻处的充盈缺损及黏膜相的弹簧样表现可诊断肠套叠。

第四节　胆道疾病

一、先天性胆总管囊肿

1.临床表现　本病女性儿童多见,女性与男性之比为(3~4)∶1,主要表现为右上腹肿块、黄疸,继发感染时可有腹痛、发热,并发胆汁性肝硬化可有脾大、贫血、食管静脉曲张等表现。

2.X线片表现　腹部平片:囊肿较大时右上腹可见密度均匀的软组织密度影,胃和十二指肠内气体受压移位。胃肠钡餐主要显示间接压迫征象,根据囊肿部位不同而有不同表现。

(1)胆总管中段局限性囊状扩张。主要压迫十二指肠降段,将其推向右侧,将十二指肠第三段下压,胃窦推向左上方,从而使十二指肠圈扩大。

(2)胆囊管、肝管与胆总管连接处的囊状扩张。主要压迫十二指肠球部,使球部向下倒置,伴胃窦移位。

(3)胆总管下端开口处囊状扩张,并脱垂入十二指肠降部的囊肿。表现为十二指肠降部腔内边缘光整的充盈缺损。

口服或静脉胆道造影较少显影。经内镜逆行性胰胆管造影术(ERCP)或经皮肝穿刺胆管造影(PTC),可清晰显示胆总管囊肿的部位、大小,呈圆形、梭形、边缘光整,密度均匀之阴影,其内含结石则可见充盈缺损,肝内胆管一般扩张较轻。

3.鉴别诊断　当女性患者出现右上腹软组织密度影,口服或静脉胆道造影较少显影,钡餐显示胃十二指肠的压迹等X线征象时,可拟诊本病。CT、MRI可显示胆总管囊肿的部位、形态、大小,显示邻近脏器受压移位情况,并可与胆总管结石或肿瘤引起的胆道扩张相鉴别。

二、胆道蛔虫病

1.临床表现　由于十二指肠内蛔虫经十二指肠乳头开口处进入胆总管甚至肝管而引

起,主要症状为剧烈的胆绞痛。

2.X 线片表现　有时因括约肌功能不全而有肠道气体进入肠道,表现为肠道积气,其内见弯曲的长条状软组织阴影。胃肠钡餐造影:十二指肠降部显示条状透亮影,代表蛔虫没有钻入胆总管的部分,乳突部位即蛔虫钻入胆总管处呈钝圆形透亮影。胆道造影:胆管内见长条状稍弯曲的透亮阴影。

3.鉴别诊断　本病的诊断主要依据肠道蛔虫病史,突发胆绞痛,消化道及胆道造影显示与蛔虫形态相一致的透亮影。

三、胆囊炎、胆石症

1.胆囊炎　胆囊炎中年女性多见,可分为急性和慢性两种。

(1)急性胆囊炎

1)临床表现:右上腹疼痛、压痛、Murphy 征阳性,伴发热、恶性呕吐等,若为气性坏疽性胆囊炎则病情危重,常伴高热、休克及败血症表现。

2)X 线片表现:①平片:一般无阳性发现,偶可见阳性胆囊结石或胆囊壁钙化影。胆囊周围肠管反射性肠郁张、积气。坏疽性胆囊炎则可见胆囊内积气、液平,胆囊壁线状积气,如继发穿孔则出现气腹及腹膜炎表现;②口服胆囊造影:胆囊显影延迟、浅淡、增大或不显影。

(2)慢性胆囊炎

1)临床表现:多由反复发作的急性胆囊炎发展而来,常与胆结石并存和互为因果,临床症状不典型,多为腹胀、右上腹不适、恶性厌油、嗳气、反酸等。

2)X 线片表现:①平片:常为阴性,偶可见阳性胆囊结石、胆囊壁钙化或致密胆囊影;②口服胆囊造影:胆囊显影明显变淡,胆囊缩小或增大,排空功能差,胆囊轮廓不规则;③静脉胆囊造影:胆管显影而胆囊不显影,则提示胆囊疾病。

2.胆石症

(1)临床表现:中年女性多见,多位于胆囊内,其次为胆囊管和肝管,胆总管少见。临床表现取决于结石的部位,是否有嵌顿及是否并发梗阻、感染。局限于胆囊内的结石如无感染一般无症状;结石移动嵌顿于胆囊管、胆总管时可引起胆绞痛;结石位于肝管、胆总管造成梗阻则出现黄疸,其他症状包括腹胀、右上腹不适、恶心等。

(2)X 线片表现:通常将胆囊结石分为阳性结石(不透 X 线)和阴性结石(透 X 线)。胆囊阳性结石在平片上显示为多种形态大小不一的阴影,口服胆囊造影可了解胆囊功能,并显示阴性结石,典型表现为石榴籽样透亮影。胆管结石平片较少显示,ERCP 或 PTC 胆道造影可显示胆囊、肝内外胆管内结石造成的充盈缺损及有无胆道梗阻。

四、胆管癌

1.临床表现　多发生于中老年患者,女性与男性之比为 3∶1,腺癌多见,鳞癌次之。按肿瘤生长方式可分为浸润型、结节型、乳头型,其中浸润型最常见,沿管壁生长,引起胆管壁局限性狭窄。结节型乳头型肿瘤在胆管内生长形成肿块。临床表现为进行性梗阻性黄疸、消瘦、右上腹不适、肝区钝痛、食欲缺乏等。

2.X 线片表现　X 线诊断困难,ERCP 或 PTC 时浸润型可见胆管突然性狭窄,境界清楚,边缘不光整;结节型和乳头型则在胆总管内出现位置固定的不规则充盈缺损,或为不规则局限性偏心狭窄,其上方胆管扩张,出现"软藤征"。胃肠钡餐造影可显示间接征象,胆总管上部的肿瘤可在十二指肠球后部产生不规则压迹；位于壶腹部的肿瘤可在十二指肠降部的内缘产生黏膜破坏和不规则压迹，形成倒"3"字征。

3.鉴别诊断　影像学检查显示胆管扩张，在扩张的胆管远端发现胆管突然中断、不规则的胆管狭窄或胆管内软组织肿块、胆管壁增厚等征象，结合临床表现多可诊断本病。需与胆管结石、胆管炎所致的胆道狭窄鉴别，后者的狭窄多为移行性，而非突然中断。

第五节　胰腺疾病

一、慢性胰腺炎

1.临床表现　30~50岁多见。国外多与酗酒有关，国内多由急性胰腺炎反复发作而来，与胆石症、胆管炎有关。临床表现为中上腹疼痛、体重减轻、消化不良、脂肪泻等，胰岛细胞破坏严重时可并发糖尿病。

2.X线片表现　在腹部平片上多无异常，少数可显示胰腺区钙化。胃肠钡餐造影：慢性胰腺炎所致胰腺增大或假性囊肿可引起胃、十二指肠的外压性改变，如胰头增大引起胃窦前移、胃窦出现"垫征"及十二指肠圈扩大。胃黏膜皱襞增粗呈结节状。慢性胰腺炎急性发作时可引起十二指肠黏膜增厚呈横行、十二指肠乳头增大及肠曲激惹征象。

胆道造影：胆总管胰腺段可表现为均匀变细、正常弧度变平、与胰腺上段轻微成角，一般无明显狭窄及梗阻。

胰管造影：表现为主胰管狭窄、不均匀扩张呈串珠状改变，胰管侧分支走行紊乱或增粗，胰管内结石，假性囊肿的囊腔显影等。

3.鉴别诊断　结合临床表现、相关病史、X线检查可与其他疾病鉴别。胰腺钙化、胰管串珠状改变、假性囊肿形成等可诊断本病，主要需与胰头癌鉴别，胰头癌多伴黄疸，引起十二指肠黏膜破坏、溃疡和不规则结节状压迹，胆总管下端突然截断、阻塞等表现可资鉴别。

二、胰腺癌

1.临床表现　胰腺癌是胰腺最常见的肿瘤，多发生于40~60岁男性，胰头部多见。临床表现为进行性梗阻性黄疸、上腹钝痛、食欲缺乏、体重减轻等。

2.X线片表现

（1）胃肠钡餐造影

1）周围结构受压：胰头癌将胃窦大弯侧推压前移，并形成压迹，称"垫征"。十二指肠圈扩大，肠曲内缘双重阴影，累及壶腹周围时形成反"3"征。

2）毗邻胃肠壁受侵犯：胃壁受侵表现为胃窦大弯侧和十二指肠部分呈畸形或外压性充盈缺损。黏膜呈固定形态的增粗、紊乱、溃疡形成。胃肠壁僵硬、蠕动及缩舒受限。

3）胰头癌阻塞胆总管远端引起其上方胆管扩张及胆囊扩大。扩大的胆囊在十二指肠外上方或球部形成轮廓光整的弧形压迹，扩张的胆总管常在十二指肠球后段形成边缘光整的纵行条状压迹。

（2）胰胆管造影（ERCP）：早期表现为主胰管局限性狭窄或不规则，肿瘤较大时则引起胰管阻塞中断、远端的主胰管扩张，加上胆总管下端阻塞引起的其近段胆管扩张、胆囊扩张，即所谓的"双管征"。

3.鉴别诊断　当临床出现进行性梗阻性黄疸，X线检查出现胃、十二指肠壶腹区受压征象，胆管造影见典型的双管征，提示本病的可能。CT、MRI的平扫及增强扫描可清晰显示肿块的大小、形态、周围结构受侵表现及胰胆管扩张的情况，一般可明确诊断。

三、异位胰腺

1.临床表现　是一种先天发育异常。胚胎时期，在腹侧和背侧胰腺始基融合的过程中，部分胰腺始基伸入胃肠壁、胆系，甚至脾、网膜内，在这些非胰腺正常解剖部位出现的胰腺组织，称异位胰腺或迷走胰腺。多位于胃、十二指肠等黏膜下层和肌层，1～4 cm大小，由正常胰腺细胞组成，可有发育良好的胰管。临床常无症状，偶有胃肠出血或梗阻表现。

2.X线片表现　胃肠钡餐造影有一定价值，发生于胃窦即幽门前区病灶常较大，表现为圆形、卵圆形充盈缺损，表面光滑，境界清楚，基底较宽。部分病灶中心可见龛影，即"脐样征"，为通向异位胰腺的导管口。在切线位上可见细管状致密钡影自上述龛影通向充盈缺损，称"导管征"。胃壁柔软，黏膜完整。

3.鉴别诊断　发生于胃窦区的良性充盈缺损影，脐样征和导管征为其特征性表现。本病需与胃肠道良性肿瘤相鉴别，良性肿瘤常较大，表面溃疡大而深，偏心性，不同于异位胰腺的脐样征，也没有导管征。

四、环状胰腺

1.临床表现　为少见的先天性畸形。正常胰腺在胚胎时期起源于十二指肠背侧及腹侧壁上的两个原基，腹侧胰腺从右侧移至背侧，与背侧胰腺相遇融合成单个胰腺。如果腹侧胰腺在向背侧移动时一部分自右侧转向左侧，而另一部分从左侧转向右侧，并沿途都遗留有胰腺组织，结果围绕十二指肠形成了一圈胰腺组织，即构成环状胰腺。常环绕压迫十二指肠第二段中部，少数只部分包绕。

2.X线片表现

（1）腹部平片：不同程度十二指肠梗阻征象，胃十二指肠双液平征。

（2）钡餐：十二指肠降部外压性狭窄，长1～3 cm，边缘光整，黏膜完整，狭窄上方肠管扩张，可见逆蠕动。胰胆管造影：部分病例可见环状胰管显影，分别开口于两个十二指肠乳头。

3.鉴别诊断　本病需与溃疡瘢痕和恶性肿瘤所致的狭窄鉴别，后二者均有黏膜皱襞的破坏。CT和MRI显示环绕十二指肠的软组织影与正常胰腺组织的密度或信号相当可资鉴别。

参考文献

[1]罗娅红. 乳腺影像诊断学[M]. 沈阳:辽宁科学技术出版社, 2016.

[2]何文,唐杰. 超声医学 研究生[M]. 北京:人民卫生出版社, 2019.

[3]于春水,郑传胜,王振常. 医学影像诊断学[M].5版.北京:人民卫生出版社, 2022.

[4]韩岩冰,聂存伟,李成龙,汤培荣. 实用医学影像技术与诊疗应用[M]. 北京:中国科学技术大学出版社, 2021.

[5]金征宇.心血管放射诊断学[M].北京:人民卫生出版社,2018.

[6]刘士远,郭佑民.中华影像医学:呼吸系统卷[M].3版.北京:人民卫生出版社,2019.

[7]于春水,马林,张伟国.颅脑影像诊断学[M].3版.北京:人民卫生出版社,2019.

[8]中国临床肿瘤学会指南工作委员会.软组织肉瘤诊疗指南[M].北京:人民卫生出版社,2021.

[9]徐文坚,袁慧书.中华影像医学:骨肌系统卷[M].3版.北京:人民卫生出版社,2019.

[10]陈方满. 放射影像诊断学[M]. 合肥:中国科学技术大学出版社, 2015.

[11]潘从民. 现代放射影像诊断学[M]. 上海:上海交通大学出版社, 2019.

[12]孟庆民,洪波,王亮,. 临床医学影像诊断技术[M]. 青岛:中国海洋大学出版社, 2019.

[13]黄建国,焦成元,张铭.肛瘘的影像学诊断分析[J].结直肠肛门外科,2021,27(A1):25-26.

[14]王雪涵,郭林,金刚,唐香.肾细胞癌的影像学诊断进展[J].标记免疫分析与临床,2022,29(7):1256-1260.

[15]李明凯,邝思驰,谢斯栋,王劲.胆汁淤积性肝病的影像学诊断[J].临床内科杂志,2021,38(7):449-452.

[16]洪汝建,耿悦,沙炎.内耳畸形的影像学诊断[J].中华放射学杂志,2022,56(3):341-344.